学术引领系列

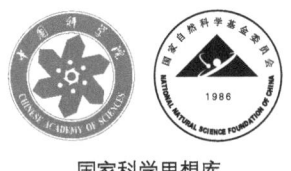

"十二五"国家重点图书出版规划项目

中国学科发展战略

国家科学思想库

转化医学

国家自然科学基金委员会
中 国 科 学 院

科学出版社
北 京

内 容 简 介

《中国学科发展战略·转化医学》分为上下两篇。上篇系统总结了转化医学的科学意义和战略价值，梳理了国际和国内转化医学发展态势，在分析转化医学保障制度的基础上，对我国转化医学学科发展提出了政策建议；下篇着重分析了转化医学重点环节与重点平台支持领域、重点研究领域。

本书适合高层次的战略和管理专家、相关领域的高等院校师生、研究机构的研究人员阅读，是科技工作者洞悉学科发展规律、把握前沿领域和重点方向的重要指南，也是科技管理部门重要的决策参考，同时也是社会公众了解转化医学学科发展现状及趋势的权威读本。

图书在版编目(CIP)数据

转化医学/国家自然科学基金委员会，中国科学院编. —北京：科学出版社，2021.1

（中国学科发展战略）
ISBN 978-7-03-065894-4

Ⅰ.①转⋯ Ⅱ.①国⋯ ②中⋯ Ⅲ.①医学-研究 Ⅳ.①R

中国版本图书馆 CIP 数据核字（2020）第 155778 号

丛书策划：侯俊琳 牛 玲
责任编辑：牛 玲 姚培培 / 责任校对：韩 杨
责任印制：赵 博 / 封面设计：黄华斌 陈 敬 张伯阳

科 学 出 版 社 出版
北京东黄城根北街 16 号
邮政编码：100717
http://www.sciencep.com
北京厚诚则铭印刷科技有限公司印刷
科学出版社发行 各地新华书店经销

*

2021 年 1 月第 一 版 开本：720×1000 1/16
2025 年 2 月第四次印刷 印张：24 1/4
字数：425 000
定价：158.00 元
（如有印装质量问题，我社负责调换）

中国学科发展战略

联合领导小组

组　　长：侯建国　李静海
副 组 长：秦大河　韩　宇
成　　员：王恩哥　朱道本　陈宜瑜　傅伯杰　李树深
　　　　　杨　卫　高鸿钧　王笃金　苏荣辉　王长锐
　　　　　邹立尧　于　晟　董国轩　陈拥军　冯雪莲
　　　　　姚玉鹏　王岐东　张兆田　杨列勋　孙瑞娟

联合工作组

组　　长：苏荣辉　于　晟
成　　员：龚　旭　孙　粒　高阵雨　李鹏飞　钱莹洁
　　　　　薛　淮　冯　霞　马新勇

中国学科发展战略·转化医学
编委会

组　　长：赵玉沛
副 组 长：张抒扬
顾　　问（以姓氏拼音为序）：
　　　　贺福初　赫　捷　强伯勤　沈　岩　杨焕明
　　　　曾益新　詹启敏　赵国屏
编　　委（以姓氏拼音为序）：
　　　　陈丽萌　程中伟　杜　建　冯芮华　郭俊超
　　　　侯　伟　李　建　梁智勇　刘晓清　栾冠楠
　　　　荣英男　阮雄中　唐小莉　王焕玲　夏维波
　　　　徐英春　张　炟　赵春华　朱朝晖　朱以诚

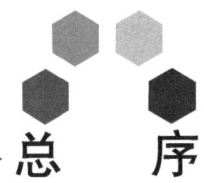

总　序

白春礼　杨　卫

17世纪的科学革命使科学从普适的自然哲学走向分科深入，如今已发展成为一幅由众多彼此独立又相互关联的学科汇就的壮丽画卷。在人类不断深化对自然认识的过程中，学科不仅仅是现代社会中科学知识的组成单元，同时也逐渐成为人类认知活动的组织分工，决定了知识生产的社会形态特征，推动和促进了科学技术和各种学术形态的蓬勃发展。从历史上看，学科的发展体现了知识生产及其传播、传承的过程，学科之间的相互交叉、融合与分化成为科学发展的重要特征。只有了解各学科演变的基本规律，完善学科布局，促进学科协调发展，才能推进科学的整体发展，形成促进前沿科学突破的科研布局和创新环境。

我国引入近代科学后几经曲折，及至20世纪初开始逐步同西方科学接轨，建立了以学科教育与学科科研互为支撑的学科体系。新中国建立后，逐步形成完整的学科体系，为国家科学技术进步和经济社会发展提供了大量优秀人才，部分学科已进入世界前列，有的学科取得了令世界瞩目的突出成就。当前，我国正处在从科学大国向科学强国转变的关键时期，经济发展新常态下要求科学技术为国家经济增长提供更强劲的动力，创新成为引领我国经济发展的新引擎。与此同时，改革开放30多年来，特别是21世纪以来，我国迅猛发展的科学事业蓄积了巨大的内能，不仅重大创新成果源源不断产生，而且一些学科正在孕育新的生长点，有可能引领世界学科发展的新方向。因此，开展学科发展战略研究是提高我国自主创新能力、实现我国科学由"跟跑者"向"并行者"和"领跑者"转变的一项基础工程，对于更好把握世界科技创新发展趋势，发挥科技创新在全面创新中的引领作用，具有重要的现实意义。

学科发展战略研究的核心是结合科学技术和经济社会的发展需求，在分析科学前沿发展趋势的基础上，寻找新的学科生长点和方向。在这个过程中，战略科学家的前瞻引领作用十分重要。科学史上这样的例子比比皆是。在1900年8月巴黎国际数学家代表大会上，德国数学家戴维·希尔伯特发表了题为"数学问题"的著名讲演，他根据过去特别是19世纪数学研究的成果和发展趋势，提出了23个最重要的数学问题，即"希尔伯特问题"。这些"问题"后来成为许多数学家力图攻克的难关，对现代数学的研究和发展产生了深刻的影响。1959年12月，美国物理学家、诺贝尔奖得主理查德·费曼在加利福尼亚理工学院举行的美国物理学会年会上发表了题为"物质底层大有空间——一张进入物理新领域的请柬"的经典讲话，对后来出现的纳米技术作出了天才的预见。

学科生长点并不完全等同于科学前沿，其产生和形成不仅取决于科学前沿的成果，还决定于社会生产和科学发展的需要。1841年，佩利戈特用钾还原四氯化铀，成功地获得了金属铀，可在很长一段时间并未能发展成为学科生长点。直到1939年，哈恩和斯特拉斯曼发现了铀的核裂变现象后，人们认识到它有可能成为巨大的能源，这才形成了以铀为主要对象的核燃料科学的学科生长点。而基本粒子物理学作为一门理论性很强的学科，它的新生长点之所以能不断形成，不仅在于它有揭示物质的深层结构秘密的作用，而且在于其成果有助于认识宇宙的起源和演化。上述事实说明，科学在从理论到应用又从应用到理论的转化过程中，会有新的学科生长点不断地产生和形成。

不同学科交叉集成，特别是理论研究与实验科学相结合，往往也是新的学科生长点的重要来源。新的实验方法和实验手段的发明，大科学装置的建立，如离子加速器、中子反应堆、核磁共振仪等技术方法，都促进了相对独立的新学科的形成。自20世纪80年代以来，具有费曼1959年所预见的性能、微观表征和操纵技术的仪器——扫描隧道显微镜和原子力显微镜终于相继问世，为纳米结构的测量和操纵提供了"眼睛"和"手指"，使得人类能更进一步认识纳米世界，极大地推动了纳米技术的发展。

作为国家科学思想库，中国科学院（以下简称中科院）学部的基本职责和优势是为国家科学选择和优化布局重大科学技术发展方向提供科学依据、发挥学术引领作用，国家自然科学基金委员会（以下简称基金委）则承担着协调学科发展、夯实学科基础、促进学科交叉、加强学科建设的重大责任。继基金委和中科院于2012年成功地联合发布"未来10年中国学科发展战略研究"报告之后，双方签署了共同开展学科发展战略研究的长期合作协议，通过联合开展学科发展战略研究的长效机制，共建共享国家科学思想库的研究咨询能力，切实担当起服务国家科学领域决策咨询的核心作用。

基金委和中科院共同组织的学科发展战略研究既分析相关学科领域的发展趋势与应用前景，又提出与学科发展相关的人才队伍布局、环境条件建设、资助机制创新等方面的政策建议，还针对某一类学科发展所面临的共性政策问题，开展专题学科战略与政策研究。自2012年开始，平均每年部署10项左右学科发展战略研究项目，其中既有传统学科中的新生长点或交叉学科，如物理学中的软凝聚态物理、化学中的能源化学、生物学中的生命组学等，也有面向具有重大应用背景的新兴战略研究领域，如再生医学、冰冻圈科学、高功率、高光束质量半导体激光发展战略研究等，还有以具体学科为例开展的关于依托重大科学设施与平台发展的学科政策研究。

学科发展战略研究工作沿袭了由中科院院士牵头的方式，并凝聚相关领域专家学者共同开展研究。他们秉承"知行合一"的理念，将深刻的洞察力和严谨的工作作风结合起来，潜心研究，求真唯实，"知之真切笃实处即是行，行之明觉精察处即是知"。他们精益求精，"止于至善"，"皆当至于至善之地而不迁"，力求尽善尽美，以获取最大的集体智慧。他们在中国基础研究从与发达国家"总量并行"到"贡献并行"再到"源头并行"的升级发展过程中，脚踏实地，拾级而上，纵观全局，极目迥望。他们站在巨人肩上，立于科学前沿，为中国乃至世界的学科发展指出可能的生长点和新方向。

各学科发展战略研究组从学科的科学意义与战略价值、发展规律和研究特点、发展现状与发展态势、未来5～10年学科发展的关键科学问题、发展思路、发展目标和重要研究方向、学科发展的有效资助机制与政策建议等方面进行分析阐述。既强调学科生长点的科学意义，也考虑其重要的社会价值；既着眼于学科生长点的前沿性，也兼顾其可能利用的资源和条件；既立足于国内的现状，又注重基础研究的国际化趋势；既肯定已取得的成绩，又不回避发展中面临的困难和问题。主要研究成果以"国家自然科学基金委员会-中国科学院学科发展战略"丛书的形式，纳入"国家科学思想库——学术引领系列"陆续出版。

基金委和中科院在学科发展战略研究方面的合作是一项长期的任务。在报告付梓之际，我们衷心地感谢为学科发展战略研究付出心血的院士、专家，还要感谢在咨询、审读和支撑方面做出贡献的同志，也要感谢科学出版社在编辑出版工作中付出的辛苦劳动，更要感谢基金委和中科院学科发展战略研究联合工作组各位成员的辛勤工作。我们诚挚希望更多的院士、专家能够加入到学科发展战略研究的行列中来，搭建我国科技规划和科技政策咨询平台，为推动促进我国学科均衡、协调、可持续发展发挥更大的积极作用。

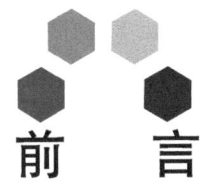

前言

"转化医学学科发展战略研究"为国家自然科学基金委员会和中国科学院联合部署的学科发展战略研究项目,由赵玉沛院士负责,以中国医学科学院北京协和医院为依托单位,于2014年7月启动。项目邀请到沈岩院士、强伯勤院士、贺福初院士、赵国屏院士、曾益新院士、杨焕明院士、詹启敏院士、赫捷院士等担当顾问,经过近两年的研究和讨论,完成了约40万字的《中国学科发展战略·转化医学》一书。

项目启动之初,在项目负责人赵玉沛院士的领导下成立了领导小组,由北京协和医院副院长张抒扬担任组长,由郭俊超教授和荣英男实习研究员任秘书;成立了课题实施小组,按照课题研究内容,组织各领域专家成立了每个子课题实施工作组;同时,为了更好地保障课题顺利、高效实施,项目组与中国医学科学院医学信息研究所建立了战略合作,签署了合作协议书,由该所专家完成文献检索、信息收集、分析、整理等工作。

全书共分为上下两篇:上篇概述转化医学(translational medicine)的提出背景、内涵演化、科学意义与战略价值、国内外发展态势、保障制度等;下篇详述重点环节与重点平台支持领域、重点研究领域的转化医学研究,内容涵盖了肿瘤性疾病、心血管疾病、神经和精神系统疾病、免疫相关疾病、代谢相关疾病、感染性疾病等不同疾病门类,详细论述生物学前沿技术［组学技术、干细胞及生物标志物(biomarker)］、生物医学信息学、临床资源、生物样本库、疾病分子检测技术、实验动物、比较医学、新药研发(R&D)等多个平台建设的作用和现状。

转化医学是21世纪初提出的新概念,其核心理念是在基础科学的研究者与临床一线的医护人员之间建立起有效连接,旨在促进基础分子生物医学研究朝着最有效和最适合的疾病诊断、治疗和预防模式进行转化。近年来,基础研究的发展并没有带来民众健康水平的大幅提高,医药科技成果的转化率不足10%,新药研发的成功率越来越低,大量的组学数据亟须进一步解析,迫切需要打破基础医学与药物研发和临床医学之间存在的固有屏障,实现双向六阶段的畅通,即基础研究—临床前研究—临床研究—临床应用—社区应用—医疗政策之间的有效联系与转化。

2016年8月,习近平总书记在全国卫生与健康大会上强调:"没有全民健康,就没有全面小康。"应对我国人民健康所面临的严峻挑战,不仅需要改革体制机制,同时也需要医学科学的进步与创新。大力发展转化医学是健康科学发展的必然要求。面对不断攀升的慢性病发病率,面对促进"全民健康"的重任,发展转化医学已经不仅仅是单纯的学术问题,更是广大人民群众的殷切期待。

转化医学研究的发展日新月异,鉴于篇幅限制,书中内容不能面面俱到。本项目组将持续关注转化医学的研究进展,按照中国科学院学部常委会的意见将本书一版一版更新下去,给临床与科研工作者们带来最新的资讯。另外,由于本书涉猎领域甚广、撰稿专家众多,不同部分在行文风格上稍有差异,请读者鉴谅。

最后,在本书付梓之际,衷心感谢国家自然科学基金委员会和中国科学院的组织、领导和支持,衷心感谢参与本课题的专家、科研教学人员、研究生的辛勤付出,衷心感谢科学出版社为本书出版做出的不懈努力。

编委会
2020年10月3日

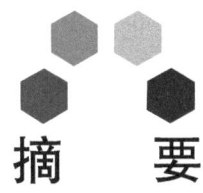

摘 要

医学科研与临床需求之间严重脱钩,导致基础研究未给民众带来健康水平的大幅度提高。疾病谱的转变使医学研究模式发生了转变,并且基础研究积累的大量数据也需要进一步解析。在这样的大背景下,人们提出了转化医学的概念。大力发展转化医学,能够弥补基础研究与临床实践之间的脱节,能更好地适应人类疾病谱的巨大变化,最终使患者受益。转化医学的进步不仅有助于医学科技创新体系的建设,还能全面提升医学科技的实用价值,有望解决医疗费用越来越高、新药研发越来越慢这两个重要的医疗问题,并且能够大力促进生物医药产业高效发展,创造新的经济增长点。

目前,国际上开展转化医学研究的国家主要有美国、中国、意大利、英国、日本等。转化医学研究领域集中在肿瘤、心血管疾病、神经和精神系统疾病、免疫相关疾病、代谢相关疾病、感染性疾病、干细胞转化医学(stem cell translational medicine)等方面。美国、英国、日本三国转化医学学科分布相对均衡,而我国在转化医学领域尚处于初期发展阶段,与先行者美国还有一定差距。在我国,近 1/4 的转化医学研究集中于肿瘤领域,如微 RNA(microRNA 或 miRNA)对恶性肿瘤的细胞周期、细胞凋亡、侵袭、转移、化学药物治疗(简称化疗)敏感性影响的基础研究,肿瘤分子靶向治疗药物的开发及其临床效果研究;其他研究则主要集中在糖尿病、心脑血管疾病、类风湿性关节炎的临床转化研究,干细胞转化医学、转化医学的理念探讨及其对研究模式、科研管理的影响,中医药转化医学研究等领域。其缺乏基础研究与临床实践有效沟通、衔接的机制和平台,疾病诊疗适宜技术临床研究水平较低、规范性差，是目前我国转化医学发展面临的瓶颈问题。

转化医学中的重点环节包含生物学前沿技术、生物医学信息学、临床资源、生物样本库、疾病分子检测技术、实验动物、比较医学、干细胞等。转化医学是以临床为核心的循环，是一种全新的研究模式，能够带动基础研究与临床实践之间的互动。随着人类基因组学、蛋白质组学、代谢组学等技术的突破性进展，以组学为驱动的系统生物学研究能更高效地研究致病基因以及疾病相关发生、发展、预防、治疗机理等；生物医学信息学在转化医学领域的研究热点主要是肿瘤患者的基因及相关信号通路的生物信息学分析，及 miRNA 在患者细胞中的表达对基因及相关通路的影响分析。随着分析工具和资源的发展，生物医学信息学研究已逐步实现从单纯的数据获取到数据分析的转变。未来，转化医学生物信息学的发展和应用将依赖于整合了患者特征的不同的数据类型。因此，未来的工作中需要注重建立信息交换的标准，促进信息交流，整合数据库，促进不同层次数据的交叉使用等。疾病分子检测技术伴随着转化医学应时而生、顺势而上，具有横向多学科交汇的优势，有利于多方位解析疾病的特性。目前，该技术已经应用于疾病预测、诊断及治疗等多个领域，具有无创和早期诊断等特点。疾病分子诊断的方向应着眼于外显子基因组学的发展和应用，以及肿瘤的个体化治疗。我们在建立转化医学中心及发展精准医学过程中应当注意控制成本、提升精确性、减少侵犯性和保护知识产权。在生命科学发展历程中，模式动物发挥了极其重要的作用。它们在解码生命奥秘、造福人类健康、揭示疾病根源、实现精准诊治、实践"创新驱动"、推动产业发展等方面表现出了重要的科学意义和战略价值。为了推动生命科学和生物医药研究的创新突破和飞速发展，在对模式动物表型与遗传信息进行采集、分析、处理和集成应用时要做到标准化、系统化、自动化和智能化，完成学科和技术的交叉、集成、创新和发展，这是学科发展的客观需求及必然趋势。

转化医学的重点研究领域分别为肿瘤性疾病、心血管疾病、神经和精神系统疾病、免疫相关疾病、代谢相关疾病、感染性疾病和新药研发。

本书在肿瘤性疾病这一部分着重介绍了我国最常见的恶性肿瘤，如肝癌、胃癌、肺癌、食管癌等。通过临床上多学科协作的诊疗模式，医学生物学基础研究成果等，迅速有效地转化为可在临床实际应用的理论、方法、技术和药物。预防、早期诊断、分子靶标药物的开发是未来肿瘤性疾病的发展方向。目前，肿瘤的治疗手段主要有手术治疗、放射治疗（简称放疗）、化学药物治疗、物理治疗以及肿瘤生物治疗。随着免疫学理论知识以及新技术的革新，肿瘤新生抗原以及T淋巴细胞识别抗原被不断发现，并且以免疫检查点抑制剂、T细胞过继性细胞疗法以及肿瘤疫苗为代表的肿瘤免疫治疗取得了显著的进展。肿瘤生物治疗的科学意义在于人类根据肿瘤发生、发展规律，可能实现利用生物学手段来达到预防肿瘤发生、干预肿瘤发展，甚至消除肿瘤的目的，加强抗体药物、肿瘤疫苗、免疫治疗和基因治疗相关的原创性研究，重点突破制约我国抗体药物、肿瘤疫苗、免疫治疗和基因治疗等生物治疗创新产品研发及临床转化的瓶颈，特别是加强新的治疗靶点等原始创新研究和相关产品的中试生产能力建设，建立完整的技术链和产业链，加快我国抗体药物、肿瘤疫苗、免疫治疗和基因治疗相关研究成果向临床转化。细胞毒药物仍是肿瘤内科治疗的基石，但从发展战略的角度看，未来将会是由靶向治疗、免疫治疗领军的新的肿瘤治疗时代。药物敏感性预测模型的建立是基于基因组学的肿瘤"驱动基因"研究及相关药物研发，基于基础免疫学的肿瘤逃逸机制相关通路的研发、肿瘤免疫修饰的研发，肿瘤生物学行为的动态监测及方法学是未来肿瘤化疗及靶向治疗的发展方向。

我国心血管疾病及相关危险因素发病率持续上升，因此将促进心血管疾病及其相关危险因素的基础研究过渡到临床实践的一系列相关研究显得尤为重要。与欧美发达国家和地区相比，我国心血管疾病转化医学研究相对薄弱，科研经费投入太少并且缺乏持续性和连续性。条件成熟、基础较好的大医院亟须投入大量的科研经费来建设心血管疾病转化医学研究平台。未来，心血管疾病的研究方向应以改变现阶段的治疗模式为中心，重点集中在干细胞治疗在心血管疾病治疗中的转化医学研究和基因靶向治疗在遗传性心血管疾病治疗中的转化医学研究领域。

神经病学是一门重要的临床学科。它的发展需要多学科的交叉协同发展，以提高神经系统疾病的诊治水平，为神经病学的学科发展带来新的驱动力。针对中国人神经系统疾病的个性化问题、与老龄化相关的一系列神经系统疾病，积极拓展交叉学科领域研究是未来的发展方向。

自身免疫病（autoimmune diseases，AIDs）是当前医学研究的热点和亟待攻关解决的重大课题。它的研究发展方向主要是自身免疫病的免疫学研究、诊断和反映疾病疗效及预后的遗传标志物、生物学标志的探索及影像学特征研究。建设国家级自身免疫病疾病信息与生物样本库大数据共享平台，开展自身免疫病的病因与预防策略研究、发病机制及潜在靶点研究、长期预后研究、卫生经济学研究、精准医学整合研究，成为自身免疫病学科发展的战略方向。

代谢相关疾病主要介绍了糖尿病、脂代谢异常疾病、骨代谢异常疾病、肥胖症、蛋白质与能量代谢异常、甲状腺疾病。目前我国对中国人糖尿病发病的基因和分子机制已具备初步认识，建立了代谢性疾病的新药临床评价研究平台，未来拟构建以"精准医学"为导向的"全链条"研究体系，包括阐明糖尿病等代谢性疾病的精准病因、病理生理机制，建设疾病精准信息的大数据中心，探索疾病精准临床分型和诊断标准，建立精准防治方案、多级联动防控体系和风险评估模型，并编制疾病诊疗指南。我国对脂代谢异常疾病的研究相对比较落后，因此弄清脂代谢稳态异常以及脂质异常分布的机制，对发现更有效的针对我国国民脂代谢稳态异常的风险评估指标和新的调脂药物具有重要意义。从国内外骨质疏松症和骨矿盐疾病发展、研究及成果转化来看，该领域的发展规律和特点是：针对骨骼发生、构建、重建和蜕变的基础研究不断深入，成骨细胞、骨细胞、破骨细胞的功能及其调控网络逐渐阐明，骨内分泌学、骨免疫学、骨矿化、骨-能量调控和骨骼中枢调控网络等学说日趋完善。

加强骨生物领域的基础研究，健全、完善新型理论体系，构建疾病发病机制、流行病学、精准化诊疗、新技术研发的基础与临床研究相结合的转化医学研究体系，进一步完善骨生物学理论等都是骨代谢异常疾病未来的发展方向。我国在肥胖症及其相关并发症防治中存在的主要问题为患病人数庞大，民众对疾病危害的认知度低，基层医疗机构缺乏系统的综合防控技术。未来的发展思路将聚焦理论发现及技术创新，解析各种代谢性疾病的病因及致病机制，特别是要关注引起临床表型（高血糖、高血脂、体脂分布异常等）的生物学途径和主要的遗传和环境影响因素。营养与代谢领域的研究特点为综合应用各种技术方法，阐明营养素作用靶点与分子信号转导机制，明确重大疾病代谢轮廓特征及细胞损伤修复、免疫调节、代谢调控机理，突破精准化营养治疗关键技术瓶颈。我国以代谢组学技术和相应的数学物理方法论为核心，建立快速、精准诊断代谢，网络扰动的营养诊断技术，明确在各种疾病条件下的营养干预介入时机，明确在各种疾病条件下的蛋白质和能量供给最适剂量，明确营养素输注的最佳路径，优化肠外与肠内营养的应用模式，基于疾病代谢特点，明确药理性营养素（免疫调节和炎性调节）的应用条件。

感染性疾病的治疗中，乙型病毒性肝炎（简称乙肝）抗病毒药物的临床可及性仍是我们在乙肝防治工作者面临的实际问题。如何清除乙型肝炎病毒（hepatitis B virus，HBV）仍将是本领域内研究的核心问题。

干细胞与转化医学是目前生命科学和生物医药领域最前沿的学科发展方向和多学科交叉研究最典型学科。近年来，随着生物医学技术的发展，我国的干细胞研究突破了许多技术瓶颈并获得了一系列原创性成果。近年来，干细胞移植作为再生医学的分支，在血管外科领域中围绕治疗外科难治性肢体缺血开展了一系列的研究，并且通过转化医学的模式，已经将基础研究结果逐步应用于临床。适用于干细胞治疗再生医学技术产品的种子干细胞筛选，干细胞治疗再生医学技术产品临床前研究动物模型制作技术及评价体系研究，间充质干细胞（mesenchymal stem cell，MSC）等多能成体干细胞治疗再生医学技术产品的开发及其临床应用技术研究，干细胞治疗再生医学技术产品关键技术研究，都是该领域未来的重点研究方向。

创新药物的研究是转化医学研究的重要环节，迫切需要在新的转化医学的模式下建立快速、高效和能够解决人类疾病危害的新药研发体系。其中，临床病理样本分子标志物的鉴定及新型药物靶标的发现、老药新用都是临床前研究部分的重点研究方向。同时，要以转化医学理念为指导，重视从临床中凝练课题，提高药物研发临床前到临床的转化率，促进成果快速为临床服务，实现科学研究的真正价值。

对转化医学的概念进行重新认识和理解——精准医学是转化医学的具体举措，与循证医学（evidence-based medicine）互相补充。由于我国转化医学研究机构还没有固定模式，建立完善的转化医学保障制度是促进该学科发展的基本要素：在国家层面，政府应增加对生物医学研究经费的投入，通过项目基金进行国际转化医学中心的筹资，建立评估转化医学研究的体系，建立职能委员会与协调中心，建立合理监管体制，完善药物临床试验相关法律法规体系，加大对伦理委员会的监管力度，建设有效推动科技创新和成果转化的创新机制等；在人才培养方面，我国转化医学研究机构各具优势但呈各自为政状态，缺乏有效沟通和协作，缺乏国家层面的人才培养统筹规划，因此应更加注重建立临床实践和基础研究的有效通道，在教育课程中设置相关专业或项目，组建具有多重知识背景的复合型人才队伍，大力建设转化医学协作交流平台，以及制定有效的人才培养发展规划，在研究生培养过程中加入转化医学的理念。

我国应在疾病病因、发生发展分子机制和诊断治疗靶点的基础研究及疾病预防诊治新技术/方法的临床转化领域，建立队列及临床资料和生物样本库，开展高质量临床研究，建立高效、协同工作机制，搭建多学科研究平台，创新诊疗模式和体系，推广适宜诊疗技术等重点方向，加大资助力度。同时，加强和完善资金资助的政策管理体系，合理分配资助资金流向；加强转化医学协同创新中心、医学数据共享平台等基础设施的建设，由政府层面牵头组织大型课题、攻克重大难题，建立跨学科的合作研究模式，促进转化医学研究职业化，加强新药研发和中医药转化医学研究；建立我国制定与传播循证指南的专门机构，完善科研评估体系；加强多种形式国际合作，多渠道利用国际研究资源，促进我国转化医学的大力发展。

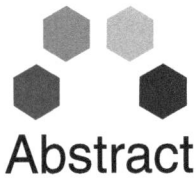

Abstract

Basic research has largely failed to improve public health, with a serious disconnection between basic research and clinical needs. Changes in the disease spectrum have altered the model of medical research, and the large amount of data accumulated from basic research needs further analysis. The concept of translational medicine was proposed against this background, and the vigorous development of translational medicine has helped to fill the gap between basic research and clinical practice, with ultimate patients benefits. Translational medicine not only contributes to medical science and technology, but also enhances its utility. It is intended to address two major medical problems: the expense of medical care and the slow development of new drugs, by motivating and promoting the biomedical industry and by creating a novel economic growth point.

Translational medical research is particularly implemented in the United States, China, Italy, the United Kingdom, and Japan, with focuses on cancer, as well as cardiovascular, neurological and psychiatric, immune-related, metabolic-related, and infectious diseases, and stem cell research. The distribution of translational medicine disciplines in the United States, Britain, and Japan is relatively balanced, while China still demonstrates a developmental gap compared with these more advanced countries. Nearly a quarter of China's research concentrates on cancer, including basic research of the influence of microRNAs on the cell cycle, apoptosis, cell invasion, metastasis, and chemoradiotherapy sensitivity, and the clinical effects of molecular targeted therapy. Other translational medical research focuses on fields including diabetes mellitus, cardiovascular and cerebrovascular diseases, rheumatoid arthritis, stem cells, and traditional Chinese medicine. The concept of translational medicine and its impact on research models and scientific research management have been investigated, and inadequate effective communication between basic research and clinical practice, and a relatively poor level of disease diagnosis and appropriate treatment, are current bottlenecks hindering the development of translational medicine in China.

The core links in translational medicine include biological technology, biomedical informatics, clinical resources, biological sample libraries, molecular disease-detection technology, experimental animals, comparative medicine, and stem cells. Translational medicine is a clinical-centered cycle, which drives the interaction between basic research and clinical practice. Breakthroughs in technologies such as human genomics, proteomics, and metabolomics allow systematic biological research to focus on pathogenic genes and their related mechanisms in relation to the occurrence, development, prevention, and treatment of diseases. The main hotspots in biomedical informatics in the field of translational medicine involve the bioinformatic analysis and application of genes and signaling pathways in tumor patients, and the influence of cellular miRNA expression on genes and related pathways. The development of technology and resources has gradually transformed biomedical information research from simple data acquisition to data analysis; however, the future development and application of translational medical bioinformatics will depend on the availability of different data types that integrate patient characteristics. China thus needs to focus on establishing and promoting standards for information exchange, integrating databases, and promoting the cross-use of different levels of data in the future. Molecular disease-detection technologies emerge as a result of transformational medicine, which has been applied to many fields such as disease prediction, diagnosis, and treatment, with the advantages of non-invasiveness and early diagnosis. The future direction of molecular disease diagnosis should focus on the development and application of exon genomics and individualized treatments for tumor patients. Establishing a translational medicine center and the development of precision medicine should pay close attention to controlling costs, improving accuracy, and reducing invasiveness, as well as protecting intellectual property rights.

Experimental animals have played crucial and strategic roles in decoding the mysteries of life, benefiting human health, revealing the causes of diseases, achieving accurate diagnoses and treatments, and promoting innovation-driven strategies and industrial developments. Major breakthroughs and rapid developments in life science and biomedical research thus require intelligence of model animal phenotypes and genetic information, and the standardization, systematization, and automation of their collection, analysis, processing, and integration, in order to achieve the intersection, integration, innovation, and development of disciplines and technologies.

The main research areas in translational medicine are neoplastic, cardiovascular, neurological and psychiatric, immune-related, metabolic-related, and infectious diseases, and the development of new drugs. Research into neoplastic diseases has focused on the most common malignant tumors in China, such as liver, gastric, lung, and esophageal cancers. A multidisciplinary clinical diagnosis and treatment model allows the results of basic medical biology research to be quickly and effectively translated into clinical practice. Future developmental directions for neoplastic diseases include cancer prevention and early diagnosis, and the development of molecular targeted drugs. At present, the main treatment methods for tumors include surgery, radiotherapy, chemotherapy, physiotherapy, and biotherapy. However, advances in immunology theory and technology have promoted the discovery of tumor antigens, especially those identified by T lymphocytes, with consequent progress in tumor immunotherapy, represented by antibody therapy, T cell therapy, and tumor vaccines. The scientific significance of tumor biotherapy lies in the application of biological methods to prevent tumorigenesis, interfere with tumor development, and even eliminate solid tumors via regulating tumor development. While reinforcing the results of the original research on antibody drugs, tumor vaccines, immunotherapy, and gene therapy, China also needs to focus on key technologies to allow the clinical transformation of biological therapeutic innovative products. Cytotoxic drugs remain the cornerstone of oncotherapy, but treatments led by targeted drugs and immunotherapy might represent a new developmental strategy. Drug sensitivity-prediction models, genomics-based driver oncogene research and related drug development, the detection of tumor escape mechanism-related pathways based on immunology, tumor immune modification, and dynamic monitoring of tumor biological behavior and methodology all represent potential future directions for cancer chemotherapy and targeted therapy.

The continuously rising incidence of cardiovascular diseases in China indicates the need for more translational studies on cardiovascular diseases and their related risk factors. Translational medical research related to cardiovascular diseases in China currently lags behind that in more developed countries in Europe and America, due to a lack of persistent investment in scientific research. Future cardiovascular disease research should concentrate on alterations in the treatment model, translational research into stem cell therapy, and gene-targeted therapy for hereditary cardiovascular diseases.

Neurology is an important clinical discipline requiring the development of innovative research models through multidisciplinary and interdisciplinary collaborations, to produce new driving forces in the field of neurology. Neurological diseases related to aging are regarded as a future target of interdisciplinary research.

Autoimmune diseases are currently a hotspot for medical research, including immunological research, diagnosis, genetic and biological markers, and imaging characteristics of autoimmune diseases. Developments in the direction of autoimmune diseases include building a national AIDs disease information and biological sample database platform, and conducting research into AIDs etiology, disease-prevention strategies, and pathogenesis, exploring potential therapeutic targets, and promoting long-term prognosis, health economics, and precision medicine.

Metabolic-related diseases include diabetes mellitus, abnormal lipid, bone metabolism, and protein and energy metabolism, obesity, and thyroid disease. China possesses a preliminary understanding of the genetic and molecular mechanisms of diabetes mellitus in China, and has established a clinical evaluation research platform for new drugs for metabolic diseases, with the aim of building a linked research system based on precision medicine. Research on abnormal lipid metabolism is relatively lacking in China, and a greater understanding of the mechanisms underlying abnormal lipid metabolism and distribution are needed to identify effective risk indicators and new lipid-adjustment drugs. Translational perspectives in the fields of osteoporosis and bone mineral diseases include basic research on bone formation, construction, reconstruction, and degeneration, the functions of bone cells and osteoclasts, and regulation theory, and research into bone endocrinology, immunology, mineralization, energy regulation, and the central regulation network. China needs to reinforce basic research in the field of bone biology, foster the formation and improvement of new theoretical systems, and construct a translational medical research system that combines the basics of disease pathogenesis, epidemiology, precise diagnosis, and treatment. The main issues hindering the prevention and treatment of obesity and its related complications in China are the large number of patients, a lack of awareness of the disease hazards, and a lack of comprehensive prevention and control technologies in primary medical institutions. Future developments should thus focus on theoretical research and technological innovation, and the analysis of the etiology and pathogenesis of various metabolic diseases. Research into nutrition and metabolism involves the comprehensive application of various technical methods to clarify the targets of nutrient action and molecular signal transduction mechanisms, demonstrate the metabolic profiles of major diseases, identify the roles of cell damage repair and immune regulation, clarify the metabolic regulation mechanisms, and overcome the key technical bottleneck of precision nutritional therapy. China intends to establish a rapid and accurate nutritional diagnosis technology, to define the appropriate timing of nutritional interventions and the optimal doses of protein and energy supplements under various disease conditions, as well as establishing the optimal path for nutrient infusion and the application mode for parenteral and enteral nutrition, and defining the application conditions for pharmacological nutrients (immune regulation and inflammatory regulation) based on the disease-metabolism characteristics.

The clinical accessibility of hepatitis B antiviral drugs is an ongoing practical problem impeding the elimination of hepatitis B virus. China has made a series of breakthroughs in the field of stem cell research, and has carried out a series of studies utilizing stem cell transplantation, as a branch of regenerative medicine, in the field of vascular surgery, especially in the treatment of surgically refractory limb ischemia. Research into innovative drugs is an important part of translational medicine, and there is an urgent need to establish a fast and efficient new system for drug research and development under the new translational medicine model. The identification of molecular markers in clinical pathological samples, the discovery of new drug targets, and new uses for traditional drugs are key directions of preclinical research. Meanwhile, guided by the concept of translational medicine, it is necessary to consolidate projects from clinical practice, improve the translation rate of drug research, and promote the rapid application of clinical results to reveal the true value of scientific research.

The re-evaluation of translational medicine identifies precision medicine as a specific aspect of translational medicine, complementing evidence-based medicine. However, China's translational medicine research institutions have not yet established a mature model, and it is therefore imperative to establish an impeccable translational medicine security system to promote the development of this discipline. At the national level, the government should increase funding to biomedical research and raise funds for an International Translational Medicine Center through related projects, establish a system for evaluating translational medical research, and improve regulations related to clinical drug trials. The system is intended to enhance ethics committee supervision and create an innovative mechanism to promote scientific and technological developments and transformation. In terms of personal training, the policies of translational medical research institutions in China result in a lack of effective communication and collaboration. More emphasis should thus be focused on establishing effective channels for clinical practice and basic research, setting up relevant subjects or projects within the education curriculum, training interdisciplinary talents with multiple knowledge backgrounds, building a collaborative communication platform, formulating effective talent development plans, and instilling the concept of translational medicine at the postgraduate training stage.

China should increase funding to improve basic research into the causes of diseases, their molecular mechanisms, and diagnostic and therapeutic targets, to implement the clinical translation of new technologies for disease prevention and treatment, establish cohorts and clinical and biological databases, carry out high-quality clinical research, establish efficient and synergistic working mechanisms, build multi-disciplinary research platforms, innovate diagnostic and treatment systems, and promote appropriate medical treatment technologies, as well as other critical research. While improving the policy management system and rationally allocating funds, China should also reinforce the construction of infrastructures, such as a Translational Medicine Innovation center and medical data platform. The government should take the lead in organizing large-scale projects, overcoming major problems, establishing interdisciplinary collaborative research, promoting professionalization in translational medicine research, and strengthening new drug research and traditional Chinese medicine translational research. In addition, China should establish a specialized agency for the development and dissemination of evidence-based guidelines, improve the scientific research evaluation system, enhance various forms of international cooperation, and utilize international research resources through multiple channels to promote the vigorous development of transformational medicine in China.

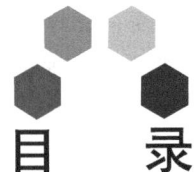

目 录

总序 ·· i
前言 ·· v
摘要 ·· vii
Abstract ·· xiii

上 篇

第一章 转化医学的提出背景、科学意义与战略价值 ············ 3

第一节 提出背景 ·· 3
一、基础研究未带来健康水平大幅度提高 ················· 3
二、医学科研与临床需求之间严重脱钩 ···················· 4
三、疾病谱的转变使医学研究模式发生转变 ············· 4
四、基础研究积累的大量数据需要进一步解析 ········· 4
五、基础研究、医学实践和药物开发三者需要整合 ··· 5

第二节 转化医学的内涵演化 ·· 5
一、受现代分子生物学快速发展的挑战而提出的
    转化医学理念 ··· 5
二、概念模型 ··· 6
三、理解方式 ··· 10
四、我国应考虑的转化医学模式与路径 ·················· 11

第三节 科学意义与战略价值 ·· 12
一、弥补基础研究与临床实践之间的脱节，促进健康中国
    建设 ·· 13
二、能更好地适应人类疾病谱的巨大变化 ··············· 13

- xxiii -

三、有望解决医疗费用高、新药研发慢两个重要医疗问题 ……… 13
四、能够大力促进生物医药产业高效发展，形成新的
经济增长点 ……………………………………………… 14
五、有助于医学科技创新体系建设，全面提升医学科技
创新能力 ………………………………………………… 14
参考文献 ……………………………………………………… 15

第二章 转化医学的国际发展态势 ……………………………… 18
第一节 开展转化医学研究的主要国家 ……………………… 19
第二节 中国的研究集中于肿瘤领域，而美国、英国、日本的学科分布相对均衡 ………………………………………… 21
第三节 国际上转化医学研究的主要领域、研究模式与政策保障 ……………………………………………………… 23
一、转化医学研究的主要领域 ………………………………… 23
二、转化医学相关的研究模式与政策保障 …………………… 25

第三章 转化医学的国内发展态势 ……………………………… 27
第一节 我国转化医学所处发展阶段 ………………………… 27
第二节 我国转化医学研究的主要研究领域 ………………… 28
一、miRNA 在恶性肿瘤中的基础研究 ……………………… 32
二、肿瘤分子靶向治疗药物及其临床效果研究 ……………… 32
三、糖尿病、心脑血管疾病、类风湿性关节炎临床转化
研究 ……………………………………………………… 34
四、干细胞转化医学 …………………………………………… 35
五、转化医学的理念探讨及其对研究模式、科研管理的
影响 ……………………………………………………… 35
六、中医药转化医学研究 ……………………………………… 35
第三节 我国转化医学相关科技规划政策分析 ……………… 36
第四节 我国转化医学发展面临的瓶颈问题 ………………… 39
一、缺乏基础研究与临床研究有效沟通、衔接的机制和
平台 ……………………………………………………… 39
二、疾病诊疗适宜技术临床研究水平较低、规范性差 ……… 39
参考文献 ……………………………………………………… 39

第四章 转化医学的保障制度 ········· 40

第一节 转化医学概念的再认知 ········· 40
一、基础发现向临床实践的转化率低 ········· 40
二、基础研究向临床转化时滞长 ········· 41
三、源自临床需求的转化医学 ········· 41

第二节 精准医学、循证医学与转化医学 ········· 42
一、精准医学与转化医学 ········· 42
二、循证医学与转化医学 ········· 42
三、精准医学、循证医学与转化医学的关系 ········· 42

第三节 转化医学重点保障制度 ········· 43
一、政府角色与筹资机制 ········· 43
二、规划布局 ········· 49
三、法律保障制度与伦理问题 ········· 57
四、人才培养制度 ········· 66
五、转化医学中心的运行机制 ········· 71

参考文献 ········· 81

第五章 我国转化医学学科发展的政策建议 ········· 86

第一节 加大资助力度 ········· 86
一、建议重点资助方向 ········· 86
二、加强基础研究成果可靠性验证资助 ········· 86
三、加强、完善资金资助政策管理体系 ········· 88
四、合理分配资助资金流向 ········· 88

第二节 加强基础设施建设 ········· 89
一、建立开放共享的数据环境 ········· 89
二、加大共性平台建设 ········· 90
三、攻克重大难题 ········· 91

第三节 加强新药研发和中医药转化医学研究 ········· 91
一、重视新药研发的专利保护 ········· 92
二、放开新药引进,鼓励Ⅰ期临床试验 ········· 93
三、应用循证医学方法评价中医药疗效 ········· 93
四、加强对老药新用研究的资助 ········· 93

第四节 加强国际合作 ········· 94

参考文献 ········· 95

下 篇

第六章 重点环节与重点平台支持领域 99

第一节 生物医学信息学与转化医学 99
一、引言 99
二、科学意义与战略价值 100
三、发展规律与研究特点 103
四、发展现状与未来发展方向 115
五、附录 121

第二节 临床资源、生物样本库与转化医学 124
一、引言 124
二、发展规律与研究特点 125
三、发展现状与发展态势 126
四、发展思路与未来发展方向 129

第三节 疾病分子检测技术与转化医学 132
一、引言 132
二、发展规律与研究特点 135
三、发展现状与发展态势 138
四、发展思路与未来发展方向 140

第四节 实验动物、比较医学与转化医学 142
一、引言 142
二、科学意义与战略价值 143
三、发展规律与研究特点 145
四、发展现状与发展态势 147
五、发展思路与未来发展方向 151
六、资助机制与政策建议 153

参考文献 154

第七章 重点研究领域 164

第一节 肿瘤性疾病 164
一、肝癌 164
二、胃癌 168

三、肺癌 …………………………………………… 174
　　　四、食管癌 ………………………………………… 184
　　　五、中医肿瘤 ……………………………………… 188
　　　六、肿瘤生物治疗与转化医学 …………………… 190
　　　七、肿瘤化疗及靶向治疗 ………………………… 204
　第二节　心血管疾病 ……………………………………… 210
　　　一、引言 …………………………………………… 210
　　　二、发展规律与研究特点 ………………………… 214
　　　三、发展现状与发展态势 ………………………… 220
　　　四、发展思路与未来发展方向 …………………… 226
　第三节　神经和精神系统疾病 …………………………… 228
　　　一、发展意义与战略价值 ………………………… 228
　　　二、发展规律与发展特点 ………………………… 230
　　　三、发展现状与发展态势 ………………………… 231
　　　四、发展思路与未来发展方向 …………………… 233
　第四节　免疫相关疾病 …………………………………… 234
　　　一、引言 …………………………………………… 234
　　　二、发展规律与发展特点 ………………………… 235
　　　三、发展现状与发展态势 ………………………… 237
　　　四、发展思路与未来发展方向 …………………… 238
　第五节　代谢相关疾病 …………………………………… 241
　　　一、糖尿病 ………………………………………… 241
　　　二、脂代谢异常疾病 ……………………………… 245
　　　三、骨代谢异常疾病 ……………………………… 248
　　　四、肥胖症 ………………………………………… 253
　　　五、蛋白质与能量代谢异常 ……………………… 256
　　　六、甲状腺疾病 …………………………………… 261
　第六节　感染性疾病 ……………………………………… 262
　　　一、引言 …………………………………………… 262
　　　二、发展规律与研究特点 ………………………… 266
　　　三、发展现状与发展态势 ………………………… 270
　　　四、发展思路与未来发展方向 …………………… 276
　第七节　干细胞转化医学 ………………………………… 282

一、引言 ………………………………………………… 283
　　二、发展规律与研究特点 ………………………………… 290
　　三、发展现状与发展态势 ………………………………… 296
　　四、发展思路与未来发展方向 …………………………… 305
　第八节　药物研发 …………………………………………… 314
　　一、临床前研究部分 …………………………………… 314
　　二、Ⅰ期临床实验部分 ………………………………… 317
　参考文献 ……………………………………………………… 334

关键词索引 ……………………………………………………… 348

上 篇

第一章 转化医学的提出背景、科学意义与战略价值

第一节 提 出 背 景

一、基础研究未带来健康水平大幅度提高

自美国前总统尼克松于 1970 年宣布攻克恶性肿瘤计划开始,美国到现在用于肿瘤防治方面的研究经费已经多达 2000 多亿美元,全球则多达 4000 亿美元,但只获得了 156 万篇相关的研究性论文。其中,80% 的论文在研究中使用的是果蝇、小鼠等动物模型,大多数适用于实验动物的技术或药物在人体上却不能发挥作用,所以这些研究成果的价值没有被充分体现,如此大量的资金投入并没有带动肿瘤防治的进步,而且由肿瘤导致的死亡率也没有发生变化。与之相对应的是,肿瘤的发病率不断升高,成为危害人类健康的最大杀手(Lehmann et al,2008)。美国经过长达 4 年多的论证,终于在 1990 年 10 月正式启动人类基因组计划。经过众多科学家的合作,2003 年 4 月完成了人类基因组测序。如今,人类基因组计划虽已完成,但肿瘤的临床治愈率并没有因此发生革命性的变化,最初的期望基本落空。也许唯一能够与投入的天文数字般的科研经费相匹配的研究成果,只有这 156 万篇与肿瘤相关的研究论文(桂永浩,2007)。

二、医学科研与临床需求之间严重脱钩

基础研究与临床应用脱节，科研投入与产出严重失衡，实验室的研究成果难以转化到临床实践中。从事基础研究的科学家，大多不是以临床应用为出发点进行研究，而临床工作者又缺乏从事基础研究的条件，所以基础研究与临床应用之间缺乏真正的交流与合作，二者之间存在一条无形的鸿沟（Butler，2008）。随着分子生物学的崛起，疾病机制的研究越来越深入，但并没有带来新的诊断、治疗、预防的方法（Katz，2008）。2004 年的一项统计显示，6 种国际权威学术期刊于 1979~1983 年刊载了 101 篇声称"具有广阔临床应用前景"的研究报告，但到目前为止，被获准应用到临床的仅有 5 项（Liu and Lu，2008）。据报道，在我国每年取得的约 3 万项重大科技成果中，平均转化率仅为 20%，高校科技成果转化率不到 10%，而医药科技成果的转化率更是不足 8%。很显然，投入与所带来的经济和社会效益的巨大差距对于纳税人、政府、研究人员和企业各方来说都是无法接受的（张勘，2012）。所以，人们必须思考未来医学科学研究的方向问题——基础研究必须回答并解决临床问题。

三、疾病谱的转变使医学研究模式发生转变

随着人类社会的发展、自然环境及社会环境等因素的转变，疾病谱已经从以传染病为主逐步转变为以慢性非传染性疾病为主。肿瘤、心脑血管疾病、糖尿病等复杂性疾病的发病率日益增高，使医疗消耗不断增加，经济负担也越来越沉重，因此慢性病的早期防治问题不可回避地摆在人们面前。而这类疾病除了与人体结构及功能相关外，还涉及环境、种群、生物圈、心理等因素之间的相互作用，是多因素导致的，所以传统的单因素、单靶点的研究方法已无法满足慢性病防治的需要。慢性复杂性疾病的研究需要多学科、多因素的研究模型。

四、基础研究积累的大量数据需要进一步解析

随着分子生物学的崛起，基础研究已进入组学时代。蛋白质组学、基因组学等得到了快速的发展，积累了大量的数据，但如何充分利用这些数据，使其解决临床问题成为急需解决的难题（陈发明等，2011）。这就需要多学科、多领域专家的有效合作。时代正在呼唤整合的系统生物学的来临和转化

医学的诞生（Minna and Gazdar，1996）。

五、基础研究、医学实践和药物开发三者需要整合

新药的初始研发只在实验室中进行，而只有进入安全测试和临床试验阶段才不得不正视临床出现的各种各样的问题，所以5000～10 000个转化物中最多有250个能够进入临床前的研究，其中只有5个能进入临床试验（王桂芳等，2013）。新药研发的成功率越来越低，其原因在于：现在对新药的要求不仅要有确切的疗效，而且更加注重药物的安全性；慢性、难治性疾病的病理因素极其复杂，通过单个药靶很难阻断其病理进程，因此需要进行多因素、多靶点的研究，开发针对多个靶点的药物，这在无形中加大了研发难度；传统的研发模式已落后于时代的需求，甚至制约了医学的发展，用于动物疾病模型的安全性评价结果不能完全适用于人，多数对模型动物有良好效果的新药运用于人体却不能发挥作用，所以传统的新药研发模式浪费了大量的资源，而获得的能适用于临床的新药却少之又少（白毅，2010）。一个新药的研发，平均需要2.8亿美元，但医学的根本性问题并未得到有效解决（刘小荣等，2011）。

在全社会迫切需要消除影响人类健康的重大疾病的背景下，如何进一步促进科技成果转化，进而提高人类健康水平的呼声越来越多，要求也越来越高。转化医学得到前所未有的重视。

第二节 转化医学的内涵演化

目前针对转化研究有各种定义，学界尚未形成一致意见：①鉴于基础与临床之间只是偶尔的、不稳定的合作关系，是将转化研究理解为连接基础与临床的"桥梁"，还是将其理解为一种介于基础与临床之间新出现的"地带"（interface），作为一个独特的领域而存在？②转化研究是一个多阶段的过程，是否还应包括通过这一过程为促进转化而采取的一系列干预策略或行动？③转化研究应分为哪些阶段以及各阶段的分界点是什么？目前主要有两类概念模型和两种理解方式。

一、受现代分子生物学快速发展的挑战而提出的转化医学理念

20世纪60年代及之前的实验医学时代，医学成果往往来自临床科研人员（physician-scientists）的主导研究。临床医学与实验室紧密结合，促使基

础研究中的发现可以在临床实践中迅速得到应用。20世纪70年代，分子生物学兴起并取得了突飞猛进的发展，导致了基础医学与临床医学的割裂，原来临床科研人员的时代开始终结，随之产生大量的在基础医学领域出类拔萃的顶尖科学家，以及在临床医学领域成绩卓著的医生。这两类人才在自己的研究轨道上并肩前进，分别取得了令人瞩目的成绩，然而彼此之间的共同语言、沟通和交流却逐渐减少。虽然其间也有很多基础研究的结果逐渐向临床转化，但已无法满足临床医学对疾病诊断和治疗的需求（赵玉沛，2011）。

1966年，《生物科学》（*Bioscience*）杂志首次提醒人们关注由于美国国立卫生研究院（National Institutes of Health，NIH）在生物医学（biomedicine）领域的科研投入和美国制药企业的研发投入大幅增长而出现的科学知识爆炸现象。鉴于1964年美国近一半的生物学（包括药理学、生物化学、生理学、病理学、临床医学）科技人员都在制药企业工作，有研究详细讨论了在促使新药研发从实验台到病床转化的每个阶段这些科技人员扮演的角色（Mckinney and Stavely，1966）；1968年，《新英格兰医学杂志》（*The New England Journal of Medicine*，NEJM）中提到"将吞噬细胞的研究从实验台转化到病床"的观点（No author listed，1968）；1974年，S. Wolf 在 *NEJM* 上发表了题为《实验室与病床之间真实差距》（"Real Gap between Bench and Bedside"）的编者按，认为应将基础研究的丰硕成果快速地应用于疾病的预防和治疗，转化滞后的原因在于我们在"知识爆炸""数据爆炸"的年代未能很好地理解、整合可获取的数据知识（Wolf，1974）；1992年，D. W. Choi 在《科学》（*Science*）杂志首次提出"从实验室到病床"（bench to bedside）的概念（Choi，1992）；1996年，Geraghty 在《柳叶刀》（*Lancet*）上首次提出"转化医学"这一新名词（Geraghty，1996）；同年，《自然-医学》（*Nature Medicine*）杂志提出转化研究时代已经到来（Minna and Gazdar，1996），见图1-1。

最具标志性的事件是，2003年，时任美国 NIH 的院长 Zerhouni 在《科学》杂志上发表了 NIH 路线图["Roadmap（2003）"]，强调开展跨学科研究与转化研究，将基础研究的成果转化为有效的临床治疗手段（Zerhouni，2003）。从此，转化医学开始受到越来越多的关注。

二、概念模型

概念模型主要包括 T 模型（T models）和过程模型（process models）。T 模型描述转化研究的主要阶段和要素，强调转化瓶颈（translational

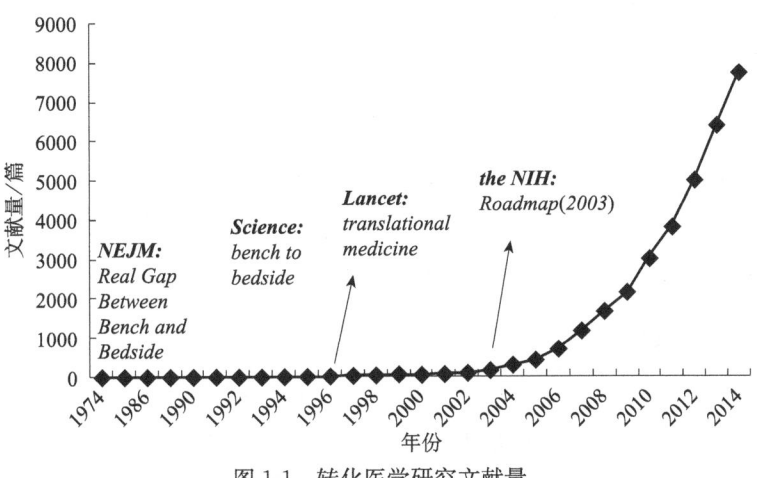

图 1-1 转化医学研究文献量

资料来源：Web of Science

blocks) 或障碍（Khoury et al., 2007; Rubio et al., 2010; Rubio et al., 2011）；过程模型主要强调转化研究所经历的关键步骤。两类模型都起始于基础研究发现，然后是临床试验，直到对公众健康的影响。

(一) T 模型

该模型主要有 2T、3T、4T 模型几种类型。2T 模型由 Sung 等提出，其中 T1 阶段是从实验室获得的对疾病机制的新认识向新的诊断、治疗和预防方法及其在人体上的预实验的转化，T2 阶段是指临床研究结果向日常的临床实践和卫生决策的转化（Sung et al., 2003）。Westfall 等的 3T 模型中，T1 阶段是指从基础研究到人的临床研究（也包含早期临床试验）之间的转化，将 Sung 的 T2 阶段划分为 T2 和 T3 阶段，T2 阶段包含临床研究到以实践为基础的研究（practice-based research），即从早期临床试验向Ⅲ、Ⅳ期临床试验的转化，通过形成临床指南、荟萃分析（meta 分析）和系统综述可反映这种转化；T3 阶段是指从以实践为基础的研究到具体实践的转化。该模式的终点是临床实践，而不是健康改善（Westfall et al., 2007）。Dougherty 和 Conway 于 2008 年也提出了 3T 模型，其中 T1 阶段旨在检测临床有效性，T2 阶段旨在检测哪些人能从治疗中受益，明确"在正确的时间，以正确的方式，将正确的治疗应用于恰当人群"的相对效益，最终将研究成果转化为临床实践指南以及用于指导医生工作、患者就医以及卫生政策制定的相关证据；T3 阶段旨在研究如何将循证治疗、预防等措施有效地提供给所有患者，从而提高个体和人群的健康水平（Dougherty and Conway，2008）。4T 模型由 Khoury 等于 2007 年提出。其中，T1 和 T2 阶段也区分了临床有效性和临床疗效；与 Westfall 类似，T3 和 T4 阶段将临床指南后的转化研究做了更细的区分，其中 T3 阶段涉及研究的传播、实施与扩散，T4 阶段则在临床和社区实践推广应用的基础上，对其产生的卫生效果（health outcome）进行后效评估（Khoury et al.，2007）。3T 和 4T 模型较受认可，包含了"基础、临床、预防策略与卫生政策"的全过程。

（二）过程模型

该模型强调转化路径和过程。有学者在 T 模型的基础上描述转化研究的路径。其中，Ernest 等最早提出的转化路径描述了 T1 阶段，即加速科学发现到新的临床模式研究的转化，包括肿瘤的风险评估模式（以生物样本为基础的风险评估、以影像为基础的风险评估）和干预模式（药物、免疫应答修饰物、干预手段、生活方式改变）（Hawk et al.，2008）。Drolet 与 Lorenzi 提出了生物医学研究谱段（biomedical research continuum）这一过程，涉及从实验室基础发现到潜在人体应用的转化、潜在临床应用到证明有效且安全的临床应用的转化，以及到临床实践的转化（Drolet and Lorenzi，2011）。Schweikhart 与 Dembe 提出临床与转化研究的精益六西格玛（lean and six sigma）管理模式，对每个过程都制定了管理策略（Schweikhart and Dembe，2009）。康奈尔大学（Cornell University）的 Trochim 等提出的转化研究过程标记模型（process marker models）倾向于对转化研究的全过程进行评估和测度，并确定了转化研究的关键步骤不是表现为 T 模型，而是分别描述为基础研究系统、临床试验系统和实践系统；该模型旨在评估转化研究的过程以减少转化时滞，在概念界定和测度上更具可操作性（Trochim et al.，2011）。Lane 与 Flagg 提出的知识需求模型明确了研究发现、技术发明和成果创新 3 个阶段的知识产出和转化需求，指出知识应用及由此产生的良好的社会影响需要将成功状态的知识有效传播给各类利益相关方（Lane and Flagg，2010）。Ogilvie 等确定了证据集成（evidence synthesis）在促进多源、跨学科知识向公共领域转化中的关键作用（Ogilvie et al.，2009）。

T 模型比较适于对转化研究进行微观测度，比如恶性肿瘤、心血管疾病领域的基础研究、临床研究、政策制定之间是否正在发生转化、哪里在发生转化、转化的内容和中介是什么等。过程模型注重对转化研究的过程（或子过程）的标记，强调重要的、关键性的、里程碑式的成就，适于对转化研究进行宏观评估。

(三) 转化医学全谱段 (translational science spectrum)

美国国家转化科学促进中心 (National Center for Advancing Translational Sciences, NCATS) 将转化研究的阶段分为基础研究、临床前研究、临床研究、临床实践、公共卫生五个要素,以及两两之间的转化过程 (图 1-2)。

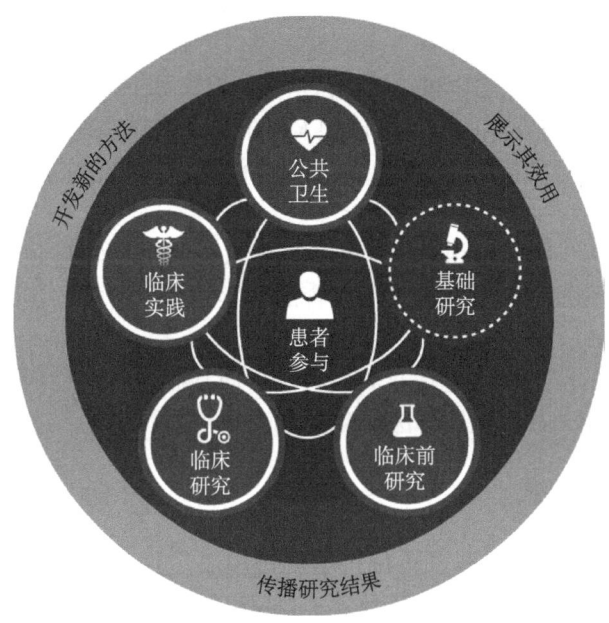

图 1-2 美国国家转化科学促进中心转化研究全谱段模型

(1) 基础研究:主要是探索生物体、疾病和行为的基本机制。转化研究谱段上每个过程都建立在基础研究的基础上,同时又反馈于基础研究。很多研究所、中心都在承担 NIH 基础研究工作;NCATS 的科学家通常不做基础研究,但是 NCATS 在各谱段上所做的转化研究结果都能反馈给基础研究。

(2) 临床前研究:这是基础研究和人体医学的纽带。科学家基于在实验室和临床上做出的成果发现,来进一步研究疾病或症状的原因,并寻找治疗的途径。通过细胞模型、动物模型、人体或动物组织的样本对科学假说进行验证,在生命系统内对药物、器械和诊断方法进行计算机模拟。

(3) 临床研究:包括针对人进行的有关干预措施安全性和有效性的临床试验,以及行为研究或观察研究、卫生服务研究、对新技术的验证和优化研究。很多临床试验的目的是验证产品是否已达到被政府监管部门批准上市的水平。

（4）临床实践：包括干预措施在日常诊疗过程中的采纳和使用，也包括评价药物或器械临床试验的结果，找出新的临床问题和治疗需求。

（5）公共卫生：包括在人群中研究疾病带来的影响，以及预防、诊断和治疗疾病的健康结局，帮助科学家改进干预措施，或开发新的有效的干预措施。

这五个要素之间的转化不是线性的、有向的，而是互相交叉、互相启发、互相借鉴。针对每个转化过程，NCATS 的职责是开发新的方法、验证是否有效并传播研究结果。对于这五个要素来说，患者参与是重要的核心。

NCATS 对于"转化"和"转化医学"的定义如下（NIH，2015）。

"转化"是指将在实验室、临床和人群中的观察和发现转化为能够改善个人健康和公众健康的措施的过程。这些措施包括诊断与治疗方法、医疗规范、行为方式等。

"转化医学"（translational science）如果作为一个学科领域来理解，是指研究每个转化过程、每个步骤下所含的科学问题、所需的实践准则的学科领域。

转化医学的阶段模式包括双向六阶段，即基础研究—临床前研究—临床研究—临床应用—社区应用—医疗政策。

三、理解方式

2013 年，时任美国国家转化科学促进中心主任 Barbara Alving 主编了《转化医学的国际视角——是什么？为什么？怎么办？》（*Translational Medicine—What, Why and How: An International Perspective*）一书，负责临床与转化科学基金（Clinical and Translational Science Awards，CTSA）评估工作的匹兹堡大学 Rubio 教授和康奈尔大学 Trochim 教授撰写了"转化研究评估"（"Evaluating Translational Research"）一章，认为转化医学同时包含了"转化型研究"（translational research）和"针对转化开展的研究"（research on translation）（Alving et al.，2013）。这实际上是对转化研究的两种理解方式。从这个意义上讲，完全不具备"转化"特征的研究很少，如科研人员经常将其研究发现描述为新颖的（novel）、可靠的（promising）、独特的（unique）或有潜在的使用价值（potential use）、潜在的应用价值（potential application）等新发现，或对疾病有潜在的治疗和诊断价值。

（一）转化型研究

转化型研究（translational research）涵盖了基础、临床与预防，包含了基础研究和应用研究。例如，国家自然科学基金资助的研究项目"持续性病毒感染中病毒与免疫细胞的相互作用：从基础研究到免疫治疗与预防策略"，题目就是明显的"转化型研究"。其不仅开展基础研究，有了基础发现之后，还要开展临床验证；在临床个体或小规模群体验证的基础上，还要开展大规模人群的预防策略研究。

（二）针对转化的应用研究

针对转化的应用研究（research on translation），即在已有成果的基础上进行转化研究。已有成果可以是自己的成果，也可以是他人的发现。这种研究侧重应用研究或验证研究，可作为我国当前在医学原创成果较少的情况下开展转化研究的选择。

四、我国应考虑的转化医学模式与路径

（一）从健康需求和临床问题出发，驱动最基本的生命科学基础研究

现代基础研究的发展受"双力驱动"。当前经济社会发展需求对基础研究的推动力已经超过单纯的科学自身发展的牵引力；基础研究更加注重服务于经济社会发展和综合国力竞争的需要（陈宜瑜，2006）。在生物医学领域，科学家和科技政策专家越来越强调要加强转化研究，以直接服务于国民健康的目标为指引，驱动最基本的生命科学基础研究，并强调基础研究成果向临床实践和公众健康的转化。科学研究具有明显的社会属性；任何研究都要真正地施惠于人类社会才是其最终价值的体现（董尔丹等，2014）。因此，我国从事生命科学和医学科学的科学家不仅有着探索生命世界的奥妙及其规律、认知人类健康与疾病的机理的使命，也肩负着将实验室成果转化为临床诊断、治疗、康复手段的使命。同时，来自临床的重大挑战常常也是基础医学研究的源头、活水。转化医学是实验室向临床和临床向实验室双向转化的一个学科。

（二）兼顾临床医学和公共卫生双轴医学转化路径

转化医学不仅仅是一个临床医学的概念。很多先进的技术和药物研发出来并进行临床试验之后，要到达合适的人群，还需要大规模的临床疗效研究和成本效益分析，确定最适当的方法和策略，由预防策略和卫生政策推进其应用。结合中国国情，陈竺等提出了临床医学和公共卫生双轴医学转化路径。因为在超过14亿人口的大国，健康问题的解决最重要的是强调公共卫生、强

调预防为主、强调医学科技向公共政策转化。所谓 T1～T4 阶段转化的模式，即从基础研究向临床研究的转化，从临床研究到高新技术的转化，从高新技术到临床适宜技术的转化，最后，是从适宜技术到公共卫生政策的转化。每个环节的转化可能是双向的，甚至是跨环节的（Chen and Zhou, 2011）。

笔者认为，转化医学是一个没有"起点"和"终点"的循环式研究模式，是从实验台到病床边的连续统一体。其具体步骤为：在实验室的基础研究中发现与疾病发病机制有关的信息后，评估该信息是否具有潜在的临床价值，开发候选诊断、治疗方法、器械，开发出的产品再进行临床前优化研究，同时评估并决定应用于人类的价值，选取有潜在价值的产品进行人类临床试验，临床试验证实其疗效后申请广泛临床应用，在临床使用中进行再评估（图 1-3）。

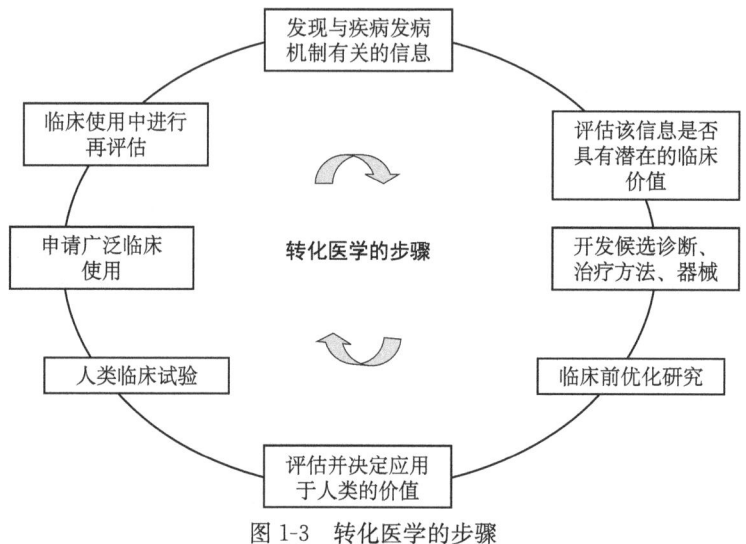

图 1-3　转化医学的步骤

笔者认为，以下三个方面的研究都应视为转化研究。
(1) 将基础研究、临床前研究转化成能使患者受益的结果；
(2) 从临床观察到去实验室里研究疾病的具体机制；
(3) 从研究成果到政策修订，会影响到人群健康和医疗保健的政策。

第三节　科学意义与战略价值

"没有全民健康就没有全面小康。""十三五"时期是我国实现全面建成小康社会目标的决胜阶段,也是大力深化医药卫生体制改革与推进医学科技创新、打造健康中国的重要战略机遇期。党的十八届五中全会将创新理念置于五大发展理念之首,把创新摆在国家发展全局的核心位置,充分发挥科技创新在全面创新中的引领作用,并提出推进健康中国建设和促进人口均衡发展两项重要任务,体现了中央对科技创新和全民健康前所未有的高度重视。转化医学的核心,就是在从事基础科学发现的研究者与了解患者实际需求的医生之间建立起有效联系,特别集中在基础分子生物医学研究向最有效和最适合的疾病诊断、治疗和预防模式的转化。

一、弥补基础研究与临床实践之间的脱节,促进健康中国建设

自20世纪70年代以来,在美国NIH,大量的生物医学研究都是由高度专业的具有科学博士学位的人承担,而同时具有医学博士学位和科学博士学位的人(MD-PhD)越来越少。同时,美国制药企业的研发经费投入越来越高,但产出的新分子实体药物却越来越少。因此,在基础医学和临床医学之间形成了一条鸿沟,Butler称之为"基础医学和临床医学之间的死亡谷"(Butler,2008)。而转化医学举措的最终目的就是打破基础医学与药物研发和临床医学之间的固有屏障,在其间建立起直接的关联,从实验室到病床,把基础研究获得的知识和成果快速转化为临床治疗的新方法。让患者从基础医学的进展中最大受益。2011年,时任卫生部部长陈竺院士从全局出发,论述了转化医学对将医学科技转化为全体人民健康效益的重大意义(Chen and Zhou,2011)。

二、能更好地适应人类疾病谱的巨大变化

自20世纪八九十年代以来,人类疾病谱发生了巨大变化:以肿瘤、心血管疾病、遗传和代谢性疾病为代表的多因素致病疾病的发病率急剧增加。这类重大疾病往往存在复杂的基因突变,用单因素致病的传统研究方法已经无法满足疾病的诊断、治疗、预后判断、危险因素评估和预防措施的需要。

三、有望解决医疗费用高、新药研发慢两个重要医疗问题

从国家政策角度看,对转化医学的关注不仅有望提高患者治疗与疾病预防水平,而且有望解决医疗上的两个重大问题——医疗费用越来越高、新药研发越来越慢。在取得同等临床疗效的前提下寻找最经济的诊断和治疗手段,

是全世界各个国家面临的共同选择。如果可以事先分辨出哪些患者能从某种治疗药物中受益，或者知道哪些治疗药物很有可能会对某些患者产生严重副作用，就可以为整个医疗保健体系节约大量的医疗资源和费用；同时，大多数后期新药研发的失败是由于其疗效不确定。究其原因，往往是对药物靶点和疾病生物学之间的关系缺乏了解。由于基础和临床的脱节、早期临床和后期临床的脱节，传统的研发模式根本不能适应靶向药物的研发需求。如果一种药物针对的靶点涉及不同疾病领域，那么我们就可以基于对药物靶点在不同疾病的形成和发展过程中所起到的作用，达到一种药物治疗多种疾病的目的。另外，根据患者对药物治疗的不同反应，将患者进行分层治疗，可以使新药临床试验的规模减小、持续时间缩短和成本降低，从而促进新药、新诊断和新预防措施的研发和应用。

四、能够大力促进生物医药产业高效发展，形成新的经济增长点

医药产业是关系到国民健康、社会稳定与经济发展的一个重要的战略性产业，也是世界主要国家抢占经济与科技发展制高点的重大战略竞争焦点之一。20世纪80年代以来，药物研发的平均时耗以及研发开支均明显增加，而过去20年里，美国食品药品监督管理局（Food and Drug Administration，FDA）批准的新化学实体和新生物实体却大大减少了，投资回报也明显降低。传统新药开发的模式中存在基础与临床严重脱节问题，基于"试错法"的研发手段产耗极高而产出极低。转化医学通过在实验室与临床之间建立过渡和连接，基于多种手段更早获知药物风险/受益情况，帮助研发团队更早发现具有潜力的分子，助力于新药研发，促进生物医药产业发展，培育经济新增长点。面对全球医药产业国际化的发展形势，如何扬长避短、发挥优势、把握机遇、基于转化医学的理念全面提升制药产业核心竞争力已成为我国制药产业发展必须解决的问题。

五、有助于医学科技创新体系建设，全面提升医学科技创新能力

党的十八届五中全会将创新理念置于五大发展理念之首，把创新摆在国家发展全局的核心位置，强调充分发挥科技创新在全面创新中的引领作用，并提出推进健康中国建设和促进人口均衡发展两项重要任务，体现了中央对

科技创新和全民健康前所未有的高度重视。医学科技创新是我国民生科技工作中非常重要的战略重点，不仅创造了大量的先进适宜的医药卫生技术，同时，也促进了生命科学的发展，为人民健康提供了更加有效的技术保障。我国现行医学科研体系存在低水平重复研究、系统性不足、成果转化率低等弊端，严重影响了我国医学研究的整体规划、有效整合和可持续发展。当前，随着我国第三阶段科技体制改革的深化推进，加强科技与经济的结合，优化行政部门、研究机构、企业等主体在科技创新体系中的功能定位，优化科技研究和转化的政策环境以提升研究质量、推动成果转化将成为我国科技体制改革中的重要内容和发展方向。转化医学强调搭建一个跨学科、跨领域的平台，使政府卫生管理部门、基础医学、临床医学、工业界、医药卫生产业链全部都有机地结合在一起，实现协同创新与整体发展。

总之，应对我国人民健康所面临的严峻挑战，一方面需要改革体制机制，另一方面需要医学科学的进步及创新。大力发展转化医学是健康科学发展的必然要求，面对不断攀升的慢性病发病率，面对医改重任，中国转化医学已不只是纯粹的学术问题，更是广大人民群众的殷切期待。

参 考 文 献

白毅.2010-05-04.转化医学引领未来医药研究新方向.中国医药报,第B02版.
陈发明,金岩,施松涛,等.2011.转化医学:十年回顾与展望.实用口腔医学杂志,27(1):5-11.
陈宜瑜.2006.繁荣基础研究 服务创新型国家建设.求是,06:28-29.
董尔丹,胡海,张俊.2014.学术评价应更科学.科学通报,59(1):96-106.
桂永浩.2007.转化医学:用多学科交叉策略推动医学发展.复旦教育论坛,5(6):86-87,91.
刘小荣,张笠,王勇平,等.2011.转化医学在国内外的发展现状.国际检验医学杂志,32(18):2093-2095.
王桂芳,王恩军,孟明,等.2013.转化医学发展现状与展望.河北大学学报(自然科学版),33(1):107-112.
张勘.2012.转化医学发展中政府角色的探析.转化医学研究(电子版),2(2):16-24.
赵玉沛.2011.加快转化医学发展,促进医学模式转变.中华医学杂志,91(4):217-219.
Alving B, Dai K, Chan S H H. 2013. Translational Medicine-What, why and how: an international perspective. Translational Research in Biomedicine,3:110-119.
Butler D. 2008. Translational research: crossing the valley of death. Nature,453(7197):840-842.

Chen Z, Zhou G B. 2011. Translational medicine should translate medical science and technology into health care for everyone in China. Science China Life Science, 54(12): 1074-1076.

Choi D. 1992. Bench to bedside: the glutamate connection. Science, 258(5080): 241-243.

Dougherty D, Conway P H. 2008. The "3T's" road map to transform US health care: the "how" of high-quality care. JAMA, 299(19): 2319-2321.

Drolet B C, Lorenzi N M. 2011. Translational research: understanding the continuum from bench to bedside. Translational Research, 157: 1-5.

Geraghty J. 1996. Adenomatous polyposis coli and translational medicine. Lancet, 348(9025): 422.

Hawk E T, Matrisian L M, Nelson W G, et al. 2008. The Translational Research Working Group developmental pathways: introduction and overview. Clinical Cancer Research, 14: 5664-5671.

Katz A M. 2008. The "gap" between bench and bedside: widening or narrowing? Journal of Cardiac Failure, 14(2): 91-94.

Khoury M J, Gwinn M, Yoon P, W et al. 2007. The continuum of translation research in genomic medicine: how can we accelerate the appropriate integration of human genome discoveries into health care and disease prevention? Genetics in Medicine, 9: 665-674.

Lane J P, Flagg J L. 2010. Translating three states of knowledge: discovery, invention, and innovation. Implementation Science, 5: 1-14.

Lehmann C U, Altuwaijri M M, Li YC, et al. 2008. Translational research in medical informatics or from theory to practice: a call for an applied informatics journal. Methods of Information in Medicine, 47(1): 1-3.

Liu J, Lu Y. 2008. Analysis of translational medicine: medical research should origin from the clinical issue. The Journal of Chinese Medicine, 88(38): 8-11.

McKinney G R, Stavely H E. 1966. From bench to bedside: the biologist in drug development. BioScience, 16: 683-687.

Minna J D, Gazdar A F. 1996. Translational research comes of age. Nature Medicine, 2(9): 974-975.

NIH. 2015. Translational Science Spectrum. http://ncats.nih.gov/files/translation-factsheet.pdf [2016-05-30].

No author listed. 1968. Editorial from The New England Journal of Medicine. Phagocytes and the "bench-bedside interface". New England Journal of Medicine, 278(18): 1014-1016.

Ogilvie D, Craig P, Griffin S, et al. 2009. A translational framework for public health research. BMC Public Health, 9: 116.

Rubio D M, Schoenbaum E E, Lee L S, et al. 2010. Defining translational research: Implications for training. Academic Medicine, 85: 470-475.

Rubio D M, Primack B A, Switzer G E, et al. 2011. A comprehensive Career-Success model for physician-scientists. Academic Medicine, 86(12): 1571-1576.

Schweikhart S A, Dembe A E. 2009. The applicability of Lean and Six Sigma techniques to clinical and translational research. Journal of Investigative Medicine, 57: 748-755.

Sung N S, Crowley W F, Genel M, et al. 2003. Central challenges facing the national clinical research enterprise. JAMA, 289(10): 1278-1287.

Thornicroft G, Lempp H, Tansella M. 2011. The place of implementation science in the translational medicine continuum. Psychological Medicine, 41: 2015-2021.

Trochim W, Kane C, Graham M J, et al. 2011. Evaluating translational research: a process marker model. Clinical and Translational Science, 4: 153-162.

Westfall J M, Mold J, Fagnan L. 2007. Practice-based research—"Blue Highways" on the NIH roadmap. JAMA, 297(4): 403-406.

Wolf S. 1974. The real gap between bench and bedside. New England Journal of Medicine, 290(14): 802-803.

Zerhouni E. 2003. Medicine: the NIH roadmap. Science, 302(5642): 63-72.

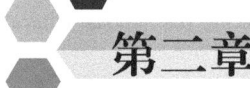

第二章 转化医学的国际发展态势

通过文献计量方法分析转化医学的学科特征与发展态势。基于 Web of Science 数据库，采用专业期刊＋关键词＋地址的方法检索有关转化医学的文献（(IS=(1946-6234 OR 2157-6564 OR 2158-3188 OR 1931-5244 OR 1479-5876 OR 1877-1173 OR 1943-8141 OR 1937-5387 OR 1944-7124 OR 1868-4483 OR 1699-048X OR 1752-8054 OR 2081-3856) OR TI=("translational research" or "translational study" or "translational medic*" or ("translational science" or "knowledge translation") AND (med* or biomed* or clinic* or health*) OR (bedside near bench))) AND CU=Peoples R China)。①专业期刊是指以转化（translational）命名的期刊，目前被科学引文索引（SCI）和 PubMed 数据库共同收录的共有 13 种（表 2-1），最早的是 2003 年创刊的《转化医学杂志》（*Journal of Translational Medicine*），影响因子（IF）最高的是《科学转化医学》（*Science Translational Medicine*）（IF=15.843），涉及的学科领域有综合性期刊（4 种）、肿瘤（2 种）、心血管疾病（2 种）、神经和精神系统疾病（2 种）、干细胞转化医学（1 种）等；②关键词是指标题中含"转化医学研究"（translational research）、"转化医学学习"（translational study）、"转化医学"（translational medic*）、床边（bedside）与工作台（bench）等表征转化研究的核心关键词；③地址是指署名单位中含 translat* res*、translat* med*、translat* clin* 发表的论文。

纳入文章（article）、综述（review）、信件（letter）、社论材料（editorial material）4 种类型，共获得 39 495 篇文献（检索时间：2015 年 11 月 11 日）。

表 2-1 以"转化"命名的期刊（13 种）

刊名	国际标准刊号（ISSN）	创刊年	语种	出版地	IF（2015 年版）
Journal of Translational Medicine	1479-5876	2003	英语	英国	3.930
Clinical & Translational Oncology	1699-048X	2005	英语、西班牙语	西班牙	2.077
Translational Research	1931-5244	2006	英语	美国	5.030
Translational Oncology	1936-5233	2007	英语	美国	2.884
CTS-Clinical and Translational Science	1752-8054	2008	英语	美国	1.430
Journal of Cardiovascular Translational Research	1937-5387	2008	英语	美国	3.017
Progress in Molecular Biology and Translational Science	1877-1173	2008	英语	荷兰	3.488
Science Translational Medicine	1946-6234	2009	英语	美国（Science 子刊）	15.843
Translational Neuroscience	2081-3856	2010	英语	德国	1.319
Translational Stroke Research	1868-4483	2010	英语	美国	2.444
Stem Cells Translational Medicine	2157-6564	2011	英语	美国	5.709
American Journal of Translational Research	1943-8141	2009	英语	美国	3.402
Translational Psychiatry	2158-3188	2011	英语	英国	5.620

第一节 开展转化医学研究的主要国家

美国、中国、意大利、英国、日本五国是国际上开展转化医学研究的主要国家。自 2003 年美国 NIH 出台转化研究路线图起，转化医学的文献量开始显著增长。中国转化医学文献量则是从 2009～2010 年开始显著增长（图 2-1）。2008 年，美国 CTSA 资助的转化医学研究中心数量达到顶峰（图 2-2）。自 2010 年以来，中国转化医学研究机构建设形成规模化发展，相继成立了 130 多家转化医学中心或研究院。2013 年，中国在转化医学领域的国际论文量超过英国，增长势头也超过日本和德国。中国和意大利的年度论文量和增长趋势非常接近。

根据美国制药商协会（PhRMA）和 FDA 的统计数据（图 2-3），1995～2014 年的 20 年间，美国制药企业 R&D 投入资金整体上呈增长趋势，从 1995 年的 150 亿美元增长到 2014 年 500 亿美元的规模。但 1996～2007 年 FDA 批准上市的新分子实体和新生物实体类新药整体上呈下降趋势。但自从转化医学项目启动，尤其是 2007 年以来，在新药研发中的投入相对稳定（年度 500 亿美元）的情况下，FDA 批准的新药数量在增加，从 2007 年的 20 个增长到 2014 年的 40 个。可见转化医学的实施起到了一定的效果。

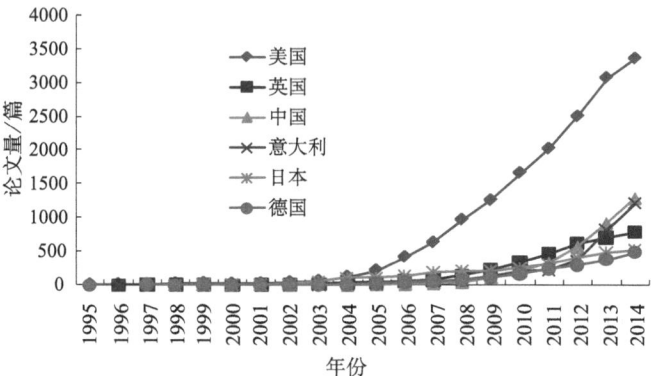

图 2-1　开展转化医学研究主要国家的发文量

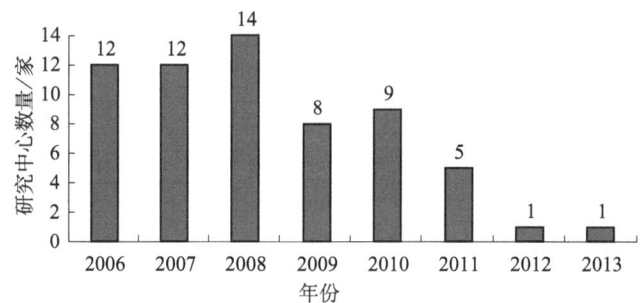

图 2-2　2006～2013 年美国 CTSA 转化医学研究中心数量

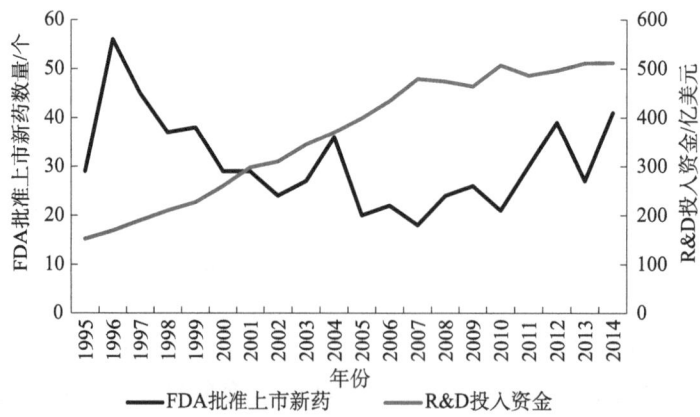

图 2-3　FDA 批准上市新药数量与美国制药企业 R&D 投入资金的比较

资料来源：R&D Expenditure：Pharmaceutical Research and Manufacturers of America. PhRMA Annual Membership Survey，1996-2014；PhRMA. 2015. biopharmaceutical research industry profile. ；FDA approved drugs：Nature Reviews Drug Discovery，2014，13：85-89.

第二节 中国的研究集中于肿瘤领域，而美国、英国、日本的学科分布相对均衡

重点比较中国、美国、英国和日本在转化医学领域的学科布局。按照 Web of Science 的主题分类（subject category）对中美转化医学研究文献进行分类，分别提取论文比例大于本国总论文量1%的学科领域，并根据具体学科领域按照临床医学类、基础医学与实验医学类、基础生物学类、药学、卫生服务进行划分（表2-2）。

表2-2 中美英日转化医学涉及的疾病和科学技术领域——学科布局比较

类别	中国	美国	英国	日本
临床医学类	肿瘤（23.3%）、内科（3%）、胃肠疾病与肝脏（2.6%）、内分泌与代谢疾病（2.2%）、神经系统疾病（2.1%）、心血管疾病（2%）、外科（2%）、外周血管疾病（1.4%）、血液病（1.3%）、精神病（1.2%）	肿瘤（9.6%）、心血管疾病（6.7%）、内科（4.9%）、神经系统疾病（4.4%）、精神病（3.7%）、外周血管疾病（3.5%）、内分泌与代谢疾病（3.4%）、血液病（3.1%）、外科（1.8%）、儿科疾病（1.8%）、胃肠疾病与肝脏（1.8%）、呼吸系统疾病（1.5%）、泌尿系统疾病（1.4%）、重症医学（1.3%）、营养学（1.1%）	肿瘤（9.6%）、内科（4.5%）、神经系统疾病（4.2%）、心血管疾病（4%）、精神病（3.9%）、胃肠疾病与肝脏（3.1%）、皮肤病（2.9%）、内分泌与代谢疾病（2.8%）、呼吸系统疾病（2.7%）、血液病（2.6%）、外科（2.4%）、风湿病（2.3%）、外周血管疾病（2.3%）、传染病（2.3%）、重症医学（2%）、儿科疾病（1.4%）、妇产科（1.4%）、过敏性疾病（1.2%）	肿瘤（14.1%）、内分泌与代谢疾病（6.3%）、外科（6%）、心血管疾病（5.9%）、胃肠疾病与肝脏（4.4%）、外周血管疾病（3.8%）、神经系统疾病（3.7%）、内科（3.3%）、精神病（3%）、风湿病（2.9%）、口腔疾病（2.5%）、血液病（2.4%）、呼吸系统疾病（1.9%）、移植（1.4%）、泌尿系统疾病（1.4%）、眼科（1.3%）

续表

类别	中国	美国	英国	日本
基础医学与实验医学类	实验医学（20.5%）、生物技术与应用微生物（2.9%）、免疫学（2.5%）、医学实验室技术（2.1%）、纳米科学与技术（2.0%）、材料学（1.7%）、病理学（1.4%）、放射与医学影像（1.3%）、补充与替代医学（1.2%）	实验医学（22.6%）、免疫学（3.9%）、医学实验室技术（2.8%）、生物技术与应用微生物（2.1%）、生理学（1.8%）、生物分析化学（1.3%）、放射与医学影像（1.2%）	实验医学（11.7%）、免疫学（5%）、生物技术与应用微生物（2%）、放射与医学影像（1.7%）、生物分析化学（1.5%）、病理学（1.5%）、生理学（1.4%）	实验医学（8.9%）、免疫学（3.6%）、生物技术与应用微生物（2.5%）、医学实验室技术（1.9%）、病理学（1.8%）、放射与医学影像（1.6%）、生物分析化学（1.4%）、生理学（1.4%）
基础生物学类	生物化学与分子生物学（9.1%）、细胞生物学（8.5%）、神经科学（4.6%）、遗传学（3.6%）、化学（3%）、医学化学（1.7%）、生物物理学（1.6%）、生物医学工程（1.6%）、细胞组织工程（1.3%）	细胞生物学（11.4%）、生物化学与分子生物学（7.6%）、神经科学（6.9%）、遗传学（3.8%）、细胞与组织工程（1.9%）、微生物学（1%）	细胞生物学（9.5%）、生物化学与分子生物学（6.8%）、神经科学（6.4%）、遗传学（5.5%）、微生物学（2.8%）、细胞组织工程（1.4%）	生物化学与分子生物学（10%）、细胞生物学（7.4%）、神经科学（5.5%）、遗传学（3.4%）、生物物理学（2.8%）、细胞与组织工程（2.6%）、生物医学工程（1.2%）
药学	药理学和药剂学（5.9%）	药理学和药剂学（5.6%）	药理学和药剂学（7.4%）	药理学和药剂学（5.1%）
卫生服务		公共卫生与预防医学（1.6%）、卫生保健与医疗服务（1.5%）	公共卫生与预防医学（2.2%）、卫生保健与医疗服务（1%）	

注：括号中的数据为该学科论文数量占本国总论文数量的比例。

从表2-2的学科布局可见转化医学研究的模式，中国和日本的模式相近，发表文章多是探讨基础医学、临床医学和药学，体现的是"B to B"的转化研究模式；而美国、英国的模式相近，除了基础、临床与药学的相关研究，还延伸到了预防医学、卫生服务领域，体现了3T转化医学模式。

从表2-2的疾病领域可见各国重点攻关的疾病谱，肿瘤、心血管疾病、神经和精神系统疾病、内分泌与代谢疾病、消化系统疾病和血液病是美国、中国、英国、日本四个国家开展转化研究涉及最多的疾病类型，但也体现出各自的特色。例如，美国在儿科疾病领域开展的转化研究相对较多；英国在皮肤病、风湿病等领域开展较多；日本则在风湿病、口腔疾病和移植领域开展的转化研究较多，同时，日本在细胞与组织工程领域的转化研究优势也比较明显，这也与日本在干细胞基础与转化研究领域的研究水平较高有关（2012年，山中伸弥获诺贝尔生理学或医学奖），并且日本胃肠疾病与肝病的研究也较多，反映了本国的疾病谱特征。

第三节 国际上转化医学研究的主要领域、研究模式与政策保障

在疾病的治疗方面，药物基因组学和个体化用药（personalized medicine）是转化医学非常重要的组成部分，是后基因组（post-genomic）时代兴起的新学科。转化医学是生物医学（特别是基因组学、蛋白质组学和生物信息学）发展的时代产物。在疾病的预防与诊断方面，国际转化医学侧重于生物标志物的鉴定和应用，而转化医学的中心环节就是生物标志物的研究，即通过开发和利用各种组学方法以及分子生物学数据库，筛选出临床需要的各种生物标志物。推动21世纪医学发展的4P是指：预测（prediction）、预防（prevention）、个体化（personalization）、参与性（participatory）。

转化医学研究所依赖的基础与前沿技术包括以人类基因组计划为基础发展起来的基因组学、药物遗传学、个体化医学、全基因组关联研究、DNA测序等。要将基因技术取得的进展转化为实际的临床医疗，需要将基因变异与患病风险以及药物治疗效果（无效、良好或不良反应）联系起来，而全基因组关联研究、分子诊断和生物样本库是其中的三个关键领域。

一、转化医学研究的主要领域

转化医学研究涉及的研究主题主要有以下七方面（图2-4）。

1. 肿瘤转化研究

肿瘤转化研究的热点主题包括分子标志物的筛选及应用、以联合化疗为主的转化研究、免疫治疗研究和靶向治疗研究等。

2. 心血管疾病转化研究

心血管疾病转化研究主要包括心力衰竭、卒中、心肌梗死、脑缺血、心

脏病、冠脉疾病、高血压、动脉硬化等。

3. 神经和精神系统疾病转化研究

神经和精神系统疾病主要涉及脑肿瘤、精神分裂症、阿尔茨海默病、精神疾病、脑损伤、药物成瘾疾病、重度抑郁症、儿童发育障碍等。

4. 免疫相关疾病转化研究

免疫相关疾病主要涉及人类免疫缺陷病毒（又称艾滋病病毒）/获得性免疫缺陷综合征（又称艾滋病）(HIV/AIDS) 和类风湿性关节炎。

5. 代谢相关疾病转化研究

代谢相关疾病主要涉及肥胖、2 型糖尿病。

6. 感染性疾病转化研究

感染性疾病主要涉及 HIV 感染。

7. 干细胞转化医学

干细胞转化医学是生命科学与生物技术研究的前沿和制高点，近年来，取得了许多重要成果，在神经、血液及自身免疫病等领域取得了重大进展，逐渐呈现出两个明显的态势：一方面，干细胞的基础研究越来越深入；另一方面，干细胞研究成果的转化步伐正在日益加快，但规模化的干细胞转化应用尚未实现。因此，亟待系统地加强干细胞基础研究、成果的产业化和临床转化研究。

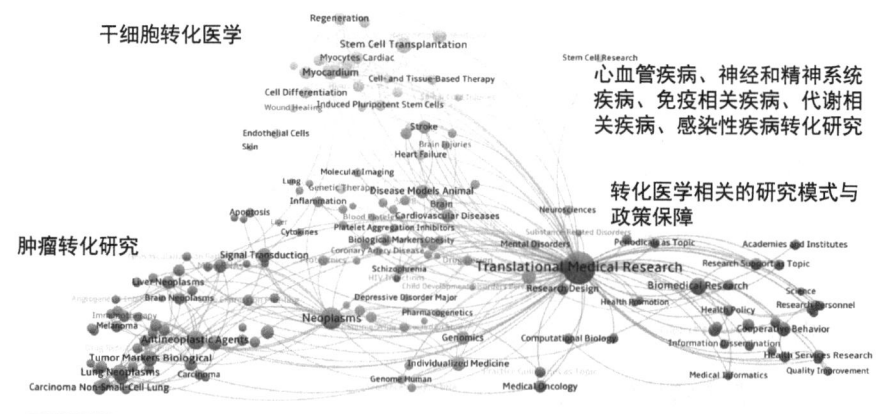

图 2-4　转化医学研究涉及的主要研究主题

二、转化医学相关的研究模式与政策保障

其主要涉及的研究主题包括：合作、创新推广（diffusion of innovation）、卫生服务研究、科研支持（research support）、科研人力资源（research personnel）、美国 NIH 的政策、卫生保健服务、卫生政策、社区参与研究（community-based participatory research）、科研院所组织模式、信息传播（information dissemination）、跨学科交流、研究型医院（academic medical centers）、循证实践、资助与评估、医学学会/协会、健康促进、质量改进等。

表 2-3 按照研究主题和领域对转化医学研究进行分类。

表 2-3 按照研究主题和领域对转化医学研究进行分类

类别	主题词
疾病	● 恶性肿瘤［乳腺癌、（非小细胞）肺癌、结直肠癌、腺癌、前列腺癌、黑色素瘤、肝癌、鳞状细胞癌、卵巢癌、胃癌、胰腺癌、肝细胞癌、皮肤癌、脑胶质瘤、头颈部肿瘤、肾肿瘤、食管癌、局部肿瘤复发、肾细胞癌］ ● 心血管疾病（心力衰竭、卒中、心肌梗死、脑缺血、心脏病、冠状动脉疾病、动脉硬化、高血压） ● 代谢相关疾病（肥胖、2 型糖尿病） ● 神经与精神系统疾病（脑肿瘤、精神分裂症、阿尔茨海默病、精神疾病、神经科学、神经元、脑损伤、药物成瘾疾病、重度抑郁症、儿童发育障碍） ● 免疫相关疾病［HIV/AIDS、强直性脊柱炎（AS）］ ● 感染性疾病（HIV 感染） ● 药物研发（制药企业、药物设计、纳米颗粒、药理学、药物控释系统） ● 老年病、伤口愈合、脊髓损伤
诊断/治疗方法	● 药物治疗：抗肿瘤药、抗肿瘤联合化疗方案、蛋白激酶抑制剂、神经保护药物、血管生成抑制剂、表皮生长因子受体、病理性新生血管、G-蛋白偶联受体、血小板聚集抑制剂 ● 基因治疗：分子靶向治疗 ● 免疫治疗：单克隆抗体、肿瘤疫苗 ● 细胞与组织为基础的治疗 ● 诊断：磁共振成像、影像诊断、分子影像
重点环节与重点支持平台	● 前沿技术：基因组学、蛋白质组学 ● 实验资源：疾病动物模型、生物模型、细胞培养技术 ● 干细胞与再生医学［干细胞移植、间充质干细胞、诱导多能干细胞、胚胎干细胞（embryonic stem cell，ESC）、神经干细胞］、组织工程、再生 ● 疾病分子检测技术（基因检测、DNA 序列分析）
基础研究问题	● 信号转导、miRNA、细胞分化、疾病遗传易感性、突变、T 淋巴细胞、单核苷酸多态性（single-nucleotide polymorphism，SNP）、树突状细胞（dendritic cell，DC）、细胞凋亡、脂肪组织、后天性遗传、内皮细胞、肿瘤抗药性、膜蛋白、DNA 甲基化、肿瘤蛋白质、调节性 T 淋巴细胞、氧化应激、肽、人类基因组、遗传多态性、细胞因子、遗传变异

续表

类别	主题词
转化研究术语	• 转化医学研究、基因表达谱、（肿瘤）生物标志物、（肿瘤）基因表达调控、药物遗传学、肿瘤干细胞、全基因组关联研究、临床前药物评价
相关学科领域	• 个体化医学、循证医学、计算生物学、公共卫生、医学信息学、系统生物学
相关政策保障问题	• 合作、创新推广、卫生服务研究、科研支持、科研人力资源、NIH的政策、卫生保健服务、卫生政策、社区参与研究、科研院所组织模式、信息传播、跨学科交流、研究型医院、循证实践、大学、资助与评估、医学学会/协会、健康促进、质量改进

第三章 转化医学的国内发展态势

第一节 我国转化医学所处发展阶段

我国在转化医学领域尚处于发展阶段,与美国还有一定差距。

美国是转化医学的倡导者和先行者,也是研究产出最多的国家。其研究产出约占世界的一半。中国在转化医学领域的论文总量近5000篇,位居世界第二,约占全球总量的12%,其中也包含国外转化医学研究中心与中国机构的合作成果,但仍与美国规模差距很大。意大利、英国各占全球总量的1/10(表3-1)。

表3-1 开展转化医学研究的主要国家

国家	转化医学研究论文数/篇	比例/%
美国	19 362	42.32
中国	4 961	11.84
意大利	4 256	9.30
英国	4 250	9.29
日本	3 436	7.51
德国	2 373	5.19
西班牙	2 156	4.71
澳大利亚	1 726	3.77
加拿大	1 685	3.68
法国	1 550	3.39
合计	45 755	100

我国近1/4的转化研究集中在肿瘤领域，其他疾病领域（包括内科、消化系统疾病、内分泌与代谢疾病、神经系统疾病和心血管疾病）与之相比数量悬殊。而美国、英国、日本在各临床领域的研究比较均衡。此外，我国在纳米医学、医用材料学、中医药等领域的转化研究也有一定布局。

第二节 我国转化医学研究的主要研究领域

为更明确地界定转化医学研究，采用两种方法检索转化医学相关的文献。在 PubMed 中采用专业期刊合并主题词检索的方法：①专业期刊；②医学主题词。"转化医学研究"（translational medical research）于 2010 年新增到医学主题词表（MeSH）中。共获得 14 762 篇转化医学研究文献（检索策略：((((((("Translational Medical Research"[Mesh]) OR ("Journal of translational medicine"[Journal] OR "Clinical and translational science"[Journal] OR "Science translational medicine"[Journal] OR "Translational research: the journal of laboratory and clinical medicine"[Journal])) OR (((("Clinical & translational oncology: official publication of the Federation of Spanish Oncology Societies and of the National Cancer Institute of Mexico"[Journal])) OR "Translational oncology"[Journal])) OR (("Translational neuroscience"[Journal]) OR "Translational psychiatry"[Journal])) OR (((("Progress in molecular biology and translational science"[Journal])) OR "American journal of translational research"[Journal])) OR (("Journal of cardiovascular translational research"[Journal]) OR "Translational stroke research"[Journal])) OR "Stem cells translational medicine"[Journal]；检索时间：2015 年 7 月 13 日）。

PubMed 收录我国学者发表的转化医学研究论文共 4539 篇。其研究集中在肿瘤领域，肿瘤类型多为胃癌、乳腺癌、结直肠癌、肺癌、肝癌、肝细胞癌、腺癌、鳞状细胞癌、非小细胞肺癌、食管癌，与中国发病率、死亡率最高的恶性肿瘤类型相吻合（表3-2）。

表 3-2 我国转化医学研究涉及的主要疾病

序号	中文主题词	英文主题词	论文量/篇
1	胃癌	stomach neoplasms	157
2	乳腺癌	breast neoplasms	143
3	结直肠癌	colorectal neoplasms	138
4	肺癌	lung neoplasms	137
5	肝癌	liver neoplasms	114
6	肝细胞癌	carcinoma, hepatocellular	90
7	腺癌	adenocarcinoma	86
8	鳞状细胞癌	carcinoma, squamous cell	84
9	非小细胞肺癌	carcinoma, non-small-cell lung	80
10	食管癌	esophageal neoplasms	58
11	卵巢癌	ovarian neoplasms	43
12	胰腺癌	pancreatic neoplasms	38
13	前列腺癌	prostatic neoplasms	38
14	脑肿瘤	brain neoplasms	36
15	鼻咽癌	nasopharyngeal neoplasms	35
16	肥胖	obesity	30
17	卒中	stroke	29
18	甲状腺癌	thyroid neoplasms	26
19	2 型糖尿病	diabetes mellitus, type 2	25
20	脑胶质瘤	glioma	22
21	肾肿瘤	kidney neoplasms	22
22	心肌梗死	myocardial infarction	21
23	宫颈癌	uterine cervical neoplasms	21
24	肾细胞癌	carcinoma, renal cell	18
25	膀胱癌	urinary bladder neoplasms	16
26	腺上皮肿瘤	neoplasms, glandular and epithelial	14
27	骨肿瘤	bone neoplasms	11
28	皮肤肿瘤	skin neoplasms	11

中国科学引文数据库（CSCD）共检索到，2008~2015年我国学者在国内转化医学研究的主要期刊（表3-3）上发表的标题或摘要中含"转化医学"以及"转化医学"署名机构发表的论文共748篇（检索日期为2015年12月31日）。其中，最早介绍并阐述转化医学概念的是2008年浙江大学来茂德发表的《转化医学：从理论到实践》（来茂德，2008）以及刘杰和吕有勇（2008）发表的《解析转化医学：医学科研选题应源于临床》。从图3-2中可以看到2008~2015年我国学者在国内主要期刊上发表的转化医学研究论文的情况。

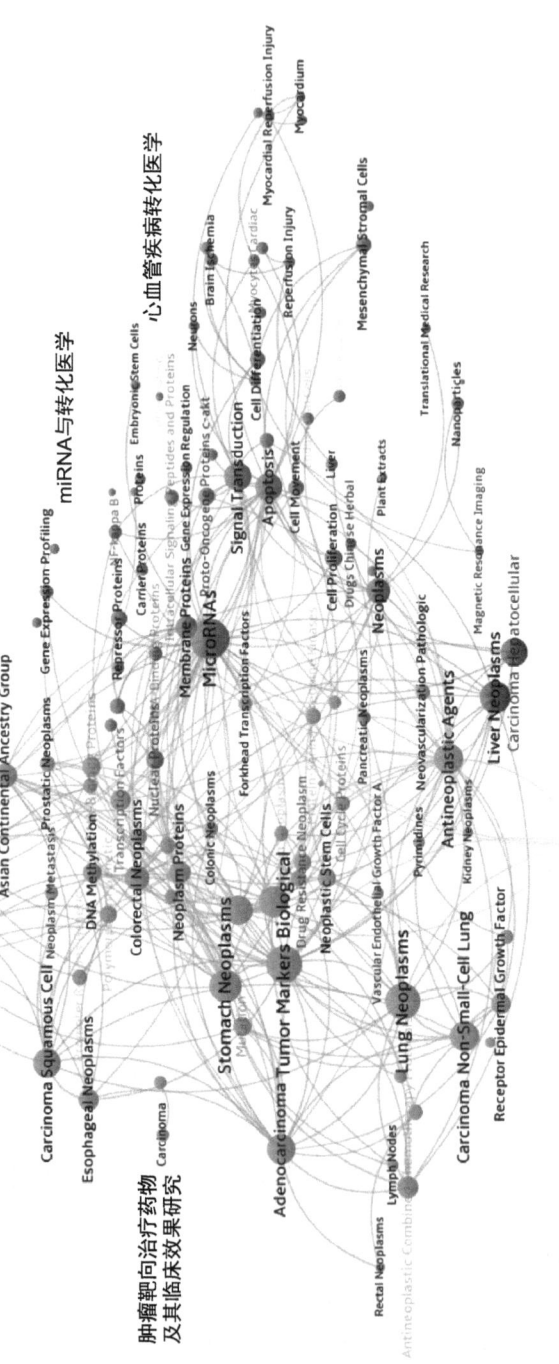

图 3-1　我国转化医学研究的主要领域（英文期刊发表）

表 3-3　国内转化医学研究的主要期刊

期刊	数量/篇	百分比/%
中华实验外科杂志	39	5.21
中华医学杂志	23	3.07
中国实用外科杂志	21	2.81
中国循证医学杂志	18	2.41
中国细胞生物学学报	14	1.87
基础医学与临床	13	1.74
中国循证儿科杂志	13	1.74
中华检验医学杂志	12	1.60
上海交通大学学报（医学版）	11	1.47
中华烧伤杂志	11	1.47
中华中医药杂志	10	1.34
四川大学学报（医学版）	10	1.34
中华神经外科杂志	10	1.34
中国肿瘤临床	10	1.34
细胞与分子免疫学杂志	10	1.34
免疫学杂志	8	1.07
中华儿科杂志	8	1.07
中国药科大学学报	8	1.07

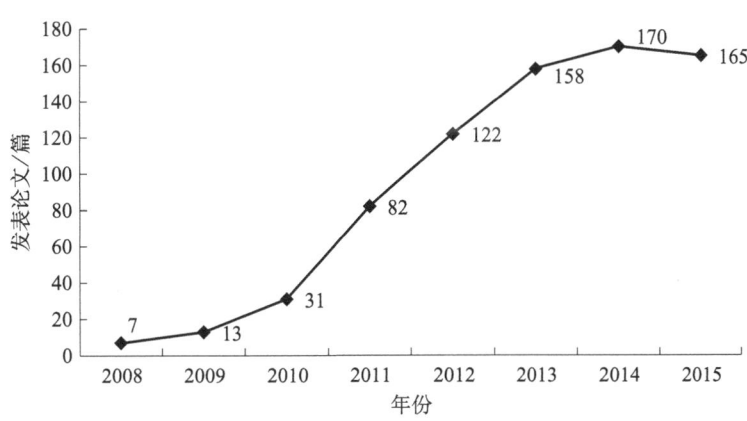

图 3-2　我国学者在国内主要期刊上发表的转化医学研究论文

图 3-3 和图 3-4 分别展示了我国学者在国内主要期刊上发表的转化医学研究论文所涉及的主要学科领域及其关键词。从中可以看出，我国国内开展研究最多的疾病类型包括肝癌、胃癌、糖尿病、肺癌、乳腺癌、心血管疾病、

类风湿性关节炎、结直肠癌，前沿技术主要包括生物标志物、干细胞与组织工程等，治疗方法包括靶向治疗、基因治疗、生物治疗等。潜在的疾病诊断/治疗标志物和干预靶点，以防病、控病和治病中的基础科学问题为目标，针对机体的结构、功能、发育、遗传和免疫异常以及疾病发生、发展、转归、诊断、治疗和预防等开展基础研究（包括临床基础研究），这是我国国内转化医学研究的热点内容。

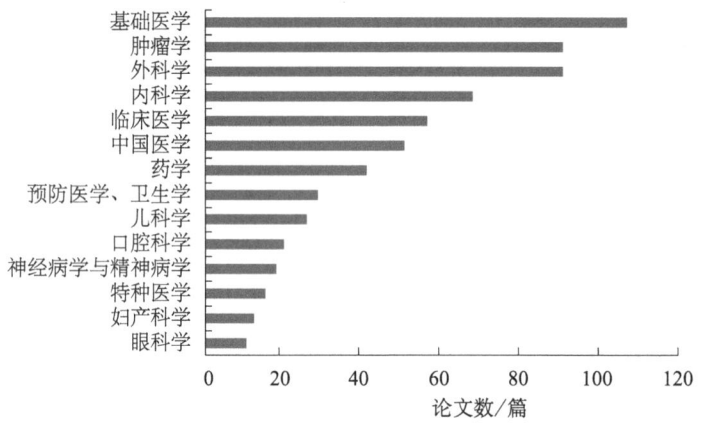

图 3-3　我国学者在国内主要期刊上发表的转化医学研究论文所涉及的主要学科领域

我国转化医学研究重点主题主要有以下六个。

一、miRNA 在恶性肿瘤中的基础研究

我国研究最多的就是 miRNA 生物标志物。在我国，恶性肿瘤的早期诊断与治疗是转化医学研究的重点内容之一。miRNA 是近年来发现的一类长约 21～25 个核苷酸的非编码单链小分子 RNA，广泛存在于真核生物中。它的发现揭示了一种新的基因表达调控方式，为恶性肿瘤的早期诊断与治疗开辟了新的研究路径。miRNA 能够通过与靶基因特异性结合使其降解或抑制其翻译，从而对靶基因转录后的表达进行调控。越来越多的研究发现，miRNA 与恶性肿瘤的发生、发展、治疗及预后都密切相关。从转化医学角度开展关于 miRNA 在恶性肿瘤中对细胞周期、细胞凋亡、侵袭、转移、放化疗敏感性等的影响的研究是十分必要的。

二、肿瘤分子靶向治疗药物及其临床效果研究

靶向治疗成为新药研发的主流。在 20 世纪 80 年代分子生物学进入药物研

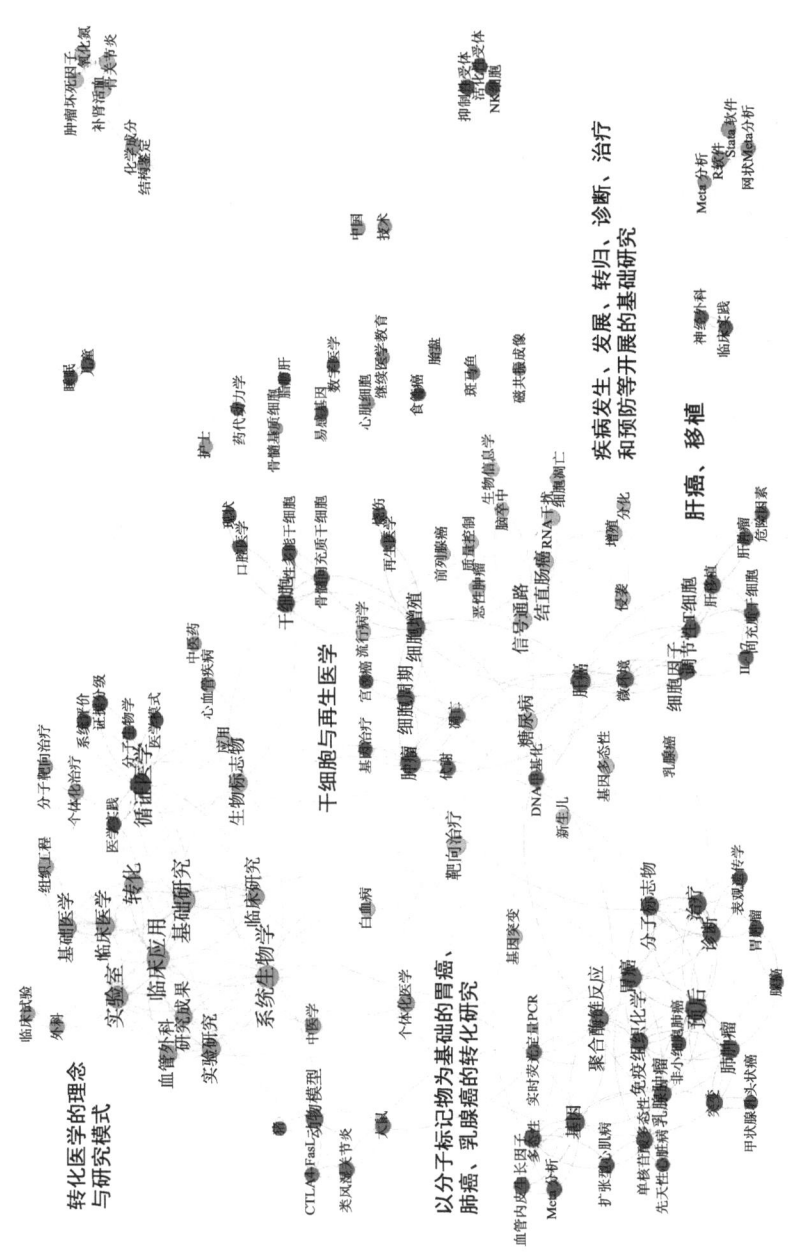

图 3-4 我国学者在国内发表的转化医学研究论文的关键词

究以前，药物的发现基本依赖功能的优化。分子生物学的出现开启了"靶点—高通量筛选—先导物优化"的现代药物发现模式。1999~2013 年，美国 FDA 批准的 113 个首创新药（first-in-class drugs）中，78 个有明确的分子靶点，33 个靶点未知；在这 33 个靶点未知的药物中只有 8 个是通过随机功能筛选、优化发现的，其余 25 个是通过优化活性先导物而得到的（Eder et al.，2014）。先导物可能是通过随机功能筛选发现的，但靶点很快就被发现，所以先导物优化是以靶点为中心进行的；或先导物是通过靶点发现的，但通过系统功能进行优化。完全随机功能筛选至少在目前对首创药物的发现贡献不大。近些年来，靶向药物在我国临床上应用得越来越广泛，并取得了一定的肿瘤治疗效果，其应用前景一片光明。

三、糖尿病、心脑血管疾病、类风湿性关节炎临床转化研究

糖尿病在整个科学体系中地位的重要性日益显著，并与其他学科有着密切的联系。它的发展直接影响着整个生命科学和医学的发展。现代糖尿病学已成为一门集分子细胞生物学、人类功能基因组学、遗传流行病学和临床医学为一体的新兴学科。目前我国对中国人糖尿病发病的基因和分子机制已具备初步认识，建立了代谢性疾病的新药临床评价研究平台，未来拟构建以"精准医学"为导向的"全链条"研究体系。心血管疾病发病率及相关危险因素发生率随着我国逐步进入老龄化社会以及现代生活方式的变化而持续上升，因此心血管疾病的防治任务十分繁重。由于现阶段心血管疾病及相关危险因素的治疗以治标为主，导致心血管疾病患者逐渐增多，因此寻找和探索从源头治疗心血管疾病的方法迫在眉睫。心血管疾病转化医学研究是指心血管疾病和其相关危险因素从基础研究过渡到临床研究的一系列相关研究。其研究目的为将基础研究的技术与成果转化成临床可运用的技术与方法，用于心血管疾病及相关危险因素的病因和病理生理机制的研究，进而用于心血管疾病的诊断与治疗，达到改善患者预后、降低致残率和病死率的目的。类风湿性关节炎等自身免疫疾病的研究取得了长足进展，诊断水平不断提高、新药大量涌现，极大地改善了患者的生活质量和远期预后，并形成了转化医学的新兴产业链。我国自身免疫病学科的发展起步晚，但发展迅速。目前，我国对部分自身免疫病的发病机制研究已涉及自身免疫机制的各个方面，如炎症反应的免疫识别及分子调控、天然免疫识别及其调控机制、自身抗原的发现、释放与持续存在的机制、肠道微生态与黏膜免疫及免疫调控、NK 细胞亚群

与自身免疫性肝病等。

四、干细胞转化医学

干细胞转化医学是目前生命科学和生物医药领域最典型、最前沿的学科发展方向和多学科交叉研究。干细胞不仅可以用于组织器官的修复和移植治疗，还将促进基因治疗、基因组与蛋白质组研究、系统生物学研究、发育生物学研究、新药开发与药效、毒性评估等领域的发展。通过以干细胞为研究核心，将包括基础生物学（细胞与分子）、基础与临床医学、材料学等多门一级学科下的诸多学科横向连接成目前最具活力和聚集效应的研究群体，同时在纵向上将转化医学基础与临床两端以及干细胞产业链上下游诸多技术领域串接起来，正在开启人类有史以来第六次科技革命的序幕。目前，干细胞研究及其转化医学已经成为各国政府、科技和企业界高度关注和大力投入的重要研究领域，成为代表国家科技实力的战略必争领域。尽管中国在干细胞研究领域已经取得了长足的进步，获得了一批创新性研究成果，但在干细胞基础理论、核心技术及转化应用方面与美国等发达国家还存在一定差距，亟需国家在干细胞基础与转化方面持续加强投入与布局，整体提升我国在干细胞及其转化应用领域的核心竞争力。

五、转化医学的理念探讨及其对研究模式、科研管理的影响

对我国转化医学研究的主要内容分析表明，我国转化医学论文分布仍以综述性文章为主，主要包括以下内容：①转化医学理念的差距；②应加大转化研究教育培训，加速培养转化型研究人才；③加速建立转化医学中心，为转化医学交流和转化医学研究搭建平台；④建设研究型医院，自 2004 年起，我国部分医院开始逐步探索创建研究型医院，将科研与临床工作紧密结合，提倡基于临床实际需求开展医学科学研究，以进一步提高开展医疗服务的效率和质量，研究型医院的核心功能在于诊疗手段的先进性及其优质疗效成果。

六、中医药转化医学研究

转化医学在中医药领域的应用，大致有两种模式可供借鉴：一种是从临床经验到基础研究再到临床及社区应用；另一种是从古典文献到基础研究再

到临床及社区应用。我国学者从中医治疟草药黄花蒿中分离出来的抗疟新药青蒿素，可看作是"从古典文献到基础研究再到临床应用"的转化研究范例。青蒿素的研究始于 20 世纪 60 年代中期，针对当时疟疾防治的需求，在防治抗药性恶性疟疾（"523"紧急军工项目）系统工程的安排之下，由全国多部门、多学科、军民研究单位尽心协作、相互配合，最终取得了重大成果。从 80 年代中期起，国内又开始研制青蒿素衍生物及其复方。其中，蒿甲醚、青蒿琥酯和蒿甲醚-本芴醇复方，得到了世界卫生组织（WHO）的公认，分别在 1997、2002 和 2003 年由世界卫生组织先后列入了第 9、11 和 12 版基本药物目录（essential medicine list），为人类健康做出了重大贡献。而上海血液学研究所关于"三氧化二砷通过直接结合 PML 控制癌蛋白 PML-RARα 的命运"的研究，经历了"从临床到基础再到临床"的过程，为砷剂治疗急性早幼粒细胞性白血病提供了有力证据，也成为我国中西医结合肿瘤治疗领域转化医学研究的典范。

总之，我国研究型论文主要以肿瘤、中医药、神经科学、心血管疾病、组织工程与干细胞、感染性疾病及基因组学为主要研究内容。基因组学、蛋白质组学、生物信息学等前沿生物技术不断创新发展，以及生命科学的迅猛发展，在一定程度上加剧了基础研究和临床研究的割裂。在此情况下，需要进一步强调临床医学的科技创新，而创新的模式是"转化医学"，有效地将重大疾病的关键临床问题进一步转化为生物科学问题，在各个环节上始终坚持临床与基础并重原则。

第三节　我国转化医学相关科技规划政策分析

主要对我国现阶段 4 个科技政策文本进行调研，包括《国家中长期科学和技术发展规划纲要（2006—2020 年）》《国家"十二五"科学和技术发展规划》《医学科技发展"十二五"规划》《国家重大科技基础设施建设中长期规划（2012—2030 年）》。其中，相关的优先主题，前沿技术、基础研究等的重要方向总结于表 3-4。其中，《医学科技发展"十二五"规划》最为详细。

表 3-4 文件相关的优先主题，前沿技术、基础研究等的重要方向

项目	《国家中长期科学和技术发展规划纲要（2006—2020 年）》	《国家"十二五"科学和技术发展规划》	《医学科技发展"十二五"规划》
优先主题	人口与健康领域： • 安全避孕节育与出生缺陷防治 • 心脑血管疾病、肿瘤等重大非传染疾病防治 • 城乡社区常见多发病防治 • 中医药传承与创新发展 • 先进医疗设备与生物医用材料	加快实施国家科技重大专项： • 重大新药创制 • 艾滋病和病毒性肝炎等重大传染病防治 大力培育和发展战略性新兴产业： • 大力发展创新药物、医疗器械、生物农业、生物制造等关键技术和装备 • 实施生物医药、生物医用材料、先进医疗设备、生物种业、农业生物药物、先进生物制造等科技产业化工程	基本原则： • 自主创新 • 重点前移 • 重心下移 • 加强转化 • 系统整合
前沿技术	重点方向： • 靶标发现技术 • 动植物品种与药物分子设计技术 • 基因操作和蛋白质工程技术 • 基于干细胞的人体组织工程技术 • 新一代工业生物技术	重点研发： • 基因组学及新一代测序技术 • 蛋白质组学技术 • 干细胞技术 • 生物合成技术 • 生物治疗技术 • 分子诊断和分子影像技术 • 生物信息技术 • 药靶发现与药物分子设计技术	发展重点： • "组学"技术 • 系统生物学技术 • 纳米医学技术 • 干细胞与再生医学技术 • 医学工程技术
基础研究	科学前沿问题： • 生命过程的定量研究和系统整合 • 脑科学与认知科学（2014 年诺贝尔生理学或医学奖） • 科学实验与观测方法、技术和设备的创新（2014 年诺贝尔化学奖） 面向国家重大战略需求的基础研究： • 人类健康与疾病的生物学基础 重大科学研究计划： • 蛋白质研究 • 纳米研究 • 发育与生殖研究	重点支持： • 非传染性慢性复杂疾病机理及其防治 • 传染性疾病致病机理及其防治 • 计划生育与生殖健康 • 灾害医学 • 我国不同民族疾病易感性 • 衰老和衰老相关疾病 • 中医药 • 人与环境相互作用 推进重大科学研究计划实施： • 蛋白质研究 • 发育与生殖研究 • 干细胞研究	发展重点： • 慢性非传染性疾病的基础研究 • 传染性疾病的基础研究 • 个体发育的基础研究 • 衰老和衰老相关疾病的基础研究 • 脑科学与认知科学基础研究（2014 年诺贝尔生理学或医学奖） • 人与环境相互作用的基础研究 • 计划生育与生殖健康的基础研究 • 灾害医学的基础研究 • 中医药的基础研究

续表

项目	《国家中长期科学和技术发展规划纲要（2006—2020年）》	《国家"十二五"科学和技术发展规划》	《医学科技发展"十二五"规划》
预防研究	—	—	发展重点： ● 疾病的流行病学研究 ● 健康相关危险因素和风险评估研究 ● 疾病筛查与预测预警研究 ● 疾病早期干预技术研究 ● 计划生育和优生优育关键技术研究 ● 健康测量及健康管理技术 ● 亚健康评价与干预研究
临床转化	—	—	发展重点： ● 新型诊疗技术研究 ● 适宜技术研究 ● 规范化诊疗方案研究 ● 个体化诊疗技术研究 ● 数字化医疗技术研究 ● 中医药（民族医药）诊疗技术研究
健康产业	—	—	发展重点： ● 新药研发 ● 医疗器械研发 ● 中药现代化

国家重大科技基础设施是为探索未知世界、发现自然规律、实现技术变革提供极限研究手段的大型复杂科学研究系统，是突破科学前沿、解决经济社会发展和国家安全重大科技问题的物质技术基础。"十二五"时期，在我国科技发展急需、具有相对优势和科技突破先兆显现的领域中，综合考虑科学目标、技术基础、科研需求和人才队伍等因素，优先安排16项重大科技基础设施建设，即《国家重大科技基础设施建设中长期规划（2012—2030年）》。其中，现代医学方面，要建设转化医学研究设施，从分子、细胞、组织、个体等方面系统认识人类疾病发生、发展与转归的规律，促进生物医学基础研究成果快速转化为临床诊疗技术。

转化医学研究是现代医学发展的重要方向，对推动医学基础研究成果快速向临床应用转化和提高诊治水平具有关键作用。围绕人类重大疾病发生、发展与转归中的重大科学问题，建设转化医学研究设施，主要包括：符合国际标准并具有我国人种和疾病特色的临床资源库，医学信息技术系统，疾病生物标志物检测、功能分析和临床验证技术系统，个性化医学技术系统，细胞、组织和再生医学技术系统，临床技术研发系统等。设施建成后，将推进临床医学和系统生物学结合，促进我国转化医学研究水平大幅提升。

第四节 我国转化医学发展面临的瓶颈问题

一、缺乏基础研究与临床研究有效沟通、衔接的机制和平台

长期以来，基础医学研究和临床医学研究一直处于相对"割裂"的状态。一方面，二者缺乏有效沟通的机制和平台，导致基础研究缺乏向现实临床实践转化的方向性和目的性；另一方面，临床研究虽然面对大量亟待解决的具体实际问题，却又找不到有效解决该问题的方法和途径。基础研究和临床研究的相互割裂，严重阻碍医学链健康、有效、持续和科学地发展。

二、疾病诊疗适宜技术临床研究水平较低、规范性差

目前，我国对医学相关的高新技术的开发力度不够，缺乏产学研相结合、多学科交叉的新技术、新材料、新器械研发队伍和相应的转化医学研究机构；我国疾病诊疗适宜技术的研究水平有限，对国外技术、医疗设备和器械的依赖性很大。另外，我国政府每年投入大量资金用于各类临床研究，但这些研究多是相对孤立的、规模较小的、存在一定程度重复性的研究。这些研究在基础变量定义、随机分组、筛选标准、重点结局、不良事件、统计分析等方面缺乏统一的标准，造成我国宝贵的临床资源和国家投入的巨大浪费。大部分的临床数据都需要成本高昂的多中心合作模式，以便得到可靠的、可重复的临床评估。产学研一体化临床研究和验证平台的建设，既是我国医学科学自身发展的需要，也是医疗机构、医药企业健康和可持续发展的需要。

参 考 文 献

来茂德. 2008. 转化医学：从理论到实践. 浙江大学学报(医学版), 37(5): 429-431.
刘杰, 吕有勇. 2008. 解析转化医学：医学科研选题应源于临床. 中华医学杂志, 88(38): 2665-2666.
Eder J, Sedrani R, Wiesmann C. 2014. The discovery of first-in-class drugs: origins and evolution. Nature Reviews Drug Discovery, 13(8): 577-587.

第四章 转化医学的保障制度

第一节 转化医学概念的再认知

一、基础发现向临床实践的转化率低

转化研究在生物医学领域越来越被强调。我们很难回答基础研究向临床应用转化的具体比例。美国斯坦福大学（Stanford University）Contopoulos-Ioannidis 等，于 2003 年在《美国医学杂志》（*American Journal of Medicine*）上发表了《具有广阔前景的基础科学研究向临床应用的转化》一文（Contopoulos-Ioannidis, et al., 2003）。Contopoulos-Ioannidis 等以1979～1983 年在六大顶尖基础研究杂志——《科学》、《自然》（*Nature*）、《细胞》（*Cell*）、《生物化学杂志》（*Journal of Biology Chemistry*）、《实验医学杂志》（*Journal of Experimental Medicine*）、《临床研究杂志》（*Journal of Clinical Investigation*）上发表的具有创新性的治疗或预防前景的 101 篇基础研究论文为研究对象，评估其是否转化为临床试验或临床实践。结果表明：20 年后，只有 1/4 的基础研究发现进入了临床试验，其中仅有不到 1/5 的基础发现在临床试验中能看到阳性结果；然而实际只有 5 个获得临床许可应用，真正对临床实践有重大影响的仅有 1 个。换言之，即使是高水平的基础研究成果，成功转化为临床应用的也不足 1%。

二、基础研究向临床转化时滞长

从基础发现到临床应用的转化过程，有时滞（时间滞后）是必然的，也是必需的，因为要确保新药或新技术的安全性和有效性，但是仍应努力使时滞最优化。2000 年，美国密苏里大学（University of Missouri）的 Balas 和 Boren 最早测量出，从生物医学研究发现到临床实践的转化时滞约为 17 年（Balas and Boren，2000）。这一结论被美国至今共计 500 多篇期刊论文引用。后续 Grant 等（2003）及 Wratschko（2009）认为，从药物研发到成功上市也需要 17 年时间。

2008 年，Contopoulos-Ioannidis 等发表了《药物转化研究的生命周期》一文（Contopoulos-Ioannidis et al.，2008），认为从首次发现到最早的高被引临床试验文献问世，之间的转化时滞中位数为 24 年（四分间距为 14～44 年）。

三、源自临床需求的转化医学

一直以来，研究人员在生物医学的各个领域的基础研究中，取得新成果的脚步不断加快。然而，转化医学领域进展得并不顺利。2014 年 5 月，转化医学领域的专家学者汇聚一堂，重新定义了转化医学的概念，重点分析了有哪些因素有利于将新的方法、新的技术、新的药物或者新的设备转化成能够令患者获益的应用，同时挖掘阻碍转化的各个因素。会议最后达成共识，即想要提高基础研究向临床受益的转化率，只能通过改变整体的思维观念来实现（Duda et al.，2014）。

转化医学并非换汤不换药的概念炒作，也不是简单地将临床工作人员和基础科学研究者联合起来就可以，更不是将基础医学研究结果应用于临床治疗中的简单转变。转化医学是创新的行为，具有确定的、具体的临床可行性，以及积极主动地达成最终实践目标的特点。有效的转化生物医学研究，通常都能够有效解决明确的临床需求，同时全面深刻地研究其对应的生物学机制，这就需要进行循环往复的验证研究。此种研究方法不仅超越了"反向转化"的范畴，还包括了首先就在人体上进行研究，然后再从基础上去挖掘，从而阐释临床需求以及患者治疗疗效背后的机制。诸如此类的往复型转化方式，在一定程度上减少了新的治疗手段失败的风险。

第二节 精准医学、循证医学与转化医学

一、精准医学与转化医学

2015年初，随着美国启动"精准医学计划"（Precision Medicine Initative），世界范围内掀起了关注精准医学的热潮。我国政府也启动了相关的规划部署和科学研究。精准医学的概念源于个体化医学（杜建和唐小利，2016）。精准医学仍然是利用疾病的共性规律来治疗疾病，但希望进一步精确到疾病的亚型。精准医学不但要根据传统的症状和体征对疾病进行分类，还要根据疾病的分子基础来进行分类，并在分子层面找到最适合的药物或治疗手段。精准医学要求建立新的疾病分类系统，这将较大程度地整合分子医学与临床医学数据，使分子研究、临床研究和患者诊疗结合起来，构建起基础研究人员、临床实验室、临床医生和患者之间的关联，促进基础研究向临床实践的转化，并从临床问题出发，开展更具针对性的基础研究。这些实际上推动了转化医学的进步，是转化研究的具体体现。而精准医学希望从根本上摆脱长期以来的"一刀切"方法，遵循因人制宜的思想，在遵循最佳证据的基础上，充分注重个体差异性，制定个体化治疗方案，从而使治疗更具针对性、安全性和有效性。

二、循证医学与转化医学

循证医学起源于20世纪80年代。它将可获得的最好的技术及临床证据，与医生的经验、患者的价值相结合，应用于临床实践，为患者制定治疗方案，并为其实施最佳的治疗。循证医学以流行病学数据和统计学思想为基础，通常将研究证据与医师的临床经验以及患者的意愿三者结合起来制定诊疗策略，更多地强调规律性，而忽视了差异性。转化医学与循证医学结合，推动了基础研究成果向临床应用的转化，增强了科学家的转化意识，并与药政部门协同，制定了转化医学的路线图及标准。

三、精准医学、循证医学与转化医学的关系

精准医学的发展面临着"患者的基因型与药物治疗效果之间并不是完全相关，而只是部分相关"的挑战，因此单靠精准医学并不能完全解决人类医学中的所有难题，只有与循证医学互相补充，才能真正地发挥各自的优势（孙艳丽和李金明，2013）。精准医学超越了以产品注册为导向的转化医学成

功标准，为转化医学设立了新的目标。实现精准医学的过程贯穿着从临床到基础，再从基础到临床的循环，实为转化医学的实践。推动这个反复循环的动力，是一系列循证医学方法学及成果。

第三节 转化医学重点保障制度

目前，全球高度重视科技成果转化和转化医学研究。美国、英国、欧盟等发达国家和地区开始制订实施各种计划，鼓励科技成果转化，发展转化医学。转化医学中心纷纷成立并逐步实体化。转化医学已经深入医学各个领域，为进一步加强医学科技创新体系建设，打造了一批临床医学和转化研究的高地。加快推进疾病防治技术发展，保障转化医学的快速发展、政府角色的转变、筹资机制和运行机制的改变，建立新的规划布局和组织模式、法律保障制度和人才培养制度，以及解决相关的伦理问题，这些都将成为未来转化医学重点研究的问题。

一、政府角色与筹资机制

（一）国外对生物医学研究经费投入远高于我国

1. 美国 NIH 对各疾病领域的资助

从图 4-1 和图 4-2 可以看出，NIH 对各研究所/中心的经费资助力度具有明显的稳定性和层次性。2004 年至今，NIH 对各领域的资助力度相对稳定，各研究所和中心得到了稳定持续的科研投入。1998~2014 财年，NIH 资助力度最大的一直是国家癌症研究所（National Cancer Institute，NCI）、国家过敏和感染性疾病研究院（National Institute of Allergy and Infectious Diseases，NIAID）和国家心肺和血液研究院（National Heart，Lung，and Blood Institute；NHLBI），体现了重视针对肿瘤、传染病和心血管疾病等重大疾病的科研投入。由于 NIAID 负责生物安全研究，2001~2005 年平均占 NIH 资助总额的 13.11%，是资助经费增长最快的研究所，并自 2004 年起资助力度超过 NHLBI。其他的 NIH 下属机构按资助力度排列分别是国家基础医学研究所（National Institute of General Medical Sciences，NIGMS），国家糖尿病、消化与肾脏疾病研究所（National Institute of Diabetes and

Digestive and Kidney Diseases,NIDDK)、国家神经疾病与卒中研究所（National Institute of Neurological Disorders and Stroke,NINDS）、国家心理健康研究所（National Institute of Mental Health,NIMH）、国家儿童健康和人类发育研究所（National Institute of Child Health and Human Development,NICHD）、国家研究资源中心（National Center for Research Resources,NCRR）、国家老年病研究所（National Institute on Aging,NIA）、国家药物滥用研究所（National Institute on Drug Abuse,NIDA）和国家眼科研究所（National Eye Institute,NEI）等。

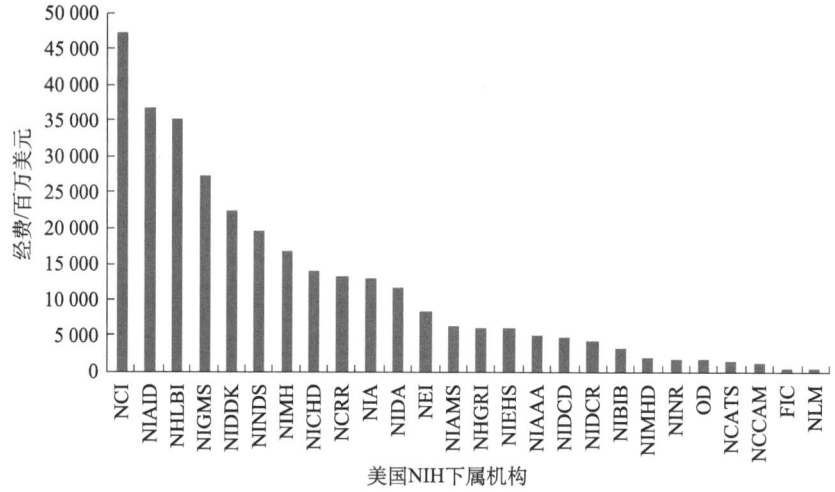

图 4-1　美国 NIH 下属机构总资助经费排行（1998～2014 财年）

2. 美国 HHMI 对生物医学领域的资助

美国霍华德·休斯医学研究所（The Howard Hughes Medical Institute,HHMI）成立于 1953 年，由霍华德·休斯（Howard Hughes）先生捐赠成立，致力于支持生物医学前沿基础研究和生物医学教育以及人才培养，取得了世界瞩目的成绩，发挥着举足轻重的作用。至 2015 年，共有 18 名自然科学界的诺贝尔奖获得者（包括 2014 年化学奖得主 Eric Betzig 和 2013 年生理学或医学奖得主 Randy Schekman 和 Thomas Südhof）和 172 名美国科学院院士在该研究所工作（Howard Hughes Medical Institute，2015）。HHMI 资助范围包括生物和医学领域的国际一流实验室、优秀科学家、本科基础教育机构和学生。

HHMI 侧重于基础研究、医学与转化研究，没有下设机构，一切"以人为中心而不是以项目为中心"（people, not projects）。截至 2015 年 10 月，HHMI

共有 535 位科学家，共涉及 28 个一级学科领域，研究的一级学科领域分布情况见图 4-3。

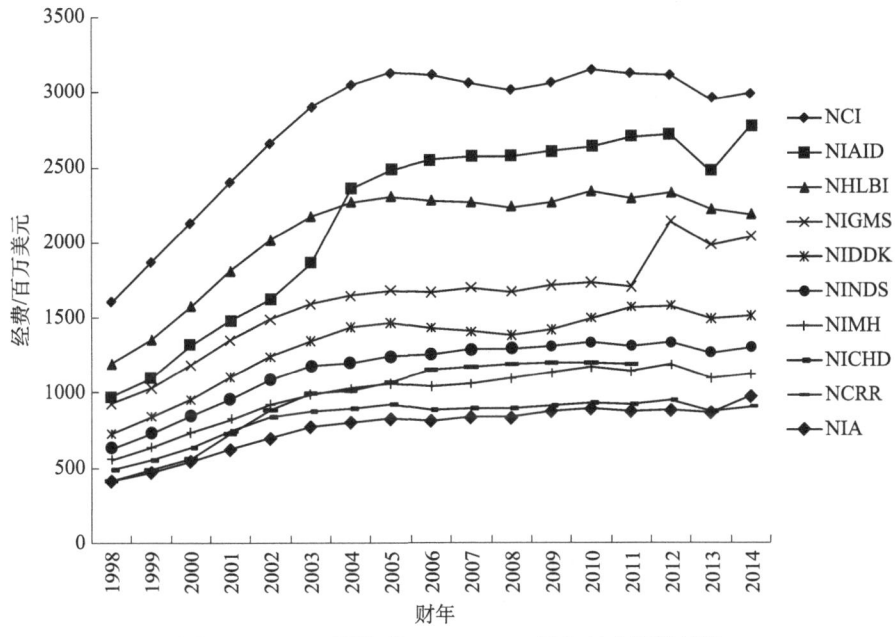

图 4-2　NIH 下属机构 1998～2014 财年经费资助情况

资料来源：NIT（2014）

HHMI 科学家从事最多的是神经科学（Neurosciences）、遗传学（Genetics）研究，占全部科学家总人数的近一半（48%）。其次是生物化学（Biochemistry）、细胞生物学（Cell Biology）、分子生物学（Molecular Biology）和发育生物学（Developmental Biology），各自占 12%～16%。以上学科均为基础医学的相关学科。其他为生物物理学（Biophysics）、结构生物学（Structural Biology）、微生物学（Microbiology）、免疫学（Immunology）、癌症生物学（Cancer Biology）、医学和转化研究（Medicine and Translational Research）、计算生物学（Computational Biology）、植物生物学（Plant Biology）、化学生物学（Chemical Biology）、生理学（Physiology）、生物工程（Bioengineering）、病毒学（Virology）、系统生物学（Systems Biology）、物理学（Physical Science）、寄生虫（Parasitology）、进化生物学（Evolutionary Biology）、药理学（Pharmacology）、实验进化生物学（Experimental Evolutionary Biology）、全球健康（Global Health）、流行病学（Epidemiology）等学科。

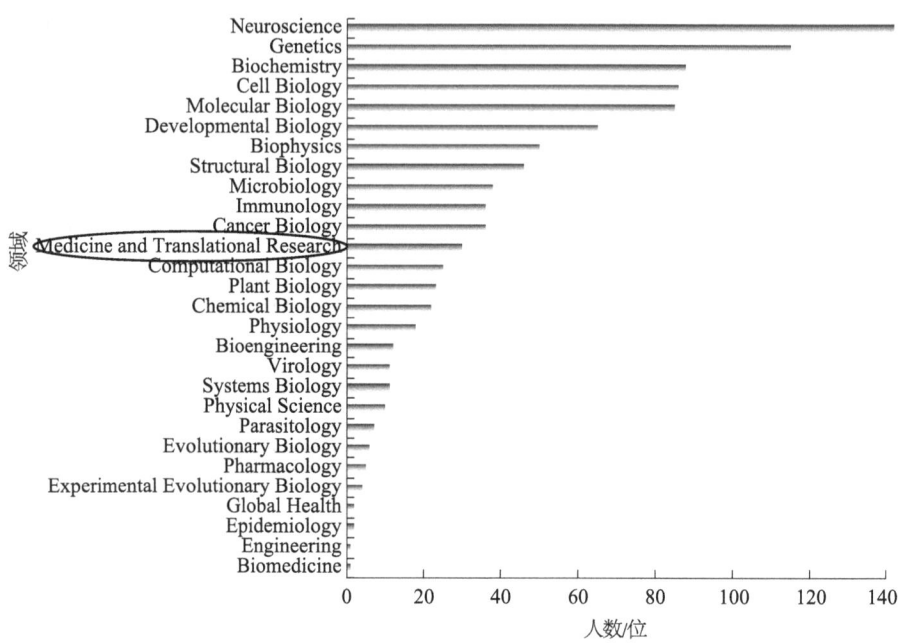

图 4-3　HHMI 科学家的一级学科领域分布（数据获取时间：2015 年 10 月 8 日）

3. 英国 MRC 对医学领域的资助

在 7 个英国研究理事会（Research Councils UK，RCUK）中，与医学领域相关的为医学研究理事会（Medical Research Council，MRC）。英国医学研究理事会创办于 1913 年，是英国政府设立的国家机构，旨在促进医学及相关科学领域的发展，增进公众的身体健康，提高生活质量，造福国家（苏连芳等，2003）。

在过去的 100 多年中，MRC 支持的科学研究在国际医学领域获得了令人瞩目的研究成果，包括发现 DNA 双螺旋结构和单克隆抗体技术在内的突破性医学进展，并有 31 位被其资助的科学家获得了诺贝尔奖。近 10 年来，MRC 资助的研究在人类基因组学、蛋白质组学以及某些人类疾病相关基因研究及治疗方面取得重要成果。MRC 注重与国际、国内相关资助机构的合作，致力于在国际医学研究和技术创新领域保持领先水平。其管理和运行机制相对成熟、规范，最大限度地适应了医学科学研究的发展需求。同时，这也是保障 MRC 能够取得前沿性、创新性研究成果的重要基础（孙瑞娟，2006）。

MRC 是英国的政府性医学研究基金会，设有独立的管理机构和下属的多学科医学研究机构，独立决定新的资助项目和经费分配。为方便进行相关研究的技术转化，MRC 还附设了一家 MRC 技术公司英国国家医学研究院科技部（MRC Technology，MRCT）。该公司主要负责将研究人员的研究成果转化成新的治疗产品和相关技术，有利于研究技术的快速转化。其中，转化研究委员会的主要职责是负责确保在 MRC 内，并联合其他基金资助组织、大学研究机构等对转化研究进行持续支持。资助科研人员与企业合作是 MRC 支持转化研究的战略措施之一。2014 年 8 月，MRC 成立贴近发现：产业介入基金（Proximity to Discovery：Industry Engagement Fund），投入 25 万英镑。

4. 美国、欧洲、日本和中国在医学领域资助情况的对比

过去 20 年，美国在新药研发部分的投入资金呈逐年上涨的趋势，且生物医学研究的经费总投入非常大，而我国的生物医学研究经费投入总量明显不足（表 4-1）。Justin Chakma 等研究者于 2014 年对典型国家生物医药（包括医药和医疗器械）研发经费投入情况进行分析。结果显示，在 2007~2012 年，我国生物医药研究经费总体呈上升趋势，从 2007 年的 20 亿美元到 2012 年的 84 亿美元，翻了两番多，但总量与美国、欧洲和日本等医学科技发达国家/地区相比，仍有较大差距，总投入不及美国的 7%，其中公共投入约相当于美国 20 世纪 50 年代末期的水平，我国还需进一步加大对生物医学领域的投入。美国对私营部门和公共部门的投入资金比从 2007 年的 1.74∶1 下降到 2012 年的 1.44∶1；欧洲也从 2007 年的 2.02∶1 下降到 2012 年的 1.91∶1；而日本和中国则分别从 2.86∶1 上升到 2.91∶1，从 2.5∶1 上升到 3.2∶1。投入比例的变动显示出不同国家在研究经费来源方面对政府部门和医药公司态度和重视程度的转变（Chakma et al.，2014）（表 4-1）。

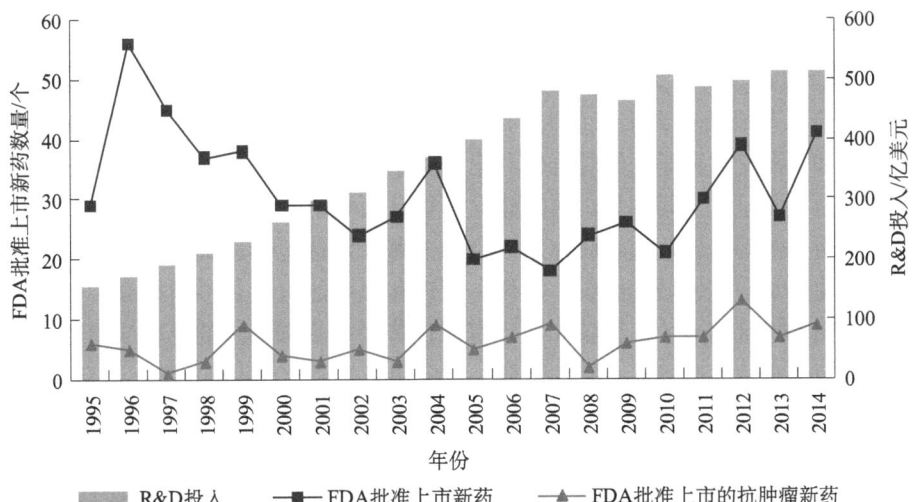

图 4-4 1995~2014 年美国新药研发投入与 FDA 批准上市新药的数量

表 4-1　2007～2012 年各国公共部门和私营部门的生物医学研发投入（单位：亿美元）

国家/地区	2007 年	2008 年	2009 年	2010 年	2011 年	2012 年
美国	1313	1238	1191	1263	1200	1193
公共部门	480	469	479	514	506	489
私营部门	833	769	712	749	694	704
欧洲	836	899	857	809	849	817
公共部门	277	311	290	280	284	281
私营部门	559	588	567	529	565	536
日本	282	313	331	350	375	371
公共部门	73	76	86	90	96	95
私营部门	209	237	245	260	279	276
中国	21	29	46	40	71	84
公共部门	6	11	12	11	17	20
私营部门	15	18	34	29	54	64

资料来源：Chakma 等（2014）

注：公共部门包括政府机构、教育机构和科研院所；私营部门包括生物技术公司、医疗器械公司和制药公司

（二）我国在生物医学领域的经费投入

2015 年 11 月，国家统计局、科技部、财政部联合发布的《2014 年全国科技经费投入统计公报》显示，2014 年我国研究与试验发展经费投入强度（研发经费与国内生产总值的比值）为 2.05%，用于基础研究的经费支出为 613.5 亿元，比上年增长 10.6%；应用研究经费支出 1398.5 亿元，增长 10.2%；试验发展经费支出 11 003.6 亿元，增长 9.8%。

过去 10 年，中国在生物医学领域的投入快速增长。2010 年起，我国陆续成立了一批转化医学研究平台或机构。截至 2013 年，我国已建立了 129 家各类临床和转化医学研究中心/平台机构。2014 年，我国在上海启动了投入达 10 亿元的国家转化医学中心，这一中心已于 2017 年建成，是由 5 家研究机构联合从基础研究到临床研究的大型研究中心。中国科学院上海生命科学研究院和上海交通大学医学院合作共建的健康科学研究所建立了生物医学转化研究平台，复旦大学附属华山医院建立了复旦大学附属华山医院分子与转化医学研究所，等等。转化医学研究从北京、上海等发达地区逐步扩展至全国。临床和转化科学研究领域的组织、协调、管理和服务能力正在不断提高。各中心充分利用本地区的人才、设备和技术资源优势，在临床诊疗的分析、检测、评估等环节逐步建立起国际水平的资源、技术和服务平台（阴赪宏等，2011）。

（三）项目基金——国际转化医学中心筹资的主要途径

国际转化医学中心的筹资途径包括两个方面：一是政府机构的项目基金，

二是企业合作开展的创新基金。例如,美国国家研究机构 NIH 投入近 25 亿美元作为临床和转化科学专项基金;欧盟在 2006 年设立了欧洲高级转化医学研究基础设施(European Advanced Translational Research Infrastructure in Medicine,EATRIS)项目,旨在为 EATRIS 的转化医学研究提供支持。2007 年,"欧盟第七框架计划"提出系统资助转化研究的方案,其总预算高达 500 多亿欧元,确定了 2007~2013 年,欧盟重点发展和关注的科研领域,其中每年用于健康相关的转化型研究预算为 60 亿欧元。韩国健康、福利和家庭事务部推广疾病预防研发计划和创新研究所计划,对 6 家转化医学研究中心进行每年 40 亿韩元(约 350 万美元)、连续 5 年的重点资助。加拿大药物研究与开发中心(The Centre for Drug Research and Development,CDRD)积极争取政府和企业合作资金的投入,其合作伙伴包括联邦政府和州政府及辉瑞制药等国际医药企业。该中心已经吸引企业投资 4000 万加元,同时也提供转化医学人才培训项目。

(四)国内转化医学中心缺乏筹资途径

目前,我国转化医学中心面临的主要问题是筹资途径缺乏。其筹资主要途径是申请国家的课题项目,而缺乏成果转化的投入。国外转化资助模式的理念和管理方式值得我们借鉴。一方面,进一步完善项目资助的传统模式;另一方面,改革人才资助模式,对成绩突出的临床医师,给予高强度、精细化、持续稳定的资助;同时,政府建立合理的筹资机制,平衡基础与临床研究经费、政府部门和企业的投入,鼓励创新,提高成果转化率,促进转化医学又快又好地发展。

二、规划布局

(一)国外转化医学研究机构以国家级平台模式为主

1. 美国 NCATS 的组织结构

NIH 非常重视对转化医学的研究。2003 年,美国将转化研究纳入 NIH 医学研究路线图,其核心是要突出跨学科合作与转化研究的重要性,由此掀起了国际上转化医学的热潮。2006 年,美国设立临床与转化科学基金(Clinical and Translational Science Award,CTSA),由 NCRR 负责,以每年 5 亿美元的资助力度推进转化医学研究。在 CTSA 的推动下,截至 2015 年 10

月已建成62个转化研究中心。但为更好地促进转化医学的发展，NIH于2011年12月宣布解散NCRR，成立NCATS，导致CTSA基金的管理方也由NCRR转为NCATS。

目前，CTSA项目由NCTAS的临床研究创新部负责管理。62个CTSA资助点共同组成网络化的国家联盟，包括执行委员会、专家指导委员会、儿童健康监管委员会以及14个关键职能委员会。每个委员会都有多个工作组，承担给定的项目和活动，见图4-5。其中，评估关键职能委员会专门制定转化研究评估的政策、规划并指导NIH CTSA资助的62个转化医学研究中心开展评估。

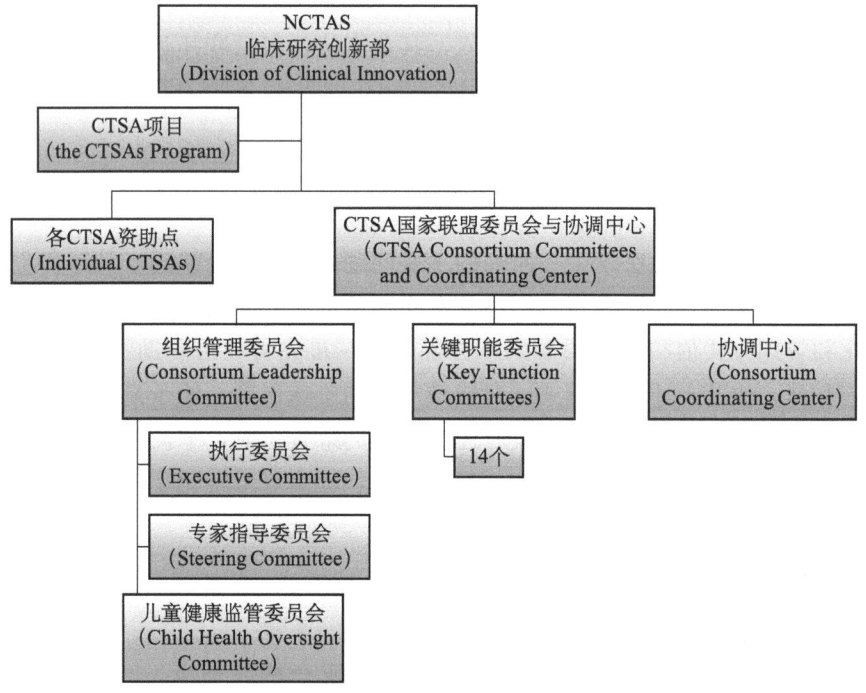

图4-5　美国CTSA项目组织架构

CTSA项目共有五大战略目标：①发展国家临床与转化研究；②关注临床/转化科学家的教育培训与职业发展；③增进全国范围内的合作；④通过社区参与和制定卫生政策提高社区与整个国家的健康水平；⑤促进T1阶段的转化研究。14个关键职能委员会分工、协作负责CTSA五大战略目标的实现（表4-2）。

表 4-2　14 个关键职能委员会与五大战略目标

战略目标	临床与转化研究能力	教育与职业发展	增进合作	提高社区和国民健康水平	T1 转化研究
专门支持某一战略目标的关键职能委员会					
临床研究管理	√				
临床服务中心（Clinical Services Core）	√				√
监管知识	√				
教育与职业发展		√			√
社区参与				√	
比较效果研究				√	
公共私营合作制（public private partnership）			√	√	√
转化					√
交流传播			√		√
跨多个战略目标的关键职能委员会					
信息学	√	√	√	√	√
评估	√	√	√	√	√
生物统计/流行病学/科研设计	√	√	√	√	√
临床研究伦理	√	√	√	√	√
综合管理	√	√	√	√	√

可见，评估关键职能委员会对 CTSA 五大战略目标的实现均有重要作用。该委员会成立 6 个工作组，关注于不同的评价议题、方法和指标：①文献计量学工作组（Bibliometics Workgroup）负责文献计量分析；②定义工作组（Definitions Group）负责指标定义；③定性方法工作组（Qualitative Methods Interest Group）定性评价方法；④研究翻译映射和测量工作组（Research Translation Mapping and Measurement Interest Group）研究转化图谱与测度方法；⑤资源共享工作组（Shared Resources）负责资源共享；⑥社会网络分析工作组负责社会网络分析/测度合作（Social Network Analysis，SNA）。

例如，定义工作组负责对评价中的关键过程和结果进行操作性定义；社会网络分析工作组将 SNA 作为一种评价方法；文献计量学工作组对文献计量分析方法进行深入研究，并对所有 CTSA 资助的文献、专利进行追踪。除此之外，该委员会还与其他 CTSA 委员会在有关评价方面的工作目标进行合作。例如，同生物统计学、流行病学和科研设计关键职能委员会合作开发标准指标，帮助教育关键职能委员会确定其采用的事业成功模型中每个因素的测量指标；与社区参与关键职能委员会合作开发和发布评价社区参与度的方法，帮助临床研究管理关键职能委员会开发和实施多个有关机构审查工作过程效率的跨 CTSA 研究。而且，评估关键职能委员会的代表和国家评价外部合作机构、国家研究资源中心以及其他 NIH 代表组成国家评价协调小组。其目标是鼓励合作和提高 CTSA 国家和地方性评价的工作效率。

2. 哈佛大学临床与转化科学研究中心的组织结构

哈佛大学医学院于 2008 年 5 月成立了哈佛大学临床与转化科学研究中心（The Harvard Clinical and Translational Science Center），并将其形象地称为"哈佛催化剂"（Harvard Catalyst），同时得到了 NIH 的临床与转化科学研究基金的重点资助。"哈佛催化剂"是一个致力于改善人类健康的泛哈佛大学（Pan-Harvard University）机构，涵盖了哈佛大学的 10 个学院、18 个医疗保健中心、波士顿大学护理学院、麻省理工学院、剑桥健康联盟、哈佛清教徒医疗保健中心和众多的社区合作伙伴（张士靖等，2010）。

哈佛大学临床与转化科学研究中心是一个跨学科、跨机构的研究中心。其组织架构见图 4-6。该研究中心不是转化研究的主体，不包含特定的课题研究组。它主要是为转化研究提供信息、技术、知识、人力资源等支持服务，同时研究转化研究本身可能存在的问题，并试图找到解决方案。哈佛的理念是基于现有资源的整合、统筹，并进行规划布局。以社交网络（social network）为基础设施，该平台汇集了哈佛大学全部教师和科研人员的信息，通过研究导航员（research navigators）使各个院系建立全新合作关系。

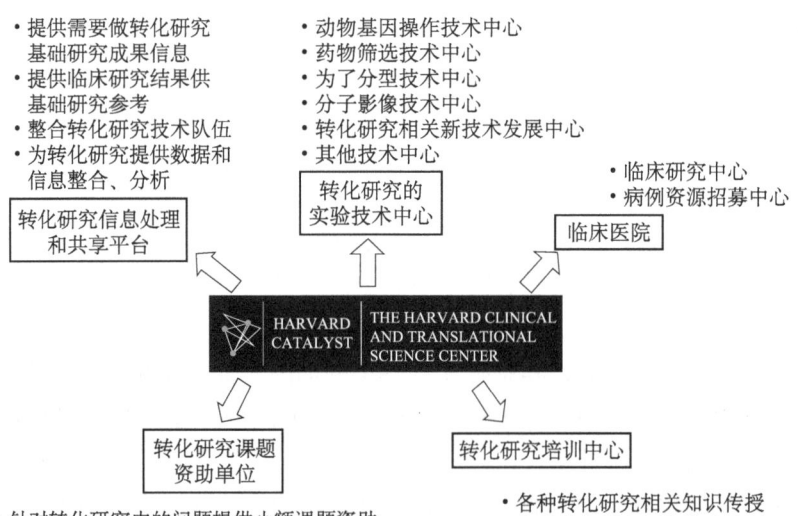

图 4-6　哈佛大学临床与转化科学研究中心组织架构

资料来源：董尔丹等（2013）

3. 英国转化医学研究机构的组织结构

MRC 是英国的政府性医学研究理事会，设有独立的管理机构和下属的多学科医学研究机构。其作为英国国家级实验室及研究机构采用决策机构、执行机构和监督机构分立的三方制衡的自我管理体制。理事会（Council）是 MRC 的最高管理机构，主要任务是确定管理政策和科学发展战略，确保 MRC 的有效管理和制定正确的政策和决议。MRC 还拥有 5 个战略与学科评审委员会（Strategy Board & Overview Groups），包括战略管理委员会、全球卫生委员会、转化研究委员会、人群健康委员会和教育与职业发展委员会。它们是在 MRC 的整体工作中起核心作用的部门。其主要任务是把握所属学科领域的发展和管理，独立决定新的资助项目和经费分配，评估 MRC 的人员培养政策，对理事会委派的其他事务提出建议。

MRCT 的组织架构如图 4-7 所示。MRCT 一共分为 4 个部门，分别是管理部门、联络部门、研究部门（负责鉴定、保护、开发和许可）和业务拓展部门。每个部门有专门分管各个领域的专业人员。管理部门设有 1 名执行总监，同时具有药物开发、支配许可、业务拓展、合作伙伴、技术和财政等职能；其他 3 个部门的职能大体同管理部门。

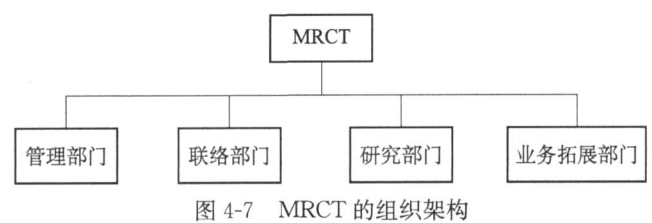

图 4-7 MRCT 的组织架构

(二) 中国转化医学研究机构组织的结构现状

我国已启动重大科技基础设施建设项目，随后将建设一批转化医学中心。

1. 建立国家级中心模式

2015 年 10 月 9 日，国家临床医学研究协同创新战略联盟在上海宣布成立。国家临床医学研究协同创新战略联盟旨在以国家临床医学研究中心为基础，以体制和机制创新为核心，打造可持续的能够有效支撑我国医学科技整体发展的新型临床研究体系，系统提高临床研究协同创新水平，更好地服务于医学科技创新创业。联盟由国家临床医学研究中心、地方临床医学研究中心，以及与临床医学研究和转化相关的企事业单位、社会团体及学术组织自愿联合发起成立,属于中国软科学研究会下属的非营利综合性社团(中华人民共和国科学技术部,2015)。我国共设置了 5 个国家级转化医学研究中心,分别是上海国家转化医学中心、解放军总医院老年病学研究中心、北京协和医科大学疑难病研究中心、第四军医大学分子医学研究中心和华西医院再生医学中心。5 个中心各有资源特色,并各具优势。在建立协作网络的基础上,各个中心互通有无、相互协同,发挥着示范机构的作用。

科技部公布的国家级临床研究中心共有 50 个,其分布领域和依托单位见表 4-3。

表4-3　50个国家级临床医学研究中心分布领域和依托单位

领域	依托单位
心血管疾病	中国医学科学院阜外心血管病医院
	首都医科大学附属北京安贞医院
神经系统疾病	首都医科大学附属北京天坛医院
慢性肾病	中国人民解放军南京军区南京总医院
	中国人民解放军总医院
	南方医科大学南方医院
恶性肿瘤	中国医学科学院肿瘤医院
	天津医科大学附属肿瘤医院
呼吸系统疾病	广州医学院第一附属医院
	北京医院
	首都医科大学附属北京儿童医院
代谢性疾病	中南大学湘雅二医院
	上海交通大学医学院附属瑞金医院
精神心理疾病	北京大学第六医院
	中南大学湘雅二医院
	首都医科大学附属北京安定医院
妇产疾病	中国医学科学院北京协和医院
	华中科技大学同济医学院附属同济医院
	北京大学第三医院
消化系统疾病	第四军医大学西京医院
	首都医科大学附属北京友谊医院
	第二军医大学长海医院
口腔疾病	上海交通大学医学院附属第九人民医院
	四川大学华西口腔医院
	北京大学口腔医院
	第四军医大学口腔医院

续表

领域	依托单位
老年疾病	中国人民解放军总医院
	中南大学湘雅医院
	四川大学华西医院
	北京医院
	复旦大学附属华山医院
	首都医科大学宣武医院
感染性疾病	浙江大学医学院附属第一医院
	中国人民解放军第三〇二医院
	深圳市第三人民医院
儿童健康与疾病	浙江大学医学院附属儿童医院
	重庆医科大学附属儿童医院
骨科与运动康复	中国人民解放军总医院
眼耳鼻喉疾病	温州医科大学附属眼视光医院
	上海市第一人民医院
	中国人民解放军总医院
皮肤与免疫疾病	北京大学第一医院
	中国医学科学院北京协和医院
血液系统疾病	苏州大学附属第一医院
	北京大学人民医院
	中国医学科学院血液病医院
中医	中国中医科学院西苑医院
	天津中医药大学第一附属医院
医学检验	中国医科大学附属第一医院
放射与治疗	复旦大学附属中山医院

国家级临床医学研究中心的定位情况和数量如图 4-8 所示。根据地理位置，现阶段主要发展单体转化医学中心，开展国家级转化医学项目。我国可建立以上海为中心的南方联盟和以北京为中心的北方联盟，建成国家级转化研究平台，最终形成覆盖全国的转化医学研究网络。各中心之间在战略联盟的基础上互通，每个中心设有卫星单位，方便各个研究机构联系和大规模开展临床试验。

为了加强基础与临床科研的密切结合，战略联盟应促进在不同层面上设立基础与临床科研合作项目，如国家高技术研究发展计划（简称 863 计划）项目、国家科技支撑项目、卫生公益性行业科研专项、首都医学发展科研基金、首都医科大学基础与临床科研合作项目等。这些项目已经发挥了其转化医学的作用。

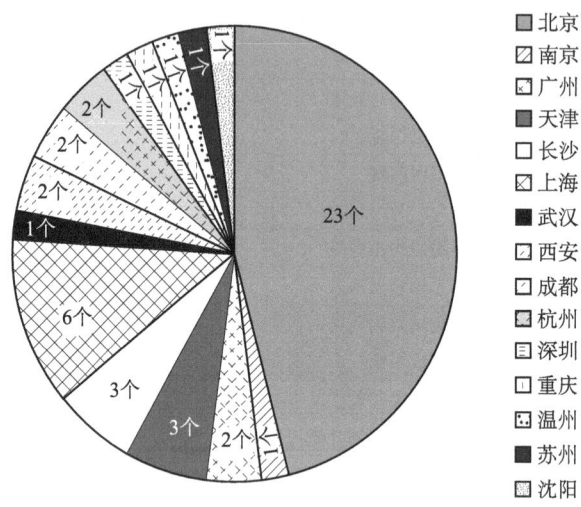

图 4-8 国家级临床医学研究中心地理位置分布及数量

2. 建立转化医学测度和评估体系

从科技政策视角来看，参考美国 NIH 资助成立的 62 个转化医学中心的职责，国内的转化医学研究中心未必一定要成为转化研究的主体。转化研究中心主要是为转化研究提供信息、技术、知识、人力资源等支持服务，同时研究转化研究本身可能存在的问题，并试图找到解决方案。我国的对策应该是各机构在已有成果的基础上，结合本机构的优势学科、本地区疾病流行病学、临床数据资料的实际情况，开展转化研究。就转化主体而言，最主要的障碍就在于临床一线的工作人员缺乏相应的机会、技能和资源，对临床实践中需要获取、评价、采用何种研究证据缺乏很好地理解，而解决这一问题的途径是要能够及时地识别和发现那些具有新颖性以及明显"转化"特征的研究成果。这需要对具体学科领域现有的转化情况进行测度和评估，了解该领域现有的原创的先进基础研究成果，如疾病功能基因靶向治疗药物所需的功能基因，研究疾病标志物所需的已报道的具有标志物潜力的基因或蛋白质等分子，以及这些基础研究成果是否正在被临床领域关注或应用。分析这类信息，可为国内开展针对转化的应用研究提供参考。通过对转化医学研究的测度和评估可以帮助研究者了解相应领域内在的转化特征及其规律，反映当前学科领域间交叉影响的程度与活跃度，也能在一定程度上揭示不同性质的科学研究之间未来发展的趋势与转化前景。通过分析研究领域内在的转化特征和规律，可使研究者把握该领域的转化研究路径，促进其研究从"上游"向"下游"转化；亦可评估转化研究效果，为制定具有针对性和可操作性的转化研究计划、干预策略及支持政策提供循证依据；打破基础研究与临床应用研究之间的传统屏障，推动以临床问题为导向，开展多学科协同攻关的应用性研究，实现在将重大疾病的基础研究转化为临床诊断技术、治疗方法及预防保健等方面的技术提升及申请、获取相关技术专利，使科研成果更多更快地运用于临床实践，发挥促进人口健康的作用。

3. 建立职能委员会与协调中心

我国可参照国外的成功经验，整合中华医学会、中国医师学会现有的专家和组织资源，组建我国转化医学发展所需的各关键职能委员会，包括负责组织管理的统筹中心，负责和各个科研院所、医院、企业、政府部门联络的协调中心，负责中心方针决策、筹款募捐的理事会，负责与学术相关事宜政策制定的学术委员会，负责转化成果投入、市场运营、资金运转的商业委员会，负责各部门监管的监督委员会。各个部门的主要负责人要参加竞选，5年为一届任期。

在政府的领导下，形成转化医学研究的全国性网络，使每个部门都能充分发挥其关键职能和作用，带动转化医学的快速发展。统筹中心是领导核心，一般是由首席科学家、分管各项业务的主任和负责日常事务的主任构成。他们共同对教育资源、科研资源、转化项目的选取、社区参与和服务建设的运营进行组织管理。协调中心要使相关部门建立有效的社交网络，使得来自各个独立学科与机构的研究人员可更容易地相互找到对方并形成团队，共享资源和技术，帮助临床医生和基础研究人员通过信息的交流和共享，凝练科学问题、确立研究方向，并在实际工作中形成临床与基础研究一体化的研究团队和学术思想。理事会要充分调动政府和企业的积极性，让企业了解研究的价值，确保最终研究成果具有临床可用性和实用性，同时加大对转化医学研究的投入。学术委员会要充分利用高校合并优势，大力鼓励各种跨院系、跨专业的科研合作项目，尤其是基础医学与公共卫生和临床医学的联合，促进各机构间的学术交流和科研合作。商业委员会需要对市场动向进行调研和分析，提高转化成果率，以及指导产品的生产、推广和使用。监督委员会，需要对研究计划执行情况进行监督管理，提出改进意见，加强创新，注重交叉学科的发展（陈丹霞等，2012）。

三、法律保障制度与伦理问题

（一）国外相关法案及法律制度

1. 美国科技成果转化的相关法律条例

美国科技成果转化的思想基础最早发端于"威斯康星理念"（the

Wisconsin idea),以《拜杜法案》(Bayh-Dole Act)的出台作为标志,完成了美国大学科技成果转化思想从理论到实践的过程。美国的《拜杜法案》颁布于1980年,其核心是将以政府财政资金资助为主的发明的知识产权归属于发明者所在的研究机构,鼓励非营利性机构与企业界合作转化这些科研成果,以促进发明技术在美国的应用(李晓秋,2009)。后来许多国家借鉴这一法案,对自身的知识产权法律制度进行了修改和完善。这一法案的意义在于,它把所有在政府财政支持和帮助下完成的发明和发现从实验室里解放出来,将大学学术研究成果与商业开发联系起来,推动了产业创新,提高了研究成果的转化率。

该法案主要内容有以下几方面:①允许小型企业或者非营利性组织(包括大学)取得政府资助所获发明的专利权,但不包括大型企业、外国人或者管理经营的合约人;②政府保留"介入权"(march-in right),即大学如未能通过专利许可方式使某项发明商业化,联邦政府将保留决定该项发明由谁来继续商业化的权利,但政府干预权限仅限于此;③根据联邦政府资助的发明而进行的生产、销售的产品,必须有相当比例是在美国制造完成的;④联邦政府取得世界性、非独占、不得转让、不得撤销、权利金已付的使用权;⑤有关发明的信息不得向公众公开,在专利申请期间不受《信息自由法案》的约束;⑥发明人应分享专利许可收入,但具体应得份额未做规定;⑦大学应将技术转移所得、全部专利许可所得返还到教学和研究中去。

《拜杜法案》是美国专利法的一次根本性变革,彻底解决了政府资助发明的归属权问题,对资助大学研究项目的商业化运作、促进私人企业的发展具有革命性意义。该法案由于制定了统一的专利政策,厂商能够有效地取得研发成果的技术授权,大大加快了转化速度。该法案的通过迅速改变了局面,使大学申请专利的积极性高涨,来自产业方面的金融资助从1980年的3.5%增加到2000年的7.2%。

《拜杜法案》提供了科研成果由联邦政府所有转向大学所有的制度路径,使大学科技成果实现大规模转化具备了现实条件,也令科学工作者更加关注研究成果的经济价值。在此之外,美国国会还出台了一系列配套法案如《史迪文森-怀特技术创新法案》(Stevenson-Wydler Technology Innovation Act,1980年)(the 96th U.S. Congress,1980)、《小企业创新开发法案》(Small Business Innovation Development Act,1982年)(the 97th U.S. Congress,1982)和《联邦技术转让法案》(Federal Technology Transfer Act,1986年)(the 99th U.S. Congress,1986)等,美国联邦政府也颁行了相应的科技成果转化政策。在它们的激励作用下,美国大学参与技术转移工作的积极性日益高涨，科研成果的转化效率显著提升，转化数量逐年增长（邵慧峰，2014）。迄今，美国基于大学科技成果转化产生的年度GDP已超过500亿美元，每年创造就业岗位30万个，税收收入逾60亿美元（National Science Foundation，2013）。

2. 美国FDA设置了严格的监管体系

美国FDA遵循明智监管理念（smart regulation），在保障公众健康的基础上，促进医药产业实现了加快新药创新步伐和进一步提升药品质量的目标，使整个医药产业长期处于稳健的提升状态。

1977年，FDA设置了生物研究监察体系（bioresearch monitoring program，BIMO），对药品临床试验进行全面监察，以确保提交给FDA的用以说明药品安全性和有效性的临床研究数据的质量和完整性，以及临床研究中受试者的安全和权益得到了有效的保护。BIMO体系是由来自FDA的药品、生物品、仪器、放射品、兽药和食品分部的代表们组成的，通过现场检查和数据审计对FDA所监管研究的开展和报告等方面进行监察。BIMO体系负责对非临床试验室、临床研究者、申办人、合同研究组织（Contract Research Organization，CRO）、生物等效性实验室以及独立伦理委员会（Independent Ethics Committee，IEC）或者机构审查委员会（Institutional Review Board，IRB）进行监察。FDA将其开展的药品临床试验管理规范（Good Clinical Practice，GCP）现场检查以及药物非临床研究质量管理规范（Good Laboratory Practice，GLP）现场检查统称为BIMO监察。BIMO体系的监察目的是验证生物研究试验数据的质量和完整性、保护受试者的安全和权益并确保研究符合FDA的相关法律法规的要求（陈永法和黄丽，2012）。

药物临床试验的开展必须遵守ICH E6（人用药物注册技术要求国际协调会，The International Conference on Harmonisation of Technical Requirements for Registration of Pharmaceuticals for Human Use，ICH）指南的规定，以确保受试者的安全和权益得到保护并保证临床试验数据的可靠性。BIMO体系在对药物临床试验进行监察时，依据该指南检查临床试验是否按照规定的要求来开展。

BIMO体系对药物临床试验监察的开展机构：法规事务办公室，负责FDA所有的现场检查工作，与各中心之间密切配合，通过高质量、科学的工作以最大限度地保护消费者的安全；科学研究处负责安排FDA监管事务办公室（Office of Regulatory Affairs，ORA）的BIMO检查员如何开展药品临床试验 BIMO 检查，以确保提交给 FDA 的临床试验数据的真实性并保护临床试验受试者的权利和利益（图4-9）。BIMO 体系对药品临床试验的检查流程如图 4-10 所示。

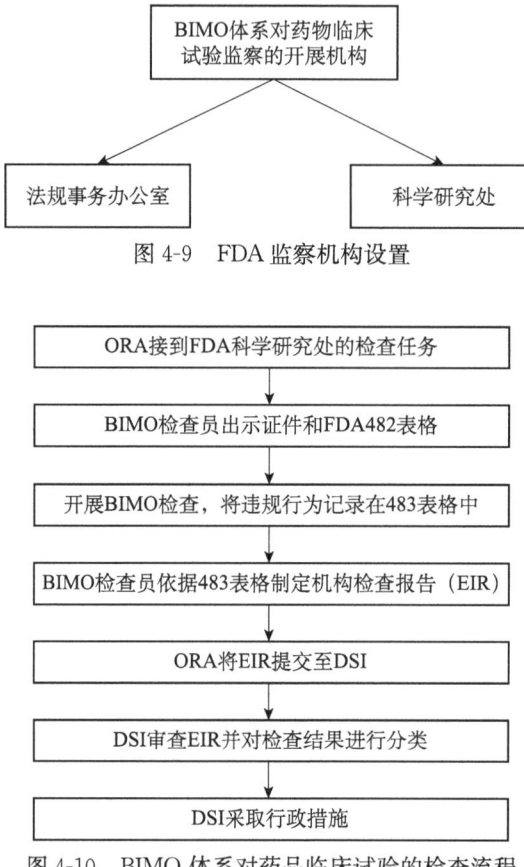

图 4-9　FDA 监察机构设置

图 4-10　BIMO 体系对药品临床试验的检查流程

（二）中国相关法案及法律制度

1. 中国科技成果转化的相关法律

《中华人民共和国科学技术进步法》第二十条明确了利用财政性资金设立的科学技术基金项目或者科学技术计划项目所形成的发明专利权、计算机软件著作权、集成电路布图设计专有权和植物产品种权，除涉及国家安全、国家利益和重大社会公共利益的外，授权项目承担者依法取得。关于这个问题，我国现行的专利法、著作权法等有关知识产权的法律、法规没有明确规定。

上述规定是对我国知识产权法律制度的一个重要突破，是激励自主创新，促进科技成果转化的一项重要制度和措施，堪称"中国版的《拜杜法案》"。

国家食品药品监督管理总局①在转化医学中扮演着举足轻重的角色。一方面，它对药品、医疗器械等进行非常严格的把关，起到了大众健康守护者的作用；另一方面，它对药物、医疗器械的创新效率起着决定性的作用。

我国可以通过不断推进监管科学、重视政府信息公开、拓宽资金来源渠道等监管手段，在保障公众健康的基础上，实现促进医药产业发展的目标。

1996 年颁布实施的《中华人民共和国促进科技成果转化法》，以法律形式对科技成果转化应当遵循的基本原则、实施科技成果转化的各类主体的权利义务关系以及政府推进科技成果转化的职责和保障措施等一系列问题进行了规范。《中华人民共和国促进科技成果转化法》作为与《中华人民共和国科学技术进步法》相配套的重要法律，确定了我国科技成果转化应遵循的基本原则，在依法推动科技进步，促进科技成果转化方面发挥了重要作用（秦洁和宋伟，2014）。

为了进一步适应科技成果转化的新需求，作为科技领域基本法律的《中华人民共和国科学技术进步法》已于 2007 年做出了修订。该法案是政府监管科技成果转化工作的主要依据，解决了科研机构、企业在科技成果转化过程中产生的法律问题，在保护转化成果的前提下保证了转化的速度和质量（杨庆，2013）。

2. 借鉴国外经验，建立合理监管体制

转化医学的发展、投入资金的合理使用都离不开政府长期持续的监管。监管政策的制定、实施，使得对研究过程的质量控制、退出机制的评估认定变得尤为重要。监管科学是生物医药界新兴的研究热点，被认为是促进医药创新成果的转化和临床应用、推动医药产品创新的重要学科和前瞻科技领域。监管科学全球峰会（The Global Summit on Regulatory Science，GSRS）是由 FDA 发起的年度性国际会议，试图为全球医药创新产品的监管政策制定者、前沿科学家、转化医学及生物尖端科技创业者提供一个协同创新平台。首届 GSRS 会议于 2011 年在美国国家毒理研究中心（National Center for Toxicological Research）举行。

---

① 2018 年，国务院进行机构改革，现该机构已不再保留。考虑到本研究的时间跨度，本书中仍保留使用该机构名称。

国家食品药品监督管理总局于 2009 年 11 月至 2012 年 12 月底对我国 238 家临床试验机构进行质量复核。检查结果显示，近半数临床试验机构的质量保证体系和组织管理存在问题，绝大多数机构的临床试验记录不规范，临床试验实施和临床试验药物管理不规范，独立伦理委员会的审查制度和标准操作规程（standard operating procedure，SOP）可操作性差。因此，建立我国的监管科学学科，抓住新技术、新方法和新标准在实施中可能产生的共性关键性问题及监管审评难点，开展转化医学与监管科学的协同研究，在中国建立合理的监管体制是促进我国转化医学快速发展的必要举措。

3. 完善药物临床试验相关法律法规体系

BIMO 体系在对药品临床试验进行监管时有全面、系统的法律法规作为依据，美国《联邦规章典集》第 21 篇（食品和药品）(Code of Federal Regulations，Title 21 Food and Drugs，21 CFR) 详细明确了参与临床试验的各主体的职责，并规定了相应的违规处罚措施。中国目前有关药品临床试验监管方面的法律法规体系尚不完善，应借鉴美国 FDA 成熟的法律法规体系，明确界定药物临床试验的参与者及其职责，并在法律法规中明确对各方在试验过程中违反 GCP 及其他有关法规行为的处罚措施。

成体干细胞治疗的临床试验，是成体干细胞治疗技术临床应用（转化）前的必经条件。而临床试验阶段也是基础科研成果进入市场最终实现产业化的中间环节。这一环节的任何差错既牵涉到科研领域也会影响到国民生活，因此应该得到格外重视。制定相应法律法规、严格规范此阶段的操作，是干细胞治疗医学发展的必经之路。临床试验方案，应经省（自治区、直辖市）伦理委员会进行严格科学评审和伦理评审。审查内容应该尽量细化，杜绝相应科研和伦理问题的出现，包括：提供的成体干细胞资质问题；研究者的资格要求；安全性有效性的数据、报告、科学评估；临床试验的科学性；受试者的风险/受益相比；受试者的风险是否采取了有效的保护措施；知情同意问题；保密措施；受试者入选/排除的标准；研究人员与受试者之间有无利益冲突；不允许任何单位将成体干细胞匆忙应用于临床，并进行商业运作；等等。

4. 加大对伦理委员会的监管力度

在美国，伦理委员会的组成和一切活动均在 FDA 的监督下进行，不受临床试验组织和实施者的干预或影响。IRB 现场检查是 BIMO 检查的重点，通常需要美国 FDA 1 年的时间来完成。FDA 对 IRB 实行常规检查和有因检查相结合的检查手段。目前,我国伦理委员会大多设立于医疗机构中,伦理委员会缺乏独立性,其活动常会受到临床试验组织的影响。我国对伦理委员会缺乏有效的监管。我国应当借鉴 FDA 的成熟做法,在现行监管体系中对伦理委员会的监督和检查进行具体规定,在《药品注册现场核查管理规定》中规定检查人员对伦理委员会进行检查,包括对伦理委员会的组织结构,以及对伦理委员会主任、秘书等主要人员掌握伦理原则和 GCP 知识进行考核等(曹彩,2009)。此外,在我国药物临床试验相关规定中还应明确界定伦理审查行为的法律责任及相应的违法处罚规定,建立对伦理规范执行情况的第三方监督体系,有效约束伦理委员会的行为,加大对伦理委员会的监管力度。

5. 加强检查队伍专业性的建设

FDA 雇有专门的 BIMO 检查员来对药物临床试验进行现场检查。这些 BIMO 检查员都来自 ORA 且接受过专门的 BIMO 检查培训,由 FDA 统一管理。BIMO 检查员在进行检查之前必须熟知《检查员指导手册》,在检查过程中严格遵守该指南开展检查。相较而言,我国药物临床试验机构资格认定现场检查采取专家组检查模式,即由来自各单位的检查专家对临床试验机构进行现场检查,因而难以实行统一管理(孙轶康和阮秀芳,2010);同时,对外聘专家也较难开展检查相关的培训活动。我国应借鉴美国 FDA 的做法,由国家食品药品监督管理总局建立专门的、高水平、高效率的检查队伍,并定期开展相关的检查培训,进行统一管理,由这支专业的队伍来对临床试验机构开展相关的现场检查。

6. 提高现场核查标准

FDA 在对药物临床试验进行检查时均按照《检查员指导手册》来开展,检查所设立的标准相对较高,BIMO 检查员在检查过程中会依据《检查员指导手册》严格检查临床研究者、申办者、IRB 是否遵守 GCP。依据《药品注册现场核查管理规定》,目前中国对临床试验的检查尚停留在对数据"真实性"检查的层面,而非对临床试验是否遵守 GCP 进行检查,现场核查标准较低。因此,中国应该逐步提高现场核查标准,对临床试验各方参与者的 GCP 遵从性进行检查。

(三) 中国伦理审查体系尚不完善

1. 各地审查水平不均

原卫生部医学伦理专家委员会自 2000 年成立以来,对推动我国生物医学研究伦理审查、传播伦理理念、开展重大医学伦理问题研究、组织伦理学培训交流等发挥了重要作用。为了满足新形势下卫生、计生工作和医学科学技术发展对医学伦理管理的要求，根据《涉及人的生物医学研究伦理审查办法》，决定组建国家卫生计生委医学伦理专家委员会。国家卫生计生委医学伦理专家委员会的主要职责为：对涉及人的生物医学研究中重大伦理问题进行研究，指导和督促省级医学伦理专家委员会工作，并共同检查和评估机构伦理委员会工作，承担伦理培训、咨询、指导等工作（国家卫生计生委，2015）。

我国的伦理审查体系尚处于不断摸索和发展过程中，各地发展参差不齐。国内多数医院伦理组织还存在一些不足，主要体现在以下几个方面。

（1）认证机构缺位：缺乏权威的、有法律效力的医院伦理组织认证机构，无法确保各类别伦理组织自身的资质和合法性。

（2）名称不统一：有的称"医院伦理委员会"，有的称"机构审查委员会"，还有的称"伦理审查委员会"，多数以"伦理委员会"冠名。

（3）管理隶属关系不够统一规范，甚至较为混乱。

（4）虽然有的制度建设较为完备，却不能很好地执行，还未能做到常态化运行。

（5）经费来源少：除药物（医疗器械）临床试验伦理委员会外，其他伦理组织主要依靠本单位经费支持。

（6）伦理审查能力有限，尤其是对科学性审查无法保证。

（7）伦理委员结构单一、对项目实际应用价值的评估不够重视、审查形式单一、后续审查工作滞后等。

2. 引入科学审查委员会审查机制

科学审查是研究项目立项的前提，因为不科学的试验就是不符合伦理的。要对每一项创新性科研项目的科学性都能准确把握。伦理审查有必要对临床研究者资质、研究实施流程、风险控制能力和受试者权益保护措施等进行全面评估。科学审查委员会的职责是重点评估项目的科学性、先进性和可行性，而伦理委员会则重点审查项目中受试者的风险、规避风险的措施和受试者知情权、同意权和隐私权等权益的保护。在对研究的科学性进行审查后，再进行相应的伦理评估，并强化伦理审查委员会的后续跟踪审查。

3. 以新的标准建设伦理委员会

首先，在组织架构上，凸显独立性和多元性的特点。一支独立、公正、公认的伦理专家队伍是保证审查质量的前提,确保他们能够在审查工作中严格避免利益冲突,保持独立性、公平、公正地审查。其次,在工作制度和标准操作规程上要与国内、国际规则全面融合,以完整性、一致性和可操作性作为衡量制度和操作规程质量的标准(胡晋红等,2008)。伦理委员会的审查结果不仅是咨询性的,而且具有决策权威,是行政机关为创新性临床研究成果颁发许可证的重要前提。为了充分发挥伦理委员会的审查作用,必须严格遵循先立项、再审查、后批准的基本伦理审查程序(黄瑾等,2013)。有条件的单位甚至要建立一套基于信息网络的审查和管理平台,更加科学有效地落实标准操作规程的实施。最后,不断丰富针对不同类型的伦理审查标准。全程监管是受试者保护的核心。第三方认证和评估并与国际规则接轨的方法越来越多地被用以提升伦理委员会的审查质量(黄瑾等,2009)。

4. 引入伦理与行政部门沟通协作机制

将受试者置于潜在的严重不良事件造成的伤害之中,是创新性临床研究面临的伦理风险之一。对创新性研究的全程实施评估和监控,包括从研究设计、探索性研究、确证性研究,直到科研成果应用的整个研究周期。行政管理部门的干预,是研究能否安全实施的重要保证。建立道德和利益之间的有机关联,完善利益回报机制和奖励机制:一方面,对遵循伦理规范开展的临床科研成果给予重奖;另一方面,按照国际惯例,对遵循伦理规范开展的研究出现的受试者伤害给予及时的医疗救治和必要的经济补偿,以免除患者和研究者的后顾之忧。

5. 拓展伦理教育咨询平台

据调查,医生在走上工作岗位后,接受伦理专项继续教育的机会不多。研究者对当前有关使用安慰剂、弱势群体保护、隐私保护、遗传信息研究等伦理问题缺少足够的了解和认识。伦理审查意识的缺失和不足成为某些高水平杂志婉拒或质疑国内一些重要研究成果的首要因素(于河和刘建平,2007)。因此,研究者应积极参加伦理专项培训来提升伦理意识、提高对人的关注,这恰恰是医学科研活动的核心。同时,也倡导研究者不仅仅要获得GCP培训证书,还必须获得伦理培训证书。伦理知识与时俱进,才能避免科学不端行为。

6. 多中心临床试验的伦理审查

转化医学研究项目的日益增多,多国家、多学科、多部门、多领域的交叉合作也将日益复杂化，这将使得多中心临床合作研究成为生物医学研究的必然趋势（董敏等，2014）。目前，多中心临床试验伦理审查工作尚缺乏国家的法律法规指引，没有统一的审查规范予以指导。各小组单位彼此间缺乏信任，不够透明，以及标准不一致，导致重复劳动、浪费资源、难以发现差距、安全意识错误等情况的发生，致使伦理审查管理工作严重滞后于科学发展的步伐，各种争议颇多。鉴于多中心临床试验中发生的不良事件分散，信息不全面、不及时，尤其是涉及风险较大的研究，有学者提出，成立数据安全监察部门，将其所获取的相关资料通过网站等方式向其他中心公开，及时分析和统筹考虑，进而做出及时而又客观的判断，减少对受试者的伤害（李亚子等，2011）。

四、人才培养制度

（一）国外转化医学机构的多学科课程培养与跨学科团队

1. 美国的医师科学家教育模式与全方位人才培养

2006 年，NIH 启动了 CTSA 项目，倡导协同创新合作。该项目旨在"为开展原创性的临床与转医学研究实践提供所有可能的、有形和无形的综合资源支持"（莱什纳等，2014）；该项目的核心重点内容之一便是更好地培育具备综合科研能力的临床与转化科学研究的新一代人力资源。在人才培养的内容和方法上，应用教育与培训的创新模式，包括培养科学团队合作、领导力、社区参与和企业化管理理念；在 CTSA 中心与其他协作机构的合作中，共享优质的在线教育与培训课程；鼓励并为研究人员提供一流的临床与转化医学职业化发展路径；提供灵活与个性化的培训经验，为学员准备更适当的学位教育机会。目前，CTSA 有一个 KL2 项目，由有经验的学者（获得医学博士、博士学位或同等博士学位的人）提供正式的研究培训。CTSA 还通过 TL1 计划向攻读博士学位的人介绍临床和转化研究。所有的学生，包括 CTSA 目前的合作伙伴，都会一起接受 CTSA 的研究培训。培训内容包括：关于转化医学的培训课程、研讨会和讲习班；如何使用专用设备和数据库；学习有关进入临床研究的导师专业知识；研究行政支持协议；对试点研究的资助项目。

2010 年，在 GROVE 基金的支持下，加利福尼亚大学伯克利分校和加利福尼亚州总校发起了为期 1 年的转化医学硕士（Master of Translational

Medicine，MTM）项目。与传统的医学教育不同，该项目注重培养商业、经营、设计、管理和临床挑战等独特的能力。参与项目者需要具有相关的知识背景，通常情况下，参与者会分享医疗技术以及如何将医疗创新转化为临床实践的解决方案。该项目还会对在读的硕士、博士补充转化医学的学科教育。针对每个学生不同的职业目标，MTM 项目的目标是培养适应多种工作环境的转化医学人才，包括实验室、临床、公司等环境（Kurpinski et al.，2014）。学生具有多种角色背景，这为项目的顺利实施做出了关键性贡献，如科学家负责新发现，工程师负责设计和开发新技术，商务人士负责金融和市场运营，管理机构负责监督和细则实施，临床医生负责将这些获得认可的最新医疗技术运用到临床上。MTM 项目的目的在于，以一个综合的视角，加速和扩大转化医学的技能，影响医疗创新。该项目的成功主要涉及 3 个领域的培训：生物技术、临床问题、领导能力和技术管理。生物技术领域的培训包括：转化医学的处方药和社会问题，诊断学、设备和治疗方法上转化的挑战，关于设计、策划和药物交付的技术选修课。临床问题领域的培训包括：设计临床研究、卫生保健的经费和经济学，管理问题和临床实践。领导能力和技术管理方面的培训包括：工程领导能力的培养、管理技术的提高和商业选修课。在研究生的教育中，转化医学被列为必修课或选修课，并列入临床医生和商务行政人员的高级教育课程或资格认证。

2011 年，美国成立 NCATS，培养具有多学科技能的新一代调查人员进行尖端临床和转化研究。转化中心提出需要改变传统的医学研究训练的方向，从狭窄的特定学科的训练到建立跨学科团队的工作方法。学员将学习语言、整个转化过程和工具使用方法。为了使医学基础研究的创新发现最大化，该机构让转化专家直接参与到产品生产流程中，达到提高和改善人类健康的目的。科学家和临床医生在跨学科团队和有经验的导师指导下进行实际工作经验的研究。整个团队的科学方法帮助临床专家提供更好地应对当今复杂的研究和挑战。NCATS 临床前创新部门为高中生、本科生、研究生以及博士后学员提供了各种参与 NIH 培训的机会，包括生物学（生物和疾病分析开发）、自动化和工程（高效筛选机器人）、信息和数据分析、药用和分析化学、战略联盟（创建研究合作和知识产权许可）等方面的培训。

2. 英国的 MRC 专项基金模式

MRC 专门成立了转化研究小组（Translational Research Group，TRG），用足够的资金来支持转化医学研究，通过与其他高等教育机构的合作，支持临床活动的专业人士在英国进行更深入的研究。MRC 培养的目标是新一代医学创新者在转化医学领域具有认知、接受并且能够有效承担重要挑战的能力。在课程设置方面涉及多个学科，MRC 认为转化医学需要全方位的课程训练，培养领导者在复杂的环境中高效地工作。

3. 各国转化医学研究机构教育模式的比较

美国转化医学机构主要依托于大学或医学院，合作单位多，课程培训项目具有多元化和较好的连续性，为研究型医院开展转化医学培养了大量的人才和积累了丰富的资源。这些转化医学机构的人才培养遵循"科教研相结合"的培养理念，采用精英教育的模式，对学生的准入和毕业及教员的选拔进行严格把关，为学生提供连续的、合作的学习环境，优秀的导师，世界一流的学习资源，独特的教学模式和充足的资金支持，以确保学生取得成功。医院的医师同时在医学院任教，促进科教研的融合。通过小组教学和研讨班，学生可以与世界顶尖专家面对面进行学术交流，共同提升团队中每位成员的职业素养，追求卓越（农欣等，2014）（表 4-4）。

表 4-4 各机构转化医学教育模式比较

机构名称	教育模式
美国国立卫生研究院	成立转化医学专项基金，与其他机构合作，在创新驱动的理念下，为学转化医学人才提供个性化培训
美国国家转化科学促进中心	建立教学医院，所有在职医师都参与教学，将研究生医学教育项目与科研项目相结合；建立跨学科团队的工作方法，让学员学习整个转化过程、工具使用方法以及各种相关知识
印第安纳大学医学院（Indiana University School of Medicine）	设立多个转化医学研究中心，其中绝大部分能够提供临床研究与转化医学硕士学位和博士学位；加强教育者的整体素质，制定人才培养计划和目标，设立人才基金及奖励制度，加强国际交流合作
加利福尼亚大学（University of California）	注重培养学生临床以外的独特能力，包括商业、经营、设计、管理等；设立专门的项目来支持转化医学的人才培养
英国医学研究理事会	确立培养目标，制定为临床实践服务的发展战略，与其他高等教育机构合作，支持临床活动的专业人士进行更深入的研究，全方位培养人才

（二）中国转化医学研究机构的发展、现状与不足

2009 年 9 月，中国工程院与上海院士中心联合举办了我国转化医学发展战略研讨会。会议提出我国转化医学未来的发展战略重点应放在培养临床医学科学家上，要以医、理、工相结合的方式培养临床医学科学家。在相关研究生教育中，尝试由一位医生与一位科学家作为未来医学科学家的共同导师，将有利于促进医学与生物学、物理学、机械学、材料学等领域的学科交叉。

我国现行医学教育体系存在着基础与临床严重脱节等缺陷。目前的研究生培养模式主要有科学学位和专业学位两类。对科学学位研究生注重培养科研能力，较少参与临床工作；然而对专业学位研究生主要培养临床能力，缺乏必要的科研训练。二者均无法满足转化医学的要求。

中国科学院深圳先进技术研究院是最早将转化医学理念引入中国科学院系统的研究单元之一。成立的转化医学研究中心经过多年的创业摸索，总结出了一套立足深圳、进行转化医学研究体系构建的思路，并进行了执着的探讨，涌现出一批具有转化医学思想、学科背景交叉、知识面广的转化型人才（张鹏等，2013）。该院聘任有影响力的研究者担任首席科学家（principal investigator，PI），实行首席专家（或称所长、主任）负责制，统筹布局；围绕转化医学学科间优势互补的队伍建设需要，以团队形式在世界范围内引进不同研究领域的优秀研究人员。

我国正在逐步建立转化医学领域的国际合作与交流机制。在中美临床与转化医学国际论坛倡导下形成了常态化国际学术交流模式，推动了与国际同行开展有针对性、深入的专项交流。例如，中国人民解放军总医院（Chinese PLA General Hospital）转化医学中心就建立转化医学研究院的模式问题专门考察了康奈尔大学（Cornell University）转化医学研究院、宾夕法尼亚大学（University of Pennsylvania）转化医学研究院；上海交通大学转化医学研究院就如何培养新一代转化医学专业人才赴耶鲁大学（Yale University）转化医学中心进行交流考察；等等（时占祥等，2015）。转化医学领域的国际交流开阔了中美专家的视野，奠定了彼此密切合作的坚实基础。

1. 建立临床实践和基础研究的有效通道

促进我国开展转化医学研究的关键是帮助研究人员克服那些阻碍基础医学研究成果向医学实践转化的因素，构建有利于转化医学研究的软硬环境，使有基础研究成果又有兴趣开展转化研究的科学家了解周边可用的人力及技术资源，帮助其整合已有资源，并在其遇到技术问题时提供参考意见，提升他们开展转化研究的能力和效率。因此，需要构建一个临床实践和基础研究的有效通道，以此打破我国转化医学研究中的碎片化现象。当然，在重视转化医学的同时，不能忽视基础理论研究，并且注重转化理念的培养，实现科研培养的良性循环。

2. 课程设计与复合型人才团队的培养

我国转化医学面临着转化医学研究人员的知识储备不足、缺乏高水平转化研究人员的人才方面的问题。转化研究是应用研究，与基础研究有很大的不同，从技术到研究思路和研究流程都有其固有特点。因此有必要通过系统的知识传授，把大量有科研热情和科研素养的基础研究人员、临床医生培训为转化研究的生力军。加强具有综合技术能力的研究团队建设，组建包括基础医学研究者、临床医学研究者和实用化技术研究人员的复合型团队（董尔丹等，2013）。这样制定的方案才能做到理论上正确、技术上可行、临床上可用。

未来的发展应以公共卫生和医疗保健系统为导向，倡导团队协同研究，在资源共享的基础上开展合作。我国的转化医学研究机构大多是高层次的中心和基地，有较好的依托和支撑条件，可采用医学家与科学家共同导师制，将医学与生物学、物理学、机械学、材料学、社会学、人文学等学科加入教育课程中，加强转化研究人员对各学科知识的融会贯通，培养出具有较强临床背景的临床研究科学家，为转化医学储备骨干和领军人才；建立稳定、层次分明、分工协作的团队，人员从硕博士研究人员到大专本科的技术人员，专业从临床医学、病理、检验专业到信息技术（IT）、管理等；针对不同人员进行岗前培训（生物安全培训、质量手册、管理体系文件）、能力培训（样本处理SOP、存储环境安全教育、IT系统培训）和持续考评（工作效率、业绩和产出），通过考评来优化人员的结构，通过持续增长的绩效来稳定人才队伍，培养国际化人才。

3. 建立转化医学协作交流平台

提出转化医学的目的在于通过增加对转化医学的重视和投入，将转化医学研究领域的无序化变成系统化、科学化，并形成科学研究、临床转化和人才培养三位一体的系统模式。我国可在这种环境下，通过与其他相关机构的合作，实施加强收集、分析和发布有关转化医学信息的计划。在有条件支撑的情况下，鼓励学科和单位交叉，以软环境支持为主，建立良好的协作交流平台，组建医学教育科研单位与临床医疗单位联合中心、院校与企业联合研发中心、研究型医院实验室或联合实验室等。

4. 制定人才培养发展规划

应当充分利用现有的医学院校研究生培养这条主要渠道（钟世镇，2011），因为这条渠道有最广泛的、坚实可靠的、现实可行的条件。在医学研究生培养中，特别是在研究生的科研思路和科研基本功训练中加入转化医学的理念；在研究生培养中必须强调，科学研究的选题立项，必须从临床外科遇到的问题中提出来，再通过基础学研究去说明或解决临床问题。靠这种有转化意识的思路，培育出一批较优秀的跨专业、跨学科的外科学人才。

提高研究生导师队伍的素质，加速学科建设，构建优秀的科研团队是提高研究生培养质量的重要条件。进一步完善学生轮转过程中的过程考核体系，这对于提高学生对疾病防治的宏观观念来说十分必要。为研究生提供专项基金，提高有院校培养项目和奖学金支持的受训者比例。依靠转化理念和意识培养研究生，为培育广泛职业选择的早期职业科学家做足准备，并且鼓励研究生培养采取创新方法，包括提供可替代学位计划如硕士计划，以及提供通常不在博士培养计划的培训项目，如项目管理、企业创业技能、在小企业以及在学术机构从事研究不密集的教学工作等。

在可持续性卓越人才培养机制的建设上，可以进行多重尝试与探索。例如，将重点学科建设、转化医学平台建立与研究生培养相结合，建立实验室、临床轮转双向选择机制等。同时，从导师管理上创新，如多名导师联合培养、交流互换等，通过基础与临床合作提升研究生整体培养水平等。同时，建立更加科学有效的人才评价机制，为转化医学的实施进行人才培养、选拔和储备。

5.住院医师规范化培训与分子医学

住院医师规范化培训是医学生毕业后教育的重要组成部分，是临床医学专家形成过程的关键所在（胡伟力等，2013）。将分子医学专业课程教育与住院医师规范化培训有机结合，能够切实保障临床医学专业学位研究生的培养质量，有效节约教育培训资源，提高转化人才培养效率。在临床医学专业学位研究生进行临床实践的同时，通过增加分子医学的相关培训，培养其转化医学的理念，解决临床医学专业学位研究生教育与转化医学衔接的难题。

五、转化医学中心的运行机制

（一）国际转化医学中心的运行机制

2011年3月，美国国立卫生研究院提议的国家转化科学促进中心正式成立，旨在加速转化医学发展，成为研究成果的孵化器和催化剂，推动有前途的基础研究发现用于疾病的诊断和治疗。

欧洲约20个国家级的科研机构和政府机构通力合作，打造一个欧洲版的临床与转化科学中心（Clinical and Translational Science Center，CTSC）项目。而EATRIS项目以现有的研发中心为基础，投资数百万欧元在全欧洲打造一个生物医学转化网络。

2007 年，澳大利亚梅特医学研究所（Mater Medical Research Institute）联合昆士兰州（Queensland，QLD）政府、昆士兰大学（The University of Queensland）、亚历山德拉公主医院（Princess Alexandra Hospital）和昆士兰科技大学（Queensland University of Technology，QUT）共同组建澳大利亚昆士兰转化医学研究所（Translational Research Institute，TRI）。

新加坡与美国杜克大学（Duke University）合作，于 2008 年建立新加坡国立大学转化医学中心（Centre for Translational Medicine，National University of Singapore）。卫生部和科学技术研究处共同设立新加坡转化医学研究者奖（Singapore Translational Research Investigator Award）。

1. 重视产品开发

美国 NCATS 旨在加速转化医学发展，成为研究成果的孵化器和催化剂，推动有前途的基础研究用于疾病的诊断和治疗。NCATS 充分考虑新型药物开发的急迫需求，致力于在药物发现、药物开发中发挥重要作用。

加拿大 CDRD 是加拿大全面综合性的国家药物研发和商业开发中心，可以提供专业知识和基础设施，推动尚处于早期阶段、应用前景广阔的候选药物进入市场推广和应用，将政府资助下有风险的探索发现转化成可行性投资机遇，从而实现研究成果从学术水平到商业应用的转化，并开发出治疗病人的新疗法。

从国际转化医学中心的基本目标来看，其主要目的是架构基础医学研究与应用医学研究以及企业之间的桥梁，推动科学技术应用于医学实践。总而言之，国际转化医学中心更侧重于将基础研究成果应用于医学实践。

2. 部门设置贴合产品开发流程

2013 年，全球六大转化医学研究中心〔包括加拿大 CDRD、德国领先探索中心（Lead Discovery Center，LDC）、美国斯克里普斯研究所（The Scripps Research Institute，TSRI）、比利时药物设计中心［The Centre for Drug Design and Discovery（CD3），KU Leuven R&D，Belgium］、MRC、英国癌症研究中心（Cancer Research Technology）〕在伦敦宣告成立全球领先药物发现和开发中心联盟（Global Alliance of Leading Drug Discovery and Development Centers），致力于加强国际学术、非营利性药物研发和商业化网络的构建，最终提高学术研究向新药的转化率。CDRD 是其主要成员之一。从 CDRD 的组织机构框架看，产品开发流程的各个环节均设置了相应的部门，具有较好的代表性。

一是董事会管理 CDRD 的整体工作，由公立和私立部门的利益相关者组成。

二是咨询委员会，保证项目选择和管理始终围绕最终的产出目标，同时需要依赖项目发展委员会和创新基金评审小组开展工作。

三是项目发展委员会，负责项目同行评议，决定 CDRD 支持开展的项目，协助完善项目计划，由 CDRD 部门主任、首席执行官、学术主任和科学行动处处长及担任战略顾问的其他专家组成。独立的学术专家包括临床医师，在需要时提供具体建议。

四是创新基金评审小组负责审查、评价和推荐创新基金资助的项目，提供宝贵的投入项目计划。其成员由 CDRD 部门主任、独立成员和各自行业合作伙伴成员组成。

五是 CDRD 具体的执行部门。通过七个独立的药物开发过程中所涉及的科研部门开展工作，分别是目标验证、筛选、给药途径、药物化学、药理/毒理、生物制品部门以及外部合作平台开展工作。

(1) 目标验证部门的主要职责是发现新的靶标，定义治疗疾病靶向的分子结构以及可能有效的物质。目前已发现 400 种可药物治疗的靶标，随着基因技术和蛋白技术的发展，有可能发展到 3000 种左右。

(2) 筛选部门的主要职责是针对某一种疾病，通过化学物质数据库，对选定的靶标筛选出可能的化学物质。CDRD 具有一套丰富的纯化学品和天然产物数据库，能够确保采集、筛选出多种具有潜在药物活性的化合物。

(3) 给药途径部门的主要职责是从来自蛋白质组学和基因组学研究的化学物质中筛选大分子药物及小分子药物的配方，以保证药物具有适当的作用方式、适当浓度、足够的持续时间等，并根据加拿大卫生部（Health Canada）规定的原则、剂量、给药次数和药物配方决定给药途径。

(4) 药物化学部门的主要职责是确定和生产化学实体（如药品）。这些化学实体可以用于治疗或诊断疾病，以及帮助解释和了解疾病的进程。

(5) 药理/毒理部门负责进行体外和体内化验，验证药品新疗法的疗效及安全性，分析药物在体内代谢和排出以及如何有效治疗疾病或增进健康状况，并确定其安全配制方法。

(6) 生物制剂部门负责发现和优化大量的各种疾病的分子靶点的单克隆抗体，扩大 CDRD 产品线，丰富产品内容。

(7) 外部验证平台负责开展临床试验和产品验证工作。从国外转化医学机构的组织机构和基本功能看，产品开发流程全面、细致，设计合理，更易推动产品转化；同时注重与企业的合作开发，成果转化率高。

3. 基本职能设置较为全面科学

NCATS 通过整合各种专家、技术和资源，开发生物技术企业或者医药企业目前不具备相关开发能力的领域，从而实现这些领域未来进一步商业化投资的去风险化。NCATS 主要开展六个方面的研究：①分子库项目（Molecular Libraries Program，MLP）；②罕见和被忽视疾病的治疗药物项目（Therapeutics for Rare and Neglected Disease，TRND）；③NIH 干预措施快速开发获取项目（Rapid Acess to Interventional Development，RAID）；④作为 CTSAS 的管理中心；⑤2010 年新成立的 NIH-FDA 伙伴关系；⑥治疗加速网络项目（Cures Acceleration Network，CAN）等（王敏等，2012）。欧盟转化医学研究中心之间的相互合作以及学术界与制药业的合作，提高了科研效率和质量。其主要研究内容包括生物信息的整合与处理、生物标志物研究、传染病转化研究、脑及相关疾病研究、重大疾病的转化研究、将研究成果转化为临床实践等。

从国际转化医学中心的基本职能设置看，NCATS 与欧盟转化医学中心均是在统一规划的基础上设置转化医学中心基本职能的，相对科学合理。

（二）中国转化医学中心起步与现状

北京协和医院转化医学中心（Peking Union Medical College Hospital Translational Medicine Center）于 2010 年 9 月 16 日上午在北京成立。中国科学技术协会名誉主席、全国人大常委会原副委员长、中国科学院原院长周光召院士，全国政协原副主席王志珍，原卫生部部长陈竺出席了中心成立仪式，并为担任北京协和医院转化医学中心专家指导委员会委员、学术委员会委员的各位专家颁发了聘书，北京协和医院转化医学中心的成立得到了原卫生部、科技部等各级领导的鼎力支持和全国医学大家的热情参与。

2014 年 10 月，我国首个国家"十二五"重大科技基础设施建设项目上海转化医学研究中心，在上海交通大学医学院附属瑞金医院先行启动，重点建设肿瘤、代谢病、心血管疾病的三大技术平台。

国家重大科技基础设施建设项目对转化医学中心建设的支持，标志着我国转化医学中心的建设和发展进入新的阶段。

1. 侧重于应用研究

我国大部分转化医学研究机构以国家需求为己任、以促进公众健康为宗旨、以攻克威胁人类健康的重大疾病为目标，从免疫学、分子生物学、基因组学等角度开展一系列高水平科学研究。

北京协和医院转化医学中心注重发挥北京协和医院丰富的病例、经验丰富的或专业的临床专家队伍和先进的技术设备等资源优势，整合、共享中国医学科学院多家院所的优势资源，努力建成国家级、国际化的转化医学研究合作高端平台。

北京大学分子医学研究所为了揭示重大心血管疾病及病理过程的发生机制开展了相关基础和转化医学研究；上海儿童医学中心儿科转化医学研究所聚焦严重危害儿童身体健康和身心健康的重大疾病，以及儿童心理行为问题及发育障碍，组织多学科的合作攻关，推动儿童重大疾病和重要健康问题的规范化综合防治体系的建立；厦门大学与厦门大学医院则分别通过对靶位药物和冷冻手术法的研究攻克恶性肿瘤。

纵观我国转化医学中心的基本目标，更侧重于应用医学研究，如技术和药品研究等方面，但是在产品定型、验证、市场推广等方面投入不足，缺乏相关方面的经验和实践。

2. 部门设置缺少产品开发执行层面

北京协和医院转化医学中心成立了专家指导委员会和学术委员会。专家指导委员会名誉主任委员为周光召院士和韩启德院士，陈竺院士担任主任委员，刘谦、刘德培院士、曹雪涛院士、曾益新院士、李立明教授等5人担任副主任委员，陈润生院士等43位著名专家担任专家指导委员会委员。担任中心学术委员会主任委员的是中国医学科学院基础医学研究所强伯勤院士。巴德年院士、程书钧院士、沈岩院士、邱贵兴院士、詹启敏院士、陈杰教授等六位专家担任副主任委员。方圻教授等19位著名专家担任学术委员会委员。

上海转化医学研究中心探索建立理事会指导下的学术委员会、国际咨询委员会、伦理委员会等组织架构；采取"首席科学家负责制"，在保证科学家研究独立性的同时，倡导各实验室整合研究；设立企业合作实验室，引入企业办公室，让企业家与科学家获得前所未有的紧密共事。

图4-11是同济大学东方转化医学研究中心组织架构。从成果的转化流程的角度看，该机构的纵向部门设置不足。

国内转化医学机构从组织机构和基本职能看，仍然注重以专业领域设置部门，部分转化医学研究中心甚至没有研究筛选、产品推广以及市场开发等部门，与相关企业和市场也未建立起紧密的合作关系。

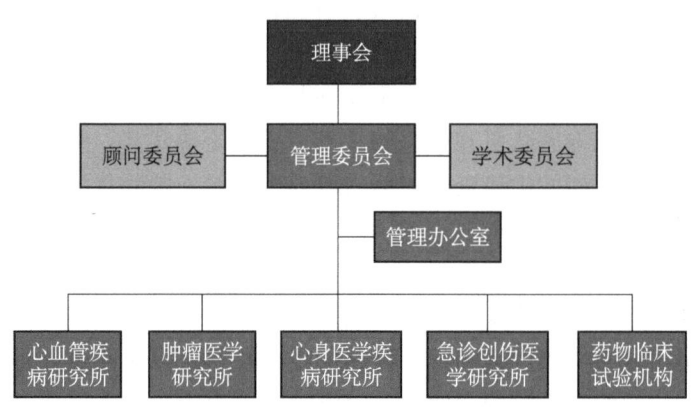

图 4-11 同济大学东方转化医学研究中心组织架构

3. 基本职能依赖于机构特色

北京协和医院转化医学中心依托北京协和医院丰富的病例、临床专家队伍和先进的技术设备等资源优势，构建国家级、国际化的转化医学研究合作高端平台。

上海国家转化医学中心将建在瑞金医院内，整合上海交通大学、复旦大学、第二军医大学、中国科学院上海生命科学研究院等上海高校、附属医院、科研院所、生物医药企业等开展临床难题联合攻关，推进技术转化应用进程。上海转化医学中心在建设中借助上海交通大学的理工科优势，并借鉴其"医理""医工"结合的有益探索，除了建立各级实验室之外，在全新的上海转化医学中心辟出一个拥有300张床位的"转化型病房"，专门用于转化医学研究。

综合来看，国内转化医学中心的依托单位多为基础研究和临床研究实力较强的医院或临床中心。与国际转化医学中心相比，中国转化医学中心基本职能的专业特色更明显，临床治疗和验证职能更加突出，在发现具有应用前景的基础研究（即发现能力）以及推动其向产品开发和技术应用转化方面（即产品开发能力）体现不足。这一点在机构组织框架的分工中体现得更加明显。

4. 建设推动科技创新和成果转化的创新机制

①加快新药审批流程，提高企业参与新药研发的积极性。多环节入手审批是提高审批效率，大幅缩短新药临床试验的审批时间的重要措施之一（从

新药临床前阶段、临床研究阶段和注册审批等多环节入手开展新药审批)。通常Ⅰ期临床试验申请大多只要求提交简单的申报材料和Ⅰ期临床试验方案，后续开展试验过程中可陆续更新安全性和有效性信息，以减少因在Ⅰ期临床前准备过多资料而消耗的时间。目前，美国FDA药品评审的平均批准时间约为1.1年；日本药品与医疗器械管理局（Pharmaceuticals and Medical Devices Agency，PDMA）新药优先评审时间约为6个月，普通评审时间约为10个月。②设定较长的专利保护时间和较为完善的专利保护制度，有效保证创新产品的潜在获益。美国于1984年通过了《药品价格竞争和专利期恢复法案》（the Drug Price Competition and Patent Term Restoration Act），也称《哈奇-韦克斯曼法案》（the Hatch-Waxman Act），此后分别于1998年和2003年出台了配套法规和修正案，允许经FDA批准、首次上市的药品的最长专利有效期可延长至14年；欧盟法律规定，专利持有者有权使用补充保护认定，可将其专利有效期延长至最长15年。③缩短产品纳入医保的时间并完善产品的定价机制，可以增加创新主体的经济获益。美国、法国的新药从上市到进入报销目录的时间为6个月，日本为3个月，德国、英国为1个月；日本厚生劳动省根据新药的创新程度为其上市价格定价，通过创新溢价来奖励药品创新；另外，美国、英国、德国、法国、日本等国家医疗保险保障水平较高，保险报销涵盖了全部处方药品和绝大多数创新药品（中国医学科学院，2015）。

(三) 国际转化医学评估体系

本部分梳理美国、欧盟转化医学评估指南、策略、评估研究和实践，旨在为建立适合中国转化医学发展的绩效评估体系提供有益的借鉴，以期推动中国重视医学研究成果转化的政策导向，更好地促进转化医学的发展。

过去10年间，转化医学受到了前所未有的关注，很多学者提出了发展转化医学的策略建议。各国政府、专业学会和科研机构也都先后提供专项基金鼓励支持转化研究，并建立方便跨学科交流与合作的基础设施，以更好地整合临床研究、基础科学和卫生服务。自2006年NIH的CTSA项目实施以来，NIH一直强调转化医学研究对个人和社会产生的效益需要系统的评估。

1. 美国对转化医学评估的管理过程

美国的转化研究一直有国家政府层面主导的战略规划和顶层设计。2003年，美国将转化研究纳入NIH医学研究路线图，2006年设立CTSA。CTSA

创立之时，NIH就强调了转化医学追踪与评估的重要性。CTSA基金的管理单位NCTAS专门成立了评估关键职能委员会。该委员会负责制定转化医学研究评估的政策、规划、体系并指导NIH资助的62个转化医学研究中心开展评估。

2013年，NCATS的评估关键职能委员会制定了CTSA国家评价总体战略（Rubio et al.，2012）。为确保CTSA的可追责性并对其进行全面、恰当的评估，NIH要求必须进行多层面、多维度的综合性评价，包括分别在62个资助点（award sites）的本地评价、全国范围的评价、不同资助点之间跨机构评价。NIH要求每个接受CTSA资助的转化医学研究中心在提交申请书时，都要提交一份评价计划书，用逻辑模型（logic model）描述其预期活动、成果和产出。从国家层面上，该委员会更加关注由资助点带来的整个临床与转化医学研究体系和环境的变化。在此基础上，该委员会又提出了评价CTSA项目的总体框架和评价工作的指导原则（评估指南），旨在提供一般性指导、讨论评价的重要性、提出旨在提高目前和未来CTSA评价工作质量的建议（Trochim et al.，2013）。这个评估指南共包含6个维度，即评估范围、组织结构、评估方法、评估结果利用、评估政策、评估能力建设和系统开发（表4-5）。

表4-5 美国NIH：临床与转化医学评估指南

维度	建议
评估范围	应让利益相关者参与所有阶段的评估工作
	评估应当成为项目规划和实施不可分割的一部分
	在各资助点和整个国家层面都提倡使用一套全面公正的评估方案和方法
	评估既要有回顾性也要有前瞻性，同时应具有可持续性，并服务于项目发展战略与管理
	评估应该采用内部和外部评价相结合的方法
	应当遵循最高的专业评价标准
	评估应该做到传统方法和创新、前沿方法相结合
组织结构	CTSA项目和其资助点应该建立一个正式的评价规划过程并不断改进
	应当贯穿化转化研究的整个过程，包括从基础研究发现到最终影响公众健康
	CTSA联盟应该和CTSA评估人员合作，确定并试行一套小型、严格的标准定义、指标和测量方法，供所有CTSA采用
	评估应该是一个综合性、多级系统的工作
	对协调和整合不同组织水平的评估工作，CTSA项目应当具有前瞻性和战略性
评估方法	追踪和监测应该作为CTSA评估的必要组成部分，但不是充分组成部分
	应当包括过程评价和结果评价
	评估应当包括一套均衡的方法组合权衡，综合考虑地方CTSA的差异性和国家CTSA的标准化
	应当采用定性和定量相结合的方法
	应当进行试点并且对新方法或者现有方法的改进进行实验

续表

维度	建议
评估结果利用	评估方案的设计应当考虑如何利用评价结果
	CTSA 项目应当评估评价工作是否实施得当并有助于增进 CTSA 工作
	CTSA 评价应当是开放、公开和可获取的
评估政策	应当为 CTSA 项目和其资助点制定一般性的书面评估政策
	评估政策应当协同制定,其目的是提供一般性指导,而不是提出具体要求
	评估政策应当鼓励各层面的参与和合作
评估能力建设和系统开发	NIH 应当鼓励在所有组织层面上进行适当的专业发展和评估培训,使评估技能得到适当的组合并完成评估工作
	CTSA 项目应当在可行的情况下利用其网络提高评估效率
	NIH 需要在 NCATS 的全新组织架构中支持建立一个明确的评估机构,以监督和管理 CTSA 的评估活动
	CTSA 评估团体应该认可并利用其内部资源,创建一个国家性虚拟评估实验室

同时,该委员会征集各资助点的评估中心和转化医学项目首席科学家的意见,提出了临床研究过程和结局效率的 15 个关键指标(Rubio,2013),并归为 6 类(表 4-6)。

表 4-6 临床研究过程和结局效率的通用指标

一级指标	二级指标
临床研究过程	从向 IRB 提出申请到获得批准所需天数
	满足招募对象要求的研究,包括:招募研究对象所需时间、研究启动时间、对象招募过程中存在的问题
	从基金资助批准立项到研究开始启动的时间(首项研究已招募到足够患者)
职业	职业发展
	职业生涯轨迹
使用转化医学研究中心提供的服务	使用转化医学研究中心所提供服务的研究者的数量
	使用服务类型的数量
	满意度/需求评估
经济回报	研究生和科研人员的投资回报率
合作研究	研究者合作
	机构合作
研究产出	技术转让产品
	出版所需时间
	出版物的影响力
	从论文发表到研究合成(系统综述、meta 分析)的时间

2013 年 6 月,美国医学科学院(Institute of Medicine,IOM)发布了对 CTSA 项目进展和成果调研的评估报告(IOM CTSA Report),回答了"做了什么、做得怎样、今后的发展导向是什么、CTSA 项目是否有必要存在或如何完善"等问题,为临床与转化科学领域的发展提出了建设性意见(Leshner et al.,2013)。评估使用了一系列研究方法,包括研究人员问卷调

查、出版物数据分析、网站年度报告回顾以及实地调查。基于 CTSA 活动和成果的量化指标对 CTSA 项目进行了全面的评估，包括项目简介、项目愿景、管理策略与架构、临床与转化医学的教育培训、社区参与转化研究、儿童健康的转化研究、CTSA 项目的机遇与未来等内容。

2. 英国 MRC 医学研究绩效评价体系

由英国 MRC 资助的绩效评估工具 MRC e-Val 创立于 2009 年，现更名为 Researchfish，以动态跟踪研究进展、研究结果和产出，鼓励传播研究成果。其评价指标包括 11 个维度（表 4-7）。

表 4-7 英国 MRC 资助绩效评估指标体系

序号	维度	具体指标/描述
1	出版物	论文量的增长、发表期刊、资助论文的引用影响力、合著情况、开放获取出版的论文
2	科研合作	合作主体的数量、合作国家、按照部门的合作情况，如学术机构、政府机构、公司企业、医院等
3	获得的进一步的资助	即在 MRC 的支持下，研究项目又获得进一步资助，包括获得的进一步资助额度、得到何种部门基金的进一步资助，如学术机构、政府机构、公司企业、医院等
4	未来职业角色	追踪职业发展状况；受 MRC 资助的科学家的职业流动情况、受 MRC 资助的学生的就业和职业流动情况
5	研究成果向公众的传播	讨论、展览、论坛举办情况；受众类型如医学专业人员、中小学生、公众等
6	对政策的影响	研究成果影响政策的制定过程，如临床指南和规范、研究成果被政策性文档引用
7	产生的研究材料、工具和技术	新的模型、方法、数据库、试剂、技术手段和方法，并在业内分享
8	知识产权	知识产权或具体发明，包括自主版权的著作、授权专利、商业许可等
9	生物制品和干预措施的研发	药物、疫苗、诊断试剂、检测方法、生物标志物、医疗器械、外科干预手段、公共卫生干预措施等
10	对企业的影响	MRC 资助研究新成立的企业，或企业的发展情况，希望 MRC 资助的科学研究能够得到商业开发，带来明显的经济效益，如带动就业、为社会提供新的商品和服务以及对国家投资等
11	获奖与认可	反映其学术和社会影响力，如在本单位以外担任荣誉/顾问类学术任职、被聘为期刊编委会成员或顾问（反映学术声望）、研究获奖、慕名前来的访问学者和实习医师、成为著名学/协会会员、获得政府奖章、受邀做大会发言等

资料来源：MRC（2013）

（四）中国转化医学评估体系不断完善

上海国家转化医学中心以上海交通大学为主体，整合复旦大学、同济大学和中国科学院上海生命科学研究院等上海地区高校和科研机构以及企业的生物医学优势力量,力争形成跨学科的、开放的、共享的、具有示范意义和较大国际影响力的高水平转化医学研究基地。

该转化医学中心将建设相关配套基础设施如下:①标准化临床生物样本库;②临床资源深度分析与挖掘平台;③生物标志物和药物靶标的发现与验证平台;④新型药物;⑤诊断试剂和仪器开发平台;⑥分子病理和影像技术研究平台;⑦临床研究型病房等。并且,该中心开展重大疾病的转化医学研究,加快研发用于重大疾病早期诊断和治疗的重要分子标志物、靶标以及适宜的医疗技术、药物、设备,以及建立相关规范和标准体系。其总技术方案如图 4-12 所示(上海转化医学研究中心,2015),目标是建成具有国际领先水平的系统化、规模化、集成化、开放共享的国家级转化医学研究设施。

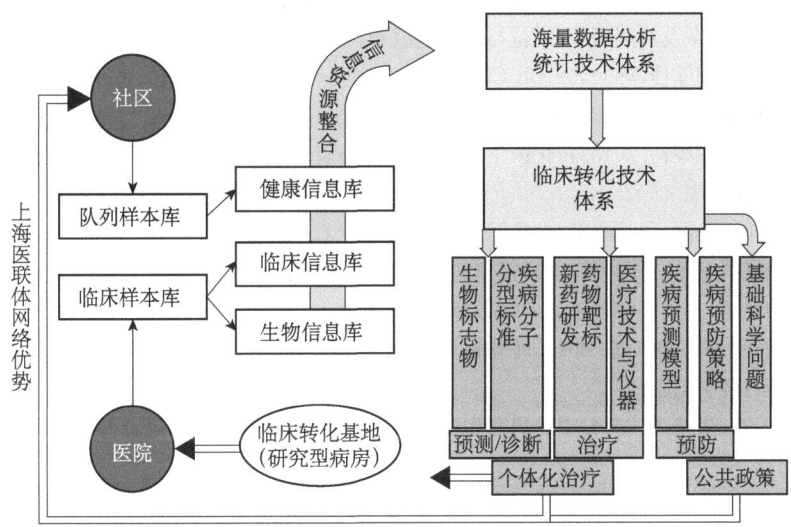

图 4-12 上海国家转化医学中心总技术方案

政府应承担起有效联通相应节点的转化通道、保证相关衔接环节的通畅。科研管理体系的创新,为转化医学机构的运作、发展提供"黏合剂"和"润滑油"。

参 考 文 献

曹彩.2009.药物临床试验科学监管的机遇与挑战.中国临床药理学杂志,(3):270-272,276.

陈丹霞,汪楠,安嘉璐,等.2012.国外转化医学研究发展经验与启示.医学分子生物学杂志,9(5):384-387.

陈永法,黄丽.2012.美国FDA对药物临床试验的监管.中国新药杂志,(14):1578-1582.

董尔丹,胡海,洪微.2013.浅析转化医学与医学实践.科学通报,(1):53-62.

董敏,李永昌,刘玉秀,等.2014.医学伦理审查如何适应转化医学的要求.医学与哲学(A),(10):33-35.

杜建,唐小利.2016.精准医学的内涵演化、重点领域与我国发展对策.中国科学基金,(1):20-26.

国家卫生计生委.2015.国家卫生计生委办公厅关于成立国家卫生计生委医学伦理专家委员会的通知.cmba.org.cn/common/index.aspx?nodeid=281&page=ContentPage&contentid=3778[2015-12-29].

胡晋红,黄瑾,刘海涛.2008.医院伦理委员会标准操作规程.北京:化学工业出版社:10.

胡伟力,陈地龙,陈怡婷,等.2013.临床医学专业学位研究生教育与住院医师规范化培训"双轨合一"的难点及对策研究.学位与研究生教育,(2):41-45.

黄瑾,胡晋红,刘厚佳,等.2009.SIDCER认证:伦理委员会规范化实践探讨.医学与哲学(人文社会医学版),30(8):23-24.

黄瑾,胡晋红,项耀钧.2013.转化医学的伦理审查与管理实践.医学与哲学(人文社会医学版),(1):30-31.

李晓秋.2009.美国《拜杜法案》的重思与变革.知识产权,(3):90-96.

李亚子,钱庆,王敏,等.2011.美国国家科研资源中心(NCRR)战略计划及对发展我国转化医学的思考.基础医学与临床,31(3):339-343.

莱什纳,特里,舒尔茨,等.2014.转化医学的研究与探索——解读NIH-CTSA2.0.时占祥译.北京:科学出版社:6.

农欣,栗美娜,张鹭鹭.2014.中美研究型医院的比较与启示.解放军医院管理杂志,(4):312-314,323.

秦洁,宋伟.2014.对《促进科技成果转化法》修订的几点思考.中国科技论坛,(4):10-14.

上海转化医学研究中心.2015.上海转化医学研究中心主要任务及总体技术方案.http://transmed.sjtu.edu.cn/zhyx/yjystatichtml.do?method=getStaticHtmlContent&type=zyrw[2019-08-16].

邵慧峰.2014.从"威斯康星理念"到《拜杜法案》——美国大学科技成果转化思想的法律化进程.文化学刊,(5):130-135.

时占祥,詹启敏,顾申,等.2015.转化医学在中国:五年回顾与展望.科学通报,(22):2151-2156.

苏连芳,齐若梅,雷霁,等.2003.英国医学研究理事会(MRC)——一个历史悠久的医学研究资助机构.中国基础科学,(6):56-60.

孙瑞娟.2006.英国医学研究理事会的资助和评审体系及其启示.中国基础科学,(1):41-44.

孙艳丽,李金明.2013.临床医学中的个体化医学.中华医学杂志,93(14):1047-1049.

孙轶康,阮秀芳. 2010. 我国药物临床试验实施中的问题及监管对策. 中国药房,21(25): 2317-2319.

王敏,张音,张燕舞,等. 2012. 国内外转化医学比较及我国开展相关研究的建议//中国医学科学院/北京协和医学院医学信息研究所/图书馆 2011 年学术年会论文集,北京.

杨庆. 2013. 我国《促进科技成果转化法》对科技创新的影响研究. 渤海大学硕士学位论文.

阴赪宏,肖红丽,徐婉珍. 2011. 转化医学在中国. 医学研究杂志,(1):14-16.

于河,刘建平. 2007. 国际临床试验注册概述. 中西医结合学报,5(3):234-242.

张鹏,秦岭,成文翔,等. 2013. 关于转化医学重大基础设施建设的思考. 转化医学研究(电子版),3:28-38.

张士靖,杜建,姚强,等. 2010. 卓越之道:学科交叉与群体智慧——"哈佛催化剂"个案研究及启示. 比较教育研究,(5):68-72.

中国医学科学院. 2015. 中国医学科技发展报告 2015. 北京:科学出版社.

中华人民共和国科技部. 2015. 国家临床医学研究协同创新战略联盟成立. http://www.most.gov.cn/kjbgz/201510/t20151020_122067.htm[2015-10-21].

钟世镇. 2011. 对转化医学与人才培养的感受. 中华关节外科杂志(电子版),(2):208-210.

Balas E A, Boren S A. 2000. Managing clinical knowledge for health care improvement. Yearbook of Medical Informatics,9(1):65-70.

Chakma J, Sun G H, Steinberg J D, et al. 2014. Asia's ascent-global trends in biomedical R&D expenditures. New England Journal of Medicine,370(1):3-6.

Chakma J, Sun G H, Steinberg J D, et al. 2014. Asia's ascent-global trends in biomedical R&D expenditures. New England Journal of Medicine,370:3-6.

Contopoulos-Ioannidis D G, Alexiou G A, Gouvias T C, et al. 2008. Life cycle of translational research for medical interventions. Science,321(5894):1298-1299.

Contopoulos-Ioannidis D G, Ntzani E E, Ioannidis J P A. 2003. Translation of highly promising basic science research into clinical applications. The American Journal of Medicine,114(6):477-484.

Duda G N, Grainger D W, Frisk M L, et al. 2014. Changing the mindset in life sciences toward translation:a consensus. Science Translational Medicine,6(264):264cm12.

Fastercures. 2010. Crossing over the Valley of Death:Translational research. https://www.fastercures.org/reports/translational-research[2011-02-07].

Grant J, Green L, Mason B. 2003. Basic research and health:a reassessment of the scientific basis for the support of biomedical science. Research Evaluation,12(3):217-224.

Grether M, Eickelberg O, Mall M A, et al. 2014. New metrics for translational research. Lancet Respiratory Medicine,2(8):e13-e14.

Howard Hughes Medical Institute. 2015. Nobel Laureates. http://www.hhmi.org/scientists/nobel-laureates[2016-12-30].

Kurpinski K, Johnson T, Kumar S, et al. 2014. Mastering translational medicine:

interdisciplinary education for a new generation. Science Translational Medicine, 6(218): 218fs2.

Leshner A I, Terry S F, Schultz A M, et al. 2013. The CTSA Program at NIH: Opportunities for Advancing Clinical and Translational Research. Washington(DC): National Academies Press.

Medical Research Council(MRC). 2013. Outputs, Outcomes and Impact of MRC Research: 2012 Report. https://mrc.ukri.org/successes/investing-for-impact[2013-09].

Medical Research Council(MRC). 2019. About Our Translational Research. http://www.mrc.ukri.org/funding/science-areas/translation/about-our-translational-research/[2019-01-23].

Medical Research Council(MRC). 2019. Awards and Recognition, Nobel Prize Winners. http://www.mrc.ukri.org/successes/awards-recognition[2019-01-23].

Medical Research Council(MRC). 2019. Strategy Board & Overview Groups. http://www.mrc.ac.uk/about/our-structure/strategy-board-overview-groups[2019-01-23].

National center for advancing translational sciences(NCATS). 2018. Training & Career Development. https://ncats.nih.gov/ctsa/about/training[2018-10-26].

National center for advancing translational sciences(NCATS). 2018. Work with NCATS. http://ncats.nih.gov/workwithus[2018-10-30].

National Institutes of Health(NIH). 2016. NIH Data Book, Fiscal Year 2014. http://report.nih.gov/nihdatabook/index.aspx[2016-12-30].

National Research Council (US) Committee on A Framework for Developing a New Taxonomy of Disease. 2011. Toward Precision Medicine: Building A Knowledge Network for Biomedical Research and A New Taxonomy of Disease. Washington(DC): National Academies Press.

National Science Foundation. 2013. National Patterns of Research and Development Resources: 2011-12 Data Update. NSF.

President's Council of Advisors on Science and Technology. 2008. Priorities for personalized medicine. Executive Office of the President of the United States.

Rajan A, Caldas C, van Luenen H, et al. 2013. Assessing excellence in translational cancer research: a consensus based framework. Journal of Translational Medicine, 11:274.

Rajan A, Sullivan R, Bakker S, et al. 2012. Critical appraisal of translational research models for suitability in performance assessment of cancer centers. The Oncologist, 17(12): e48-e57.

Rubio D M. 2013. Common metrics to assess the efficiency of clinical research. Evaluation & the Health Professions, 36(4): 432-446.

Rubio D M, Sufian M, Trochim W M. 2012. Strategies for a national evaluation of the clinical and translational science awards. Clinical and Translational Science, 5(2): 138-139.

The 96th United States Congress. 1980. Stevenson Wydler Technology Innovation Act of

1980. https://www.congress.gov/bill/96th-congress/senate-bill/1250.

The 97th United States Congress. 1982. Small Business Innovation Development Act of 1982. https://www.congress.gov/bill/97th-congress/senate-bill/881.

The 98th United States Congress. 1984. An Act to Amend the Federal Food, Drug, and Cosmetic Act to Revise the Procedures for New Drug Applications, to Amend Title 35, United States Code, to Authorize the Extension of the Patents for Certain Regulated Products, and for Other Purposes. https://www.congress.gov/bill/98th-congress/senate-bill/1538.

The 99th United States Congress. 1986. Federal Technology Transfer Act of 1986. https://www.congress.gov/bill/99th-congress/house-bill/3773[2014-12-30].

Trochim W M, Rubio D M, Thomas V G. 2013. Evaluation guidelines for the clinical and translational science award. (CTSAs)Clinical and Translational Science,6(4):303-309.

Wratschko K. 2009. Empirical Setting: The pharmaceutical industry//Strategic Orientation and Alliance Portfolio Configuration. Gabler:87-96.

第五章 我国转化医学学科发展的政策建议

第一节 加大资助力度

一、建议重点资助方向

针对国家重大医学战略需求和中国医学科学院基础医学研究所已有的优势学科和领域,从分子生物学入手,探索重大的疾病发生、发展的规律和分子机制,整合多学科的优势和联合医学基础研究和临床研究资源,重点加快实施在环境与医学、脑科学、重大慢性疾病、免疫调节与免疫细胞治疗以及精准医学与转化医学等方面的自主创新工作,加强对重大疾病防治和重要成果的转化等的研究,在医学应用基础研究方面力求新的突破。其主要有以下几个方向:疾病病因、发生发展分子机制和诊断治疗靶点的基础研究;疾病防诊治新技术/方法的临床转化;建立队列及临床资料和生物样本库,开展高质量临床研究;建立高效、协同工作机制,搭建多学科研究平台,创新诊疗模式和体系,推广适宜的诊疗技术。

二、加强基础研究成果可靠性验证资助

(一)加强基础研究的科学性、重复性和可验证性

加强基础研究的科学性及实验室研究结果的真实性、可靠性及可重复性

是基础研究成果进入转化的绝对前提。事实上，国内外许多已发表的基础研究类论文，被重复检查和验证的只是少数。应在加强基础研究与临床应用相互沟通、合作的基础上，继续加强基础研究，提高自主创新能力，为实现将基础研究的创新成果成功应用于临床，奠定坚实的基础。

（二）加大现有药物疗效的重复性研究

药物从发现到临床应用是一个漫长的过程。建议在研发新药的同时，增加对目前有疗效药物的重复性试验，并加大经费支持。

（三）稳定对基础研究的资助

应以足够的资金来资助转化医学研究和奖励研究成果，以增强基础研究和临床医学的沟通。政策上应重点支持有一定基础的、临床确有疗效的、多学科交叉的转化性研究项目，培育新的增长点。科研成果从实验室向临床的转化过程需要很高的转化成本，且回报周期长。另外，缺乏政策支持和积极主动的参与、实验室建设与医疗单位经济效益之间存在的冲突等也是经常遇到的问题。

基金资助是转化研究过程中一个关键的因素。在发病机制研究及成果筛选过程中，由于缺少相应的基金支持，导致了转化医学进展的滞后。充足的基金支持、经济刺激以及市场推动，是促进转化医学走向成功的必备因素。我们应该将宝贵的资源用于那些最具前景的成果，而不是浪费大量资金在那些转化潜力可能较低的成果上。

目前，学术研究机构开展的基础研究的转化总是机会性的。而临床上使用的治疗手段多是由生物技术和制药企业公司驱动的。企业比政府资助的生命科学研究更多。学术研究机构在药物和医疗手段的研发和转化中总是处于被动角色。约77%的科技经费投入来自企业，而学术机构的投入仅占14.7%（国家统计局等，2015）。

（四）平衡基础生物学研究和转化医学

美国NIH的研究重点逐渐发生改变。其基本关注不再放在研究基础生物学机理中获取知识中，而是强调"转化医学"，将基础科学置于次要地位。医学进展最终依赖于对基础生理学的理解，而这一学术信仰面临缺失。个人好奇心驱动的科学被通过大项目收集大量关联数据的方式来回答生命的基础问题所取代。一些长期在NIH工作的科学家亲历了这种由强调基础研究到以任务驱动的转化医学的变化，他们认为这一变化严重侵蚀了科学研究中基础发现的重要性。这种研究费时费力，一般难以短期见成效。1964~1972 年，曾在 NIH 进行科研训练的科学家中，共有 9 人获得诺贝尔奖。这个例子给我们一个重要启示就是，将有抱负的年轻医生们与前沿基础科学家放在一起能导致基础科学的重大发现。如何在基础生物学研究和转化医学间寻求平衡？如何保持科学家的创造活力和科研好奇心？NIH 的主要目标就是服务于科研探索，帮助科学家孕育新的发现从而提升人类生活质量，但过于强调转化医学研究就会常在各个层面（NIH 研究部门、研究所领导、项目负责人和政策制定者）干扰这一目标，导致在国家层面上对基础科研的伤害。基础科研发现的成果不会都能在人类生活的不同方面中寻求转化，所以过多地倡导转化医学就会妨碍基础研究的新发现。好奇心产生想象力—想象力驱动追求真理—追求真理导致新发现—新发现产生新知识—新知识又催生更多的好奇心和更多的想象力，这一循环持续发生着，并对人类有益。若偏离这一循环将损害国家利益。

三、加强、完善资金资助政策管理体系

制定各类项目经费配套政策，建立经费管理体系与完善的项目评估机制，明确各种科研项目的目标、项目资金来源和资源分享机制。我国科技计划自建立伊始就有着鲜明的政策指导作用，有必要建立有效的科技计划影响评估机制。除了对项目的实施过程进行监督评估，同时对项目管理部门也应制定有效的评价体系，避免违规操作。此外，继续深入研究各国国际合作对外资助政策的特点和经济管理办法，有利于了解各国国际科技合作的政策导向和目的，有利于国际合作的成功和经费的获取。

四、合理分配资助资金流向

虽然科研产出应用于临床是一个相对漫长的过程，但科研依然是攻克恶性肿瘤的基石，因此政府应该减少对科研人员的行政干预及产出时间压力，并长期、持续地进行资助。另外，虽然肿瘤的科学研究需要借鉴国外的先进技术和经验，但不应跟风，应该从政府层面聘请不同领域的专家，建立专家委员会，论证资助基金的合理分配，适当提高临床难题的科研投入，建立转化医学项目注册制度，优化资源，避免重复研究。另外，在肿瘤的基因检测及药物研发方面，鼓励研究机构与基因检测公司及制药公司的合作等政策，都将更好地推动肿瘤转化医学的发展。

在国家统筹规划的转化医学研究系统下设立食管癌转化医学基金项目，成立肿瘤问题为主的转化医学研究中心，纳入"健康中国"科技支撑战略；优化肿瘤转化医学研究中心的结构与资源配置，充分发挥医学转化中心的前沿性、创新性、探索性以及医学实践价值。

在转化医学的思路和目前全球化精准医学的背景下，基于中国的现状和研究条件的可获得性，政府和基金支持应该鼓励探索肿瘤的发生、发展的重大机制，强调基础研究与临床应用的结合，重点支持有望能改变肿瘤治疗模式的研究，特别是那些有可能成为重要治疗干预突破靶点的方向，鼓励进行原创性和具有自主知识产权的研究。其主要基金资助方向可分为以下几方面。

（1）分子遗传机制方面：利用现代分子生物学技术研究肿瘤发生、发展、复发、转移的重大分子机制、重要分子生物学通路的转化医学研究，利用第二代测序技术（NGS）比较肿瘤分子相互作用、遗传进化等重要机制方面的转化医学研究，肿瘤分子调控的系统生物学研究及其验证。

（2）临床诊疗水平提高方面：重要机制的相关临床验证研究，如循环肿瘤细胞、肿瘤不同阶段的生物学行为的转化医学研究；具有重要运用潜能的药物的临床验证或者研究；目前阶段下有利于提高肿瘤治疗效果的研究，如肝癌围手术期肝功能的研究、肝脏肿瘤的三维可视化成像及虚拟现实的转化医学研究等；在肿瘤药品研发的临床研究中，鼓励采用基于"精准医学"理念的"篮子设计"或"伞设计"的设计模式。

（3）信息科学在肿瘤转化医学中的应用方面：利用现代信息科学、生物信息学预测可能的机制及其可能的干预靶点相关的转化医学研究，利用大数据等现代信息科学技术对肿瘤的各个过程的整合和研究，探索现代信息科学和肿瘤的诊治交叉的转化医学研究。

第二节　加强基础设施建设

转化医学研究包括五个关键要素，即研究者、目标、模型、合作和基础设施。每一个要素均会促进有希望的基础研究与技术研发项目向临床的转化。

一、建立开放共享的数据环境

转化医学生物信息学的未来依赖于患者不同数据类型特征的整合，因此开放数据共享环境的建立非常重要，但是发展中也面临着一些问题，如不同数据库生物信息与临床信息的标准化还不完善，大规模数据分析能力的建设及相关人才的不足，生物医学数据共享的隐私与社会伦理问题，相关学科间研究人员的合作不够充分等问题。

在政策方面，类似美国国家生物技术信息中心（NCBI）的数据共享政策，即规定科学家在拿到政府资助经费时，需承诺将研究数据提交给NCBI，保证国家级平台数据的来源。我国在2014年国家自然科学基金委员会（NSFC）已制定和发布了关于受NSFC资助的研究发表论文和元数据的开放获取政策。但是，离我国建立全面的国家级生物医学信息共享还有一定的距离，对数据共享的进一步推广，如非政府资助的研究数据的共享也应得到政策鼓励，使提交共享数据的人员的相关利益也得到保障。

二、加大共性平台建设

在重点任务的完成过程中，需要大力进行共性平台的建设工作。其中，数据中心（信息化管理平台）、疾病登记平台、临床研究管理平台、生物样本网络平台，以及医疗机构与精准诊断与精准治疗的高校、研究所、企业间的联盟将是整个项目成败的关键。建立优秀的平台建设，包括全国性的肿瘤患者的数据库、设立标准、资源共享，将大力促进肿瘤领域各学科的快速、持续发展，更好地提高生物医学从科研成果向临床应用的转化。

首先，要建立肿瘤研究数据中心（信息平台）。肿瘤研究领域需要有相应的信息平台支撑，对研究数据、研究过程、研究协作等进行管理和执行。肿瘤研究信息平台由多个子平台/系统组成，还需要与临床研究平台、样本网络平台、肿瘤登记平台、精准诊疗的信息系统密切整合。

其次，要建立肿瘤登记平台。通过肿瘤登记平台对肿瘤发病和死亡情况进行登记，并定期、动态随访调研肿瘤发病、死亡的变化，对现有策略进行调整。平台将通过描述肿瘤发病趋势，为探索肿瘤病因、评估防治效果、相关政策的制定提供数据支持。

再次，需要建设临床研究管理平台。依托行业学会的临床研究专家库，形成胃癌领域临床研究管理平台的智库。从中遴选出具有高水平的专业团队，采用国际一流的临床研究数据管理系统，并充分发挥专家所掌握的、先进的计算机网络工作平台，为多中心临床研究提供各项科学严谨的试验整体设计、统计学方法设计与数据统计分析。保证临床研究的顶层设计、研究方案的科学性设计、多中心研究的协作和理性的设计及统计学方法的合理性设计。

最后，生物样本库网络平台的建设是必不可少的。肿瘤研究离不开设施完备、可完善保存组织与血清样本的肿瘤生物样本库。首先要先建立肿瘤生物样本库信息平台，即建立肿瘤患者生物样本库的管理和信息存储中心，管理生物样本的采集、处理、储存和出库流程，以及由此产生的标本及其衍生物的信息，样本库信息平台与临床资源信息平台可以进行信息交互，组成一个肿瘤患者的完整医学生物信息库。其次，进一步建设网络，互联各单位的样本及样本临床相关信息，将形成具有巨大规模的肿瘤的生物样本联盟，可用于支持各种临床研究及转化研究。

三、攻克重大难题

实现国家层面的资源规划、整合和分配。对于我国来说，更合理的策略是战略性地建立国家层面的类似NCI具有实际功能的部门或专项课题组，如由我国国家癌症中心牵头，下设针对不同癌种的研究组（如肺癌组、结直肠癌组、乳腺组等）。每一个研究组包括国内被认可或认证的基础研究中心和临床诊疗中心，基因检测采用基因组分析，检测需在充分认证的中心实验室进行，基础与临床紧密结合，等等。这样，大家摒弃私利、资源共享，长远来说可以使中国拥有自己有说服力的数据，可以使中国患者得到更好的诊断和治疗，可以使中国学者形成自己的诊疗规范，而非依从于欧美的指南，这样最终获益的是中国的肿瘤患者。

第三节　加强新药研发和中医药转化医学研究

中医药是中华民族优秀文化的瑰宝，是世界医学的重要组成部分。随着现代医学模式的转变、疾病谱的变化和预防保健需求的增长，国际社会对传统天然药物的需求日益扩大。依靠现代科学技术，进一步提高中医药防病治病水平，加快推进中医药现代化、国际化进程，争取让中医药为人类做出更大的贡献，这已成为我国各级政府和产学研各界共同努力的目标。中医理论传承与发展、中医药临床评价与伦理评估、针灸研究与国际化、中药资源系统研究与开发利用、中药创新药物研究与产业化、中医治未病与中医预防医学研究与发展、民族医药的发展与产业化等都是中医药转化医学研究的重要内容。

而传统中医药学的转化研究，则应当采取从临床到基础的发展路径。其原因在于，中医药的产生和发展在过去2000多年的历史长河中已经成为一门典型的实践医学，但在当今循证医学时代，要求我们提供给病人的治疗措施应当具备循证医学的证据，迫使我们从经验医学、实践医学向实证医学发展，以适应当今医疗体系和发展趋势。

借鉴以往青蒿素研究从实验室走向临床应用的成功案例，参考发达国家转化医学研究的先进经验和国内慢性病转化医学研究的初步探索，中医药和中西医结合研究应以临床问题和社会需求为导向、临床疗效为重点，加强基础与临床研究的沟通与合作，实现基础研究成果到临床应用再到社区的转化。

建设中医药与中西医结合转化医学研究机构。有条件的大学、研究型医院或国家中医临床研究基地应把握先机，采用加盟或联合方式进行资源整合，建立以基础、临床和药物研发为主体，结合中医古籍传承研究的跨学科中西医结合转化研究中心，吸引企业共同参与，以平台管理方式进行统一部署和联合攻关，加强团队建设，构建转化链。建立临床—基础—产业—人才一体化模式和运行机制，大力开展转化性研究模式探索，促进中医药与中西医结合转化医学研究。

我国传统医学有着数千年的临床经验积累和浩瀚的医籍记载。这些宝贵的经验如通过循证医学证实临床疗效，再转入基础研究，而后再从基础到临床应用，就会获益更大。总之，中医和中西医结合转化研究的关键是从临床实际需求出发，构建基础与临床相结合的"转化平台"，从体制、资金、人才及政策导向进行整合和试点。其核心是"转化"，重点是"效率"，关键是"行动"（蒋跃绒和陈可冀，2010）。

一、重视新药研发的专利保护

在发现青蒿素后的很长一段日子里，我国尚未建立知识产权制度，也就无专利申请可言，加之我国科研人员保密意识淡薄，无意中泄露了青蒿素的结构与功能等核心机密，致使青蒿素的专利落入他人之手。这就是为什么我国作为青蒿素创始国，同时又是青蒿素生产大国，但却在世界青蒿素类药物销售市场上只占有区区1‰的份额的原因（曾庆平，2015）。

尽管国际上有遭遇突发疾病时允许仿制专利药的共识，但某些高科技企业利用高新技术生产的青蒿素类药物，今后恐怕因严格专利保护，再也难以仿制。据报道，世界制药巨头赛诺菲已在意大利投资设厂，利用专利全覆盖的酵母基因工程菌生产青蒿酸，然后通过化学转化反应合成青蒿素。目前，这种工业化生产的青蒿素年产量已达数十吨，而且价格几乎与用青蒿提取的青蒿素相当，制成的复方青蒿素成品药也已运抵非洲疟疾流行区。这将大大挤压我国青蒿素产业的生存空间，甚至可能让我国农业化生产的青蒿素毫无用处，这才是未来可能出现的真正的"青蒿素危机"！幸而我国有关科研机构及某些药企正在"复制"青蒿素半合成生产线，并独创了从青蒿酸合成青蒿素的非光化学催化法，让中国的青蒿素产业现出一线曙光。今后如何规避专利壁垒，不让中国"壳"、外国"芯"的产品生产模式重演，是值得业界通盘考虑的问题。

二、放开新药引进，鼓励 I 期临床试验

如果说转化医学是连接基础医学和临床医学的纽带，那么药物则是这一纽带中的关键因素。基础医学成果往往通过研发药物实现对临床的贡献，临床医学也往往通过药物在临床中的疗效来进一步明确药物的机制。但由于我国目前制药企业的药物创新能力有限，原研新药较少。因此，政府除了给予国内药企更宽松的科研环境外，还需要以更开放的态度和政策引进国外的新药在中国进行 I 期临床试验，只有让国内临床医生和基础学家接触到这些新药，才可能拿到第一手的中国人自己的数据，主导适合国人的合理治疗策略的探寻，而非作为观众或跟随者，跟从西方学者的研究结果。另外，政府应该鼓励有条件的中心建立标准化的 I 期临床试验病房，并加强 I 期病房及相关人员的准入制度和监管力度，药物监管部门要定期培训并考核 I 期临床试验实施人员，从而提高我国 I 期临床试验水平的国际认可度。

三、应用循证医学方法评价中医药疗效

中医生命力的体现在于其临床疗效。中医药的现代化发展和在与西医的医疗竞争中所面临的一个重要挑战是，如何拿出中医药疗效的客观证据。因此，循证医学方法应用于中医药的疗效评价是中医转化研究的关键。将循证医学的理念和方法引入中医临床研究，将在下述几方面发挥作用：①促进中医药的现代化进程，得到国际医学界的认可；②促进中医药的临床实践从经验向实证发展；③通过对中医药疗法的系统评价，找出中医药防治疾病的优势病种和应用领域；④通过严格设计、实施和报告的随机对照试验以及其他实用性较强的非随机研究方法，对具有潜力的中医药疗法进行疗效和安全性的评价，为推广运用提供证据基础（刘建平，2011）。

四、加强对老药新用研究的资助

2011 年 12 月 23 日，NIH 成立的 NCATS 的使命之一便是关注开发新型

疗法和工具以减少或消除开发药物和诊断新方法的障碍。开发的新疗法，可以为整个医疗产品生产开发部门所采用。在 NCATS 的管理下，新制剂开发（therapeutics discovery）行动将匹配研究人员和由企业选择的分子化合物，以测试制剂新用途，最终实现为病患寻找到富有前景的新疗法的目的。鉴于此，NCATS 将致力于提高多方面的能力，使病患获得安全有效的产品，其中重要方式之一便是 NCATS 开创新形式的公共私营合作制，即联合制药公司和生物医学研究群体的力量。NCATS 设立了 NIH-公司中试计划：利用现有分子开发新制剂（discovering new therapeutic uses for existing molecules），使生物医学研究群体在开发制剂新疗效方面的先进理念应用于制药公司所拥有的却中止研发的药物候选分子。制剂开发（therapeutic development）是一项高成本、复杂、耗时的过程。近几年，研究人员成功鉴定了约 4500 种疾病的病因。然而，将已有知识转化为新疗法被证实是十分困难的，目前这些疾病中只有 250 种疾病已研发出有效疗法。

第四节　加强国际合作

随着世界经济全球化进程的飞速发展，科技国际化的特征日趋明显。学科发展资金来源不应只局限于国家投入和单位自筹。如何充分利用国际资源，特别是国外科技经费资源，对提升我国科研实力有着重要意义。对仅凭一国之力无法承担其昂贵的科研成本的艾滋病、禽流感等世界性课题，应加大与科技发达国家的合作力度，积极利用国外研究资源，促进科学研究人员之间的流动，努力提高本国科学技术发展及其自身在国际科技领域的竞争力，提升国际合作水准，共同攻克世界性难题，最终实现科研成果多国共享，造福社会。与学科发展处于前沿领域的发达国家开展多种形式的国际合作，建立长期合作关系，共同建立研发机构。继续保持已经处于国际领先地位的学科及其相关技术的优势地位，并且逐步向国内相关产业推广，由一个带动一片发展，提高本学科的整体实力，提升本国综合竞争力。积极派遣优秀科技研究人员参与国际科技合作，进一步拓展和鼓励青年学者之间的国际合作与交流，召开国际学术会议，努力开辟多种国际资源利用渠道。除了继续重视和招募海外杰出人才与知名学者回国参与研究合作之外，还可以考虑开拓利用国际智力资源，吸引国际优秀人才参与进来共同研究，从而发挥科研自主性，扩大国际影响力。

在生物医学信息学领域,在一定程度上放开生物样本进出口的政策,完善伦理制度,加强法律监管力度,支持国际多中心合作项目,联合开展不同人种相关疾病的分子流行病学、发病机制、药物靶点验证、药效及药代动力学等研究。同时设立专项经费,资助专业人至欧洲生物样本库与生物分子资源研究平台(Biobanking and Biomolecular Research Infrastructure,BBMRI),生物存储和生物样本研究中心(Biorepositories and Biospecimen Research Branch,BBRB)等专业生物样本库学习运维管理、质量控制、信息管理及数据挖掘、转化研究等技术。

欧美发达国家和地区在干细胞治疗转化医学上有很多做法能给中国的发展以启发和借鉴。我们可以通过人才培养、组建联合实验室、高水平专家对话实现有效的资源共享,相关部门紧密追踪国际动态,加强信息收集,开展国际合作交流,着力提升我国干细胞治疗再生医学研究的整体水平。

参 考 文 献

国家统计局,科学技术部,财政部.2015.2014年全国科技经费投入统计公报.http://www.most.gov.cn/tztg/201511/W020151124374223901046.pdf.

蒋跃绒,陈可冀.2010.转化医学与中西医结合的研究和发展.中国中西医结合杂志,30(10):1017-1020.

刘建平.2011.转化医学与循证医学及其与中医药疗效评价.中国中西医结合杂志,31(4):444-445.

杨克虎,陈耀龙,李幼平,等.2013.中国能否应对指南挑战?中国循证医学杂志,13(6):621-623.

曾庆平.2015.万千宠爱集于一身:2015年诺贝尔生理学或医学奖解读.科学通报,60(36):3523-3526.

赵玉沛.2011.加快转化医学发展,促进医学模式转变.中华医学杂志,91(4):217-219.

Contopoulos-Ioannidis D G, Alexiou G A, Gouvias T C, et al. 2008. Life cycle of translational research for medical interventions. Science, 321(5894):1298-1299.

McNutt M. 2014. The measure of research merit. Science, 346(6214):1155.

Thonon F, Boulkedid R, Teixeira M, et al. 2015. Identifying potential indicators to measure the outcome of translational cancer research: a mixed methods approach. Health Research Policy and Systems, 13(1):72.

下 篇

第六章 重点环节与重点平台支持领域

第一节 生物医学信息学与转化医学

一、引言

转化医学旨在将生物医学研究应用到临床实践中,实现"从实验室到病床"的转化。转化医学研究的目标和任务是打破基础研究与临床医学之间的屏障,促进基础科学研究人员与临床医生之间的双向交流,使基础科研成果最有效地应用于临床和新药研发;同时将亟待解决的临床实践问题反馈给基础研究者以使其产生新的想法,并用于实验室研究,最终使患者受益。

生物医学信息学是临床医学、生物学、信息学的交叉学科,致力于在生物学研究、生物医学科学、医学以及医疗保健领域的工作实践当中,对计算机科学、信息科学、信息学、认知科学以及人机交互进行研究与应用,有效地利用生物医学数据、信息、知识,通过调查、解决科学问题和制定决策来有效地提高人类健康的科学。其他的许多领域,包括生物信息学、临床医学信息学、影像信息学、公共卫生信息学以及医学信息学在内,通常都属于生物医学信息学的兄弟领域或者生物医学信息学之中的子领域(肖特利弗和奇米诺,2011)。

生物医学信息学是转化医学研究手段的重要组成部分。生物信息学(Bioinformatics,BI)和医学信息学(Medical Informatics,MI)是生物医学信息学的两个关键子领域:BI在生物"发现科学"方面更为专业,MI更专长于发展卫生医疗应用。它们在学科发展历史、科学基础、数据质量和分析、知识整合和数据库、支持实践的信息工具、支持研究（信号加工、影视和计算模型）的信息学方法、专业人士和患者的继续教育、教育培训等方面有所区别，也有很多的交叉，二者相互合作、优势互补，可共同推进基因组医学或转化医学的实现（Maojo and Kulikowski，2003）。面对日益增长的数据，转化医学研究迫切需要能整合、存储、分析、解释生物学和临床数据的方法和工具。转化医学信息学和转化生物信息学（Translational Bioinformatics，TBI）的应运而生有利于临床医药的开发和利用。转化生物信息学还涵盖整合生物医学和临床医学数据的新技术的研发，以及围绕生物现象的临床信息方法学的改进，是连接基础分子、遗传和细胞数据与临床（如药物、疾病、综合征和患者）的方法的开发或应用的信息研究（Altman and Miller，2011）。

二、科学意义与战略价值

转化医学研究涉及实验生物学、临床诊疗以及公共健康医学转化方法研究。生物医学信息学的主要研究内容是基础研究数据和临床数据的收集、整理、分析和共享，涵盖了特定领域信息处理方法学研究。生物医学信息学与转化医学密切相关的领域有：①分子及细胞生物信息学过程——生物信息学；②个体及患者——临床信息学；③组织及器官系统——影像信息学；④人口及社会——公共卫生信息学。其中，生物信息学专注于分析生物系统在分子水平上的差异和变化；临床医学信息学涉及信息技术在临床医疗领域的应用，范围包括基础医学研究、患者诊断和死亡原因研究、电子病历数据研究和各种其他临床数据等；影像信息学被定义为用于产生、处理、管理、提取、呈现成像（影像）信息，在许多生物和医学应用中集成图像的研究方法；公众卫生信息学主要研究应用于健康评估、政策制定和疾病预防的信息。这些方面支撑转化医学知识传输与信息集成。生物医学信息学与转化医学相结合，通过开发新的医疗干预措施，研究新的诊疗方案以及临床指南规范为开展更好的医疗健康服务提供了广阔前景。转化医学不同阶段都涉及生物医学信息学方法，提供专门场景下的知识管理与集成。生物医学信息学家在转化医学团队中占据重要位置，实现了不同领域专家知识的有效融合。

（一）转化医学信息学与医学信息学

转化医学信息学的主要研究领域集中在信息共享、信息检索和数据分析等方面。医学信息学的主题领域主要包括信息决策支持系统、自然语言处理

(Natural Language Processing，NLP)、医学信息标准化、医学信息检索以及电子病历系统，更偏重于对技术平台的支撑。

1. 决策支持系统

生物医学相关人员通过决策支持系统按照一定的标准基于已知的数据做出决策，并从这些决策中智能地过滤选择出最佳决策，如辅助基础研究人员做出序列相似性判断、基因发现和基因调控等决策。在转化医学的研究过程中，决策支持系统的核心活动——知识获取、知识表达、推断、解释都需要整个转化医学团队来完成。最终，一个成功的转化医学决策支持系统将是连接基础研究人员和临床医生的桥梁。

2. 自然语言处理

自然语言处理的研究能实现人与计算机之间用自然语言进行有效通信的各种理论和方法。其主要包含两个方面：一是自然语言理解系统，从人类语言（文本语言或者演讲语言）中提取信息和知识，并将其结构化以便后续应用；二是自然语言生成系统，它将机器语言转化为人类可以理解的语言。自然语言处理从医疗文本中提取有用信息，能够系统地抽取并总结这些大量的且一直在转化研究中存在的自然语言文本，通过自然语言处理，将非结构化的医疗文本转化为包含重要医学信息的结构化数据。

3. 医学信息标准化

由于生物医学信息产生的工具、技术、存储数据的格式和数据库种类多样，不同生物医学数据源信息的存储、共享、传递和利用存在困难，因此需要不同数据源的收集、存储和数据传递，特别是实验室数据和临床数据之间的信息交换需要建立起适当的标准，以适应临床研究和基础研究的数据库系统，以及便于生物医学信息的共享和传递。

目前，国际上广为知晓和认可的国际疾病分类（International Classification of Diseases，ICD）、人类与兽类医学系统术语（Systematized Nomenclature of Medicine，SNOMED）、医学信息交换标准（HL7）、医学数字影像和通信（Digital Imaging and Communications in Medicine，DICOM）等用于信息表示与交换的医学信息标准是转化医学信息学研究的重点内容。这些医学信息标准能够有效地对转化医学研究所需的数据进行组织和表示，并促进基础研究数据和临床数据的访问与集成，是克服信息转化障碍的重要保证。最终,转化医学研究将会利用转化医学信息学的技术方法(如现有的医学信息标准 HL7、SNOMED 和 DICOM 等)开发出针对某些疾病的新医学数据标准。

4. 医学信息检索

信息检索系统用于从特定数据库中检索和显示相关数据。近年来,医学信息检索在异构数据源的信息检索与整合方面做出了诸多努力,目的在于克服转化医学信息障碍。当前的信息检索已实现了不同领域学科的跨越,如医学影像检索能实现相似特征医学影像数据基于内容的检索;临床环境下医学信息检索能实现特定临床场景的信息参考,成为临床指南与循证医疗实践的重要工具。转化医学研究对异构混合数据源的信息检索提出了明确要求。大数据,特别是类型复杂的大数据信息检索是目前医学信息处理需要解决的热点问题。语义技术等都为转化医学的研究提供了技术工具。

5. 电子病历系统

患者的个人信息、诊疗经过、检查结果等信息均可通过医院的电子病历系统进行电子化记录,信息采集、存储后,可进行传输、质量控制、统计和利用等。电子病历系统避免了在转化过程中辨认手写病历,加速信息共享的过程。电子病历系统中的基因型数据可为临床表型提供推断依据,推动实验室数据和临床数据的转化应用。

(二)转化生物信息学

转化生物信息学更注重连接来自高通量数据到临床数据的各种数据源,通过数据的理解和解释,将生物医学领域的数据转化为可用于临床的知识。转化生物信息学将生物信息学得到的生物学知识和医学信息学得到的医学领域知识关联在一起,并促进临床数据与附加生物学数据(如各种"组学"数据)的结合、数据挖掘和知识表达,这种多元数据的结合与分析将提高生物标志物判定的准确性,进而用于诊断患者的疾病状态,有助于个性化医疗的决策支持,在解读基因组、转录组及蛋白质组学分析产生的海量数据中发挥着越来越重要的作用,尤其在致病基因寻找、药物有效靶点筛选等医学研究各领域的发展日益深入。最终,转化生物信息学将促进医疗中疾病诊断治疗模式的改变,使诊疗更加精准(侯跃芳和崔雷,2012)。

生物医学信息学在转化医学中的作用主要体现在能够管理相关的信息,

为研究者、临床医生和患者提供网络平台,促进不同领域间实现数据共享和利用。因此,生物医学信息学可看作是转化医学这座桥梁的支撑平台,有效地连接基础及临床研究与临床实践。它在转化医学中的贡献和进展均体现了生物医学信息在转化医学中的重要价值和意义,也说明了生物医学信息学专门人才(生物医学信息学工作者)在转化医学团队中的重要作用(郑西川等,2013;李国垒和陈先来,2013;Sarkar,2010)。

三、发展规律与研究特点

(一) 相关文献特点

通过对转化生物医学信息相关 SCI 文献进行检索和计量(检索和计量结果见附录)后发现:权威杂志中,与转化生物医学信息相关的文章发表量还很少,2006~2015 年(截至 2015 年 12 月 3 日)总数仅 174 篇;13 种主要转化医学杂志中,2006~2015 年生物医学信息相关文献各年占比均小于 1.5%,2010 年起,其发文量明显增加,但都小于 20 篇;19 种主要生物医学信息学相关杂志中,转化医学相关文献 2006~2015 年各年占比均小于 0.6%,其发文量在 2010 年和 2015 年呈现小高峰,分别为 15 篇和 13 篇。

通过文献聚类得到生物医学信息和转化医学两大块内容,在生物医学信息领域的研究热点涉及转化生物信息学或转化研究中的信息、知识、资源的应用和技术、工具、系统的开发,在转化医学领域的研究热点主要涉及肿瘤患者的基因、信号通路的生物信息学分析和运用,及 miRNA 在患者细胞中的表达对基因及相关通路的影响分析。

(二) 相关会议主题转变

转化生物信息学对生物医学研究、基因组学、教育、诊断和治疗中的发现越来越重要。为促进转化生物信息学和临床实践的未来发展,美国医学信息学协会(AMAI)及时跟进研究需求与热点,专门设立了基因组学-转化生物信息学(Gen-TBI)工作组,其研究领域包括:促进临床和分子数据库的互操作,加强电子医疗记录系统对分子信息的支持,开发利用分子信息进行临床决策支持的工具,对疾病和疾病风险的分子基础进行模拟和可视化,评估已有的标准、识别缺陷和提供建议,个体化和精准医疗,基于潜在的分子机制进行疾病的重新分类,支持药物开发和发现,分子诊断和预后,利用组学和临床数据开发可用于发现的方法。

自 2008 年起，AMAI 还每年举办国际性 TBI 学术会议，对过去一年转化生物信息学相关的研究、应用、政策、管理、出现的新方法等进行交流。各年的主要内容和方向见表 6-1。

表 6-1 2008~2016 年国际性 TBI 学术会议主题

年份	会议主题
2008	①TBI 中本体的开发和利用；②临床和分子知识发现；③基因、变体和显性蛋白、疾病或药物之间的管理研究；④传染病的生物信息学新方法；⑤知识为基础的遗传学研究
2009	①应用于 TBI 领域的网络分析；②依据基因组或复杂多元分析的决策产生；③支持基因组医疗的大规模数据存储；④描述表型信息的本体及编码；⑤表型分类算法，结构生物学和规则学习等
2010	①综合分析分子和临床数据的信息学方法；②发现疾病分子机制和治疗的计算机方法；③实现综合 TBI 研究的信息学概念、工具和技术；④管理和描述表型、疾病以利于 TBI 研究；⑤关联遗传学发现和临床实践的信息学方法；⑥通过研究生物体、进化和生物分类来研究疾病
2011	①应用于 TBI 领域的网络分析；②支持基因组医疗的大规模数据存储；③描述表型信息的本体及编码；④表型分类算法，结构生物学和规则学习等
2012	①转化生物信息学的概念、工具和技术；②多模型测量数据的整合分析；③基因组的临床应用；④大数据相关信息学
2013	①信息学方法的开发和应用在改善转化生物信息学研究中的最新进展；②关于生物信息学如何促进临床研究、个体化医疗和医疗供给的论证；③对转化生物信息学现存机会挑战的认识，确定未来发展方向；④计算生物学、基因组学研究、统计基因组学、电子健康记录、健康信息交换、公共健康等领域的交叉；⑤转化生物信息学计划的形成、部署和评估的相关背景分析；⑥对全国性转化研究信息学计划中碰到的问题分享，如 CTSAs、国立生物医学计算中心（NCBCs）、美国癌症生物医学信息网络（caBIG）等
2014	①用于生物数据的最新生物信息学方法和发现，特别是在人类中的应用；②关于生物信息学如何促进个体化医疗、临床研究和公共卫生的论证；③同 2013 年会议主题
2015	①描述与临床和转化科学相关的最先进的信息学理论和方法；②最新的研究发现和开发的信息学应用程序支持临床和转化生物医学研究的应用实例；③部署和评估临床研究信息学计划的框架建议；④从事临床和转化科学的专家，包括临床和转化研究者、数据科学工作者、计算生物学家、基因组学研究者、统计基因组学家、临床信息学家、公共健康信息学家的相互联系及临床和科研信息技术政策和监管问题；⑤来自国家和国际临床和转化研究信息学计划的研究相关计划的探索
2016	同 2015 年会议主题

从以上议题可以看出，TBI 早期多集中于生物信息学的方法学在生物医学数据的管理中的研究。逐渐地，以生物信息学方法得到的丰富数据开始引起人们重视，研究更加注重于更好地理解人类疾病，促进新的预防、诊断和治疗方法产生。2012 年，公共政策的改变、多种分子水平大量数据集的获得、电子健康档案的广泛采纳、自然语言加工、大量计算机基础设施的获取、复杂的本体、数据挖掘以及机器学习工具都使得转化生物信息学中的大数据挖掘成为可能。2012 年的议题也产生了从关注基因组向临床应用研究的转变，强调大

量数据集的临床意义、多模型测量方法和大量医疗数据的关联。2016年美国医学信息学会（AMIA）转化生物信息学峰会的主题与2015年的相同。

中国自2012年起每年由中国医学科学院系统医学研究中心、太仓市正兴转化医学信息学中心、苏州大学系统生物学研究中心等举办国际转化医学信息学会议，旨在追踪国内外转化医学信息学的最新进展，把握未来发展方向，推动最新研究成果在相关领域的应用，为国内外的学者提供交流平台。会议设有转化医学、生物信息学、临床医学信息学、医学图像信息学和健康信息学等主题，讨论后基因组时代面对转化医学所面临的挑战，如何将分子、细胞、个体和群体等不同层次的信息整合，如何结合生物医学问题为转化医学的研究和应用提高重要的信息支持等问题。2015年，会议将大数据与精准医学作为核心主题，体现了我国对转化生物医学信息前沿的关注。

可见国内外转化生物医学信息学领域均越来越重视发掘生物医学信息学方法所获得的大量数据的实际价值，即如何运用生物信息学方法和技术将数据转化为医学中可利用的知识。从国内外举办转化生物信息学或转化医学信息学相关会议主题的转变可对相关研究的方向和趋势窥见一斑。

（三）转化生物医学信息平台

1. 国外转化生物医学信息平台

在转化医学信息学领域，美国已经有了相当深入的研究，极大促进了转化医学的发展（陈锐，2013）。美国最早在俄勒冈健康与科学大学、俄勒冈州临床与转化科学研究所、加利福尼亚大学旧金山分校、犹他大学等开设了转化医学信息学研究方向，并逐渐延伸至美国各大高校及研究机构；其在服务应用层面也具有成功项目，例如"哈佛催化剂"、全美跨学科科学家网络（VIVO Web）等项目成果等。

2008年5月，美国哈佛大学医学院成立了临床与转化科学研究中心，并将其形象地命名为"哈佛催化剂"。其生物医学信息学项目即转化医学信息学致力于在转化医学研究中实施信息和知识管理，提供丰富多样的服务。例如：①开发寻找合作者、研究资源、基金资助等信息的工具，基于Web帮助研究人员与他人取得联系，采集数据，洞悉可进行合作性转化研究的机会；②开发哈佛大学附属医院病体信息研究工具，聚集确定临床数据和生物样品的查询工具，用于病体信息研究；③支持"哈佛催化剂"网站，开发并维护"哈佛催化剂"网站，并辅助其他项目开展应用程序的开发；④确定公共通信最有效的方法和模型,以便公众和临床研究机构交流健康信息。

2009年,美国国立卫生研究院国家研究资源中心提供了1200万美元的资助,在由康奈尔大学图书馆于2004年启动的VIVO项目的基础上,联合康奈尔大学、佛罗里达大学等7所学校迅速将VIVO发展为全美跨学科科学家网络,成为多方机构参与的生物医学研发合作平台及有效的医学信息转化交流平台。

此外,相关转化医学信息平台还有:BTRIS、STRIDE、BRISK、caTRIP、cBio癌症基因组学平台、G-DOC、iCOD、iDASH和transSMART等。

(1) BTRIS。生物医学转化研究信息系统(biomedical translational research information system,BTRIS)是美国国立卫生研究院建立并提供大量临床研究数据的信息资源库。它为用户提供用先进的搜索、过滤和聚合方法创建的数据集以支持正在进行的研究并为研究激发新思路。BTRIS中的主题数据主要来自临床中心医疗信息系统(the clinical center medical information systems,CRIS/MIS),研究数据主要来自NIAID、国家酒精滥用与酒精中毒研究所(NIAAA)和NCI。BTRIS主要包含两个不同的但是相关的Web应用程序:BTRIS数据访问和BTRIS选择。BTRIS数据访问是指由相关主题领域的研究人员根据相关协议创建学术报告的数据仓库,报告中包含人口、患者列表、实验室、检验结果、生命体征、诊断结果等信息。用户可以通过一系列的提示访问到BTRIS中的主题报告。BTRIS选择是用来保证数据仓库中包含所有学科的学术报告安全。

(2) STRIDE。斯坦福转化研究集成数据库环境(Stanford translational research integrated database environment,STRIDE)是由斯坦福大学创建的转化医学信息平台,主要为了解决临床与转化医学中的3个问题:一是临床数据无法应用到基础研究之中;二是基础研究数据的传输与管理效率差;三是生物标本数据无法实现企业级的应用。STRIDE主要由3部分组成:一是基于HL7标准的临床数据仓库,包含了从1995年起斯坦福医学中心就诊的130万小儿和成年患者的临床信息;二是用于管理基础研究数据的应用框架;三是生物样本管理系统。STRIDE的数据传输采用SNOMED、RxNorm、ICD和CPT等医学数据标准。目前该平台在使用中并发挥着重要作用。

(3) BRISK。生物学信息存储设备(BRISK)是三个开源的基于互联网的一个应用程序包提供的一个整合的数据集成和管理平台。它最初的目的是为AllerGen联盟(过敏、基因和环境网络)的研究人员提供一个数据共享的解决方案,可以处理临床表型描述和体细胞突变(单核苷酸多态性)信息,并为研究人员提供了全基因组关联研究（genome-wide association study, GWAS）分析能力。该解决方案还包括实验室定向应用程序管理物理样本，主题和容器数据。

（4）caTRIP。癌症转化研究信息平台（caTRIP）是美国国家癌症研究中心的癌症生物医学信息网络（caBIG）项目中的一部分，开发于20世纪00年代早期，能够收集临床和基础研究数据，并允许整个caBIG网格用户查询。它的目标是促进美国恶性肿瘤研究安全地交流，将恶性肿瘤基础研究的最新成果应用到临床预防和治疗中。由于caTRIP系统与几个caBIG应用程序可互操作，包括用于收集数据的临床肿瘤登记系统、恶性肿瘤文本信息提取系统（一种旨在通过使用控制术语从外科病理学自由文本报告中提取临床知识的自然语言处理工具）、caTissue CORE（一个组织存储库）、恶性肿瘤注释工具（cancer annotation engine）和ca-Integrator（一个用于存储、查询和分析数据的工具），caTRIP可有效帮助提升医疗质量、改善患者护理，如允许医生跨数据库查找与患者类似的资料，分析他们的结果和发现最佳治疗的相关信息，同时也可以寻找可用的肿瘤组织，定位患者进行临床试验。

（5）cBio癌症基因组学平台。cBio癌症基因组学平台（cBio cancer genomics portal）是由纪念斯隆-凯特琳癌症中心（美国哥伦比亚大学）开发的开源平台，旨在方便转化研究者获取和使用大型恶性肿瘤基因组学研究项目产生的数据库，比如恶性肿瘤基因图谱（http://cancergenome.nih.gov）和国际癌症基因组协会（http://icgc.org）。它整合了消除识别的临床数据（如表型描述、生存或无病生存时间间隔）、主要高通量组学数据［DNA、信使RNA（mRNA）和蛋白质］。此外，病理图像可通过嵌入式TGCA恶性肿瘤数字幻灯档案可视化呈现（http://cancer.digitalslidearchive.net），提供了先进的可视化、分析和导出功能。公共在线版本主要存储已发布的大型恶性肿瘤基因组学数据集，而门户的私有实体可以通过研究团体本地设置并导入自己的转化和系统医学研究数据集。它是专门为解决基础、临床和转化研究人员使用生物医学信息学工具的激活屏障而设立的。

（6）G-DOC。乔治敦癌症数据库（Georgetown Database of Cancer, G-DOC）开发于乔治敦大学的隆巴迪综合癌症中心，是以促进转化和系统医学为中心的转化信息学基础设施，专门用于解决基础、临床和转化研究者使用生物医学信息工具的激活障碍问题。G-DOC集患者的特点（如人口统计、结构化临床研究数据）、临床结果数据和四种主要的高通量组学数据（DNA、mRNA、miRNA和代谢产物）于一体。其相关框架，如乔治敦的临床和组学开发工具（G-CODE），包含一系列致力于数据分析和可视化的生物信息学和系统生物学工具。

iCOD：临床组学整合数据库（iCOD）用于结合患者的综合性临床病理和分子信息对疾病进行全面理解。iCOD 可以处理基因表达谱等组学数据和多源临床信息，如详细的表型、影像图像或实验室检测结果；可提供本地产生的疾病集成视图用于总结临床和组学数据的相关性和代表性疾病通路。

iDASH：分析、匿名化和共享数据整合平台（iDASH）是国家生物医学计算中心为美国的研究者提供的一个强大的数据集成和数据分析所需的计算基础设施。iDASH 还发布专注于以保护隐私的方式共享数据工具和法则。iDASH 为生物医学和行为研究人员提供数据访问、软件和高效能的计算环境，从而使他们能够生成和测试新的假设。

transSMART：该平台在被作为开源社区发布之前，最初是由一个私人团体开发的，作为一个药企竞争前期的合作平台（transSMART 基金现在负责实验室结果和临床表型的代码开发和可持续性），纳入了大量生物标志物数据，如基因表达谱、基因型、代谢组学和蛋白质组学数据。它还给研究者们提供了能产生高级描述性和分析统计资料的分析工具。

对以上管理和挖掘临床或组学数据的转化平台中的 BRISK、caTRIP、cBio 癌症基因组学平台、G-DOC、iCOD、iDASH 及 tranSMART 七种平台的主要特征进行了比较和分析，其中包括项目发起人和资助者的相关信息及其可利用状态和参考资料、临床和组学数据等信息内容、具有包括允许控制数据隐私等功能的隐私管理环境、平台可提供的分析和统计工具，以及其他对互操作的支持、对系统需求及支撑平台等，结果如下（Canuel et al., 2015）。

1）平台信息内容

临床数据包含了广泛的数据：人口统计特征（如年龄、性别和民族）、体格检查、病史、医疗诊断［使用标准术语，包括国际疾病和相关健康问题统计分类（ICD-10）编码］、治疗、实验室检查结果（如从标准的血液测试结果到高级的生物分子的确定）、自由文本病理报告、放射学图像及临床结果（如存活率）等。这种对来自每一个患者的高度复杂的数据进行获取和管理，本身就是一个对生物信息学工作者或类似研究者具有挑战性的问题。此外，信息的来源是不同的。临床诊疗的数据通常是存储在电子健康记录（electronic health record，EHR）或临床数据仓库（clinical data warehouse，CDW），而临床研究的数据收集在电子病例报告表格或临床数据管理系统中。因此，数据的管理需要调整，包括建模的任务方面、数据的格式化和提取、转换、加载过程。BRISK 和 cBio 癌症基因组学平台主要用于开发组学数据。在这些平台中，临床数据的收集和储存便于样本分类和进行特定的分析（如 BRISK 中病理类型用于全基因组关联研究，无病间期用于 cBio 癌症基因组学平台的存活率分析）。caTRIP、G-DOC、iCOD、iDASH 和 tranSMART 也可用于临床数据的开发。iDASH 提供大量自然语言加工和影像分析工具，并用开源解决方案 MIDAS 来管理文件。在 tranSMART 中，表型数据用整合生物学和临床的信息学（i2b2）数据模型储存。G-DOC 和 iCOD 用它们自己的数据库格式储存。

组学数据：就组学数据而言，根据平台初始的目的和研究人员执行该项目的需要，每个平台都支持着特定的数据。G-DOC 支持四种类型的组学数据：mRNA、miRNA、拷贝数变异和代谢物的质谱分析。作为一个最初旨在药物开发的转化研究平台，tranSMART 支持多个对制药公司有用的组学数据集：基因表达谱、基因型、血清蛋白面板、代谢组学和蛋白质组学数据。BRISK 平台主要用于全基因组关联研究相关研究，支持唯一的单核苷酸多态性组学数据。cBio 癌症基因组学平台能够支持大规模研究所产生的广泛的组学数据集：突变数据、拷贝数改变、基于微阵列和 RNA 测序的 mRNA 表达改变、DNA 甲基化效价以及蛋白质和磷蛋白质水平。iCOD 支持包括比较基因组分子杂交和基因表达谱等组学数据。

2）互操作性支持

大多数的平台一开始不支持标准的术语和本体。只有 iDASH 和 caTRIP 建成时支持一组有限的术语。TranSMART 建成后开始使用 ICD-10 或观测指标标识符逻辑命名与编码系统（logical observation identifiers names and codes，LOINC）等术语。简单的映射可以通过 i2b2 功能进行管理。除了 iCOD（未获得相关信息），每个平台都提供了协作、安全的环境。这使研究人员能够在安全地分享和运用存储的数据集同时开展工作，可能加快研究进程。令人惊讶的是，没有一个平台完全能整合在一个全球框架中：标准格式如临床数据交换标准协会（Clinical Data Interchange Standards Consortium，CDISC）的操作数据模型（operational data model，ODM）或 HL7 临床文档架构（clinical document architecture，CDA）并未作为录入格式，且输出格式并不一定兼容现有的生物信息学分析渠道。

3）分析系统

cBio 癌症基因组学平台、G-DOC、iCOD、iDASH 和 tranSMART 主要依靠第三方工具提供可视化、统计和分析工具等分析特征，如将 R 统计软件直接嵌入到平台。它们提供现成的分析脚本来实现主要研究人员所使用的测试和分析工具（包括但不限于 t 检验和主成分分析）。这些分析脚本可通过友好的图形界面获得。因此，最终用户不需要掌握高深的计算或脚本知识就能够利用其分析特性。在组学分析框架的许多方面，tranSMART 利用 Bioconductor 和 GenePattern（由博德研究所提供的一个系统），而 G-DOC 和 iCOD 使用内部开发的主要工具。BRISK 未提及使用的分析工具。分析类型高度依赖系统的临床和组学数据管理，发展速度很快。分析框架中有多个可视化工具。这种类型的工具包括第三方软件（如综合基因组浏览器）和内部组件（如 cBio 癌症基因组学平台的 OncoPrint、BRISK 的互联网信息服务）。G-DOC 利用开源（和广泛使用的工具）Cytoscape 显示合作网络、Java TreeView 的热图及一些内部组件。tranSMART 使用的是汤森路透的 Metacore™。由于这些可视化工具将复杂分析结果的解释变得简单化，对转化研究平台来说至关重要。除了分析工具，大多数系统实现与 SAS、R 或微软电子表格（Excel）软件兼容的输出功能，可供高级统计分析专家使用。为进一步促进结果的解释，平台还添加了公共来源的背景信息。例如，BRISK 作图工具可实现快速访问外部数据库的背景材料，如京都基因和基因组数据库（Kyoto Encyclopedia of Genes and Genomes，KEGG）。类似的工具在其他平台上也有。

4）安全和隐私工具

数据隐私：处理基于患者的临床研究数据，在道德和隐私方面是一个高度敏感的问题。所有的平台毫无意外都有基本的安全政策。通过用户身份验证过程（每个研究者个人验证），结合特定的访问权限，防止发生未经授权的数据集访问。iDASH 已对处理隐私进行了专门设计：系统提出了自然语言处理去识别工具，以及众多适于保留患者隐私的统计工具。在其他系统中，必须对数据在加载进入系统之前或需要时在输出过程中进行去识别。

5）平台支撑体系

平台的文档：本书中描述的大部分平台仍在发展的早期阶段，缺乏充分的文档资料。然而，活跃的用户群为系统的安装和使用提供了有价值的技术帮助。随时可用的平台（如 G-DOC 或 cBio 癌症基因组学平台）也为它们的用户提供教程或培训。

平台的配置和管理：选择使用一个平台取决于多种因素考虑：目标、资源和遵循道德与法律要求的实践。一些平台作为服务平台，可为转化研究人员提供数据存储和分析。例如，G-DOC 不是开源软件，其代码不公开。然而，研究小组可以通过签署一项协议来使用该系统。在这种情况下，研究人员的数据将与乔治敦大学共享并存储在 G-DOC 的服务器上。该平台功能齐全，用户可以加载数据后直接使用，由 G-DOC 的团队进行安装和管理，部署问题可降低到最小值。在线版本 cBio 癌症基因组学的平台基于同样的原理。BRISK、iDASH、本地版本 cBio 癌症基因组学平台和 tranSMART 为"现场"利用，因此需要重要的基础设施（如 Java Servlet 服务器、网络和数据库），可能是普通临床医生或研究者无法使用的。各平台为简化复杂系统的安装和使用问题，已经做了许多努力。例如，tranSMART 通过 tranSMART 虚拟设备提供了一个随时可用的版本。

2. 国内转化生物医学信息平台

国内的转化生物医学信息平台正在逐步建立和完善。浙江大学、哈尔滨医科大学自主开发的转化医学信息学或转化生物信息学平台及上海生物信息技术研究中心开发的大型综合平台在我国的转化生物医学信息领域做出了重要的贡献。此外，已有 23 个生物医药信息服务平台可提供侧重于不同层面的成果转化服务（张晔等，2014）。

1）浙江大学转化医学信息平台

浙江大学生物医学信息实验室积极开展生物信息学和转化医学信息学领域的研究。与浙江大学医学院附属邵逸夫医学院共建结直肠癌转化医学信息平台。与美国加利福尼亚大学洛杉矶分校国家心脏蛋白质组学研究中心合作，共同开展心脏蛋白质组谱图知识库（COPaKB）计划的研究工作。

心脏蛋白质组谱图知识库是一种集成型蛋白质组生物医学知识库，采集了 30 万份人、小鼠、果蝇和线虫等高质量蛋白质组谱图，可进行规模化蛋白质组谱图数据实时分析及结合疾病分型的复杂蛋白质组定量表达分析。心脏蛋白质组谱图知识库计划获美国国家卫生总署重大研究基金（蛋白质组学中心基金），以及中国 863 计划（2012AA02A601）、国家自然科学基金（31100592）资助。

结直肠癌转化医学信息平台是国内跨区域机构、开放共享的结直肠癌信息平台，具有基于超文本标记语言 5（HTML 5）技术的结直肠癌流行病学数据采集系统，组织库样本采集和管理系统（图 6-1）。在转化医学门户网站中含有以患者为中心的临床-组学综合信息视图，可进行基于一体化医学语言系统（unified medical language system，UMLS）和文献挖掘的临床-组学关联关系分析及做出结直肠癌临床-组学关系网络图。

2）哈尔滨医科大学转化生物信息学平台

哈尔滨医科大学的王亚东等完成了转化生物信息学重大产品研制项目；

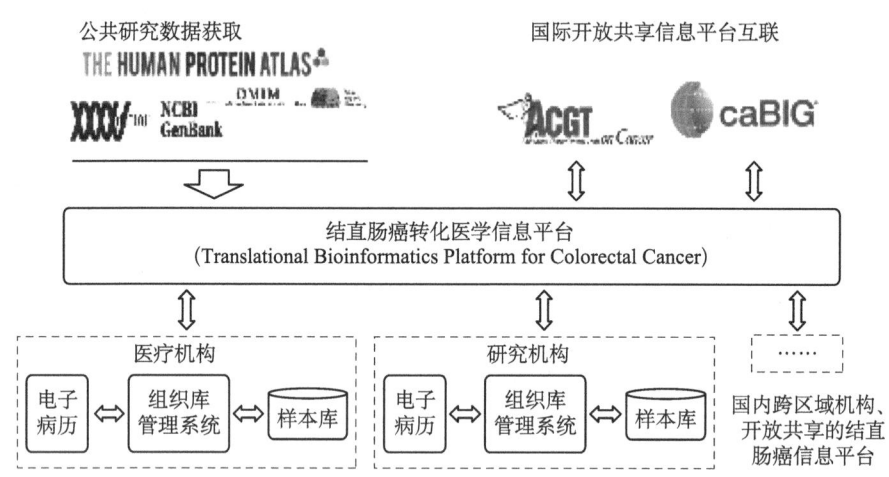

图 6-1 浙江大学结直肠癌转化医学信息平台核心结构
资料来源：浙江大学生物医学信息学实验室（2014）

哈尔滨医科大学的李霞等开发了针对不同重大疾病（如高血压、糖尿病、结肠癌、精神分裂症等）再确认实用技术系统平台，构建了具有集成多种重大疾病再确认模型的平台环境，开发了复杂疾病相关单体型（complex disease-related haplotype，CDRH）数据库，基于 SNP 遗传谱与基因表达谱多效位点与调控机制的关联研究，实现了 SNP 相关网络和基因相关网络的映射研究，搭建了复杂疾病相关风险通路优化识别信息学平台，完成了糖尿病神经损伤过程基因、神经胶质瘤生物标志物、心血管疾病的蛋白质互作模块挖掘，构建了转录调控网络中标识间结构模块化的信息学平台。

3) 上海生物信息技术研究中心大型综合平台

针对国际生物信息技术的发展前沿和我国生命科学研究、生物医药及生物技术研发的重大需求，并为了形成生物信息技术的转化研究示范性应用，上海生物信息技术研究中心建设了一个数据完备的权威性国家生命科学、生物医药技术领域数据汇交、管理和共享服务技术平台和数据库体系，面向国内外为生命科学数据汇交共享提供支撑。在该中心的努力下，重点形成以恶性肿瘤组、传染病组、微生物基因组、动植物转录组、蛋白质组方向为核心的五大科学数据共享平台，形成专业的生物信息科学数据共享平台，初步实现了当前国内和国际产生的大量生命科学数据的信息化汇集，以及信息向知识转化的服务。与此同时，该中心也已经制定了基于国际标准的基因组、蛋白质组、转录组的数据共享技术标准和规范，包括基因组、转录组、蛋白质组及文献等在内的 22 种生命科学数据的元数据标准体系与数据规范，为组学和文献数据的共享和管理提供了指导依据，完成了生物医药领域科学数据共享和转化平台基本技术框架的设计，初步建立了包括数据汇交、数据采集、数据质控、数据管理、统一检索、数据展示、数据下载、数据整合及数据分析的关键技术（贾佳，2015）。

4) 其他生物医药信息服务平台

已建立的生物医药信息服务平台有：北京生物医药领域成果转化与承接平台、北京亦庄生物医药园、滨海科技信息服务平台、广州生物医药公共服务平台、广州市科技和信息化网——生物医药专业服务、湖南生物医药产业技术及商品信息咨询公共服务平台、江苏省生物医药科技公共服务平台、南京高新区生物医药信息服务平台、南京高新区生物医药研发平台、南京生物医药谷、南山生物医药信息平台、坪山新区生物医药技术创新云服务平台、上海市生物医药产业技术创新服务平台、上海医药卫生技术转移服务平台、上海张江药谷公共服务平台有限公司、四川生物医药技术创新公共服务平台、天津国际生物医药联合研究院药物研发信息平台、天津开发区生物医药服务平台、武汉光谷生物医药园科技成果转化服务平台、烟台市拓普邦生物科技公共服务平台、中国医药科技成果转化中心、重庆市科技成果转化网以及珠海南医大生物医药公共服务平台等。它们按类型可分为企业服务平台、研发服务平台、信息服务平台、成果转化/技术转移平台以及综合服务平台等不同类别的平台。这些平台多以信息服务的形式参与到转化研究中。但由于国内各平台建成使用时间较短，服务平台建设和运转还不是很健全，能够胜任平台建设和运营维护的专业人才较少，而目前从业人员的专业素养、服务意识等积累不足。另外，以上平台成果转化和技术转移方面服务还未完善，且服务模式局限于成果企业对接和中介服务模式，仍有很大的进步空间。

3. 信息平台建设的关键问题

1) 隐私

Canuel 等（2015）分析的转化生物医学信息平台均不能用于本地部署，而是使用一个客户端/服务器架构，服务器不受最终用户的控制。这可能涉及潜在关于数据隐私法规的问题。临床和组学数据存储和共享在转化研究领域中是非常敏感的话题，因为它们引出了道德和隐私问题。临床研究小组通常需遵守严格的隐私规则（如美国的《健康保险便利及责任法案》、法国的《数据处理、数据文件和个人自由法》）。使用远程（包括基于云的）解决方案仍然有争议。因为其可能存在一些涉及隐私的问题，特别是关于成本效益、计算能力和灵活性，基于云计算平台，隐私和数据共享问题在经过仔细评估之前不应投入使用。个人或公共远程平台应遵循同样的规则。可以说，整合解决方案不仅需要存储和数据搜索，也需要这些功能在一个与政府法规和良好实践一致的受控环境中开展。因此，隐私问题往往会需要在该机构的界限内安装转化研究平台的能力。

2）互操作性和标准

转化平台的目标还有：①使数据共享高效，如实现高效的数据共享、增加罕见疾病的可用数据的数量；②使数据集成易于完成。这两个目标需要数据的互操作性和可相似性来完成。前文描述的平台没有一个能够直接与 EHR 或个人健康记录进行互操作。这些系统本身不能在国际交流标准如 HL7 CDA 或 CDISC ODM 标准下导入数据。有效的数据整合还需要转化研究平台可以融合到机构内现有的数据收集过程中。平台应提供可重复应用的 ETL 通道来处理研究数据（如文本或电子表格文件），以及标准化的临床和组学信息传递格式。这些系统都为进一步分析数据提供了简单的输出数据的方法，力求用常用的生物信息学分析框架整合输出内容。

大多数平台采用了模块化的结构。它某种程度上允许连接到典型的分析工具（如 tranSMART 用到的 Plink 或 GenePattern）。然而，平台模块的设计并不能轻易与其他平台共享。增加可定制和可重复使用的工具和数据库的开发对该领域将大有帮助。同样，应用程序接口（API）的使用尚未充分发挥其潜力。例如，通过使数据访问变得简单或简化分析流程，可能实现这种定制的连接。

此外，使用标准术语和本体是互操作性和数据共享的另一个关键要素。令人惊讶的是，这些平台处理这些特性时能力有限。转化平台需要有能力管理受控词汇表的地方特色。此外，使用国际标准术语（如 ICD-10、SNOMED CT）将允许使用术语的包容特性和语义链接，进而使用计算机的推理功能。

3）数据模型粒度的异质性

组学和临床研究数据以及临床诊疗数据的整合，可能导致数据表述的差异。更具体地说，临床研究数据收集受到限制（根据方案，研究中需有适当的可比性），和组学数据以标准化格式存储/产生〔如微列阵数据最低信息（minimum information about a microarray experiment，MIAME）〕，而临床诊疗数据在患者需要诊疗的任何时候都要收集。前文所述的大多数的平台系统以基于临床研究数据的模型为代表，因此医疗数据的集成系统不仅需要格式的转换，也需要模型的转换。由于来源不同和时间问题，临床研究和诊疗数据很难处理。另外，前文提到的平台都不可以操作复杂的时间数据（如药物治疗时间间隔），在这方面具有很大的进步空间。

4）部署与维护

尽管前文所述的大多数平台是已经成熟及已经为转化研究人员提供先进的功能的项目，但我们必须明确，由于这些平台中足够的计算机和网络基础设施是必要的，这些平台的部署和维护需要 IT 团队的帮助。大多数平台嵌入了现成的分析和可视化工具。通过系统的模块化的结构可使新特性的加入更为简单，这需要统计学家或计算机专家参与开发。然而，对于重要的功能，系统通常利用广泛采用的解决方案（如 R 统计软件和 i2b2 CDW 模型）。这为转化研究领域以及其他领域的开发人员和用户提供了一个活跃的社区。

5）闭环分析

转化医学的最终目标是实现个性化医疗，现阶段还在努力使患者数据归属到转化研究平台中并激发新的发现。在临床诊疗中，允许以实时数据驱动决策算法运用转化研究成果是一个短期的目标。

四、发展现状与未来发展方向

在转化研究中，各国每年都提供大量资金用于基因治疗研究。尽管已产生大量科学发现和文献，但是相关的临床应用却还很少，因此在基础研究向临床应用的转化中仍需付出更多的努力。与此同时，由于在转化生物医学信息学领域的重视程度和资金投入并不像生物医学研究那样得到直接、足够的重视，转化生物医学信息学研究人员及研究领域分散。因此，在生物医学信息学领域，生物医学信息学研究者产生的新方法和观点，向临床实践的转化也相当缓慢。

在以下发展背景下，转化生物医学信息学得以建立并发展（侯跃芳和崔雷，2012）：高通量技术的发展产生了大量的基因表达数据；微阵列实验数据库如美国国家生物技术信息中心开发的 NCBI GEO、EMBL-欧洲生物信息学研究所（EMBL-European Bioinformatics Institute，EMBL-EBI）开发的国家生物技术信息中心基因表达汇编（Array Express）和美国斯坦福大学开发的斯坦福微阵列数据库等，提供的疾病样本数量远超任何单一的研究，使查询和处理分析分子测量数据达到前所未有的广度和深度，为转化研究提供了机会；分子数据和工具的共享文化逐渐建立；临床医生期望理解生物信息方法；且事实证明，转化生物医学信息的存在有利于转化医学的发展。例如，Mootha 等整合了 4 个公开获取的带有遗传数据和线粒体蛋白的表达数据集，发现与法裔加拿大人 Leigh 综合征相关的基因突变；Butte 的研究组收集了与肥胖症相关的 49 个多种类型的高通量实验数据，如遗传扫描、基因表达微阵列、蛋白质组学及 RNA 干扰（RNAi），发现用涵盖 49 个实验的整合模型能够从统计学上明显优于各个独立的实验，并以此发现了已知的肥胖相关基因。另外，随着转化医学的研究逐步深入，用于生物医学信息研究的基金投入也有所增加。

现阶段，生物医学信息学具有有利的发展环境（Hersh，2011）：临床数据数字化增加了二次利用的机会；生物医学研究中分散式，系统标准化的计算机基础设施的增加；生物信息学使得基于实践的研究网络更利于解决密切相关的研究问题；信息学促进了对"健康医疗系统知识"的认知，即从医疗中获得的数据中获取有用信息；信息学、基因组学及影像学等领域技术的融合为其提供巨大的机会，如电子健康记录、决策支持系统研究、国家的数据汇交政策，国家生物医学信息平台的建立，等等；生物医学信息学各个领域已开发出多种实用的信息学工具，可用于转化医学应用（Chen et al.，2013）。生物医学信息学用于转化医学的薄弱环节主要存在于：从健康信息研究结果到 IT 系统设计的过程、临床实践中的信息管理、数据挖掘和分析、管理与隐私等（Lehmann et al.，2008）。

（一）生物医学信息学中的大数据

医院信息化的建设、医疗诊断手段的进步和高通量实验设备的利用，使得医学数据急速增长，生物医学正进入大数据时代。大数据在生物医学信息学研究中的重要作用日益突显。在生物医学信息学中开展大数据相关研究工作，能更好地发现新知识、提高转化医学及医疗服务的效率和质量。大数据技术将是未来生物信息研究领域的核心技术。

大数据的利用经常需要同时使用多种技术，如人工智能与并行计算平台［大数据分析（Hadoop）和分布式计算（MapReduce）］联合使用，或与一些大数据挖掘技术联合使用。并行计算是用于处理大数据的基础架构之一，该技术使得计算机集群能够同时执行并行的算法任务。最近几年，不断有新的计算模型被提出，如 MapReduce，以协助并行计算机集群的计算和运行。并行计算模型需要分布式数据管理系统。Hadoop 使用 Hadoop 分布式文件系统的数据存储系统，支持群集计算机同时访问数据。云计算主要用于共享使用集中的数据存储和网络计算服务或资源，从而利用规模效应使得工作效率和经济效益最大化。云计算一般分为公有云计算（public cloud）、私有云计算（private cloud）和混合云计算（hybrid cloud）。使用云计算免除了用户单独购买和配置硬件和系统软件平台的需求，可以使用户更加专注于应用和开发。另一方面，云计算也促进了移动应用的发展。使用云计算平台，公司和机构能够搭建被广泛访问的网络应用。

生物医学信息的挖掘和利用涉及大数据的数据集成、数据选择、数据规约、数据清理、数据变换、模型运算、模型评估和知识表示等诸多方面。大数据正快速地运用于生物信息学、临床医学信息学、影像信息学和公共卫生信息学等领域中。大数据应用在生物信息学方面的重点是建立有效的计算基础设施和分析平台，以支持生物大数据存储和分析。Hadoop 和 MapReduce 系统平台的大数据技术已经在生物信息学领域有了重大应用。大数据技术和工具在基因组学中的应用主要包括数据读写和检索、数据查错、数据分析和集成工具，在临床信息学中的应用有存储、分析患者电子病历、建立大数据电子病历新型访问方式和进行基于大数据的病历分析，在临床影像信息学中的应用为医学影像数据存储和检索和大规模医学影像分析，在公共卫生信息学中的应用主要为可帮助用于监控全球传染病、分析社交传媒得以监控疾病风险。由于生物信息学数据存在着数量大、分析难的特性，大数据的分析方法最早被应用于生物信息学领域，目前在此领域发展得比较成熟，已有成型的平台和工具来帮助分析生物序列数据。在其他生物医学领域，大数据的应用还有巨大的潜力未被开发。目前，在临床信息学、医学影像信息学和公共卫生信息学方面，大数据的应用还处在萌芽阶段，未来发展的前景广阔。例如，麦肯锡公司在最新的产业分析报告中预测，应用大数据分析将为美国节省 3000 亿~4500 亿美元的医疗费用。未来，大数据在生物医疗领域的发展将依赖于数据标准的制定、研究和技术的进步，研究机构及企业的合作，以及政府方面的强力推动（罗志辉等，2015；Chen et al.，2013）。

但是，在计算生物学和医疗领域，大数据管理和分析还存在许多问题，如架构问题、收集的灵活性和分析不同类型信息的能力。基础设施应具有大量吸收不同类型数据的能力，在任何情况下都能恰当地处理所管理的多种信息，这一点十分重要。因此，一个关键问题是相关数据库是否适合大数据的可扩展性。非关系型数据库（NoSQL）由于其可扩展性和灵活性，可作为数据存储的替代。此外，计算机基础设施需兼具大规模存储能力和高性能计算能力。在医学生物信息学中使用大数据技术的最重要的措施都与科研工作相关，而有些商业计划也可用来处理现实中在分子生物学领域利用高通量组学技术产生的大量数据。这些解决方案可用于帮助使用云的计算生物学人员开展相关工作（Merelli et al.，2014）。

（二）云计算工具的应用

由于数据的注解和整合最终要形成对研究人员有用的知识，数据的保存和获取需要新的模式。生物信息学中已有的高性能计算方法、计算生物学中的大数据分析模式以及生物医学和医疗领域仍面临的问题，将是赢得这个挑战的开端（Merelli et al.，2014）。云计算在解决这些问题上非常有潜力，可以让先进的信息技术功能用于临床资料收集和储存。通过生物传感器发送的信息可以被接收和存储，并以透明的方式，以标准的电子格式完成。额外的非临床参数等信息可能会被存档。这样的云计算将增加的电子数据的访问和工作流程，对发现新的预测性生物标志物的疾病易感性更加准确，可以进行更加有利的分析（Brahmachari，2012）。

生物信息学研究中云计算的运用主要用于处理高通量测序（next generation sequencing，NGS）分析，如序列比对、短片断阅读图示、SNP识别、基因组注释及 RNA 差异表达分析等。云计算工具不断被开发和使用。CloudBLAST 是第一个用于解决序列分析问题的基于云计算的工具；其他陆续出现的云计算工具有 Cloud-MAQ、Cloudaligner、CloudCoffee、CloudBurst、Bioscope、FX、GeneSifter 等。

生物医学中应用云计算的挑战（Chen et al.，2013）。由于现在可以轻松访问和共享数据，云计算为生物医学研究提供了新的可能性。尽管取得了潜在的收益，在云计算变得流行前还有几个重要的问题亟待解决。其中，最令人担忧的就是信息安全和隐私、数据传输瓶颈两大问题。

（1）信息安全和隐私。最近，很多医疗机构都在上传数据和应用程序到云环境中。虽然这提供了灵活性和能方便地访问计算机资源，但同时也引入了安全和隐私问题。该问题在生物医学和医疗领域尤为明显，如临床信息学和公共卫生信息。高度专业化的数据，如人类研究的临床数据，有特殊的安全需求。在公开访问的服务器上托管这些数据可能会增加安全漏洞的风险。关于个人信息有其他隐私问题。因此，必须根据隐私和安全规则托管这些数据，如《健康保险流通与责任法案》（Health Insurance Portability and Accountability Act，HIPAA）。在生物医学云的可行性方面，安全的保护方案以保护病例记录的敏感信息是必要的。例如，敏感数据将在进入云之前进行加密。此外，只有经授权的用户才能在云中放置并获取敏感安全元数据。在云计算环境下，需要部署更先进的加密措施和访问来控制方案。到目前为止，已经进行了一些研究来努力构建生物云计算的安全和隐私架构。主要云服务提供商（如亚马逊、微软和谷歌）也做出承诺，制定保护数据安全和隐私的最佳实践。

（2）数据传输瓶颈。另一个数据上传到云的主要障碍是时间和数据传输的成本。生物医学研究机构可能需要经常从云中导出或导入大量数据（先是TB级的，即将为PB级）。数据集如此庞大，数据传输便成了瓶颈。网络带宽限制会造成数据传输延迟，且服务提供商的带宽成本也很高。带宽成本跟数据密集程度有关。然而，随着应用中的数据不断变得更加密集，这些成本迅速增加，使得数据传输费用成为一个重要问题。对于应用需要定期实质性的数据传输来说，云计算目前没有任何经济意义。

（三）数据驱动医学

生物医学信息中的大数据不仅是基因组测序的数据，而且是包括来自个体的大量分子检测（如测序）和来自大规模人群的小量常规检测（如临床记录、实验室检查、申报材料和副反应报告等）。

生物医学研究、医疗体统中的数据爆炸性增加，组学研究已实现从假设驱动到数据驱动的转变，医疗更加强调整合生物医学数据来促进个体化医疗，提供更好的诊断和治疗。大数据的阐述和有效分析为生物数据、医疗数据的整合分析提供了新的手段。这些分析带来了对疾病更好的认识及个性化的诊断和治疗的发展，将大数据运用于转化医学中的生物医学研究、临床诊疗及药物开发已成为转化生物医学信息的趋势。随着大数据技术的发展，医学与大数据结合已经时机成熟，数据驱动医疗时代的来临，将真正实现前瞻性、前预测性、预防性和参与性及患者为中心的医疗。数据驱动医学将基于患者的多种分子检测结果和从隐藏在临床中录入的众多患者的诊断、处方、出院记录的趋势，发现新的治疗方法（Shah and Tenenbaum，2012）。

（四）建立信息交换标准和整合数据库

通过工具和资源的发展，生物医学信息研究已逐步实现从数据获取到数据分析的转变。转化医学生物信息学的未来发展和应用将依赖于整合患者特征的不同的数据类型。因此，建立一个公开、数据共享的环境十分重要。未来的工作中需注重：建立信息交换标准，促进信息交流；整合数据库，促进不同层次数据的交叉使用；等等（Chen et al.，2013a）。

1. 建立信息交换标准

标准化的数据格式需求：生物信息学子领域的数据交换通常是非常困难

的，因为数据来自异质信息学平台和以不同的格式存储（如数值、自由文本、图形和影像材料）。数据类型的多维度授权标准可以作为代表数据的潜在统一方式。为实现这一目标，必须采纳综合的医学/生物学术语和知识本体，连带以先进的基于语义的模型和自然语言处理技术来客观描述医学和生物分子发现成果。

在制定专门领域中的数据集成标准方面，人们已做了多种尝试。例如，MIAME 是用于表示和交换微阵列数据的标准；在影像信息学领域，现有的标准包括解剖学临床、医学数字影像和通信的基础模型；其他还有医学信息交换标准、临床数据交换标准协会公布的标准、医学系统术语和国际疾病和相关健康问题统计分类为代表的临床标准。然而，这些具体的特定的标准，并不能使得群体间实现数据共享。在这方面，制定综合的标准将是必不可少的。虽然它不太可能建立一个单一的标准来涵盖所有领域，但术语之间的语义图似乎更加实用。正在进行的几个开创性的医学信息学项目即用于建立这种群体间的标准，如由欧洲联盟发起的基因检测咨询委员会（ACGT）项目制定的一套方法，以及分散式多级数据库的语义整合的工具和服务。

2. 整合数据库

目前，不同层次的生物医学数据存储在高度分散的，且往往没有协作性的数据库内。即使拥有大型数据集的数据库也经常是专业化、片段化的，阻碍了信息的共享。生物医学的发展需要数据库的整合，允许用于研究或临床的多级数据库进行交叉引用。参与性计划增加了开发整合的数据库系统的机会。美国在国立卫生研究院资助下，生物医学信息学领域中建立的很多地方平台都支持数据共享，包括 i2b2、caBIG 和生物医学信息学研究网络（BRIN）。

美国国立卫生研究院资助 i2b2 中心制定开放的扩展的信息学框架。它集成医疗记录的临床研究数据和从基础科学研究的基因组数据。这个平台可以帮助人们更好地理解复杂疾病的遗传基础。到目前为止，i2b2 只在国际 70 个地方应用。caBIG 的目的是提供数据交换的开源标准和恶性肿瘤研究领域的互通性。caBIG 方法的核心是叫 caGrid 的网格中间基础设施。caGrid 是一个以服务为导向的平台，为机构整合数据、安全的共享数据、撰写分析通道提供工具。caBIG 已在恶性肿瘤领域广泛采用。BRIN 是一项由美国国立卫生研究院资助的项目，它提供基础设施、软件工具、策略，以及在不同组之间共享生物医学研究的咨询服务。这些努力有助于转移与整合分散的、异质的、跨生物信息学研究主要领域的多级数据（Chen et al.，2013a）。

为达到以上目标，转化医学发展中，应当重视信息技术、网络技术、数字化技术的参与，开发新技术用于不同来源大量数据的结合，如数据整合挖掘方法和标准化算法。医学信息学与生物信息学专业人员需积极参与到转化医学研究工作中，跟踪转化生物医学信息学研究方向，整合临床研究数据、电子病历数据、基础实验室数据、药品研发数据、科研人员和科研机构数据等，建立数据共享平台，为转化医学研究提供资源保障，也为转化医学研究各方交流合作搭建平台，并开展数据的智能挖掘、分析，从生物医学信息自由文本中提取可靠的生物医学特征，推动转化医学研究的进步和发展（陈锐，2013）。

五、附录

检索转化生物医学信息相关 SCI 文献的检索式、检索结果及聚类分析图如下。

检索的 13 种主要转化医学杂志为 *Journal of Translational Medicine*、*Science Translational Medicine*、*Clinical Translational Oncology*、*Translational Research*、*Journal of Cardiovascular Translational Research*、*CTS Clinical and Translational Science*、*Progress in Molecular Biology and Translational Science*、*Stem Cells Translational Medicine*、*Translational Psychiatry*、*American Journal of Translational Research*、*Translational Stroke Research*、*Translational Oncology*、*Translational Neuroscience*。

检索的 19 种主要生物医学信息学相关杂志为 *Bioinformatics*、*BMC Bioinformatics*、*Proteins Structure Function and Bioinformatics*、*Journal of The American Medical Informatics Association*、*Journal of Biomedical Informatics*、*International Journal of Medical Informatics*、*IEEE ACM Transactions on Computational Biology And Bioinformatics*、*BMC Medical Informatics and Decision Making*、*Briefings in Bioinformatics*、*Journal of Medical Imaging and Health Informatics*、*IEEE Journal of Biomedical and Health Informatics*、*Molecular Informatics*、*Current Bioinformatics*、*International Journal of Data Mining and Bioinformatics*、*Neuroinformatics*、*Applied Clinical Informatics*、*Journal of Bioinformatics and Computational Biology*、*Informatics for Health Social Care*、*Current Cancer Drug Targets*。

数据库：采用科学引文索引扩展版（SCIE）检索。检索更新日期：2015 年 12 月 3 日。

13 种主要转化医学杂志在 2006～2015 年发文情况检索式：IS＝（1946-

6234 OR 2157-6564 OR 2158-3188 OR 1931-5244 OR 1479-5876 OR 1877-1173 OR 1943-8141 OR 1937-5387 OR 1944-7124 OR 1868-4483 OR 1699-048X OR 1752-8054 OR 2081-3856）and PY＝2006-2015，文献类型：（ARTICLE OR REVIEW OR LETTER OR EDITORIAL MATERIAL）。

13种主要转化医学杂志在2006～2015年所含生物医学信息相关文献发表情况检索式：IS=（1946-6234 OR 2157-6564 OR 2158-3188 OR 1931-5244 OR 1479-5876 OR 1877-1173 OR 1943-8141 OR 1937-5387 OR 1944-7124 OR 1868-4483 OR 1699-048X OR 1752-8054 OR 2081-3856）and TS＝("biomedical informat * " or " medical bioinformat * " or bioinformat * or " medical informat * "or"translat * bioinform * "or"translat * informa * "or informatic *)and PY＝2006-2015，文献类型：（ARTICLE OR EDITORIAL MATERIAL OR LETTER OR REVIEW）。

13种主要转化医学杂志发文总数及其所含生物医学信息相关文献情况如表6-2所示。

表6-2　13种主要转化医学杂志发文总数及其所含生物医学信息相关文献情况

年份	13种主要转化医学杂志发文总数/篇	生物医学信息相关文献数/篇	占比/%
2015	1360	14	1.03
2014	1806	19	1.05
2013	1638	15	0.92
2012	1551	18	1.16
2011	1173	12	1.02
2010	939	13	1.38
2009	653	7	1.07
2008	454	6	1.32
2007	301	2	0.66
2006	99	0	0.00
合计	9974	106	9.62

19种主要生物医学信息学相关杂志在2006～2015年发文情况检索式：IS＝（1367-4803 or 1471-2105 or 1067-5027 or 0887-3585 or 1472-6947 or 1386-5056 or 1545-5963 or 2168-2194 or 1532-0464 or 2156-7018 or 1868-1743 or 1574-8936 or 1467-5463 or 0219-7200 or 1748-5673 or 1869-0327 or 1539-2791 or 1753-8157）and PY＝2006-2015，文献类型：（ARTICLE OR EDITORIAL MATERIAL OR LETTER OR REVIEW）。

19种主要生物医学信息学相关杂志在2006～2015年所含转化医学相关文献发表情况检索式：IS＝（1367-4803 or 1471-2105 or 1067-5027 or 0887-3585 or 1472-6947 or 1386-5056 or 1545-5963 or 2168-2194 or 1532-0464 or

2156-7018 or 1868-1743 or 1574-8936 or 1467-5463 or 0219-7200 or 1748-5673 or 1869-0327 or 1539-2791 or 1753-8157）and TS＝（"translat＊med＊"or "transform＊med＊"or"translat＊bioinform＊"or"translat＊informa＊"or "transform＊bioinform＊"or"transform＊informa＊"or"translat＊med＊ informa＊"or"transform＊med＊infoma＊"）and PY＝2006-2015。

检索结果如表6-3所示。

表6-3　2006～2015年19种主要生物医学信息学相关杂志发表转化医学相关文献情况

年份	主要生物医学信息学相关杂志发文总数/篇	转化医学相关文献数/篇	占比/%
2015	2 655	13	0.49
2014	3 147	7	0.22
2013	2 904	7	0.24
2012	2 743	7	0.26
2011	2 803	7	0.25
2010	2 547	15	0.59
2009	2 344	8	0.34
2008	2 466	4	0.16
2007	2 197	0	0.00
2006	2 043	0	0.00
合计	25 849	68	2.55

对13种转化医学杂志2006～2015年生物医学信息相关文献和19种主要生物医学信息学相关杂志2006～2015年转化医学相关文献（共174条）采用VOSviewer软件共聚类分析作图，结果如图6-2和图6-3所示。

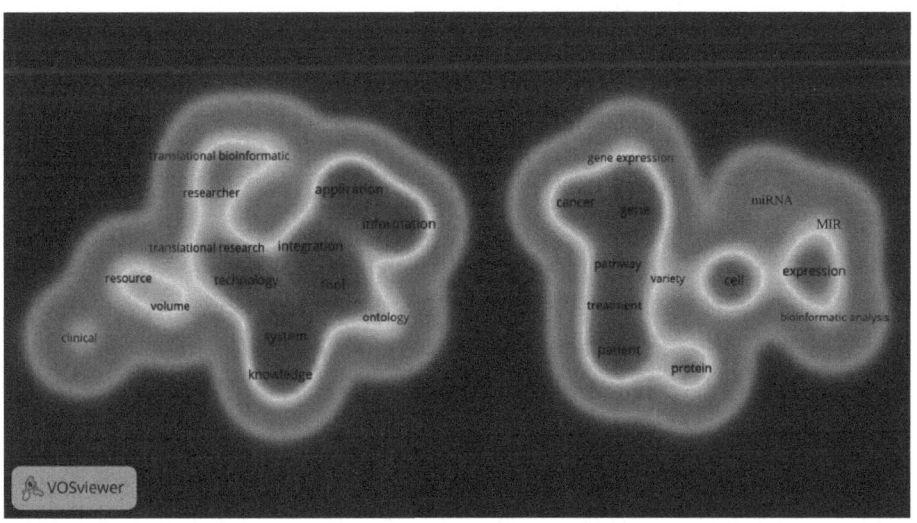

图6-2　VOSviewer软件共聚分析图（一）

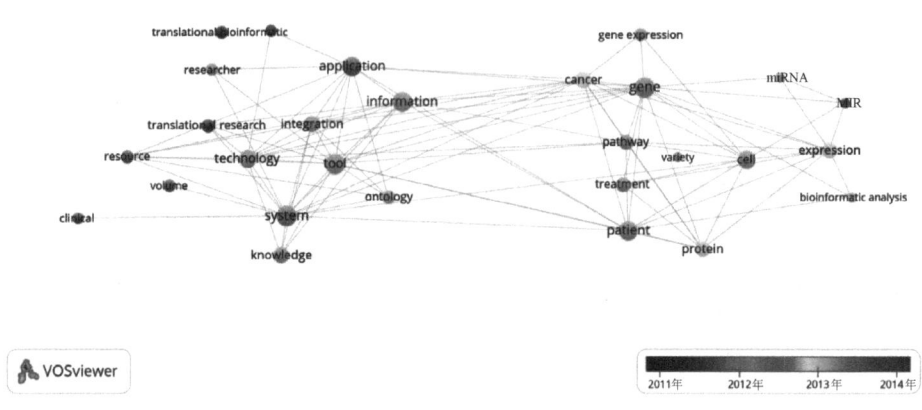

图 6-3 VOSviewer 软件共聚分析图（二）

第二节 临床资源、生物样本库与转化医学

一、引言

我国人口占世界人口总数的 1/5，其医疗卫生水平对世界医疗健康发展的作用极为重要。在过去的 30 年中，我国尽管在经济和国力上有了长足的发展，但医疗卫生事业领域依然面临着极大的压力和挑战。首先，重大疾病防控挑战艰巨。随着中国有效地控制了人口数量，伴随而来的人口老龄化问题日渐突出。最新数据显示，我国 60 周岁以上的老年人口在 2015 年达到 2.12 亿，并将在 2034 年突破 4 亿，在 2054 年前后达到峰值 4.72 亿，同时老年人口的比例也将在 2042 年超过 30%，达到重度人口老龄化警戒线压力，因此老龄人群的疾病防治和健康保障给社会和家庭带来了巨大的经济挑战。

与此同时，以上重病、慢病和感染性疾病的表达谱发生了巨大变化，多因素致病的危险性急剧增加，传统单因素致病的研究方法已无法满足疾病诊疗、危险因素评估、预后判断和预防措施的需要。尽管基础医学研究技术已深入发展到蛋白水平和分子水平，而临床医学的发展已步入个体化诊疗、精准医疗的领域，但医学的复杂性决定了单是依靠基础或者临床研究不能攻克以上疾病。必须打破基础研究、新药研发及临床应用的故有壁垒，通过转化和创新来发展新的诊疗技术。然而新技术、新方法的建立及新药的创制，急需高质量、大规模的临床资源和生物样本。因此，临床资源生物样本库的建立和发展成为时代发展、技术飞跃、医疗需求和健康水平提升的需求。

临床资源样本库，又称生物样本库。它既包括来自人体的生物标本实物，也包括由对标本试验和分析过程产生的试验数据以及与标本有关的大量关联信息。它将生物样本与临床数据进行有机整合，为各级医疗机构、科研院所和研发机构开展疾病标志物检测、个体化医疗、药物研发、大规模队列、病例对照和流行病学调查提供资源，有助于共同研究疾病发病机制、生活方式、环境以及遗传对健康的影响，从而提高和改善重病、慢病及感染性疾病的诊疗手段，提升国民健康水平，并为国家制定人口健康政策提供数据支持。

二、发展规律与研究特点

生物样本库从广义上可分为 2 种类型（Hewitt，2011；Asslaber and Zatloukal，2007）。①人群生物样本库：面向健康人群，收集其生物标本以及家族史、生活方式、环境暴露因素等数据资料，可用于大规模队列和流行病学调查，研究生活方式、环境以及遗传对健康的影响，为国家制定人口健康政策提供数据。例如，2006 年开始试运营的英国生物样本库（UK Biobank），是全球最具代表性的人口样本库，目前已收集和储藏 500 000 人的基因（约占英国人口的 1%），用以研究疾病与生活方式、生活环境、基因间的关系。②疾病生物样本库：面向患病人群或健康对照人群，收集生物标本以及各种临床表型数据资料，用于疾病的发病机制、诊断、评估和治疗等临床研究。此外，生物样本库还可以按照样本种类、是否盈利等方式分类。

然而在 2000 年以前，不论是人群生物样本库，还是疾病生物样本库，以及商业化的样本库，其所包含的样本数量远少于用于常规医疗所存储的样本，比如病理诊断、宫颈筛查或新生儿筛查等。仅仅在 1999 年，美国约有 3000 万例存储样本，但绝大多数隶属于军队、法院和生殖中心，仅有少数的部分是用于研究（Business Wire，2009）。2000 年后，随着组学时代的到来（基因组、转录组、蛋白质组、代谢组等），对人体样本需求的数量和质量不断增加（Watson et al.，2009），促进了生物资源库的快速发展，从而使生物资源库由不成熟、小规模转变成为复杂的、多方面、大规模的活动（Ginsburg et al.，2008），并且形成了临床信息系统（电子病例，病理、影像和检验结果，临床治疗数据）、数据库结构、质量控制、资质认证/认可、人员分工和培训、知情同意、伦理和法律、管理模式、运营方式（资金来源、费用支付）、知识产权保护等领域。

但是在生物资源样本库快速发展的同时也产生了一些瓶颈，制约了资源库发展，如对样本采集处理的标准化和高质量要求。随着病种和样本数量的增加，资源库的规模和容量需要不断提升和扩展，最重要的是建立有效的运营模式和共享机制，使其能够可持续发展，并且公平、高效、最大化地实现资源共享。

要解决生物资源库发展的瓶颈问题，有两种建设方案可供选择。其一是自上而下的方式。目前大多数的生物资源库是采用这种方案，如CaBIG（https：//cabig.nci.nih.gov）、BBRB（http：//biospecimens.cancer.gov）、加拿大肿瘤资源库（Canadian Tumor Repository Network，CTRnet，https：//www.ctrnet.ca）、英国的UK BIOBANK（http：//www.ukbiobank.ac.uk）、西班牙国家癌症研究中心（CNIO，http：//www.cnio.es/es/index.asp）、欧洲BBMRI（http：//www.bbmri.edu）、瑞典的LifeGene、爱沙尼亚的Estonia Gene Bank等。这种自上而下网络式的建设方式除了能有效地保证质量外，还能有效地促进共享，实施大规模、高通量的研究，如北欧各国早在20世纪中期就开始建设大型的生物资源库，将捐献者的样本、健康数据与个人身份证相连接，并进行长达几十年的随访，为分子流行病学研究提供了重要支持（Pukkala et al.，2007）。从1966年起，芬兰、冰岛、挪威和瑞士共有超过200万的捐赠者提供了超过400万的样本用于队列研究。其二是自下而上的方式。例如，加拿大的不列颠哥伦比亚生物存储库（Biolibrary）（Watson et al.，2009），通过多个现有部门的分工合作，实现知情同意签署（公共服务部门）、样本的专业采集（病理科）、存储管理（存储库），有效地保证了样本收集的专业性和高效性（图6-4）。但是两种方案各有利弊，大规模生物样本库的建设需要投入大量的经费和时间；而集成现有部门分工协作又会面临着缺乏长远规划的困境。因此，采用并行方案是当前最现实的选择。

三、发展现状与发展态势

近年，临床资源样本库在世界各地迅猛发展，如美国、冰岛、英国、瑞典、加拿大、爱沙尼亚、立陶宛、新加坡、日本等。其中，美国仅疾病生物资源库的数量就突破了150个，英国和北爱尔兰地区有超过200个样本库获得认可，BBMRI拥有来自22个国家的150余个生物资源库，其中

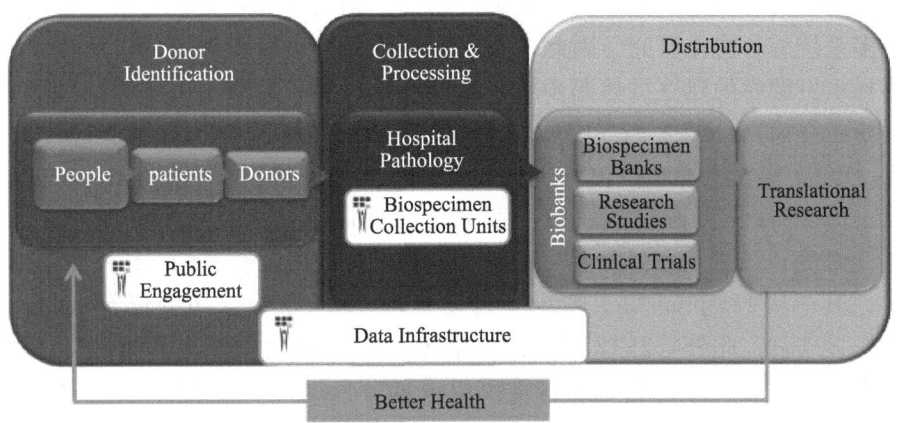

图 6-4 加拿大不列颠哥伦比亚生物存储库的组成架构和工作流程
资料来源：Watson 等（2009）

德国 21 个、法国 52 个、荷兰 20 个、意大利 11 个、英国 11 个（Ahmed，2011）。

以美国为例，其曾先后投入 10 亿美元建立起 179 个生物样本库，收集了大约 34.5 万例生物样本，其总容量达 3.07 亿（Végvári et al.，2011）。2013 年，美国针对 456 个生物资源库的调查显示，59% 是 2001 年后建立的，17% 建立了 20 年以上时间；单一病种研究占 53%，以恶性肿瘤、神经性疾病和艾滋病研究为主，多病种研究占 29%，且自 2003 年呈现逐年上升的趋势（45%/38%）；样本存储的数量和种类呈现多样化，主要来自个人捐助、门诊/医院、公共卫生项目和科研；48% 的规模在 1 万例以上，其中平均样本量为 461 396 例，75% 来自个人捐助、57% 是临床诊断后的剩余样本、67% 隶属于学术机构、23% 属于医院和非营利性医疗机构、13% 来自研究所；其主要的资金投入来自政府（36%）和大型样本库组织（30%）（Henderson et al.，2013）。此外，2010 年欧盟联合研究中心（JRC-IPTS）调查了欧洲 23 个国家的 126 个生物样本库。结果显示，其 77% 建于在 20 世纪 90 年代以后（Zika et al.，2010）。纵观以上，生物资源样本库在全球的发展趋势是样本多样化、功能综合化、合作多方化、成果共享化。

我国在生物资源库建设方面有着极大的优势：首先，我国人口基数大、病例资源丰富、疑难病例就诊相对集中，有利于快速高效地进行大样本量转化医学研究；其次，作为亚洲人群的显著代表之一，临床及生物样本资源对全球转化医学新成果验证具有重要价值；最后，我国的医疗行业管理体制的统一有利于集中整合建立大规模的生物资源库，实现优势互补，进行多系统综合协作研究。因此，在我国全面迈向创新型国家的过程中，生物样本资源库的建立虽然起步较晚，但发展迅猛。北京、上海等一线城市纷纷走在前列。

2008年，上海市政府为促进转化医学的研究推出了上海组织样本库，从上海23家三甲医院的医院互联系统中获取临床病例资料。截至2014年9月底，该项目从12个医疗机构获得16 020名患者的148 282份样本。其中从Hospital-Link系统中自动获得6830份临床病例资料（Cui et al.，2015）。此外，2012年，上海临床研究中心建立了上海生物工程研究中心，是上海临床信息平台重要组成部分。2014年，这一信息平台共收集了上海地区38家医院的40 000万临床信息与数据（Song et al.，2015）。

2011年起，北京协和医院依托"十二五"国家科技重大专项整合国内9家子课题单位、43家医疗机构，利用丰富的临床资源，建立具有恶性肿瘤、心血管疾病、神经和精神疾病、代谢性疾病四类重大疾病的临床资源数据库和与之相应的生物资源库。2012年，由北京市科学技术委员会资助并由首都医科大学牵头启动了北京重大疾病临床数据和样本资源库项目，联合301医院、天坛医院、佑安医院等11家具有疾病优势的医疗机构，分别建设"十大疾病样本库"（肝炎、艾滋病、结核、新发突发传染病、心脑血管疾病、糖尿病、宫颈癌和乳腺癌、抑郁症、慢性肾病、脊椎和骨关节病）（Song et al.，2015）。2014年，国家心血管病中心阜外心血管病医院生物样本库正式落成，总面积2500m^2，将拥1300万份标本，中心主动发起并引领大规模的临床试验，依托于样本库将产出发表于《柳叶刀》杂志等多篇高影响力文章，同时向新药研发转化，正在形成高产出的生物样本库。

然而，我国的生物样本库在飞速发展过程中，各种弊端也日趋凸显，体现在以下几方面：①样本及信息采集储存缺乏国家标准，使诸多研究结果无法横向比较，在国际合作中地位被动；②盲目追求样本数量却忽视质量，导致高质量的样本稀缺；③库容量和规模不断增大，但国家层面上缺乏统筹和管理，使得低水平重复建设增多；④样本共享难、利用率低，导致了研究低效和资源浪费；⑤建设投入多但转化慢、产出少，可持续发展性能下降，使得资源库的运营模式饱受争议。

四、发展思路与未来发展方向

为解决以上问题,需要在国家层面上给予引导,打破各机构间的壁垒,建立、健全标准化、信息化、综合化和共享化的生物资源样本库,医研产三方衔接形成矩阵态势,加强源头创新和转化研发的整体性、系统性及国际化,完善转化研究的关键技术及功能链,重视经济效益和社会效益的产出,最终形成标准化、规范化标本资源公共平台,为我国重病、慢病的早期诊断方法的建立、新药研发、疗效评价、新型诊疗策略等提供强大的技术支撑,对国家制定人口的健康政策和保障体系,以及提升国民健康水平具有重要意义。

(一) 生物样本库的标准化

建立与国际接轨的临床资源样本库管理规范和标准,加强临床生物标本的质量控制,建立与国际同步的临床样本库的质量评价体系、伦理标准和管理标准。目前,在生物样本库领域已经有国际公认组织发表的具有代表性的建设指南和标准体系,如国际生物和环境样本库协会 (ISBER) (Campbell et al., 2018)、美国国家癌症研究中心 (NCI, 2018)、UK Biobank (UK Biobank, 2006)、WHO (Maimuna et al., 2017)、经济合作与发展组织 (OECD, 2010) 以及中国医药生物技术协会生物样本库分会 (中国医药生物技术协会生物样本库,2011) 等均有生物资源库建设的标准和管理规范。这些指南从生物资源库的设施、贮存设备和环境、质量管理、安全、培训、样本采集、处理和检索,样本的访问、使用和销毁等方面给予了建设性的指导,使得各个样本库建设有规律可循,但又不能完全照搬照抄,因此在参照这些标准体系的同时,需要结合各自的实际情况进行建设。例如,加拿大肿瘤样本库在 ISBER 最佳实践的基础上建立了 45 个标准操作规程,包括行政、人员、文档、设备、质量、安全、耗材等方面,既参照了国际统一标准,又因地制宜地建立了自己的管理体系 (Barnes et al., 2013)。同时为增强各样本库的可比性、保证样本的质量,还需要通过质量国际的质量认证,如 CAP (Wilson et al., 2014)、ISO9000 (Barr et al., 2014)、ISO9001 及 ISO17025 等。

(二) 生物样本库的全球信息化

根据 ISBER 的 2012 年最新调查,全球样本库的信息化程度在不断提高,建立与国际接轨的信息化管理体系,对临床与生物样本库的科学建设、管理,促进标本资源和临床信息的共享具有重要作用。美国 NIH 早在 2004 年拟订了中长期发展规划,其中包括设立专项基金建立小分子文库、生物信息中心等基础共享平台服务于所有科学研究。华盛顿大学医学院生物样本库优化了基于网络的自动化的样本申请流程,使得申请研究样本更加便捷、快速(图 6-5)(McDonald et al.,2012)。温德伯研究中心为转化医学研究建立了专业的数据库 DW4TR 用于支持乳腺癌和妇产科疾病等研究,该库包括以患者为中心的临床数据系统和以样本为中心的生物资源管理系统,既便于样本资源和分子数据的管理,又便于研究者的共享(Hu et al.,2011)。因此,生物样本库信息化建设势在必行。

(三)生物样本库的综合化

既包含样本种类的综合化,即对样本数量、种类、信息量要求不断提高,又包括研究的多样化,即不仅仅局限于样本的采集、处理和保存,需要利用多样化的资源开展转化研究,如疾病病理生理学机制的基础研究,药物潜在靶点的验证、鉴定,药物安全性和效能的评估等(Clotworthy,2012)。以 BBMRI 为例,其不但需要向各级科研机构提供不同形式的生物样本及生物分子资源,并同时能够为大规模人群研究、临床案例/对照人群研究项目提供病例管理、随访记录、高通量分析技术平台和数据分析挖掘等。另外,美国 NIH/NCI BBRB 在进行生物样本管理的基础上发挥各种作用,如引领和改进生物样本库的各项政策和流程,向各个研究项目提供培训、咨询和论坛交流等教育与沟通,促进国内外转化研究合作与和谐,支持与服务,科学与研究等(图 6-6)。

(四)生物样本库的资源共享化

包括技术共享、标本共享、信息数据共享。通过网络面向全国及国际同行开放,使得科研团体、个人、药物研发机构等能够快速申请并高效获得样本资源及临床信息资源。研发人员通过研究后将获得的样本的分子数据资源、产出的技术、专利、文章等反馈给生物样本库,以促进更广泛的共享。例如,国外的很多大型人群队列或前瞻性研究,如美国国立心脏、肺和血液研究所 1948 年启动的历时 67 年的 Framingham 心脏病研究(研究心血管健康受环境因素和遗传因素的影响,http://www.framinghamheartstudy.org),英国 2005 年发起的 WTCCC 研究(使用高通量测序鉴定人类基因组序列的变异,http://www.wtccc.org.uk),均建立了信息、数据的共享,其他研究者可以通过界面访问即可分享数据、参与研究、了解最新研究进展。

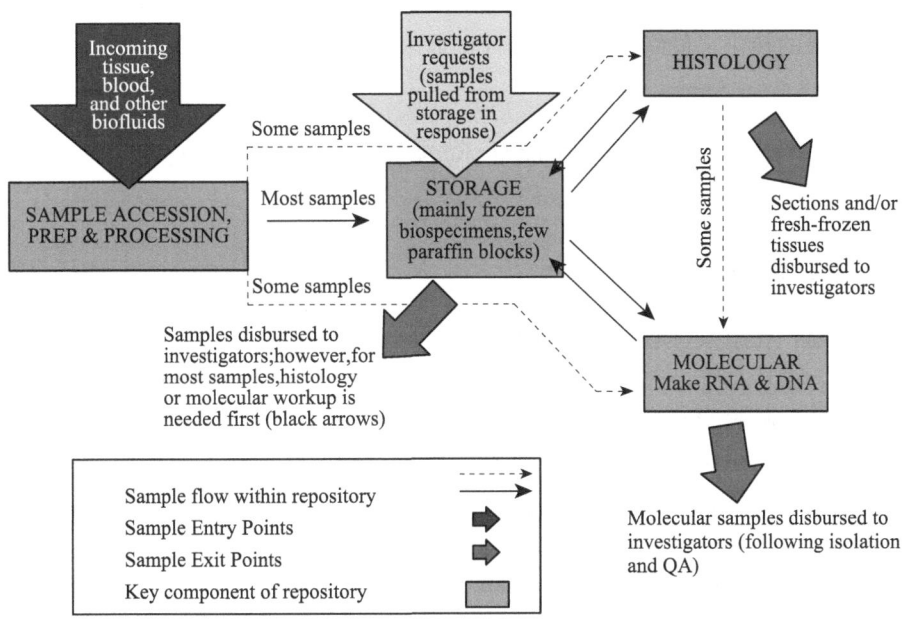

图 6-5 华盛顿大学医学院生物样本库信息工作流程

资料来源:McDonald 等(2012)

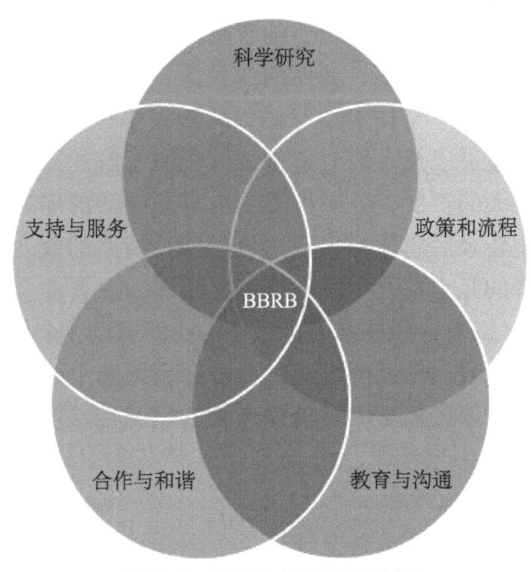

图 6-6 BBRB 的综合化功能

以样本资源为中心，整合国家化合物库、基因库等各种公共服务平台，形成服务支撑体系，同时吸纳尖端的制药企业和科研机构，通过自主创新机制，充分利用标本资源开展新药研发，提高疾病的疗效并降低副作用，促进科研成果的转化，最终满足临床治疗的需求。

第三节 疾病分子检测技术与转化医学

一、引言

目前，我国人口老龄化、环境恶劣等问题日趋严重，加之受不良生活方式影响，循环系统、心脑血管疾病、呼吸系统和代谢系统疾病的患病率显著上升，恶性肿瘤的死亡率居高不下。随着精准医学时代的到来，疾病分子检测技术在上述疾病的预防、诊断及药物研发过程中将扮演着越来越重要的角色。疾病分子检测技术的广泛应用和相关学科的迅速发展（如免疫学、细胞生物学、分子生物学、细胞遗传学和数据及图像分析技术等），能够进一步阐明上述疾病的发生发展机制，对提升疾病预防、诊断及治疗水平，优化医疗资源配置，持续提高国民健康水平，实现我国科学技术发展规划有着重要的意义。

疾病分子检测，是指以分子生物学、分子遗传学、免疫学、分子影像学等技术为指导，以人体体液、组织、细胞及亚细胞为检测对象，检测疾病不同状态下分子水平发生的改变，为疾病的预防、诊断和治疗提供依据。疾病分子检测技术是一门科学与技术相互融合的新兴学科。近年来，随着分子检测技术发展的突飞猛进以及人们对遗传调控机制了解的不断深入，疾病分子检测的内涵有了很大的扩展。分子检测的内容从核酸的序列改变发展到染色体结构的改变乃至转录后修饰等表观遗传学调控通路的改变，检测的范围也从只覆盖一个患者的几个基因片段到能够覆盖多个患者的全外显子组甚至全基因组（高通量）。以上这些技术的进展使得我们可以在个体化的精准医疗方面做得更多。目前，我们已经可以通过分子分型预测个体罹患乳腺癌或结直肠癌的风险及某位肺癌患者对靶向治疗药物的敏感性，可通过检测一位患者体内代谢酶的基因状态预测其功能而判断某种药物对该患者的疗效及副作用等。

当前疾病的分子检测技术是全球转化医学领域乃至整个生物医学领域的热点方向。国际顶尖的医疗、研究机构、制药及仪器企业都无一不在此方向上投入大量的资金及人力。我国在该学科上的发展态势可以概括为部分领先、整体落后，具体体现在检测项目少，缺乏自主创新，人才培养难以满足临床、科研乃至行政需求，监管法规政策有待进一步完善等方面。

针对目前存在的这些问题，我们必须在拓展思路的同时牢牢把握该技术的发展方向。首要的一点是推动分子检测项目向基层推广，这就要求我们在加大人才培养力度、努力降低检测成本、鼓励国内核心技术创新以及推动试剂、仪器国产化等方面做得更多。其次，高通量技术的精确性应进一步提高，以满足越来越严格的临床需求。最后，为了在准确获得临床所需的结果的前提下尽可能地减少患者痛苦，无创技术也是本学科的发展方向之一。以上所述都需要相关法律、法规、政策和资金的大力支持。

疾病分子检测技术的发展需要政府的长期关注。首先，在政策方面，应坚持研发与市场相结合的方针，建立健全产、学、研互哺机制。其次，针对我国本学科局部国际领先，整体落后的局面，我们需要推动国际交流与合作，一方面萃取国外优秀经验与资金，另一方面提升我国在本学科的国际影响力。最后，我们需要加强和完善资金资助的政策管理体系，真正发挥"看得见的手"的调控与推动作用，促进本学科长远发展。

传统意义上，疾病的检测只能依靠临床症状、病史结合影像学和相关化验做出诊断。首先，这只能是在发病以后才能发现疾病，在一些早期症状不明显而且影像和相关化验改变不明显的疾病中容易被漏诊；其次，临床上看似相同的疾病，同一种治疗方案却有着截然不同的效果，原因是看似相同的疾病从根本的分子或者说基因层面上是有差异的，而疾病分子检测技术的出现和发展有望彻底改变这一现状。

尽管目前的临床医学水平已今非昔比，人均寿命大幅延长，但是某些疾病如心脑血管疾病、恶性肿瘤、风湿免疫疾病和内分泌疾病等如今仍然没有有效的治疗方法。这些疾病往往花费巨大，造成沉重的家庭和社会负担，且治疗效果往往不佳。这些疾病有的严重降低了人们的生活质量，有的会夺去人们的生命。例如，胶质母细胞瘤，这种原发于脑内的恶性肿瘤，在综合了手术和放化疗等治疗手段后，也仅仅将平均生存期从12个月左右提高到了15个月左右，治疗投入和治疗效果往往不成正比。而疾病分子检测技术将这些疾病的重点从治疗变成了预防和早期干预。两千多年前《黄帝内经》中就提出"上医治未病"的理念，强调预防重于治疗，而如今的疾病分子检测技术正在将"治未病"变成现实。在第一届分子检测与慢病管理学术大会上，中国医学科学院阜外心血管病医院副院长顾东风教授讲了一个小故事："十年前,淮北某村,一个家族里的好几个男人都于55岁之前在睡梦中猝死。家里人非常恐慌,辗转托人找到我,想要搞清楚原因,但当时我们只能做心电图等常规体检。如果是现在,就能通过分子诊断技术来检测出这个家族男性成员的基因缺陷,从而做一些预警工作,也许只要装个起搏器就没事了。"通过预防和早期干预,能让一些严重疾病晚发生甚至不发生,即使发生,也能早期诊断、早期治疗、改善预后,既减少了花费,又提高了生活质量。

疾病分子检测技术还能推动相关学科和相关技术的发展。目前,在世界范围内各种致病基因的研究论文数量呈指数增长,对致病机制的研究也是不断深入,但是应用于临床的很少。疾病分子检测技术是基础医学和临床医学的交叉产物。只有疾病分子检测技术在临床上普及了,需求多了,才能有效推动研究成果的转化。疾病分子检测技术的发展离不开先进的检测设备和技术,所以这项技术能推动相关设备和技术的研发,同时带动相关产业的发展。

疾病分子检测技术紧扣了《国家中长期科学和技术发展规划纲要(2006—2020年)》的相关精神。《国家中长期科学和技术发展规划纲要(2006—2020年)》中人口与健康部分指出:"疾病防治重心前移,坚持预防为主、促进健康和防治疾病结合。研究预防和早期诊断关键技术,显著提高重大疾病诊断和防治能力。重点研究开发心脑血管病、肿瘤等重大疾病早期预警和诊断、疾病危险因素早期干预等关键技术,研究规范化、个性化和综合治疗关键技术与方案。重点开发新型治疗和常规诊疗设备,数字化医疗技术、个体化医疗工程技术及设备,研究纳米生物药物释放系统和组织工程等技术,开发人体组织器官替代等新型生物医用材料。"而疾病分子检测技术正是注重疾病预防,同时兼顾精准治疗的技术。

疾病分子检测技术的发展同时会推动新型医疗设备的研发和相关医疗技术的发展。生物技术部分指出:"靶标的发现对发展创新药物、生物诊断和生物治疗技术具有重要意义。重点研究生理和病理过程中关键基因功能及其调控网络的规模化识别,突破疾病相关基因的功能识别、表达调控及靶标筛查和确证技术,'从基因到药物'的新药创制技术。"靶向治疗作为精准治疗的一部分,同时离不开疾病分子检测技术的发展。

目前,我国的医学投入轻预防、重治疗,而中晚期疾病的治疗投入又占了治疗中的大部分。疾病分子检测技术的发展将会改变这一现状,将更多的医疗资源投入到预防和早期干预上,优化医疗资源的配置。只有重预防和早期干预,才能将我国有限的医疗资源发挥到最大效果。

从长远看来,医疗模式的改变会加快全面建成小康社会的进程。人是社会生产力和一切社会、经济活动的主体,是推动社会、经济发展的主要力量。随着我国温饱问题的基本解决,健康已逐渐成为当今社会的第一需求。构建和谐社会目标的前提是"以人为本",不断满足国民日益增长的多重需求。在未来的5~10年内,医学学科的战略目标是:在目前已有的基础研究之上,着重关注严重危害人民生命健康的疾病防治和健康质量的综合性研究。分子检测技术对此项战略目标具有极其重要的科学价值,其不仅可从深层次解释疾病发生、发展的原因,揭示影响健康的深层次规律,为有效预防疾病发生、治疗疾病、解除病痛提供科学依据,也促进了早期治疗新技术和新方法的创立、新药的创制及个体化治疗等方面的进展。未来10年,我国仍将从具体国情出发,大力开展整合医学、循证医学和转化医学的研究,以期更早发现疾病,为早期预防、干预和治疗提供循证医学的证据。目前,我国人口老龄化严重,循环系统、呼吸系统和代谢系统疾病的患病率明显上升,恶性肿瘤和心脑血管疾病的死亡率居高不下。近年来,我国医学的研究重点和科研经费的支出主要围绕这两大类问题。随着疾病分子检测技术在医学领域中的广泛应用和相关学科的迅速发展,目前针对以上重大医学疾病预防和治疗的研究已经取得了令人瞩目的成就。学科交叉和系统生物学的发展顺应了当代医学发展的需要:一方面,人们需要运用不同学科的知识和手段从多层次、多因素及动态过程来了解和理解生命现象;另一方面,现代医学积累了大量的研究成果、数据和信息,需要进一步加以系统整合分析,以便对疾病和健康机理进行整体阐明。

二、发展规律与研究特点

在医学的发展过程中,人们对疾病原因和性质的探索从未停止。从望闻问切到尸体解剖,再到解剖后的病理学,与之相关的基础医学如免疫学、细胞生物学、分子生物学、细胞遗传学也在高速发展。此过程还伴随流式细胞术图像分析技术和分子生物学等新技术的兴起。利用这些新技术和手段,研究者们发现,几乎所有疾病均可追溯到一种或多种分子结构或数量的异常,即归结为"分子病""遗传病"。然而医学研究远比任何一种生命科学的研究来得复杂。为了帮助解决这个问题,疾病分子检测技术应运而生。

疾病分子检测技术具有横向多学科交汇的优势,有利于多方位解析疾病的特性。利用此优势，疾病分子检测技术能直接反映出疾病过程中人类个体微观结构如基因、蛋白、代谢等单个分子的精细改变。研究者们将有的放矢地去寻找疾病的易感基因或致病基因，从而为这些疾病的预防和治疗提供靶标，并转化为可供临床应用的新技术和药物，特别是针对基因改变的靶向治疗药物。同时，疾病分子检测的结果有助于针对一种疾病的不同状态和过程进行精确分类，实现精确诊断并服务于精准治疗。随着大数据时代的到来，疾病分子检测技术同时也为当代个体化治疗提供更为完善的统计资料及循证医学依据。因此，疾病分子检测技术的兴起不仅标志着国内医学发展日益趋近成熟和完善，更是精准医疗和转化医学的核心环节。

疾病分子检测技术伴随着转化医学应时而生，顺势而上。纵观肺癌发展史，可以看到在肺癌的诊治上与以往有着重大的突破。在肺癌诊治发展过程中，疾病分子检测技术功不可没。20 世纪 80 年代，非小细胞肺癌的治疗主要依靠手术加术后辅助化疗。此种方法可改善非小细胞肺癌患者的生存率，但是放化疗的代价是非肿瘤细胞也会受到药物的损伤，导致患者出现一系列放化疗特征性不良反应。为了改善这一现状，一系列新的治疗方法开始涌现。2004 年，分子检测结果发现某些表皮生长因子受体（EGFR）突变与 EGFR-酪氨酸激酶抑制剂（TKI）疗效相关。2007 年，在非小细胞肺癌中发现了 *EML4-ALK* 融合基因。利用分子检测方法进一步探索，发现约 60% 的肺腺癌患者中明确了可作为靶标的遗传学异常，提示通过生物标志物来定制治疗方案可能是肿瘤治疗的最佳策略。于是个体化时代就顺应历史潮流到来了。2011 年，克唑替尼被美国 FDA 批准用于间变性淋巴瘤激酶（anaplastic lymphoma kinase，ALK）阳性的非小细胞肺癌的患者。与其配套的首个使用荧光原位杂交（FISH）的基因诊断方法——检测非小细胞肺癌中 *EML4-ALK* 融合基因的试剂 Vysis ALK Break Apart FISH Probe Kit 也用于全球临床试验中。该检测将帮助人们确定可从克唑替尼治疗中受益的患者。2013 年，美国 FDA 又批准勃林格殷格翰的阿法替尼和罗氏的厄洛替尼用于治疗 *EGFR* 突变型非小细胞肺癌患者。同时也批准了伴随疾病分子诊断试剂盒：罗氏自家的 Cobas GFR Mutation Test——针对厄洛替尼，德国凯杰（Qiagen）公司的 Therascreen EGFR RGQ PCR Kit——针对阿法替尼。针对非小细胞肺癌的以上靶向精准治疗，其疗效明显优于标准化疗方案，使患者的肺恶性肿瘤状和生活质量均得到了改善。除了对肺癌的诊断和治疗，疾病分子检测在乳腺癌和卵巢癌的预防和治疗上也起到了重要作用。20 年前，研究人员对 *BRCA1* 进行了克隆及测序，发现 *BRCA* 是一种抑癌基因。该基因突变会导致人罹患乳腺癌和卵巢癌的风险增加。2013 年 5 月，美国著名影星安吉丽娜·茱莉由于携带 BRCA1 基因突变而决定预防性切除了双侧乳腺。为了凸显 BRCA 的重要性以及向前推动恶性肿瘤研究，各大世界级权威杂志《科学》、《科学 - 信号传导》（Science Signaling）及《科学 - 转化医学》（Science Translational Medicine）均大力刊载了与该专题有关的研究。在实际应用中，疾病分子检测技术在乳腺癌这一易感基因 BRCA 的筛查中发挥了重要作用。2014 年，美国 FDA 批准了阿斯利康公司研制的奥拉帕尼用于治疗有 BRCA 基因缺陷的卵巢癌，伴随批准了相应疾病分子检测试剂盒 BRAC Analysis CDx。目前，疾病分子检测在多种疾病的临床应用中已占领一席之地。除了以上两种应用，常见的还有结直肠癌 KRAS 检测、新生儿的单基因遗传病筛查等。随着上述提到的肺癌 -EGFR、肺癌 -ALK、结直肠癌 -KRAS、乳腺癌卵巢癌 -BRCA 等转化成果的成功应用，转化医学方面的研究已逐步引发热潮。目前，热门杂志上绝大多数创新性研究均离不开对疾病分子的探讨。既然几乎每种疾病都可以归因于分子的变异，那么可以预见，未来各种疾病均可通过分子靶向治疗的个体化精准方案得到预防、缓解，甚至治愈。为了快速实现转化，美国 FDA 每年会为转化医学的成果预留出一大片空间。伴随而来的是越来越多的疾病分子检测技术的提出及优化，极大地提高了分子检测的效率、缩短了基础到临床转化的时间。而实现这种精准治疗的前提是疾病分子检测技术的高速发展。没有疾病分子检测技术就不可能实现有效的分子靶向干预，因此，疾病分子检测的发展是医学科学发展的需要，是实现基础科研向临床应用转化道路的必经桥梁。

分子检测实现肿瘤的精准治疗，肿瘤的异质性又推动了分子检测技术的不断发展。基于病理结构的诊断有时已经不能满足现代医疗的需要，分子检测技术则从分子病理的角度给予补充，临床病理分类的细化也推动着分子检测技术的进步。分子生物学及遗传学对疾病分子的检测实现了对疾病发生机制分子水平的解答，并将分子检测应用于遗传病产前诊断。另外，疾病分子检测也成为新药研发的依据与切入点。还有贯通于这些学科之中的生物信息学，它能通过高效的计算机软件及数据库的支持来快速研究海量分子数据，对不同类型信息进行整合。除了以上几种学科，疾病分子生物学还与一些新兴学科如分子影像学等都有交叉，大数据分析的复杂性也源于此。

近年来，随着分子检测技术发展的突飞猛进，新技术和新方法层出不穷，需要一大批专业人才的参与。疾病分子检测不仅需要医学内部多个专业知识的结合,部分甚至依赖于其他非医学专业知识,这给该学科的教学带来了极大挑战。例如,已经得到广泛应用的高通量测序技术需要新的计算机策略来处理数据,实现数据的存储、转换及分析,这就意味着疾病分子检测相关人才培养体系必须包括最前沿的计算机技术的培训。传统的医学教学模式已不再适宜学生在此方向上开展研究工作。这就对该领域的教师和学生提出了更高的要求。同时也可招募愿意投身于转化医学的其他相应学科人才,以便更好地服务于转化医学,实现个体化精准治疗的宏图。

个体化治疗的实现,除了需要生命科学领域的科学家、临床医生的努力,还需要药企等参与。为此,我们推出"多公司合作、多学科合作,产学研结合"的理念。中国工程院院士、我国著名的病理学家刘彤华教授也强调了这一点,如她所说,"这要全世界的合作"。中国工程院院士、原中国医学科学院副院长詹启敏教授称:"国内从政府层面的医疗管理到科技创新领域都非常重视分子诊断技术的应用和普及。"传统医学的发展在包括诊断治疗手段、提升有效诊断率、进行有效的预防、疾病预警以及降低发病率等方面都遇到了瓶颈,亟待打破。要做好转化医学,做好个性化治疗,就要把重点放在预防预测,不要等到疾病发展到中晚期才做,这是引导疾病治疗关口前移。

三、发展现状与发展态势

目前,疾病分子检测技术已经应用于疾病预测、诊断及治疗等多个领域,它具有无创和早期诊断等特点。随着体液活检、循环肿瘤细胞检测及分子影像技术的发展,分子检测已经成为遗传性疾病、肿瘤等多种重大疾病的辅助诊断方法。同时分子诊断结果有利于指导临床医生为患者制定合理的治疗方案。随着测序技术发展的逐渐成熟和成本的不断下降,利用高通量测序技术开展基因检测已逐渐成为一种主流方式。我国今后在这些领域还有很大的发展空间。

疾病分子检测作为一种临床检测的辅助手段,涉及医学和生物学的各个领域,它在生物医学领域起着举足轻重的作用。此外,有关于高通量测序的实验数据呈爆炸性增长。在 Pubmed 中有关高通量测序的文章可检索到 3557 篇,可见疾病分子检测在疾病诊断和治疗中起着举足轻重的作用。

就我国分子检测技术在国际上的地位而言,部分领域已达到国际先进水平。自从参加人类基因组计划开始,我国疾病分子检测技术已经取得了长足的发展。以"称霸"国内遗传性疾病分子诊断领域的华大基因为例,其依托基因测序优势,开发了针对白血病及地贫患者的白细胞抗原(HLA)分型检测项目,开展了针对孕妇的无创产前基因筛查、妇女宫颈癌的人乳头状瘤病毒(HPV)分型检测以及乙型肝炎病毒(HBV)基因分型和耐药基因检测、单基因病检测等,属于国内遗传性疾病分子诊断领域的代表企业之一,已经在国际知名杂志发表多篇重量级文章。但我国仍有部分领域与西方发达国家相比具有明显差距,主要不足之处体现在基因检测的项目偏少、缺乏自主创新、检测仪器的开发多依赖国外产品、缺乏交叉学科建设和新兴学科人才的培养、政府缺少创新激励机制等,这些都是我国分子检测领域所面临的困难。

近年来,国家逐步增加在分子检测技术方面的经费投入,同时不断完善疾病分子检测平台的建设,在全国范围内推广分子检测技术,建立分子检测平台,同时制定一系列的规范化及标准化的质控体系。原卫生部下发的《临床基因扩增检验实验室管理暂行办法》对实验室、仪器设备和人员资质进行了规范。随着我国医疗机构分子检测的开展及第三方检测机构的兴起,目前已经逐渐建立起较完整的人员梯队,能够满足日常分子检测的需要。

我国疾病分子检测科研人员和技术人员的特点为年轻化、高学历,为分子诊断的发展注入了新的活力和生机。由于我国各省(自治区、直辖市)开展疾病分子检测项目的时间不一致,加之地域条件和经济水平的限制,各单位的检测水平和人员素质参差不齐。我国目前尚未建立完整的技术人员培训框架,同时分子检测的准入机制尚不健全,这使得分子检测呈现区域聚集性,且检测结果的准确性和稳定性受到影响和质疑。为了解决我国疾病分子检测所面临的难题,国家对该领域重大项目给予了资助和扶持,重点推动疾病分子检测这一新兴学科及相关交叉学科的发展,同时不断加强国际及国内不同实验室间的交流合作,鼓励国内科研技术人员出国进行交流访问,同时也不断引进国外先进理念以及新方法和新技术,逐步完善我国疾病分子检测体系。我国各大院校及科研机构也重视国内外交流合作的重要性,提出创新激励机制,重视知识产权保护,大力提倡自主研发。

首先,尽管我国已经采取上述举措并取得成效,但由于我国分子检测技术缺乏自主创新,分子检测产品表现得过于单一化。例如,基于荧光聚合酶链式反应(PCR)技术的企业在国内市场多如牛毛,而基于基因芯片技术、测序技术、恒温扩增技术等创新性技术的企业则较少。其次,国家分子检测的技术和质量规范尚不完善,导致不同实验室间分子诊断结果的准确性与稳定性有差别。最后，疾病分子诊断门槛较高，对科研人员技术水平、仪器性能和实验室环境要求较高，同时检测费用比较昂贵。

四、发展思路与未来发展方向

分子诊断技术正处于学科发展的黄金时代。但必须承认，许多基层医院还不具备这方面的相关人才和硬件条件，更没有相关的资源和学习机会可寻。这就在一定程度上导致患者越级诊疗，到大医院去寻求更佳的诊疗服务，从而间接地造成大型医院看病难的问题。在今后的 5～10 年内应大力推广疾病分子诊断的覆盖面，使现有的基因诊疗技术能够进入基层医院，让其惠及更多的基层患者，同时突破相关的技术难题。

随着基因组学时代的到来和精准医疗计划的提出，疾病分子诊断的方向应着眼于外显子基因组学的发展和应用以及针对肿瘤的个体化治疗。早期，科学家运用全基因组关联研究的方法发现并鉴定了许多与复杂疾病、性状相关联的遗传变异，为复杂疾病发病机制的研究提供了重要线索。而近几年 NGS 的进步，促进了全基因组测序和全基因组外显子测序的快速发展。由全基因组关联研究到 NGS 技术的发展，不仅仅增加了检测通量并且大大降低了检测成本，这也是 NGS 从问世到迅速占领全球市场的重要原因。

虽然 NGS 不论是在通量方面还是测量时间及经济成本方面都较之前的技术有大幅进步，但依然存在一些问题。我们在建立转化医学中心及发展精准医学过程中应当注意以下问题。

第一，控制成本。大部分研究者并不需要全基因组序列，所以许多研究者更多地会选择自己感兴趣的基因组区进行靶向测序。我国多家大型医院现今均是对感兴趣的热点区域进行 NGS 测序，但由于通量和标本量的限制，受检患者仍然至少需等待 3～4 天才能得到最终报告，对于病情较严重的患者来说代价依然昂贵。同时，测试成本也是不可忽视的问题之一，虽然高通量测序技术成本在下降，但是想在 NGS 平台上获得准确理想结果也并不便宜，尤其是遇到样本量比较小的情况。据了解，我国大型医院的 NGS 外检量还不足够高，所以想要既不亏损又能快速得到检测结果依然任重道远。如上述问题不能解决就会大大制约 NGS 技术在我国基层医院发展的脚步。

第二，提升精确性。众所周知，2015 年奥巴马总统宣布"精准医疗计划"。作为该计划的一部分，NGS 迅速从基础研究转化为临床应用。美国 FDA 审查了现行 NGS 的管理机制。为使这一计划尽快开始执行，美国 FDA 在 2014 年 12 月发布了一系列文件。这些文件包括如何使这一技术不仅能更好地保证检测的准确性和可靠性，还能够更快地应用于患者的临床治疗。

尽管FDA认可了其精确性和可靠性，但是不论哪种测序平台，测序过程中都不可避免地存在一些误差。我们知道，实验过程中多次重复是判断实验能否通过时间检验的法则，然而由于成本较高，以及深度测序已提供了一种类型的重复这一事实，很多实验室忽略了重复的重要性。著名的遗传学家George Church发表了一篇很有意思的综述《自然-遗传学综述》(*Nature Review Genetics*)，谈论了NGS实验中误差的来源，以及如何利用重复来减少这些误差。这也为我国的精准医疗发展提出了要求，即在现有技术和能力的前提下，进一步提升NGS的精确性和可靠性，这都是我们在推动转化医学发展过程中应该注意和解决的问题。

第三，减少有创性。现今样品获得多为有创手段，这会受到患者健康条件的制约，所以并不是每个患者都可以运用该方式进行突变序列的测试。NGS测序最低样品浓度一般为 $3\text{ng}/\mu\text{l}$ 左右，一旦浓度过低，就会使准确性大大下降。所以，如何提升低浓度样品测序的准确性，并且发掘能够减少患者痛苦的无创性取材手段（如体液活检）也是值得我们在疾病分子诊断发展中探索的方向。

第四，注重产权保护。在探索和发展上述技术和建立转化医学中心的过程中，一定要注意技术、试剂、设备的自主研发和产权保护，尤其是关键的决定性技术。建立良好并且可行的创新研发和产权保护机制，改变生物分子医学市场受西方世界操纵的现状。没有核心技术，就很难改变受制于人的被动局面。应尽早实现上述试剂、技术、设备的国产化，让这分子诊断技术更具中国特色，更好地为我国人民健康造福。

解决以上问题是我们在今后工作中应当注意的，也为怎样看待精准医学在转化医学中的作用及其应有的合理发展方向提出了所应遵循的大致思路。提高检测通量，提高测序精确性，提升测序深度，并且降低成本，以解决技术水平问题。大力发展和尝试循环肿瘤细胞或者循环DNA的NGS技术，减少患者取材时的痛苦。注意产权保护，建立属于自己，符合中国发展道路的转化医学中心和精准医疗模式，更好更快地让该项技术为人民服务。

疾病分子诊断技术的发展还应当注重相关学科的结合，这也是今后我们发展和进步的新方向，即注重学科之间的交叉互补。例如，分子影像技术和基因大数据为疾病分子诊断提供依据，辅助疾病预防和治疗。运用更加全面和深入的方法，为临床诊断提供更多直接证据，同时也为患者的靶向治疗、疾病预后、产前诊断、家族易感基因筛查等方面提供更全面的手段和可信依据。建立和健全疾病分子诊断的准入机制，从严把关，不让不符合基本条件的法人或个人进入分子诊断领域。制定相关严格的监督及监管法规。从多个方面来完善我国分子诊断的整体市场。

第四节　实验动物、比较医学与转化医学

一、引言

由于伦理和道德的制约，对人体的科学探索和疾病的诊治研究，往往需要先在实验动物上进行研究实验。基于实验动物的研究能否阐明人类的生命本质，通过动物研究建立的疾病诊断、治疗方法能否适用于人类，则需要通过比较医学建立模式动物与人类疾病的内在联系来得出答案。

在生命科学和医学的发展历程中，模式动物发挥了极其重要的作用。纵观100多年来诺贝尔生理学或医学奖的获奖情况，可清晰地看到模式动物及动物模型在生物医学领域中的重要地位。1901年以来，有200余位科学家获得诺贝尔生理学或医学奖，其中80%以上的科研成果建立在实验动物和动物模型研究的基础上。线虫作为模式动物，催生了细胞凋亡和RNAi现象的发现；果蝇是经典遗传学研究的标准动物材料，催生了先天性免疫系统模式识别受体的重大发现；爪蟾是克隆技术先驱实验的主要材料；小鼠更是在许多生命科学重大发现过程中起到了至关重要的作用；比格犬被广泛应用于药物毒性评价；猴等灵长类动物则对神经科学研究作用巨大。

在分子、细胞、组织、个体甚至社会层次上，生命现象遵循着相似或相同的基本规律。从简单的原生动物到复杂的灵长类动物，都可以用来代替人类进行科学实验。如果想在分子、细胞水平回答人体各种生理和病理机制，使用低等生物体系具有相对简单、更易于操作的优势；相反，如果想在整体水平上回答各种重大的生物学问题，以及疾病的特征与进程，则必须依赖更高等的模式动物。

通过创建动物模型，模拟人体各种复杂的生物学问题及疾病特征和过程，可以探索人类生命现象和生命活动的本质，研究人类与环境的相互关系，揭示疾病的基本规律和分子细胞机理等。通过模式动物系统研究生命的表型、遗传型及其在可控环境中的变化，可以阐明重大疾病的发生、发展机理，研发和验证疾病诊治新技术、新方法，对医药产业的创新发展具有重要意义。

在未来相当长的时间内，模式动物与人类疾病的动物模型仍将在医学研究中发挥关键作用，是转化医学不可或缺的环节；基因组改造疾病模型，包括转基因模型、基因敲入/敲除模型和诱变模型等，已成为并仍将是国际生物医学研究的热点；虽然小鼠等的疾病模型为了解人类疾病做出了不少贡献，但已遇到发展的瓶颈，要真正阐明人类疾病的发病机制，特别是那些与特有基因相关的疾病，则需依赖进化地位高的模式动物。

建议对实验动物和比较医学领域更加系统化、规模化的支持。比如建设大型国家级研究平台，以及开展围绕重大科学问题的多学科集群研究等。资助机制和政策也应该更加灵活，对围绕国际前沿新技术的自主创新和国产化研究，采用以国家投入带动社会资本的模式，而对国家急缺的重大关键技术，采用国家支持为主的"医、研、产、学、用"联合攻关模式等。

人体是一种极其复杂的有机体。对人体的科学探索和疾病的诊治研究包括对生命本质的探索、人与环境关系的研究、社会公共卫生问题等，由于伦理和道德的制约，往往需要利用实验动物进行研究。

实验动物，或称为模式动物，是一类人工饲养，对其携带的微生物进行控制，遗传背景明确或被广泛研究，对其生物现象有深入了解的动物，主要用于科学研究、教学、生产和鉴定等领域。根据模式动物得到的科学研究结果，往往可以归纳出生命现象的普遍规律，并可应用于各个领域。

基于实验动物的研究，能否阐明人类生命的本质？通过动物研究建立的疾病诊断、治疗新方法，能否适用于人类？要解决这些问题，则需要通过比较医学研究，建立模式动物与人类疾病的内在联系。比较医学是探讨医学比较研究方法及其应用的一门新兴边缘学科，比较动物与人类的生命状态和疾病过程，建立相互之间的直接联系，无疑具有重要意义。

二、科学意义与战略价值

在生命科学发展历程中，模式动物发挥了极其重要的作用。纵观100多年来的诺贝尔生理学或医学奖获奖情况，可清晰地看到模式动物及动物模型在生物医学领域中的重要地位。

实验动物及比较医学研究的科学意义和战略价值主要体现在以下三个方面。

（一）解码生命奥秘，造福人类健康

21世纪是生命科学的世纪。随着科学技术的进步，对生命本质的研究进

入了大发展时期，人类自身、人与环境、人类健康的研究将达到前所未有的高度。为了"健康中国"目标，也亟须在我国大力发展生命科学和医学研究，其中实验动物和比较医学是重要的工具和不可或缺的环节。作为生命展现的一种形式，遗传及其与环境的相互作用最终决定了表型。表型与遗传关系的解析，就构成了理解和解码生命的关键。

生命科学研究不但依赖物理、化学、信息技术等知识领域，也依靠后者提供的仪器设备，如分子影像和显微成像设备、超灵敏的测序和蛋白质分析系统、小分子和代谢产物分析系统、行为表型自动记录与分析系统、数据储存和处理设备等。高端仪器设备和先进检测分析技术的发展，使得我们能够准确地描述各类表型，全面地获得遗传信息，并建立起二者之间的对应关系。

通过创建动物模型，模拟人体各种复杂的生物学问题，以及疾病特征和过程，系统研究生命的表型、遗传型及其在可控环境中的变化，可以探索人类生命现象和生命活动的本质，研究人类与环境的相互关系，揭示疾病的基本规律和分子细胞机理，阐明重大疾病的发生发展机理，因此对科学研究具有重大意义。

（二）揭示疾病根源，实现精准诊治

人类疾病谱正经历着重大变化，面临着传染性疾病和慢性非传染性疾病的双重威胁，其形势十分严峻。一方面，地球一"村"，新发传染病、乙肝、艾滋病和结核等传染性疾病随时威胁着人类的健康；另一方面，随着我国经济的发展和人口老龄化的加剧，慢性非传染性疾病，如肥胖、糖尿病、高血压、心脑血管疾病和恶性肿瘤，以及阿尔茨海默病、帕金森病、抑郁症等神经精神疾病的发病率也迅速上升，给国家带来巨大的社会和经济负担。

为了认识疾病的机理和发生发展规律，在今后相当长的时期内，模式生物仍然会扮演重要的角色。例如，小鼠的疾病模型对阐明心血管疾病、肿瘤、代谢性疾病等的发生、发展机理具有重要意义；对小鼠进行转基因、基因敲入/敲除等操作，也可能发现新的人类遗传性疾病的突变基因和新的药物靶点；针对传染性疾病、慢性疾病和肿瘤等的治疗药物筛选必须要有动物模型研究作为基础；对大脑神经和认知的理解也离不开对小鼠和灵长类的研究。

每种模式动物各有优缺点，对解决特定问题具有不同的价值。不同的模式动物服务于不同的研究目标，用于阐释不同的科学问题，研究指导人类疾病预测、预防、诊断和治疗的不同方法。因此，选择最合适的模式动物和疾病模型进行研究非常重要。正确的选择有利于更快、更准地揭示疾病的本质，

才能找准真正有效的诊断治疗方法。

以药物研究为例，其研发过程漫长，涉及众多环节。这种临床新药研发的高风险，其中一个重要原因就是在分子靶标发现、活性分子确定、药效学与毒理评价等过程中，动物模型的缺陷和比较医学研究得不够深入。因此，不断研究和发展新的实验动物和疾病模型，并进行系统的比较医学研究，对疾病诊治的技术创新和方法研究具有重要意义。

(三) 实践"创新驱动"，推动产业发展

传统模式动物为我们认识生命体的分子、细胞和发育基本机制等方面做出了巨大贡献。国内外科学家利用这些模式动物取得了许多原创性突破。然而，随着生命科学的发展，生命科学目前所面临的一些重大科学问题，比如脑认知、肿瘤发生和重大传染疾病的发生机制等，亟须利用大型模式动物来取得自主原创性突破。这也是我国在这些领域引领世界的契机。

《国家中长期科学和技术发展规划纲要(2006—2020年)》将"重大疾病防治水平显著提高"以及"新药创制和关键医疗器械研制取得突破"定为我国科学技术发展在未来15年要实现的重要目标之一。然而，要取得我国生命科学与技术前沿重大科学研究的突破，实现生物医药创制的重大进展，保障我国人民健康的重大使命，模式动物和比较医学的研究最为关键。

例如，人类疾病的动物模型是研究新疫苗、新药、新型诊断试剂等的必需工具。新药临床试验出现致死毒性则后果极其严重，其根本原因在于药物安全评价的实验动物，如大鼠和比格犬等，与人类之间存在种属差异。突破这一困境的最有效途径是研发更适合的动物模型，以及进行更深入的比较医学研究，以使得其研究成果能更加有效地转化为临床应用，降低研发风险，并加速研究进程。

针对我国生命科学和人口健康领域内的瓶颈问题，基于标准化、精确化和规模化的研究，通过动物育种和人类重大疾病动物模型创制，阐明模式动物的基础生物学特征，建立模式动物遗传与表型内在联系，实现疾病的预防、早期诊断、新药筛选和评价、其他治疗技术的开发等，必将使我国在生命科学和人口健康领域的自主创新能力得到极大提升，促进医药产业发展。

三、发展规律与研究特点

任何一种有机体，即使是简单的原生动物，均是一个极其复杂的生命系统。然而，在分子、细胞层次上，生命现象却遵循着相似或相同的基本规律。

因此，为了符合伦理，一些针对人体的科学探索和疾病的诊治研究，可以在实验动物上进行。但针对不同的研究，需要选择最合适的模式动物。从实验动物到人的转化应用，也需建立在充分的比较医学研究的基础上。

（一）人类疾病动物模型研究：医学研究的关键环节

认识疾病的两个基本点是病因和机制。临床上许多疾病之所以得不到有效的治疗，其根结就在于缺乏对疾病发生原因和发生机制的了解。随着医学科学研究的不断发展，许多疾病的病因研究取得了很大的进展，特别是遗传性疾病的研究，已使近3000种遗传性疾病的基因得到鉴定。但是关于疾病的发病机制的研究，由于其高度复杂性，研究进展要缓慢得多。

认识疾病需要从多个层面上开展研究。从分子水平探索疾病背后基因或者蛋白质之间的关系是认识疾病的基础；从细胞水平认识疾病则是为了更好地了解分子事件发生之后对细胞行为的影响，是认识疾病的一个必然环节；从个体水平认识疾病则是为了从整体的高度全面了解疾病。在个体水平层面所表现出的疾病症状远比分子和细胞水平所表现出的情况更为复杂，因为疾病表型是致病基因与环境间相互作用后导致的发育过程及代谢稳态调控异常的综合表现。由于人类伦理的约束，同时也基于生物在进化上所表现出的保守性，科学家们很自然地选择了模式动物来进行疾病相关的研究。

在人类健康和医学研究的发展过程中，模式动物已成为重要的基石。在模式动物上建立模拟人类疾病的模型，成为了解人类疾病的最好工具，有时甚至是唯一的途径，因此至关重要。寻找和建立模式动物与人类的关系，是比较医学研究的目的所在，也是医学研究的一个重要特点。

疾病的动物模型在医学研究中具有广泛的应用。首先，可以通过对某一个或几个基因的功能研究去揭示疾病发生的机制，认识生命现象背后的机制，具有重要的理论意义；其次，在此基础上还可以发现新的药靶，找到治疗或诊断疾病的方法，因而具有重要的潜在的应用前景；最后，疾病动物模型具有重要的临床意义，还可以帮助人们开展药物筛选和药效评价，发展疾病诊断技术和治疗手段等，具有很强的商业价值。

（二）模式动物的优势与不足

在人类的生命探索和医学实践中，建立了一系列的模式动物来模拟各种人类疾病，用于研发和验证疾病诊断和治疗新技术和新方法。例如，小鼠的基因研究比较透彻，基因改造技术成熟，且生理生化和发育过程和人类相似，故常用于模拟人类疾病的发病过程及对药物的反应；线虫广泛应用于发育、衰老等遗传学和代谢学的研究，催生了细胞凋亡和 RNAi 现象的发现；果蝇的遗传背景清楚，生长周期短，基因定位与表型效应描述明确，是经典遗传学研究的标准动物材料，催生了先天性免疫系统模式识别受体的重大发现；斑马鱼诱变容易，胚胎通体透明，便于观察细胞和器官的发育和分化过程；爪蟾是克隆技术先驱实验的主要材料；比格犬广泛应用于药物毒性评价；家兔、犬类、小型猪等对一些特定的疾病模型建立，包括外科手术研究等具有重大意义；猴等灵长类动物则对神经科学研究有着不可替代的地位。

（三）模式动物的研究体系

建立遗传背景清楚、饲养繁殖环境条件规范的动物体系，需要将研究的生理或病理活动等特征相对稳定地显现在这些标准化的模式动物身上。这些，对实验动物的饲养环境、培育条件、技术装备、生物试剂和动物实验室的操作流程等都提出了严格的要求。也只有这样，基于模式动物的研究才能够准确可信，才能实现高水平的技术创新，才能真正提升我国在生命科学和医学领域的自主创新能力。

对模式动物的研究迫切需要集成标准化、自动化、智能化和规模化的技术装备体系，提升并实现符合国际标准的实验动物规模化生产能力，并提供可靠的实验条件和实验手段。同时，利用表型和遗传型的筛选，建立高效的分子育种机制，进而培育出高效、优质的模式动物新品种。此外，还需要构筑高水平科学研究和人才培养基地，为我国的模式动物研究培养大批优秀的专业技术人才。

四、发展现状与发展态势

生命科学研究离不开模式动物。模式动物的标准化、遗传资源的积累、相关研究设施的建设，以及利用模式动物构建疾病模型进行人类疾病的研究都极为重要。之所以如此，一方面，是有迫切的临床需求，通过加强对疾病的认识，可以帮助人类研发各种针对性的预防、诊断、治疗手段，改善人类健康并提高生活质量；另一方面，通过对疾病的认识可以了解生命的本质，通过对人类疾病异常表象的机制研究，可以更清楚地了解正常生理现象背后的机制。

（一）发展背景

"工欲善其事，必先利其器。" 2010 年，国际小鼠表型分析联盟（the

International Mouse Phenotyping Consortium，IMPC）在伦敦宣布，将在之后的 10 年内投入 9 亿美元用于获取 20 000 个左右小鼠基因的敲除模型，而且美国国立卫生研究院的 9 个研究所也计划投入 1.1 亿美元加入该研究之中。该研究计划的目的就是对小鼠的所有表型性状（包括行为性状）进行系统研究，建立面向大众的小鼠基因敲除模型库。2003 年，美国建立了国家猪资源与研究中心。该中心由密苏里哥伦比亚大学（MU）在美国国立卫生研究院的资助下进行建设，投资超过 1 亿美元，着力于建立医用猪模型的基础设施，成为美国医用猪资源、研究、信息及培训中心，以转基因克隆猪的制备、保存、医用猪资源开发为主要任务，确保全国各学科生物医学研究者能获得对人类健康和疾病迫切需要的猪模型。2007 年，日本自治医科大学在日本政府的支持下着手建设先进医学技术发展中心（The Center for Development of Advanced Medical Technology）。该中心于 2009 年正式全面运行，建立了多个利用间充质干细胞进行细胞治疗的猪模型，同时还关注体内的生物反应器，并设想利用猪来生产各种器官以供移植。早在 1927 年，苏联建立苏呼米猿猴养殖场，开展灵长类动物的饲养繁殖和应用工作。日本建立的猴中心目前保存有 70 多个品种的灵长类动物，是世界上保有灵长类动物品种最多的中心，也是日本进行灵长类研究的一个主要基地。出于对国家战略资源和灵长类实验动物质量控制的考虑，美国政府也委托国立卫生研究院进行战略布局，建设管理多个国家级灵长类研究中心，包括加利福尼亚州、俄勒冈、西南、杜兰、华盛顿、威斯康星州、耶基斯国家灵长类动物研究中心。

在我国，围绕疾病所开展的基础研究中，分子和细胞水平的研究比较多，而且也取得了一些很好的成绩，发表了不少高水平的研究论文。但是对疾病研究的另一个重要方面，即通过机制研究达到治疗疾病的目的方面，与国际同行相比仍有较大的差距，而且这种差距还在不断拉大。其中的一个原因就是我们在研制疾病动物模型方面薄弱。比如小鼠的基因敲除模型，在国内只有少数实验室能完成这项研究，而能对外提供基因敲除动物模型服务的实验室数量更加有限。目前来看，无论是遗传操作体系，还是技术方案，多源于国外；与国外相比，国内竞争不具备优势。因为多数动物模型均需要从国外进口，所以围绕疾病模型所开展的有价值的研究非常有限。

我国的动物资源丰富，特别是对灵长类动物的驯养繁殖与研究方面起步较早，实验灵长类动物的养殖规模已居世界前列。但是由于种种历史原因，对将实验动物作为战略生物资源的重要性认识不足，致使未能将丰富的动物资源转化为突出的研究实力，进而实现可持续利用。中科院昆明动物研究所拥有我国首家灵长类动物饲养繁殖中心，目前饲养约 3000 只猴子，是我国灵长类动物饲养繁殖种类最多的灵长类中心，是国内最早获得国际实验动物评估认证管理委员会（AAALAC）认证的机构之一，在灵长类实验动物管理上达到了国际标准与规范，并受到了国际的广泛关注，被称为"中国灵长类生物学研究实力最强"和"具有重要国际影响"的研究机构。2013 年印发的《国家重大科技基础设施建设中长期规划（2012—2030 年）》中，将"模式动物表型与遗传研究设施"列入建设规划。强调"模式动物表型性状的精确测定和度量是解析生命规律，开发疾病调控方式的关键之一。以解决表型和基因型测定及关联遗传机制分析中的科学问题为目标，建设重要模式动物的表型与遗传分析研究设施，主要包括：表型及基因型连续、快速、综合、自动化与智能化获取分析系统，表型和基因型全面自动检测分析系统，信息集成、处理及遗传性状分析系统等。该设施建成后，可系统、准确地描述生命的表型、基因型及其在环境变化中的响应，并以此正确描述生命的调节状态和方式，为人类疾病、动物生命过程调节等研究提供支撑"。目前，该设施正在由中国农业大学和中科院昆明动物研究所立项建设中。

国内从基金资助部门到研究单位，近年来也加大了对动物模型研究的资助力度，以及研究的深度和广度。例如，从 2011 年起，国家自然科学基金委员会开始资助"疾病动物模型"的研究。资助排在前 3 位的分别是肿瘤动物模型、神经和精神系统疾病模型、感染与免疫相关疾病模型。科技部等机构也分别设立了相关专项，用于资助动物模型研究。国内多个机构和学会专门组织了动物模型学科战略研讨和学术交流会。例如，中国科学院昆明动物研究所已连续成功举办了四届"灵长类动物模型学术论坛"，并取得了很好的效果。

（二）发展重点

疾病的动物模型主要可以分为自发模型、手术模型、化学诱导模型和基因组改造模型。其中，基因组改造模型是当前国际生物医学研究的热点和重点发展方向。基因组改造模型又可以分为转基因模型、基因敲入/敲除模型、诱变模型等。值得注意的是，随着人类遗传和医学遗传的快速发展，将已发现的人类疾病相关基因所产生的突变直接引入小鼠等模式动物基因组，建立人源化的模型已成为动物疾病模型的主要趋势。

小鼠是医学研究中最重要的模式动物。许多疾病的动物模型都是小鼠模型，这主要是因为小鼠的基因组改造技术成熟，且生理生化和发育过程与人类相似，基因组和人类的同源性高达90%，所以人类疾病的小鼠模型可以模拟不少人类疾病的发病过程及对药物的反应机理。基因组改造疾病模型之所以受到重视，其主要原因在于这种疾病模型所模拟的人类疾病发病过程是从遗传的角度进行的，尤其是孟德尔病和表现为主效基因遗传特征的复杂性遗传病。这种模拟能让科学家探究疾病状态下异常生理现象发生的机制，揭示生命的分子本质，进而可以帮助科学家找到诊断疾病的有效手段和治疗疾病的可能药物靶点，这是其他类型疾病模型所不具有的优势。随着各种遗传性疾病致病原因的确定，科学家将通过遗传操作的手段获取越来越多的疾病动物模型。这些模型将成为人类认识自己的最好切入点。

(三) 发展趋势

利用小鼠的疾病模型可以基本了解不少人类疾病的发病机制，但要真正把人类疾病的发病机制，特别是那些人类重要疾病或灵长类特有基因突变导致疾病的发病机制阐述清楚，则必须要依靠进化地位更高的模式动物。尤其是涉及人类安全性方面的研究，比如药物的疗效、疾病的治疗等方面，更需要大型的模式动物，甚至非人灵长类动物模型。因为只有尽可能地缩小模式动物与人之间的遗传差异，才可能更加逼近人类自己真实的生理状况，才可能使我们的研究成果走向临床时为人类的安全提供基本保障。事实上，新药在Ⅰ、Ⅱ、Ⅲ期临床试验中被证明失败的发生率高达95%以上，其主要原因是许多新药的动物模型实验仅停留在小鼠、大鼠或犬科动物等阶段，且这些动物与人的遗传差异比较大。研究发现，被研究的化合物，在猕猴中代谢与人近似的占71%，狗为19%，而大鼠仅有14%，这说明进化地位高的动物疾病模型与其他动物疾病模型相比更有优势。国际上对灵长类的研究与利用十分重视，美国有数十个灵长类研究机构，其中由联邦政府支持的国家级灵长类研究中心就有8个。我国的灵长类动物资源非常丰富，利用我国的资源优势建立非人灵长类动物疾病模型，将会使我们在医学研究方面处于相对主动的位置。

非人灵长类动物是一种理想的模式动物，与人类基因组同源性高达98%，在组织结构、免疫、生理和代谢等方面与人类高度近似。在人类疾病，特别是传染性疾病研究方面，猴具有极重要的用途。猕猴可以感染人类所特有的传染病，特别是其他动物所不能复制的传染病。其在血脂、动脉粥样硬化、多种神经系统疾病的病变性质和部位、临床症状及各种药品的疗效关系等方面，都与人类非常相似。猴是研究艾滋病、恶性肿瘤、糖尿病、神经系统疾病及心血管疾病等最佳的疾病动物模型。树鼩作为灵长类动物的近亲，体型小，体重为100~250g，无明显繁殖季节。与猴子相比，树鼩更有利于饲养、繁殖和研究。树鼩是目前发现的最适合研究应激和成瘾的实验动物。树鼩对许多病毒的感染特性也与人类相似，它易感染人类甲、乙、丙、丁肝炎病毒以及轮状病毒、疱疹病毒、腺病毒、副黏病毒等。因此，树鼩有可能成为多种人类病毒感染性疾病机理研究与新药研发的极佳模式动物。还有研究表明，树鼩有可能成为研究糖尿病和心理应激的理想模型。

除灵长类动物之外，科学家们很早就认识到猪在医学上的重要意义。猪在心血管系统、消化系统、皮肤系统、骨骼发育、营养代谢等方面与人类具有较大的相似性。一方面，遗传改造后的猪极有可能解决人类器官或组织移植中供体严重不足的问题；另一方面，用猪做成的模型在心血管疾病、糖尿病、血液病、遗传病、营养代谢病、皮肤烧伤等方面具有比小鼠模型更大的优势，因此已受到医学界的广泛重视。值得一提的是，我国科学家经过长期努力，已培养出了各种小型猪，如版纳微型猪近交系、五指山小型猪近交系、广西巴马小型猪、贵州小型猪等。小型猪的优势在于饲养成本相对低，而且遗传结构已基本接近纯化，使得近交系个体间遗传差异很小，且具有长期的遗传稳定性，可以保证实验的准确性、一致性和重复性，在医学实验研究中具有不可替代的优势。

如果说小鼠的疾病模型在机制研究方面是必不可少的，那么在走向临床应用之前，高等级模式动物的疾病模型则是不可或缺的，特别是那些基因组改造的非人灵长类动物的疾病模型。我国在建立灵长类动物和猪疾病模型方面比国外同行具有明显的优势，而且国际知名的医药企业在这方面有着巨大的需求。因此，进化地位较高的大型动物疾病模型的建立，在医学研究方面具有非常重要的意义，也将确保我国在这方面研究发展中去争取领先地位。

五、发展思路与未来发展方向

生命科学与医学的发展与国家的综合国力紧密联系。美国、欧盟、日本等发达国家和地区已在模式动物研究方面投入巨大，拥有大批优秀的科研人才，并建立了多个国家级模式动物研究中心，对模式动物的表型与遗传信息进行连续、快速、精准、自动化、智能化的测定和整合分析，建立表型、遗传型与环境影响的网络关系，阐明生命活动本质规律，解析人类重大疾病机理，并研发针对性的诊治技术和药物，引领国际生命科学和生物医药的发展趋势。

我国的模式动物和比较医学研究尽管在近年来取得了一定程度的发展，但与发达国家如美国、欧洲国家和日本等相比，仍存在着较大的差距。虽然我国是世界上动物资源最丰富的国家之一，但国内大多数实验动物的饲养和研究机构处于低水平、小规模、欠规范状态，多偏重于实验动物的饲养和繁殖，缺乏集成的、系统的研究设施，缺乏深入的模式动物的表型与遗传研究，在人类疾病动物模型创建及疾病机理解析、药物评价等方面均有极大的提升空间。

随着我国综合国力的不断增强，以及科学技术和研究设备的快速发展，我们将抓住机遇、突破瓶颈，实现跨学科的生命科学研究，实现从单纯基础研究向生物高科技产业化应用的转变。为了推动在生命科学和生物医药研究的重大突破和飞速发展，在对模式动物表型与遗传信息的采集、分析、处理和集成应用中实现标准化、系统化、自动化和智能化，完成学科和技术的交叉、集成、创新和发展，成为客观需求及必然趋势。

未来，这一领域的发展将主要体现在以下几个方面。

（一）实验动物研究集成化、系统化和国际化

高效、精确的基因修饰是构建动物模型的常规手段，快速、精确的遗传型描述和分析将为展现表型变化的遗传基础及形成原因提供重要参考。CRISPR/Cas9 等高效的基因修饰技术为疾病的大型模式动物模型创建提供了可能；日新月异的测序技术也在不断满足全面解析动物遗传信息的需求；不同水平的组学研究成为获取丰富的遗传信息的必要手段；基于各种大数据的整合分析成为解析生命密码的重要途径。

对模式动物的遗传分析可以揭示表型的内在本质。对模式动物生命现象解析的根本途径是建立表型与遗传型的复杂关系和调控网络，这是一个庞大、复杂的系统工程。先进的物联网控制与大数据云处理的技术进步是其实现的基本保障。建立和发展表型与遗传关联、系统自动控制和海量数据融合分析的核心算法，搭建具有国际先进水平的模式动物和动物模型研究的综合数据处理及服务平台，并开展国际性的合作研究，是未来的发展趋势。

（二）信息采集自动化、精准化和多维化

人类疾病动物模型研究能否取得突破，依赖于系统化、集成化地获取个体及群体的复杂生物表型相关数据，并进行综合分析及评价。精准的、连续的表型信息收集，对检测系统的自动化和精确化程度提出了更高的要求，也

需要建立一个多学科、多领域、多层次、多交叉的自动化集成的综合研究体系。精确化、多维度与多尺度的高精度影像系统可以在解剖结构、功能代谢和细胞层次等获取翔实的信息,形成综合的模式动物表型特征。

(三)管理体系标准化、规模化和智能化

建立国际标准的模式动物规模化饲养繁殖与智能化管理技术体系是模式动物研究与应用的基础。清晰的遗传背景与高度自动化、智能化的饲养管理系统是实现标准化、规模化和系统化研究的条件。例如,发展动物个体示踪识别条码(或植入式芯片)、信息自动无线采集传输、自动饮食记录及详细的动态数据库等,实现模式动物饲养和实验过程的可观、可查、可管、可控,减少人工参与,减少不规范操作风险以及降低人力资源的投入等。

六、资助机制与政策建议

鉴于实验动物和比较医学研究的重要性,应该站在国家战略资源保护和开发、国家重大科技基础设施建设,以及国家科技发展"原动力"的高度,全面、系统、长远地考虑资助机制和国家政策。其主要包括但不局限于以下几个方面。

(一)建设大型国家级研究平台

实验动物和比较医学研究对实验动物培育有着标准化、规模化和智能化的重大需求,对研究则有着集成化、系统化和国际化的需求。因此,有必要充分利用我国现有的优势资源和研究积累,抓住国际领域发展契机,建设一批现代化、规模化的研究设施,弥补我国在实验动物大型国家研究平台方面的不足,提升我国在该方面的整体研发实力,全方位、多层次探索和阐述人类生命活动的本质与规律,全面服务医学研究、新药研发及畜牧产业,形成以科学问题和产业问题双驱动的极具生命力的基础研究、技术药物研发和经济产业发展的完整链条。

(二)开展多学科、全链条集群研究

围绕一批重大科学问题和临床热点难题,比如器官移植、干细胞治疗、新药创制,以及肿瘤、代谢性疾病和脑科学研究等,基于模式动物和比较医学研究,布局重大研究方向,开展多学科、系统化、规模化、全链条、集群化的研究。建立一批国际水平的模式动物或动物模型,在此基础上开展一系

列系统、深入的创新研究和技术研发，培养一批专业人才并形成合作良好的研究团队，形成一批创新成果，并最终推动相关产业的发展。

(三) 国家推动与政策引导

对于一些具有产业化发展前景的研究方向，如对具有经济价值的动物品系、药物、医学材料和设备等的研究来说，资助机制和政策可以更加灵活。对围绕国际前沿新技术的自主创新和国产化研究可以采用以国家资本带动社会资本的模式。而对国家急缺的重大关键技术的引进和创新则可以采取国家投入为主，"医、研、产、学、用"联合攻关的模式等，最终通过国家的政策引导，推动自主创新和产业化进程。

总之，模式动物和比较医学研究领域，目前是我国生命科学和人口健康领域的瓶颈之一，通过建设一批标准化、系统化、规模化、国际水平的大型研究平台，资助一批多学科、全链条、集群化的重大研究，开展基于模式动物的基础生命科学研究、人类重大疾病动物模型创制、疾病早期诊断和机理研究、新药筛选和评价研究、疾病预防和治疗技术开发、动物育种等，必将使我国生命科学和人口健康领域的自主创新能力得到极大提升。

参 考 文 献

陈锐. 2013. 转化医学及转化医学信息学的兴起和发展. 解放军医学杂志, 38(8):680-684.
丁维俊, 董婷, 曾庆秋, 等. 2008. 从宏基因组学谈中医整体观的现代化. 四川中医, 26(6):26-28.
国家统计局. 2014. 2013 年全国科技经费投入统计公报. http://www.stats.gov.cn/tjsj/tjgb/rdpcgb/qgkjjftrtjgb/201410/t20141023_628330.htm[2014-10-23].
侯跃芳, 崔雷. 2012. 转化生物信息学:跨越实验室与临床的屏障//中华医学会第十八次全国医学信息学术会议论文集.
贾佳. 2015. 生物信息技术共享、转化研究平台建设. 中国科技成果, 12:22-23.
江虎军, 冯锋, 董尔丹. 2011. 模式动物与人类疾病的动物模型. 生命科学, 23(3):234-238.
李国垒, 陈先来. 2013. 医学信息学新分支——转化医学信息学. 医学信息学杂志, 34(1):15-18.
蔺楠, 李世超, 于岩岩. 2010. 美国技术创新资助政策的调整及启示. 中国科技论坛. (11):149-154.
罗志辉, 吴民, 赵逸青. 2015. 大数据在生物医学信息学中的应用. 医学信息学杂志, 36(5):2-9.
[美]肖特利弗, 奇米诺. 2011. 生物医学信息学. 罗述谦译. 北京:科学出版社.

肖利,汪飚翔. 2006. 主要发达国家国际科技合作的资助政策及其启示. 科学学与科学技术管理,27(12):23-29.

张晔,张晗,赵玉虹. 2014. 国内生物医药信息服务平台现状浅析与展望. 中国卫生信息管理杂志,11(6):563-567.

赵基源,梁琼麟,冉小蓉,等. 2006. 代谢物组学应用的领域之三——诊断代谢物组学. 中成药,28(12):1809-1812.

赵晶,杨祥胜,曾润颖. 2007. 南极土壤生物宏基因组文库构建及其抗肿瘤活性初探. 自然科学进展,17(2):267-271.

浙江大学生物医学信息学实验室. 2014. 生物信息学及转化医学信息学. http://www.docin.com/p-764684473.html.

郑西川,孙宇,王炯,等. 2013. 医学信息学与转化医学的融合与发展. 医学信息学杂志,34(9):47-50.

中国医药生物技术协会生物样本库. 2011. 中国医药生物技术协会生物样本库标准(试行). 中国医药生物技术,6(1):71-79.

周通,牛荣丽,林秀坤. 2006. 宏基因组学在海洋药物研究中的应用. 中国海洋药物,25(2):1-6.

Ahmed F E. 2011. Biobanking perspective on challenges in sample handling, collection, processing, storage, analysis and retrieval for genomics, transcriptomics and proteomics data. Analytical Methods,3:1029-1038.

Altman R B, Miller K S. 2011. 2010 translational bioinformatics year in review. Journal of the American Medical Informaticas Association,18(4):358-366.

Asara J M, Christofk H R, Freimark L M, et al. 2008. A label-free quantification method by MS/MS TIC compared to SILAC and spectral counting in a proteomics screen. Proteomics,8(5):994-999.

Asslaber M, Zatloukal K. 2007. Biobanks: transnational, European and global networks. Briefings in Functional Genomics and Proteomics,6(3):193-201.

Bais P, Moon S, He K, et al. 2010. Plant Metabolomics.org: a web portal for plant metabolomics experiments. Plant Physiology,152(4):1807-1816.

Barnes R, Albert M, Damaraju S, et al. 2013. Generating a comprehensive set of standard operating procedures for a biorepository network-the CTRNet experience. Biopreservation and Biobanking,11(6):387-396.

Barr M, Souan L N, MacGabhann P, et al. 2014. The establishment of an ISO compliant cancer biobank for Jordan and its neighboring countries through knowledge transfer and training. Biopreservation and Biobanking,12(1):3-12.

Bauer J A, Chakravarthy A B, Rosenbluth J M, et al. 2010. Identication of markers of taxane sensitivity using proteomic and genomic analyses of breast tumors from patients receiving neoadjuvant paclitaxel and radiation. Clinical Cancer Research,16(2):681-690.

Berger M F, Levin J Z, Vijayendran K, et al. 2010. Integrative analysis of the melanoma transcriptome. Genome Research, 20(4): 413-427.

Bolze A, Byun M, McDonald D, et al. 2010. Whole-exome-sequencing-based discovery of human FADD deficiency. The American Journal of Human Genetics, 87(6): 873-881.

Brahmachari S K. 2012. Introducing the medical bioinformatics in Journal of Translational Medicine. Journal of Translational Medicine, 10(1): 202.

Business Wire. 2009. The future of biobanks: Regulation, Ethics, Investment and the Humanization of Drug Discovery. https://www.businesswire.com/news/home/200904080 05469/en/Future-Biobanks-Regulation-Ethics-Investment-Humanization-Drug[2009-04-10].

Butte A J. 2008. Translational bioinformatics: coming of age. Journal of the American Medical Informatics Association, 15(6): 709-714.

Campbell L D, Astrin J J, DeSouza Y, et al. 2018. The 2018 revision of the ISBER best practices: summary of changes and the editorial team's development process. Biopreservation and Biobanking, 16(1): 3-6.

Campbell-Valois F X, Sansonetti P J. 2014. Tracking bacterial pathogens with genetically-encoded reporters. FEBS Letters, 588(15): 2428-2436.

Cani P D, Bibiloni R, Knauf C, et al. 2008. Changes in gut microbiota control metabolic endotoxemia-induced inflammation in high-fat diet-induced obesity and diabetes in mice. Diabetes, 57(6): 1470-1481.

Canuel V, Rance B, Avillach P, et al. 2015. Translational research platforms integrating clinical and omics data: a review of publicly available solutions. Briefings in Bioinformatics, 16(2): 280-290.

Carey M S, Agarwal R, Gilks B, et al. 2010. Functional proteomic analysis of advanced serous ovarian cancer using reverse phase protein array: TGF-β pathway signaling indicates response to primary chemotherapy. Clinical Cancer Research, 16(10): 2852-2860.

Chen J J, Qian F L, Yan W, et al. 2013a. Translational biomedical informatics in the cloud: present and future. Biomed Research International, (4): 658925.

Chen L L, Li Y, Lin C H, et al. 2013b. Recoding RNA editing of $AZIN_1$ predisposes to hepatocellular carcinoma. Nature Medicine, 19(2): 209-216.

Chen M J, Zhao L P, Jia W. 2005. Metabonomic study on the biochemical profiles of a hydrocortisone-induced animal model. Journal of Proteome Research, 4(6): 2391-2396.

Chiu R W K, Chan K C A, Gao Y, et al. 2008. Noninvasive prenatal diagnosis of fetal chromosomal aneuploidy by massively parallel genomic sequencing of DNA in maternal plasma. Proceedings of the National Academy of Sciences of the United States of America, 105(51): 20458-20463.

Chiu R W K, Akolekar R, Zheng Y W, et al. 2011. Non-invasive prenatal assessment of trisomy 21 by multiplexed maternal plasma DNA sequencing: large scale validity study.

BMJ,342:c7401.

Chung K H,Lee D H,Kim Y,et al. 2010. Proteomic identification of overexpressed PRDX1 and its clinical implications in ovarian carcinoma. Journal of Proteome Research,9(1):451-457.

Clotworthy M. 2012. The application of human tissue for drug discovery and development. Expert Opinion on Drug Discovery,7(7):543-547.

Courtney E,Kornfeld S,Janitz K,et al. 2010. Transcriptome profiling in neurodegenerative disease. Journal of Neuroscience Methods,193(2):189-202.

Cubbon S,Bradbury T,Wilson J,et al. 2007. Hydrophilic interaction chromatography for mass spectrometric metabonomic studies of urine. Analytical Chemistry, 79(23):8911-8918.

Cuellar-Partida G,Buske F A,McLeay R C,et al. 2012. Epigenetic priors for identifying active transcription factor binding sites. Bioinformatics,28(1):56-62.

Cui W,Zheng P,Yang J,et al. 2015. Integrating clinical and biological information in a Shanghai biobank:an introduction to the sample repository and information sharing platform project. Biopreservation and Biobanking,13(1):37-42.

Dettmer K, Hammock B D. 2004. Metabolomics—a new exciting field within the "omics" sciences. Environmental Health Perspectives,112(7):A396-A397.

Dumas M E,Barton R H,Toye A,et al. 2006. Metabolic profiling reveals a contribution of gut microbiota to fatty liver phenotype in insulin-resistant mice. Proceedings of the National Academy of Sciences of the United States of America,103(33):12511-12516.

Dutta U R,Rajitha P,Pidugu V K,et al. 2011. Cytogenetic abnormalities in 1162 couples with recurrent miscarriages in southern region of India:report and review. Journal of Assisted Reproduction and Genetics,28(2):145-149.

Feng L,Liu H,Liu Y,et al. 2010. Power of deep sequencing and agilent microarray for gene expression profiling study. Molecular Biotechnology,45(2):101-110.

Feng X P, Yi H, Li M Y, et al. 2010. Identification of biomarkers for predicting nasopharyngeal carcinoma response to radiotherapy by proteomics. Cancer Research, 70(9):3450-3462.

Fiehn O. 2002. Metabolomics-the link between genotypes and phenotypes. Plant Molecular Biology,48(1-2):155-171.

Frank D N, Pace N R. 2008. Gastrointestinal microbiology enters the metagenomics era. Current Opinion in Gastroenterology,24(1):4-10.

Fujimura K E,Slusher N A,Cabana M D,et al. 2010. Role of the gut microbiota in defining human health. Expert Review of Anti-Infectioe Therapy,8(4):435-454.

Fung E T. 2010. A recipe for proteomics diagnostic test development:the OVA1 test,from biomarker discovery to FDA clearance. Clinical Chemistry,56(2),327-329.

Gill S R, Pop M, Deboy R T, et al. 2006. Metagenomic analysis of the human distal gut microbiome. Science,312(5778):1355-1359.

Ginsburg G S, Burke T W, Febbo P G. 2008. Centralized biorepositories for genetic and genomic research. JAMA,299(11):1359-1361.

Go A T J I, van Vugt J M G, Oudejans C B M. 2011. Non-invasive aneuploidy detection using free fetal DNA and RNA in maternal plasma: recent progress and future possibilities. Human Reproduction Update,17(3):372-382.

Guil S, Esteller M. 2012. Cis-acting noncoding RNAs: friends and foes. Nature Structural & Molecular Biology,19(11):1068-1075.

He H H, Meyer C A, Shin H, et al. 2010. Nucleosome dynamics define transcriptional enhancers. Nature Genetics,42(4):343-347.

He X J, Eberhart J K, Postlethwait J H. 2009. MicroRNAs and micromanaging the skeleton in disease, development and evolution. Journal of Cellular and Molecular Medicine,13(4): 606-618.

Henderson G E, Jean Cadigan R, Edwards T P, et al. 2013. Characterizing biobank organizations in the US: results from a national survey. Genome Medicine,5(1):3.

Hersh W. 2011. Translational Research: the Essential Role of Biomedical Informatics. https://dmice.ohsu.edu/hersh/pumch-translational.pdf.

Hewitt R E. 2011. Biobanking: the foundation of personalized medicine. Current Opinion in Oncology,23(1):112-119.

Hu H, Correll M, Kvecher L, et al. 2011. DW4TR: a data warehouse for translational research. Journal of Biomedical Informatics,44(6):1004-1019.

Hu Z B, Chen X, Zhao Y, et al. 2010. Serum microRNA signatures identified in a genome-wide serum microRNA expression profiling predict survival of non-small-cell lung cancer. Journal of Clinical Oncology,28(10):1721-1726.

Hudson T J, Anderson W, Aretz A, et al. 2010. International network of cancer genome projects. Nature,464(7291):993-998.

Hurtado A, Holmes K A, Rossinnes C S, et al. 2011. FOXA1 is a key determinant of estrogen receptor function and endocrine response. Nature Genetics,43(1):27-33.

Javierre B M, Fernandez A F, Richter J, et al. 2010. Changes in the pattern of DNA methylation associate with twin discordance in systemic lupus erythematosus. Genome Research,20(2):170-179.

Jia W, Li H K, Zhao L P, et al. 2008. Gut microbiota: a potential new territory for drug targeting. Nature Reviews Drug Discovery,7(2):123-129.

Jones S, Wang T L, Shih I M, et al. 2010. Frequent mutations of chromatin remodeling gene ARID1A in ovarian clear cell carcinoma. Science,330(6001):228-231.

Jung Y, Kim P, Jung Y, et al. 2012. Discovery of ALK-PTPN$_3$ gene fusion from human non-small celllung carcinoma cell line using next generation RNA sequencing. Genes Chromosomes and Cancer,51(6):590-597.

Khan A,Khan M I,Iqbal Z,et al. 2010. Determination of lipoic acid in human plasma by HPLC-ECD using liquid-liquid and solid-phase extraction:Method development, validation and optimization of experimental parameters. Journal of Chromatography B, 878(28):2782-2788.

Lahtz C,Pfeifer G P. 2011. Epigenetic changes of DNA repair genes in cancer. Journal of Molecular Cell Biology,3(1):51-58.

Lehmann C U,Altuwaijri M M,Li Y C,et al. 2008. Translational research in medical informatics or from theory to practice. Methods of Information in Medicine,47(1):1-3.

Ley R E,Peterson D A,Gordon J I. 2006a. Ecological and evolutionary forces shaping microbial diversity in the human intestine. Cell,124(4):837-848.

Ley R E,Turnbaugh P J,Klein S,et al. 2006b. Microbial ecology:human gut microbes associated with obesity. Nature,444(7122):1022-1023.

Li L M,Hu Z B,Zhou Z X,et al. 2010. Serum microRNA profiles serve as novel biomarkers for HBV infection and diagnosis of HBV-positive hepatocarcinoma. Cancer Research,70(23):9798-9807.

Li N,Ye M Z,Li Y R,et al. 2010. Whole genome DNA methylation analysis based on high throughput sequencing technology. Methods,52(3):203-212.

Lister R,Pelizzola M,Dowen R H,et al. 2009. Human DNA methylomes at base resolution show widespread epigenomic differences. Nature,462(7271):315-322.

Lo Y M D,Chan K C A,Sun H,et al. 2010. Maternal plasma DNA sequencing reveals the genome-wide genetic and mutational profile of the fetus. Science Translational Medicine,2(61):61ra91.

Maimuna M,Elodie C,Lawlor R T,et al. 2017. Common minimum technical standards and protocols for biobanks dedicated to cancer research. Int Agency Res Cancer,44.

Maojo V,Kulikowski C A. 2003. Bioinformatics and medical informatics:collaborations on the road to genomic medicine? Journal of the American Medical Informatics Association,10(6):515-522.

Marconett C N,Zhou B Y,Rieger M E,et al. 2013. Integrated transcriptomic and epigenomic analysis of primary human lung epithelial cell differentiation. PLoS Genetics,9(6):e1003513.

Marincola F M. 2003. Translational Medicine:a two-way road. Journal of Translational Medicine,1(1):1-2.

Maruyama R,Suzuki H. 2012. Long noncoding RNA involvement in cancer. BMB Reports,45(11):604-611.

McDonald S A,Ryan B J,Brink A,et al. 2012. Automated web-based request mechanism for workflow enhancement in an academic customer-focused biorepository. Biopreservation and Biobanking,10(1):48-54.

Merelli I, Pérez-Sánchez H, Gesing S, et al. 2014. Managing, analysing, and integrating big data in medical bioinformatics: open problems and future perspectives. Biomed Research International,134023.

Moreira J M A, Ohlsson G, Gromov P, et al. 2010. Bladder cancer-associated protein, a potential prognostic biomarker in human bladder cancer. Molecular & Cellular Proteomics, 9(1):161-177.

Natrajan R, Weigelt B, Mackay A, et al. 2010. An integrative genomic and transcriptomic analysis reveals molecular pathways and networks regulated by copy number aberrations in basal-like, HER2 and luminal cancers. Breast Cancer Research and Treatment,121(3): 575-589.

NCI(National Cancer Institute). 2018. National Cancer Institute Best Practices for Biospecimen Resources. https://biospecimens.cancer.gov/bestpractices/.

Ng S B H, Buckingham K J, Lee C, et al. 2010. Exome sequencing identifies the cause of a mendelian disorder. Nature Genetics,42(1):30-35.

Ng S B H, Turner E H, Robertson P D, et al. 2009. Targeted capture and massively parallel sequencing of 12 human exomes. Nature,461(7261):272-276.

Nicholas A K, Khurshid M, Désir J, et al. 2010. WDR62 is associated with the spindle pole and is mutated in human microcephaly. Nature Genetics,42(11):1010-1014.

OECD(Organization for Economic Cooperation and Development). 2010. OECD guidelines on human biobanks and genetic research databases. European Journal of Health Law,17(2): 191-204.

Park P J. 2009. ChIP-seq: advantages and challenges of a maturing technology. Nature Reviews Genetics,10(10):669-680.

Pettinella C, Lee S H, Cipollone F, et al. 2007. Targeted quantitative analysis of fatty acids in atherosclerotic plaques by high sensitivity liquid chromatography/tandem mass spectrometry. Journal of Chromatography B,850(1/2):168-176.

Pukkala E, Andersen A, Berglund G, et al. 2007. Nordic biological specimen banks as basis for studies of cancer causes and control-more than 2 million sample donors, 25 million person years and 100,000 prospective cancers. Acta Oncologica,46(3):286-307.

Pütz S, Vogiatzi F, Stiewe T, et al. 2010. Malignant transformation in a defined genetic background: proteome changes displayed by 2D-PAGE. Molecular Cancer,9(1):254.

Qi P, Du X. 2013. The long non-coding RNAs, a new cancer diagnostic and therapeutic gold mine. Modern Pathology,26(2):155-165.

Qin J, Li R, Raes J, et al. 2010. A human gut microbial gene catalogue established by metagenomic sequencing. Nature,464(7285):59-65.

Reiff C, Kelly D. 2010. Inflammatory bowel disease, gut bacteria and probiotic therapy. International Journal of Medical Microbiology, 300(1):25-33.

Rius M, Lyko F. Epigenetic cancer therapy: rationales, targets and drugs. Oncogene, 2012, 31(39):4257-4265.

Roesch L F W, Lorca G L, Casella G, et al. 2009. Culture-independent identification of gut bacteria correlated with the onset of diabetes in a rat model. ISME Journal, 3(5):536-548.

Sarkar I N. 2010. Biomedical informatics and translational medicine. Journal of Translational Medicine, 8:22.

Schadt E E, Lamb J, Yang X, et al. 2005. An integrative genomics approach to infer causal associations between gene expression and disease. Nature Genetics, 37(7):710-717.

Shah N H, Tenenbaum J D. 2012. The coming age of data-driven medicine: translational bioinformatics' next frontier. Journal of the American Medical Informatics Association, 19(e1):e2-e4.

Shyr D, Liu Q. 2013. Next generation sequencing in cancer research and clinical application. Biological Procedures Online, 15(1):4.

Slim R M, Robertson D G, Albassam M, et al. 2002. Effect of dexamethasone on the metabonomics profile associated with phosphodiesterase inhibitor-induced vascular lesions in rats. Toxicology and Applied Pharmacology, 183(2):108-116.

Song Y, Wang P, Yu G, et al. 2015. Turning point: biobanking in China and the future of translational research. Biopreservation and Biobanking, 13(1):2-3.

Sotiriou C, Neo S Y, McShane L M, et al. 2003. Breast cancer classification and prognosis based on gene expression profiles from a population-based study. Proceeding of the National Academy of Sciences of the United States of America, 100(18):10393-10398.

Spans L, Helsen C, Clinckemalie L, et al. 2014. Comparative genomic and transcriptomic analyses of LNCaP and C4-2B prostate cancer cell lines. PLoS One, 9(2):e90002.

Sun S, Poon R T P, Lee N P, et al. 2010. Proteomics of hepatocellular carcinoma: serum vimentin as a surrogate marker for small tumors($\leqslant$2 cm). Journal of Proteome Research, 9(4), 1923-1930.

Tang J, Lee J, Chang Y, et al. 2013. Long noncoding RNAs-related diseases, cancers, and drugs. The Scientific World Journal, 943539.

Taylor J, King R D, Altmann T, et al. 2002. Application of metabolomics to plant genotype discrimination using statistics and machine learning. Bioinformatics, 18:S241-S248.

Turcot V, Bouchard L, Faucher G, et al. 2011. DPP4 gene DNA methylation in the omentum is associated with its gene expression and plasma lipid profile in severe obesity. Obesity, 19(2):388-395.

Tuupanen S, Turunen M, Lehtonen R, et al. 2009. The common colorectal cancer predisposition SNP rs6983267 at chromosome 8q24 confers potential to enhanced Wnt signaling. Nature Genetics,41(8):885-890.

UK Biobank. 2006. Protocol for A Large-Scale Prospective Epidemiological Resource. http://www.ukbiobank.ac.uk/resources/[2019-06-30].

van der Greef J, Leegwater D C. 1983. Urine profile analysis by field desorption mass spectrometry, a technique for detecting metabolites of xenobiotics: application to 3, 5-dinitro-2-hydroxytoluene. Journal of Mass Spectrometry,10(1):1-4.

Végvári Á, Welinder C, Lindberg H, et al. 2011. Biobank resources for future patient care: developments, principles and concepts. Journal of Clinical Bioinformatics,1:24.

Vucic E A, Thu K L, Robison K, et al. 2012. Translating cancer omics to improved outcomes. Genome Research,22(2):188-195.

Wang E, Zou J, Zaman N, et al. 2013. Cancer systems biology in the genome sequencing era: part 1, dissecting and modeling of tumor clones and their networks. Seminars in Cancer Biology,23(4):279-285.

Wang Z, Gerstein M, Snyder M. 2009. RNA-Seq: a revolutionary tool for transcriptomics. Nature Reviews Genetics,10(1):57-63.

Watkins S M, Reifsnyder P R, Pan H J, et al. 2002. Lipid metabolome-wide effects of the PPARγ agonist rosiglitazone. Journal of Lipid Research,43(11):1809-1817.

Watson P H, Wilson-McManus J E, Barnes R O, et al. 2009. Evolutionary concepts in biobanking-the BC BioLibrary. Journal of Translational Medicine,7(1):95.

Wilson G D, D'Angelo K, Pruetz B L, et al. 2014. The challenge of sustaining a hospital-based biobank and core molecular laboratory: the Beaumont experience. Biopreservation and Biobanking,12(5):306-311.

Wittkopp P J, Haerum B K, Clark A G. 2004. Evolutionary changes in cis and trans gene regulation. Nature,430(6995):85-88.

Woolf S H. 2008. The meaning of translational research and why it matters. JAMA,299(2):211-213.

Wrzeszczynski K O, Varadan V, Byrnes J, et al. 2011. Identification of tumor suppressors and oncogenes from genomic and epigenetic features in ovarian cancer. PLoS One, 6(12):e28503.

Yagil C, Hubner N, Monti J, et al. 2005. Identification of hypertension-related genes through an integrated genomic-transcriptomic approach. Circulation Research,96(6):617-625.

Yan X J, Xu J, Gu Z H, et al. 2011. Exome sequencing identifies somatic mutations of DNA methyltransferase gene DNMT3A in acute monocytic leukemia. Nature Genetics,43(4):309-351.

Yeo M, Na Y M, Kim D K, et al. 2010. The loss of phenol sulfotransferase 1 in hepatocellular carcinogenesis. Proteomics,10(2),266-276.

Yoon S, Han M J, Jeong H, et al. 2012. Comparative multi-omics systems analysis of

Escherichia coli strains B and K-12. Genome Biology,13(5):R37.

Zhang W, Liu Y, Sun N, et al. 2013. Integrating genomic, epigenomic, and transcriptomic features reveals modular signatures underlying poor prognosis in ovarian cancer. Cell Reports,4(3):542-553.

Zhao L P, Shen J. 2010. Whole-body systems approaches for gut microbiota-targeted, preventive healthcare. Journal of Biotechnology,149(3):183-190.

Zika E, Paci D, Schulte T, et al. 2010. Biobanks in Europe: prospects for harmonisation and networking. Spain: Publications Office of the European Union.

第七章 重点研究领域

第一节 肿瘤性疾病

一、肝癌

原发性肝细胞癌（下文简称肝癌）是我国最常见的恶性肿瘤之一，是一种严重威胁人们健康的恶性肿瘤，素有"癌王"之称。在中国，肝癌每年发病人数超过25万，每年约有70万人死于肝癌，在东亚或者中国，其多在乙型肝炎（简称乙肝）及少量丙型肝炎（简称丙肝）、黄曲霉毒素等的基础上产生，是全世界第4位恶性肿瘤死亡原因，是我国第2位恶性肿瘤死亡原因。因其死亡率较高，肝癌的防治在21世纪仍然是一个重大的挑战。目前手术仍然是肝癌治疗的常规和首选方法，随着器械进步和外科领域技术的娴熟，"肝癌手术无禁区"已经逐步成为大家的广泛认识。随着手术切除率明显提高，以及其他综合治疗措施的开展，肝癌的诊治有了长足的发展，但治疗效果却不尽如人意。在诊断方面，肝癌早期无典型症状，难以发现，部分肝癌难以鉴别诊断，确诊时已多属中、晚期，且多合并肝硬化，外科手术切除率不高，术后肿瘤进展迅速。

肝癌死亡的原因主要与其高度复发、转移特性有关，常常在侵犯肝内血管后广泛转移而导致患者死亡。技术革新和科学研究的重要性在过去已得到承认。采用转化医学的思路和办法，加速将实验室的发现转化为临床的实际运用。在转化医学的范畴内，从研究方法学的角度讲，近年来的研究除了传统外科手术方法、器械、临床试验等经典外科学方面的之外,其他学科的交叉,包括基础分子生物学、信息科学、材料科学的广泛发展,也均获得了一些全新的认识,并为肝癌的诊治提供了转化医学研究的切入点和机会。临床方面,大肝癌的外科治疗、肝癌合并瘤栓、晚期肝癌等的治疗仍然是一个问题。基础研究方面的转化医学研究主要包括依照中心法则在涉及肝癌发生、发展、复发、转移等相关的 DNA、RNA 和蛋白质等层面的研究和应用。

(一) 发展现状与发展态势

1. 早期诊断是肝癌研究的首要问题

肝癌的早期诊断仍是目前肝癌诊治研究的热点之一,提高人群小肝癌的筛出率是根本改变肝癌预后的主要途径之一,也是提高手术切除率及生存率的关键问题。如何从不同的层面(如核酸、蛋白)筛选和优化肿瘤检测组合以早期发现和辅助诊断肝癌一直是许多研究者努力探索的方向。诊断包括显像诊断[新型电子计算机断层扫描术(computer tomography,CT)、核磁共振(MRI)和超声]、病理组织学检查(分子标志物)和血清学诊断(血清相关的各个层面的标志)等。

近年来对其他肝癌标志物进行了研究,如谷氨酰转肽酶、岩藻糖苷酶、抗胰蛋白酶、异常凝血酶原、M2 型丙酮酸激酶、碱性磷酸酶同工酶等,但是单一的标志物往往具有很大的局限性,多种肝癌标志物的联合检测具有互补性,有利于提高甲胎蛋白(AFP)阴性肝癌的诊断。miRNA 作为近年来肿瘤中研究的热点之一,肝癌诊断的生物标志物 miRNA 特异表达谱也是研究内容和方向之一。

在影像成像上,近年来,随着高速多排螺旋 CT、高场强核磁的成熟,与材料科学等转化相结合,开发用于诊断的显影剂,如磁显影剂也是目前研究的热点问题,如钆类显影剂或者其他有利于区分小肝癌结节、癌前病变(如肝脏异型增生结节)等情况的新型显影剂,也是转化医学研究的方向和思路。

2. 肝癌治疗后转移的问题:各种疗法的拦路虎

按照上海汤钊猷(2011)院士的数据,其统计 5059 例小肝癌切除的 5 年生存率显示,1968~1977 年为 57.9%,1978~1987 年为 57.9%,1988~1997 年为 55.5%,1998~2009 年为 57.1%。其核心的问题就是对转移束手无策。研究提示：①肝癌转移潜能起源于原发瘤，即使小肝癌也有很高的转移潜能；②肝癌转移与免疫状态、全身炎症等相关；③肝癌转移潜能可双向改变，肝癌术后的转移复发是阻碍获得远期生存的重要因素。针对转移这一生物学问题，从各个层面上探讨其可能的机制和可能的干预靶点是转化医学研究的方向之一。

3. 肝癌治疗后复发的问题：目前肝癌治疗效果不佳的主要原因

肝癌根治性切除术后 1 年复发率高达 30%，小肝癌术后复发率也达 20% 左右。早期高复发率提示，体内可能存在一种从肝癌组织中扩散出来的肿瘤细胞。抗肿瘤血管生成治疗、基因治疗以及针对肝癌转移复发特异性环节中的靶向治疗等方面，将成为转化医学研究的重要内容和方向。

（二）发展思路与发展方向

随着整个肿瘤学相关理念的变化和发展，肝癌的每种相关特征均有相关的生物学通路或者系列调控分子的参与。在方法学层面，二代高通量深度测序技术发展以及费用的降低、分子及信息生物学的蓬勃发展、互联网＋大数据和云计算等模式和平台的完善和建立，给肝癌的转化医学研究带来了新的契机和方向。

1. 与肿瘤相关分子、分子机制及肿瘤微环境等的研究

肝癌本质上是一个基因病。由于肝癌是多基因疾病，其涉及癌基因的过表达以及抑癌基因的失活等机制，与血管生成密切相关，多可通过缺氧、炎症等多种机制地发生与发展，导致上皮-间质转化（epithelial-mesenchymal transition，EMT）而促进残存癌灶转移；其机理复杂，涉及一系列重要的分子的变化，而这些过程中涉及的分子和通路等就成为重要的转化医学研究对象。

2. 炎症和肿瘤相关的研究

炎症分子诱导肝癌细胞转移已成为当前肝癌研究中的一个关键问题。炎症是人类疾病中最常见的病理过程，自 Rudolf Virchow 提出炎症可能是肿瘤的诱因以来，至今已有大量的研究结果表明，炎症与肿瘤的发生、发展、转移、治疗后复发等生物学行为密切相关，其中炎症条件下的血管新生已被认为是肿瘤发展的主要推动力。

常见的细胞因子如肿瘤坏死因子α（tumor necrosis factor-alpha，TNF-α）是肿瘤微环境中的一个重要炎症分子，主要由活化的巨噬细胞，自然杀伤细胞（natural killer cell，NK细胞）及T淋巴细胞产生。如何利用该类分子，构建可能的作用模型并进行多级别的验证，以期找到治疗靶点和阐述关键的生物学机制，也是转化医学研究的重要思路和方法之一。

3. 长链非编码RNA相关研究

原发性肝癌的发生、发展是一个涉及多基因、多通路的复杂过程，现有的研究证据提示其存在众多编码或非编码基因的结构和表达异常。长链非编码RNA（lncRNA）是一类在真核细胞内普遍存在的转录本长度超过200 nt的RNA，其本身并不编码蛋白质，而是以RNA的形式存在于细胞核或细胞质内，在多个层面调控基因的表达水平。最初，lncRNA曾被认为并不具有任何生物学功能。然而，自20世纪90年代发现第一个有功能的lncRNA以来，许多研究结果表明，lncRNA参与诸多疾病的病理生理进程，其中包括对lncRNA在肝癌进展中的作用、lncRNA与肝癌复发及转移的关系的研究。lncRNA作为一类新型调控因子可能成为新的分子靶标应用于原发性肝癌等疾病的诊断和治疗，深入进行其功能和调控研究将为肝癌的预防和治疗提供新的思路。

4. 乙肝病毒和肝癌相互关系的研究

鉴于中国肝癌的特殊性，如中国肝癌患者多经过乙肝病毒感染、肝硬化、肝癌的三部曲，乙肝病毒和肝癌的发生、发展以及治疗后的复发、转移及最终的预后可能都有相互的关系。尤其是现在基因测序技术的飞速发展和成本的低廉化，使得这类的研究变得可行。这也为肝癌的致病机理提供了一定的试验证据。用新型大规模基因组分析技术研究肝癌转移问题，所获结果将为肝癌防治、诊断、预后、治疗以及开发新型治疗药物奠定基础。

（三）资助机制与政策建议

在转化医学的思路和目前全球化精准医学的背景下，基于中国的现状和研究条件的可获得性，政府和基金支持应该鼓励探索肝癌发生、发展的重大机制，特别是那些有可能成为重要治疗干预突破靶点的方向，鼓励进行原创性和具有自主知识产权的研究，建议的方向包括以下几方面。

（1）利用现代分子生物学技术研究肝癌发生、发展、复发、转移的重大分子机制、重要分子生物学通路的转化医学研究。

（2）利用第二代测序技术，比较肝癌和乙肝病毒分子相互作用遗传进化等重要机制方面的转化医学研究。

（3）利用现代信息科学、生物信息学，预测可能的机制及其可能的干预靶点相关的转化医学研究。

（4）重要机制的相关临床验证研究，如循环肿瘤细胞、肝癌不同阶段的生物学行为的转化医学研究。

（5）具有重要运用潜能的药物的临床验证或者研究，使得转化医学概念真正落地生根。

（6）目前阶段下，有利于提高肝癌治疗效果的研究，如围手术期肝功能的研究、肝脏肿瘤的三维可视化成像及虚拟现实的转化医学研究等。

（7）肝癌分子调控的系统生物学研究及其验证。

（8）利用大数据等现代信息科学技术对肝癌的各个过程的整合和研究，探索现代信息科学和肝癌的诊治交叉的转化医学研究。

二、胃癌

全球每年胃癌新发病例超过 100 万人；中国每年新发胃癌患者 42 万人，每年死亡胃癌患者 32 万人。胃癌的发病率和死亡率均位列我国恶性肿瘤的前三位。我国胃癌患者就诊时约 80% 已属进展期，5 年总生存率仅为 25%。因此，解决胃癌高发病率、低治愈率是我们国家迫切需要解决的问题，也是世界性的难题。未来 5~10 年，胃癌预防方面进行病因干预研究，临床方面开展早诊早治、围手术期综合治疗模式、新型药物临床试验，转化医学研究方面加快基础研究成果向临床的转化，这些将是未来的重点研究方向。

（一）科学意义与战略价值

胃癌是中国第二大恶性肿瘤，根据 WHO 的最新统计，全球一半的胃癌新发病例在中国。尽管多数的疾病的发病率与死亡率呈现下降趋势，但是 WHO 预测，在未来 20 年，中国的胃癌发病/死亡人数将继续以年均 3% 的速度递增。2012 年中国有 32.5 万人死于胃癌，到 2035 年死亡人数将翻倍，达到 66.7 万人。而且，与发病率同样很高的日本、韩国等国家相比，中国进展期胃癌患者高达 80%，5 年总生存率仅 25%。由于患者构成的不同，完全照搬日韩防治经验的可行性不大，我们国家必须要研究符合我们国家自身特点的综合防治体系。目前，进展期胃癌患者人均治疗费用高达 16 万元，相当于一个健康的农村劳动力23年的纯收入。我国胃癌每年造成的经济损失高达千亿元，给国家和社会带来了巨大的经济负担。因此，进一步深入胃癌防治工作，开展转化医学研究迫在眉睫。

在全球范围内，由于历史原因，胃癌的临床与基础研究和转化研究长期滞后于其他瘤种的研究。虽然胃癌领域的临床研究正逐年增多，但规范化、大样本、前瞻性的临床研究开展相对较少，关于临床诊治模式的研究开展不多，初期可以应用的药物很多是借鉴结肠癌的治疗经验。在现有的医疗诊治手段面前，日益更新的分子生物学技术为疾病的诊治提供了更多机会。例如，从基因组水平探索胃癌患者的异质性，在诊断、预后判断和指导个体化治疗方面有望能够对在基因水平不同的胃癌患者加以分类，就有可能为充分而正确地利用目前较为紧张的医疗资源来改善胃癌患者群体的预后提供契机。正因为胃癌领域全球范围的相对滞后，也使得我们国家在未来的5~10年内，有迎头赶上、与发达国家缩小差距的机会。

因此，基于上述论述，发展胃癌的研究具有重大的科学意义与战略价值。

(二) 发展规律和研究特点

胃癌是起源于胃黏膜上皮来源的恶性肿瘤，通常还包括位于胃食管交接部以胃侧为主体的腺癌。胃癌的正确认识与外科治疗，始于19世纪后期。20世纪60年代，化疗药物的引入，使得肿瘤的治疗效果有一定的提高。但一直以来缺乏对胃癌有效的化疗药物，直到20世纪90年代以后才逐步找到治疗胃癌有效的药物。2010年，第一次报道靶向药物曲妥珠单抗在胃癌中治疗有效。迄今为止，手术仍然是治疗胃癌的主要手段，化疗、放射治疗（放疗）也占有重要地位，靶向治疗、生物治疗等新手段也不断开展。

近年来，胃癌的临床研究发展较快，临床上多学科协作的诊疗模式得到越来越多的胃癌防治工作者的认可和重视。胃癌分期的进步带动了整体治疗方式的精细化。鉴于我国早癌患者的逐年增加，适应我国现状的早诊早治规范亟待出台。早期胃癌内镜下治疗、超声胃镜诊断逐渐普及。除了传统开腹手术之外，腹腔镜及手术辅助机器人等技术也在胃癌领域得到越来越多的认可和推广，规范与适应证有待进一步确定。围手术期综合治疗模式中，进展期胃癌标准D2手术方式加上围手术期放化疗等综合治疗尚有进一步改进的空间。

胃癌影像学的发展也很快。胃癌诊断、分期的精确化可以为有效地制定治疗方案奠定基础。胃癌的基础与转化研究也是个突飞猛进的领域。胃癌是一类分子水平高度异质性的疾病，基于应用高通量芯片技术所获悉的、以肿瘤分子表达为特征的分子分型已成为未来发展的关键性技术。而基于高通量测序技术的精准医疗，通过获得患者全基因组、外显子组信息，将对患者提供精准的遗传风险评估及使"个体化治疗"成为真正的一人一方，是未来医学研究与应用的趋势。

（三）发展现状与发展态势

近30年，胃癌研究事业迎来了一个快速发展期。胃癌相关的临床研究、预防研究以及转化研究成果显著。

胃癌预防工作方面，通过对高发区大样本人群进行长期随访观察，发现胃癌高危人群中幽门螺杆菌感染是胃癌发病的主要因素。幽门螺杆菌感染者胃黏膜病变进展为异型增生或胃癌的风险会增加80%。人群研究中发现根除幽门螺杆菌感染能显著降低胃癌癌前病变和胃癌的合并风险。上述研究成果为今后开展大规模人群预防胃癌工作奠定了重要的基础。

临床上多学科协作的诊疗模式得到越来越多的胃癌防治工作者的认可和重视。鉴于我国早癌患者的逐年增加，适应我国现状的早诊早治规范亟待出台。胃癌围手术期诊疗策略与模式不断改进。其中，针对胃癌患者淋巴结清扫术后放化疗疗效的前瞻性随机对照临床研究，显示了放化疗具有一定的价值，尤其是对肠型胃癌以及淋巴结转移胃癌有望获得更多的受益。围手术期模式中新辅助模式研究中，Ⅲ期多中心RESOLVE研究纳入胃癌分期cT4b/N+M0或cT4aN+M0的患者，而未来5~10年的研究结果有望为这部分患者的新辅助治疗提供依据。

既往胃癌围手术期缺乏有效的辅助化疗、靶向治疗方案以及病期评估手段。2012年发表的研究显示，辅助治疗卡培他滨联合奥沙利铂的方案将Ⅱ、Ⅲ期胃癌规范D2根治术后患者的3年无进展生存率从单纯手术组的59%提高到综合治疗组的74%（Bang et al，2012）。2010年发表的研究显示，胃癌靶向治疗曲妥珠单抗联合化疗方案使晚期胃癌患者总生存期突破1年（Bang et al，2010）。曲妥珠单抗是首个在胃癌治疗中有效的靶向药物。2015年，针对抗血管生成的靶向药物治疗也取得了突破。对于化疗失败的晚期胃癌患者来说，高选择性作用于血管内皮生长因子受体（VEGFR2）的抗体雷莫芦单抗（Ramucirumab）（Shitara et al，2016）和小分子酪氨酸激酶抑制剂阿帕替尼（apatinib）（Li et al，2013a），都可以延长患者总生存时间，降低死亡风险。

外科微创治疗方面，2014年发表的KLASS-01研究和中国腹腔镜胃癌外科研究组（CLASS）发起的全国多中心、前瞻性、随机对照研究CLASS-01，都显示了腹腔镜治疗进展期胃癌具有一定的疗效和相当的安全性。

转化医学是近10年来国际生命科学界的一大热点。癌症基因组图谱（TCGA）计划近年来有关胃癌高通量分子背景的解读成功地将胃癌进行了分子分型，使胃癌初步能被分成分子特征和预后不同的数个亚群。精准医学是根据个体基因特征、环境以及生活习惯进行疾病干预和治疗的最佳方法。美国精准医疗计划的提出，将推动精准医学向临床实践提供科学依据。在胃癌预防与诊治领域推行精准医疗，建立大数据平台，对共享的基因数据、生物样本、生活信息以及所有电子健康信息进行分析，从而为胃癌患者提供最精准的预防、诊治方案及相关临床试验信息，可让患者、医生、社会都受益。

（四）发展思路与发展方向

根据上述胃癌学科的发展规律和研究特点，结合国内外发展趋势以及我们国家科技发展的需求，提出胃癌领域未来5~10年学科发展的发展目标、发展思路和重要研究方向。

胃癌领域的发展目标和发展思路：在预防方面，针对胃癌高风险人群，以疾病监控和病因干预为主进行研究。针对胃癌人群，以肿瘤分期为导向，针对性地解决以下问题。①早期诊断是控制胃癌的关键环节，我国胃癌早期诊断率低；②对于局部进展期胃癌，标准手术联合辅助化疗或新辅助化疗-标准手术-辅助化疗的治疗模式正逐渐被接受，但临床实践结果显示只有部分患者能够真正从该治疗模式中获益，联合放疗的价值尚不明确；③胃癌的外科治疗经过数十年的发展，再获突破性进展的可能性较小，新的微创手术和机器人辅助手术方式的价值和适应证未明；④药物治疗包括化疗及分子靶标药物在胃癌中的研究处于瓶颈阶段。在转化研究方面，胃癌的分子分型在临床上的应用显得尤其重要。针对这些问题，胃癌领域的科技攻关重点主要包括以下几方面。

（1）需要在高发区及社区中进行根除幽门螺杆菌、降低胃癌发病率的大规模临床研究。重点考察清除可行性、疗效以及卫生经济学价值。

（2）早期胃癌标准诊治流程的建立及复发风险预测标志物的探索。通过开展内镜下活检与黏膜下剥离切除的处理规范、前哨淋巴结活检指导区域淋巴结清扫策略、高危类型早期胃癌治疗的临床策略以及早期胃癌患者外周血肿瘤标志物的检测与复发风险预测等研究，建立早期胃癌的诊断技术规范及预测复发风险模型。

（3）进展期胃癌规范化诊治基础上个体化治疗模式的研究。通过开展诊断性腹腔镜与腹腔游离细胞学检查在进展期胃癌诊疗中的应用、进展期胃癌围手术期化疗模式的比较、进展期胃癌个体化手术决策流程以及进展期胃癌疗效评价标准等研究，建立并验证进展期胃癌围手术期治疗的规范化流程，并在此基础上开展个体化探索。开展靶向药物、新型治疗方式在胃癌中的临床研究。

（4）Ⅳ期胃癌转化治疗的临床研究。通过开展转移性胃癌治疗中系统化疗和靶向药物及腹腔热灌注化疗等治疗模式下转化手术的应用研究，验证外科治疗在Ⅳ期胃癌治疗中的价值。

（5）胃癌微创手术研究。通过开展腹腔镜、达芬奇机器人及开腹手术等不同模式在局部进展期胃癌根治术中的应用比较研究，尽快为胃癌的微创外科治疗明确各自适应证人群。

（6）在胃癌分子分型判断临床预后的基础上，开展治疗疗效预测、病情监测标志物的研发工作。基于精准医疗概念，开展包括遗传性胃癌的遗传风险评估及预防、治疗方案。

（五）资助机制与政策建议

1. 资助机制与政策导向

在胃癌的研究过程中要重点遴选优秀的临床研究团队和方案，从能力建设、队伍建设、制度建设、法规建设、环境建设、国际合作政策、组织保障等多方面进行考察与评估，选择性地进行基金支持与政策鼓励。需要建立三级医院、二级医院及社区医院等多层次、广泛覆盖的肿瘤研究网络。其中，要重点组建以三级医院为重点的核心团队，核心团队能够准确地把握该瘤种的疾病防控现状及发展趋势，具有开展大规模多中心临床研究经验。核心团队再详细回顾本领域国内外胃癌防控工作中存在的问题，从中挑选出行业、领域中亟待解决的凸显问题，并重点提出预防及临床诊疗现状、现阶段主要面临的需求，以及技术发展趋势，拟定开展相关研究工作的方案。

其次，通过研究项目的实施与完成，建立诊疗规范、适宜技术、临床路径，再通过协作网络对二级医院及基层医院进行培训、推广，对患者以及广大人民群众进行健康教育，最大限度地实现肿瘤的防控效果。管理部门将协助研究网络建立切实可行的项目应用推广方案，能将现有的成果进行推广、普及，使更多的患者受益，提高我国胃癌患者诊治水平。

2. 重点支持胃癌研究中共性平台的建设

在重点任务的完成过程中，需要大力进行共性平台的建设工作。其中，数据中心（信息化管理平台）、疾病登记平台、临床研究管理平台、生物样本网络平台，以及医疗机构与精准诊断与精准治疗的高校、研究所、企业间的联盟将是整个项目成败的关键。优秀的平台建设，将大力促进肿瘤领域各学科的快速、持续发展。

第一，要建立肿瘤研究信息平台。肿瘤研究领域需要有相应的信息平台支撑，对研究数据、研究过程、研究协作等进行管理和执行。肿瘤研究信息平台由多个子平台/系统组成，同时还需要与临床研究平台、样本网络平台、肿瘤登记平台、精准诊疗的信息系统密切整合。

第二，要建立肿瘤登记平台。通过肿瘤登记平台对胃癌发病和死亡情况进行登记，并定期、动态随访调研肿瘤发病、死亡的变化，对现有策略进行调整。该平台将通过描述胃癌发病趋势，为探索胃癌病因、评估防治效果、相关政策的制定提供数据支持。

第三，需要建设临床研究管理平台。依托行业学会的临床研究专家库，形成胃癌领域临床研究管理平台的智库，并从中遴选出具有高水平的专业团队，采用国际一流的临床研究数据管理系统并充分发挥专家所掌握的、先进的计算机网络工作平台，为多中心临床研究提供各项科学严谨的试验整体设计、统计学方法设计与数据统计分析。保证临床研究的顶层设计、研究方案的科学性设计、多中心研究的协作和理性的设计及统计学方法的合理性设计。

第四，生物样本库网络平台的建设是必不可少的。肿瘤研究离不开设施完备、可完善保存组织样本与血清样本的肿瘤生物样本库。首先，要先建立肿瘤生物样本库信息平台，即建立肿瘤患者生物样本库的管理和信息存储中心，管理生物样本的采集、处理、储存和出库流程，以及由此产生的标本及其衍生物的信息，样本库信息平台与临床资源信息平台可以进行信息交互，组成一个肿瘤患者的完整医学生物信息库。其次，进一步建设网络，互联各单位的样本及样本临床相关信息，形成具有巨大规模与数量的肿瘤生物样本联盟，用于支持各种临床研究及转化研究。

第五，建立精准诊断与精准治疗联盟。参与研究的医疗机构要密切与现有从事精准检测和创新医药研发的高校、研究所、企业密切合作，建立产学研的联盟，协同创新，推动胃癌精准诊断与精准治疗的发展。现有医疗机构中具有国家食品药品监督管理总局审核批准的抗肿瘤药物临床试验基地的医院,将作为联盟的主力,将主要承担抗肿瘤药物的Ⅰ~Ⅳ期临床试验评价工作。加入高校、研究所的专业性应用基础研究队伍,以获得研究中所必需的研究空间、配套实验室、公共科研仪器设备等,建成与肿瘤研究密切相关的基础研究平台。同时,还要将现有从事精准诊断与创新药物研发的企业纳入联盟,实现研究成果向临床应用的快速转化。

三、肺癌

肺癌因其不断上升的发病率和居高不下的死亡率而成为世界上最具挑战性的肿瘤之一。手术是早期肺癌首选的且能达到根治的手段。然而,超过70%非小细胞肺癌患者确诊时已属晚期或局部晚期。药物治疗为主的综合治疗是其主要的治疗模式。随着早诊早治理念和规范化治疗的推广,肺癌的5年生存率有一定提高,但不尽如人意。近年来,随着基因组学、分子生物学以及免疫学等基础研究的发展,诸多新的治疗模式进入临床。尤其是以表皮生长因子受体酪氨酸激酶抑制剂(epidermol growth factor receptor tyrosine kinase inhibitors,EGFR-TKIs)和ALK抑制剂为代表的分子靶向治疗是肺癌百年诊治史上里程碑式的进展。而这一进展是转化研究结果应用于临床的典范。作为连接基础与临床医学的纽带,转化医学不仅涉及二者间多层次、多角度、多靶点的交叉融合,亦承载着现在与未来复合型医学人才的培养。而转化研究的终极目标是实现个体化的精准治疗。

(一)发展规律与研究特点

在基因分型的个体化治疗时代,肺癌已不再被视为一种疾病,而是不同基因驱动的一组疾病。转化研究在基础与临床研究间搭建的桥梁,史无前例地凸显其重要性。其科学意义和核心任务在于,促进肺癌基础研究成果更多更快地应用于临床实践,使个体化的精准诊疗成为临床常规。

基础医学-转化医学-临床医学是有机统一的整体,对于当今个体化医学发展来说缺一不可。转化医学处于医学研究链条的枢纽环节,驱动其发展的动力可以来自上游或下游。就肺癌转化医学的驱动因素而言,可分四种类型。其一是"基础研究"驱动的转化研究。由基础医学家首先发现与肺癌发病相关的机制,并通过细胞及动物模型筛选可能有效的化合物,进而对化合物结构优化后进入临床试验,最终应用于临床。其二是"医学技术"驱动的转化研究。例如,最初的DNA测序技术仅能进行单基因检测,随着第二代测序技术的发展,使得多基因甚至基因组检测平台得以建立并应用于临床。另外,随着单细胞技术的发展,人们得以更微观地了解单个肿瘤细胞的基因组以及转录组结构,为研究肿瘤的生物学行为提供基础。其三是"临床医生"驱动的转化研究。临床医生在日常疾病诊疗中发现亟须解决的问题,从而反馈给基础学家,根据机制研究的结果选择分子标志物,开展选择性人群的临床试验以有的放矢地解决临床问题。其四是"制药企业"驱动的转化研究。并非所有的基础研究均能在短时间内应用于临床,制药企业则在这一过程中起到催化剂的作用,其选择性研发的新药会部分地进入临床实践。新药的应用会驱使临床学家筛选分子标志物、合理的用药策略,以及驱使基础研究探讨深层次的作用机制。

(二) 发展现状与发展态势

1. 分子靶向治疗

人类基因组计划为深入认识恶性肿瘤的驱动基因及功能研究开启了大门。随着功能研究的深入及与癌细胞发生、发展及转移相关的信号通路越来越多地被熟知,靶向癌基因和阻断信号通路的药物亦应运而生。然而,这些药物在进入临床初期却大部分遭遇失败。例如,EGFR-TKIs 等虽在临床前研究中证实有效,但应用于非选择性肺癌人群时疗效极其有限。直至 2004 年,Lynch 等(2004)和 Paez 等(2004)等团队发现,只有携带 *EGFR* 突变的患者才能从 EGFR-TKI 治疗中获益;进一步的基础研究发现,其机制是突变的 EGFR 与 EGFR-TKI 的亲和力增加所致;随后,系列Ⅲ期临床研究进一步证实 *EGFR* 突变是 EGFR-TKI 疗效强有力的预测因子(Rosell et al, 2012;Zhou et al., 2011;Mitsudomi et al., 2010;Maemondo et al., 2010;Mok et al., 2009)。由此,首次提出分子靶向治疗的成功,依赖于明确的靶基因、靶药物及可有效筛选靶人群的分子标志。而转化医学是连接三者的桥梁。

传统上,新药从临床前研究到Ⅲ期临床试验,需历经数十年的时间。而通过转化研究明确靶向药物的预测分子标志并建立准确的检测平台,在此基础上进行靶人群选择基础上的临床试验,将大大缩短新药研发的时间。目前,应用于晚期肺癌治疗的另一类靶向药物 ALK 融合基因抑制剂的研究,则吸取了 EGFR-TKIs 最初在非选择性患者中的失败经验,从发现肺腺癌 ALK 融合基因到开展 ALK 阳性患者克唑替尼治疗的临床试验及至美国 FDA 批准该药上市,仅仅经历 4 年时间,开创了新药研究历史上从科研到临床应用最短时间之先河。彰显了转化医学在催生基础研究成果应用于临床实践过程中举足轻重的作用（Solomon et al.，2014；Shaw et al.，2013；Soda et al.，2007）。新近开展的靶向 EGFR-TKIs 耐药基因 *T790M* 的三代药物 AZD9291、CO1686 的研究更是在大样本Ⅰ期临床试验中即对患者进行 *T790M* 筛选，其阳性结果使肺腺癌向慢性病迈近了一步。纵观 10 余年来肺癌分子靶向治疗领域革命性的进展，其重要研究成果不能单纯地归功于基础学家或临床学家，而是相互协作、知识共融的结果，是转化研究成果应用于临床实践的典范。

随着对肺癌基因组和肿瘤异质性认识的深入，单基因检测已不能满足研究和临床的需求，需要进行多基因甚至基因组分析。目前，已发现 30 余种肺癌相关的驱动基因（除 *EGFR* 突变和 *ALK* 融合基因外，还包括 *KRAS*、*HER2*、*PIK3CA*、*ROS1*、*C-MET*、*BRAF* 等）。针对这些驱动基因研发的药物虽然在临床前研究中有效，但应用于肺癌患者时是否有效尚不得而知，需要进行转化研究以确定靶向药物的疗效，尤其是预测疗效的分子标志。由于肺癌除 EGFR 突变外大部分驱动基因的发生频率较低，基于单基因检测筛选开展试验的成本较高。在多基因检测基础上针对不同驱动基因给予相应药物，若观察到初步疗效，再开展适应性随机临床试验可以节约成本、减少时间。近期美国开展的 BATTLE1/2 研究和 lung-MAP 等研究即是如此，这种新的临床试验模式值得学习与借鉴。

2. 血管靶向治疗

自 1989 年 Folkman（1989）首次阐述肿瘤生长依赖于新生血管后，血管靶向药物已广泛应用于肺癌治疗。这一过程也经历了从基础研究到临床应用的转化研究过程。目前，应用最广泛的是贝伐单抗（VEGF-A 单抗）和血管内皮抑素（恩度）。二者的应用模式类似，均是联合化疗，并序贯单药维持。贝伐单抗联合化疗首次使得晚期非小细胞肺癌的中位生存期（overall survival，OS）超过 1 年（Johnson et al.，2004）。研究显示，贝伐单抗联合紫杉醇＋卡铂方案一线治疗肺非鳞癌的中位无进展生存期（progression-free survival，PFS）为 9.2 个月，中位 OS 达到 24.3 个月（Zhou et al. 2015），提示抗血管靶向治疗可以改善肺癌患者的预后。然而，并非所有的肺癌患者均能从抗血管治疗中获益。遗憾的是，至今尚未发现可有效预测血管靶向药物疗效的分子标志物，这可能与肺癌复杂的肿瘤微环境相关。另外，针对血管内皮生长因子受体的小分子酪氨酸激酶抑制剂（VEGFR-TKI）大多仍未在肺癌治疗中获得突破。抗肿瘤血管治疗面临的挑战性问题需要基础研究的进一步深入，以及基础与临床的通力合作。

3. 免疫治疗

由于肺癌的低免疫源性，过去一直被认为是免疫治疗的"处女地"。直至近期，免疫检查点的发现及其抑制剂的开发为肺癌免疫治疗带来新的希望。如果说过去10年是肺癌靶向治疗革命性的10年，未来5~10年则将是免疫治疗的辉煌时代。目前阐述较为明确的免疫检查点是细胞毒性T淋巴细胞相关蛋白（4CTLA-4）和细胞程序性死亡受体1/细胞程序性死亡配体1（PD1/PD-L1），其成功同样是基础研究带动下的转化医学的范例。针对这两个免疫检查点的抑制剂在动物模型实验成功后用于肺癌临床试验，均取得好的临床疗效。Ipilimumab是人源化的CTLA4单抗。一项Ⅱ期的研究显示（Lynch et al.，2012），Ipilimumab在化疗的第三周期联合与安慰剂组进行对比，免疫相关的PFS（irPFS，5.7个月 vs. 4.6个月，$p=0.05$）和OS（12.2个月 vs. 8.3个月，$p=0.23$）均有所延长。纳武利尤单抗（欧狄沃，Opdivo）是一种PD1单抗，作为二线治疗，与单药多西他赛相比，无论是在鳞癌（CheckMate 017，9.2个月 vs. 6个月，HR=0.59）（Brahmer et al.，2015）抑或非鳞癌（CheckMate 057，12.2个月 vs. 9.4个月，HR=0.73）（Paz-Ares et al.，2015）的治疗中，均获得OS的显著延长。由于这两项研究均以非小细胞肺癌的标准二线化疗为对照，PD1单抗取代多西他赛成为新的标准二线治疗已写入美国国立综合癌症网络（NCCN）指南。除Ipilimumab和Opdivo外，其他的一些免疫检查点抑制剂如PD-L1单抗帕博利珠单抗（可瑞达，keytruda）也显示出具有前景的临床疗效。

无疑，免疫检查点抑制剂的出现令人振奋，这不仅是因为其优异的疗效所开创的免疫治疗时代，更重要的是10%~20%的晚期非小细胞肺癌患者在用药后出现长期的疾病缓解，提示了恶性肿瘤治愈的可能。未来如何准确选择此部分人群是免疫治疗研究的关键之一。目前关于分子标志物的研究主要集中于两方面：一方面是新抗原负荷，高的抗原负荷可能获得更好的疗效（Rizvi et al.，2015）；另一方面是PD1及PD-L1等的表达（Herbst et al.，2014）。可以说，免疫检查点抑制剂的研究是从基础研发到临床应用，然后再回归基础明确机制并发现分子标志物的过程。

4. 组学研究

组学研究是医学技术和信息学分析技术发展的产物，是转化研究的一部分。无论是基因组学、转录组学，抑或蛋白质组学、代谢组学，均为后续研究提供了方向。目前关于肺腺癌、鳞癌以及小细胞癌的基因组图谱已经发布（George et al., 2015; The Cancer Genome Atlas Research Network, 2012, 2014），不同病理亚型的肺癌在基因组变异上存在着明显的不同，但同时也有某些相同的地方。除了基因变异的异同，不同病理类型常见的信号通路激活也不同，如肺腺癌主要是丝裂原活化蛋白激酶（MAPK）通路，而肺鳞癌更多的是磷酸肌醇 3 激酶（PI3K）通路，以及反映氧化压力反应及鳞癌分化的相关通路。遗憾的是，目前缺乏关于中国人群肺癌基因变异图谱的大数据研究。但无论如何，组学研究所绘制的图谱为后续的基础研究和药物研发提供了重要的研究方向。

5. 外周血驱动基因检测

随着对肺癌耐药及时间、空间异质性研究的深入，靶向治疗过程中驱动基因的实时动态检测已经成为精准治疗的关键。外周血因其易获取及能克服肿瘤组织异质性的特性而成为动态检测和监测的最佳生物标本。在肺癌研究中，最常用的是利用血浆游离 DNA（cfDNA）进行基因检测。血浆 cfDNA 的获得操作简单、无创，且价格低廉，相较于循环肿瘤细胞（Circulating tumor cell，CTC）更可能广泛地应用于临床实践。基于此，近年诸多研究评价了血浆 cfDNA 用于驱动基因突变检测的临床可行性，如 *EGFR*、*KRAS*、*BRAF* 及 *PIK3CA* 等。其中研究最多且最可能用于临床实践的是 *EGFR* 突变检测。目前多项研究结果显示（Mok et al., 2013; Bai et al., 2009; Yung et al., 2009），外周血 EGFR 突变检测与组织标本的一致性 59%～88%，灵敏度 43%～82%，而特异度 90%～100%。重要的是，外周血 cfDNA 中的 *EGFR* 突变状态同样可以预测 EGFR-TKI 的疗效（Qiu et al., 2015）。这些研究结果提示外周血 cfDNA *EGFR* 突变检测的特异性和预测准确性高，但敏感性不够。

随着越来越多肺癌驱动基因及靶药物的发现，临床实践中仅检测几个基因变异远不能满足精准医疗的需求，NGS 为建立多基因检测平台提供了机会。NGS 技术的检测限为 0.2%～1%，可在保证敏感性的基础上检测尽可能多的基因变异。同时，cfDNA 另一重要优势是可以实现基因变异的动态监测和新耐药基因的探寻。

除血浆 cfDNA 外，另一重要的血液成分是 CTC。部分研究显示，CTC 计数可以提示预后。CTC 的基因检测可以减少非肿瘤 DNA 的干扰，术后监测CTC可以及时发现肿瘤复发。但因目前CTC分离技术不甚成熟，价格较为昂贵，且由于肿瘤异质性的存在，导致数个CTC分析难以代表肿瘤的整体，故应用于临床尚存局限性。作为功能较为完整的活细胞，CTC的优势更多地体现于恶性肿瘤转移机制等基础研究以及动物模型的建立。

(三) 发展思路与发展方向

随着人们对转化医学认识水平的提高以及投入力度的加大，转化医学已经为肺癌的基础和临床研究带来极大的发展契机，并为众多肺癌患者带来福祉，但仍有诸多亟须解决的问题，这也是未来的研究方向。

1. 建立人原发性肺癌移植瘤模型库

利用肺癌动物模型进行研究是转化医学的重要组成部分。其中，以小鼠模型应用最为广泛。细胞系裸鼠接种、转基因鼠以及人源肿瘤异种移植（PDTX）模型是主要的小鼠动物模型。人源肿瘤异种移植模型更接近于人体微环境，因此是最有前景的动物研究模型，不仅可以用于临床前的转化研究、新药开发，亦可作为药物敏感模型探寻潜在有效的分子标志。人源肿瘤异种移植模型应该涵盖早、中、晚期肺癌。既往基于临床前人源肿瘤异种移植模型发现的潜在有效的药物60%～70%在晚期患者的临床试验中均告失败。其可能原因之一是人源肿瘤异种移植模型更多地来自早期肺癌的手术标本，而早期与晚期肺癌的遗传学特点不尽相同。未来应该鼓励在有条件的中心或者专门的人源肿瘤异种移植模型中心建立系统的人源肿瘤异种移植肺癌模型库。其技术层面上需要解决的关键问题是提高标本（尤其是晚期肺癌小标本）的接种成功率并缩短接种时间。

2. 优化Ⅰ期临床试验设计

Ⅰ期临床试验是药物进入临床的第一步，主要目的是观察药物的安全性，理想的观察指标是最佳生物学有效剂量（OBD），这对于化疗药物来说基本上等同于最大耐受剂量（MTD），因此常用MTD作为观察指标。但目前进入Ⅰ期临床试验的大部分药物是分子靶向药物和免疫制剂。二者与化疗药物不同，MTD很少是OBD，甚至观察不到MTD。因此，未来应该进一步改进Ⅰ期临床试验的设计，建立分别针对化疗药物、分子靶向药物、单抗以及免疫制剂等的Ⅰ期临床试验设计规范。由于我国Ⅰ期临床试验起步较晚，与欧美国家尚存一定差距，未来还需要解决的关键问题包括如何建立规范的Ⅰ期临床试验团队，如何从国家层面更加开放地引进新药以开展Ⅰ期临床试验等。

3. 建立简单、易行、无创的多基因、实时动态监测平台

肺癌是一种异质性的基因组疾病，在治疗的不同阶段可能由不同的关键基因驱动，因此初诊时的分子分型以及治疗过程中的多种耐药基因动态监测对肺癌的精准治疗非常重要。理想状态是在治疗前以及疾病进展更改方案前均进行多基因甚至基因组学分析，并给予相应靶向药物。近年兴起的液体活检（外周血 cfDNA、CTC 以及外泌体等）进行多基因动态监测无疑为此提供了好的平台。但要真正成为临床常规的方法，尚需解决诸多问题。第一，需要克服非肿瘤 DNA 的干扰，需要更敏感的测序方法以及前瞻性临床试验，使利用 cfDNA 进行基因组分析具有高的敏感性、特异性和预测准确性。第二，CTC 和外泌体可以提供更多肿瘤遗传和功能信息，如何在临床应用中定位二者与 cfDNA 的关系与角色也是未来需要解决的问题。

4. 早期非小细胞肺癌患者的精准治疗

目前靶向治疗所带来的生存时间受益主要集中于晚期肺腺癌患者，新辅助、辅助化疗仍是早期可手术切除肺癌患者的标准治疗，但仅能使10%左右患者受益，约90%属过度治疗。既往研究主要聚焦于所谓的化疗药物的靶基因，但无一例外均告失败。未来的研究应从肿瘤驱动基因和微环境层面探寻早期肺癌复发转移的分子标志，区分"惰性肺癌"与"非惰性肺癌"。对前者采用手术治疗即可，后者则需要多学科综合治疗，尤其须研究靶向治疗、免疫治疗等在此选择性患者手术前后治疗中的作用及疗效、生存的预测因子，如晚期非小细胞肺癌患者基因分型上的靶向治疗。早期肺癌的综合治疗亦应向分子层面的精准、精细化方向努力。

5. 关注非腺癌型肺癌的研究

肺腺癌的研究可谓一路高歌猛进，但对肺鳞癌及小细胞肺癌等却鲜有突破。这部分人群超过肺癌的50%，因此加强这部分肺癌亚型的研究对国人来说更有意义。临床医生遇到这部分患者时常常陷入束手无策的境地，而涉足这部分肺癌亚型的基础学家又很少，导致有意义的转化型研究"难产"。当然，医学家的研究兴趣无法被左右，但政府在基金投入时可以适当引导，如增加对这部分肺癌亚型相关研究的投入比例，鼓励相关课题的申报等。另外，加强临床医生与基础学家的沟通合作也是解决这一问题的方向之一。

6. 免疫治疗的未来之路

免疫检查点 CTLA-4 和 PD-1/PD-L1 抑制剂为肺癌免疫治疗的成功开启了大门，并为晚期肺癌提供了治愈的可能。但这仅仅是迈出了第一步，未来研究的方向和难点包括：①探寻具有预测价值的分子标志物，有效筛选获益人群；②明确免疫检查点抑制剂作用的内在机制以及与其他免疫细胞、微环境以及其他信号通路的关系；③探寻其他免疫检查点在免疫治疗中的意义；④探讨免疫检查点抑制剂、其他免疫疗法［如疫苗、免疫细胞过继疗法及嵌合抗原受体 T 细胞（CAR-T）免疫疗法技术等］以及其他抗肿瘤治疗（如分子靶向治疗和化疗等）的组合治疗模式（同时或序贯）。

除免疫检查点抑制剂外，另外一种可能治愈肺癌的免疫疗法是 CAR-T 技术，目前该技术已进入第二代，并已开始应用于淋巴瘤和慢性淋巴细胞白血病的治疗，并取得了具有前景的治疗效果。该技术的关键是明确肺癌特异性的抗原，如 *EGFR* 基因突变、*ALK* 融合基因以及 *PIK3CA* 基因突变等，如果能将这些特异性抗原嵌入 T 细胞受体，便可杀伤携带这些基因变异的肿瘤细胞，从而有效治疗肿瘤。目前，已有部分团队在尝试进行癌胚抗原（CEA）以及 EGFR 等的 CAR-T 技术研究，以期实现肺癌 CAR-T 技术的突破。

7. 关注肿瘤微环境

肿瘤的生长需要周围微环境的支持，离开特异性的肿瘤微环境，肿瘤细胞难以生存。目前国内外关于肿瘤微环境研究很多，但除抗血管治疗外，至今尚无其他已经用于临床的针对肿瘤微环境的手段或药物。由此可见，肿瘤微环境是一个立体的复杂网络系统，因此很难通过调节单一的微环境靶点实现抗肿瘤作用。未来对肿瘤微环境的调控可能更类似于"鸡尾酒"疗法，但即便如此，仍需要探索不同微环境中的关键靶点，这是未来肿瘤微环境转化研究需要解决的问题。另外，如何将抗肿瘤细胞本身的策略与调节肿瘤微环境的方法有机结合也是未来的研究方向。

8. 注重 CRISPR/Cas9 基因编辑技术的转化研究

CRISPR/Cas9 基因编辑技术中成簇的规律间隔的短回文重复序列（clustered regularly interspaced short palindromic repeats，CRISPR）是细菌用以抵御病毒侵袭/躲避哺乳动物免疫反应的基因系统（Chen et al.，2016；

Kimura et al.，2007）。利用 RNA 引导 Cas9 核酸酶可在 DNA 水平进行特定基因组位点的切割和修饰，能在任何双链 DNA（dsDNA）序列处合成 RNA 和融合蛋白，这为生物体的研究和改造带来巨大潜力。该技术对疾病模型（细胞系和动物模型）的建立可以缩短时间和提高效率，从长远看，这种基因组编码技术可以通过改变关键癌基因从而达到治愈疾病的目的。虽然该技术的发展时间较短，但无疑对恶性肿瘤的研究相当重要和富有前景，因此对于肺癌领域的研究者而言也需要利用该技术进行积极的转化型研究。

9. 建立新的多学科、多种治疗模式整合机制

随着免疫治疗进入肺癌临床实践以及姑息治疗带来的生存获益，针对肺癌的治疗模式变得越来越多样化，既包括传统的手术、放疗及化疗，也包括新兴的分子靶向治疗、免疫治疗，甚至是中医治疗和姑息治疗。传统的多学科诊疗团队模式主要包括临床医生（外科、放疗科和内科）、影像科及病理科医生。但是，临床医生往往对基础医学了解相对较少，也常常忽略姑息治疗的价值，因此未来的多学科团队应该包括相关领域的基础医学家甚至生物信息学分析专家、生物统计专家以及姑息治疗专家。这样的多学科无疑会增加不同专业人员对疾病的认识，并能开阔视角，碰撞出新的火花。另外，随着治疗模式的增加，各种治疗手段如何联合、治疗时机如何安排也是需要解决的问题。

（四）资助机制与政策建议

从发病率、死亡率及近年的发展趋势看，肺癌仍然是我国面临的重大疾病难题。不仅需要基础学家和临床学者的共同努力，更需要政府层面的支持，包括政策支持与财政支持缺一不可。

1. 加大肺癌科研投入力度，合理分配资助资金流向

虽然科研产出应用于临床是一个相对漫长的过程，但科研依然是攻克恶性肿瘤的基石。因此，政府应该减少对科研人员的行政干预及产出时间压力，并长期、持续地进行资助。另外，虽然肺癌的科学研究需要借鉴国外的先进技术和经验，但不应跟风，应该从政府层面聘请不同领域的专家，建立专家委员会，论证资助基金的合理分配，适当提高临床难题的科研投入。

2. 放开新药的引进，鼓励 I 期临床试验的开展

如果说转化医学是连接基础医学和临床医学的纽带，那么药物则是这一

纽带中的关键因素。基础医学成果往往通过研发药物实现对临床的贡献，临床医学也往往通过药物在临床中的疗效来进一步明确药物的机制。但由于我国目前制药企业的药物创新能力有限，原研新药较少，政府除了给予国内药企更宽松的科研环境外，还需要以更开放的态度和政策引进国外的新药在中国进行Ⅰ期临床试验。只有让国内临床医生和基础学家接触到这些新药，才可能拿到第一手的中国人自己的数据，主导适合中国人的合理治疗策略的探寻，而非作为观众或跟随者，跟从西方学者的研究结果。另外，政府应该鼓励有条件的中心建立标准化的Ⅰ期临床试验病房，并加强Ⅰ期病房及相关人员的准入制度和监管力度；药物监管部门要定期培训并考核Ⅰ期临床试验实施人员，从而提高我国Ⅰ期临床试验水平的国际认可度。

3. 政府层面牵头组织大型课题，攻克重大难题

为实现国家层面的资源规划、整合和分配，对于我国来说，更合理的策略是战略性地建立国家层面的类似 NCI 具有实际功能的部门或专项课题组，如由我国国家癌症中心牵头，下设针对不同癌种的研究组（如肺癌组、结直肠癌组、乳腺组等）。每一个研究组包括国内被认可或认证的基础研究中心和临床诊疗中心。其基因检测采用基因组分析，检测需在充分认证的中心实验室进行，基础与临床需紧密结合等等。如此一来，大家摒弃私利、资源共享，长远来说可以使中国拥有自己有说服力的数据，可以使中国患者得到更好的诊断和治疗，可以使中国学者形成自己的诊疗规范，而非依从于欧美的指南，最终获益的是中国的肿瘤患者。

4. 培养具有转化医学研究背景的专业型人才

临床医生的本职工作是诊病治病，但对于大型医院的医生，尤其大学附属医院的临床医生而言，还肩负着科研重任。因为，只有临床医生在临床工作中发现问题，再利用基础医学知识解决问题并最终反馈临床，经过这一转化医学过程才能明确疾病的缘由并造福于患者。这一重任是没有科研背景的临床医生和单纯的基础学家所无法完成的，因此需要有一批同时具有临床经验和科研背景的医学工作者来进行此项工作。而对于这些医学工作者来说，应该有严格的准入制度。只有获得相应资质的医学人员才可以从事转化型研究的科研工作，不具备资质或对科研不感兴趣的临床医生则只能从事临床工作。这样可以减少"全民科研"所带来的资源浪费，并能提高转化型研究的水平。

四、食管癌

食管癌是世界上严重危害公众健康的恶性肿瘤之一。食管癌导致的死亡率在全球排在第六位，在中国排在第四位，仅次于肺癌、肝癌和胃癌。我国是食管癌的高发区，世界上一半的食管癌发生在中国。2015年，中国（不含台湾地区数据）13.4亿人口中食管癌新发47.8万例，居全国各类恶性肿瘤第三位；死亡37.5万例，居第四位。我国食管癌高发区主要分布在华北太行山区（包括河南林州、河北磁县、山西阳城等十几个县市，食管癌死亡率在100/10万以上）、陕豫鄂秦岭和鄂豫皖大别山（以陕西、河南、湖北三省交界的秦岭东部山区形成一个不规则的同心圆，死亡率在50/10万～100/10万）等地。随着社会经济的发展，以及经过几代人对食管癌的几十年综合防治，我国部分高发地区的食管癌的发病率和死亡率呈现下降趋势，但仍处于相当高的水平。因此，我国的食管癌防治仍然任重道远。

食管癌的发病机制尚不清楚，但其部分相关因素已经明确（如营养缺乏或不平衡、吸烟饮酒等不良生活方式、烹饪饮食习惯等），而且食管癌的自然史比较明确、病程比较长，有可以识别的早期病例改变，所以早期食管癌的5年生存率较高。但晚期食管癌的5年生存率不足20%，亟待发展新的治疗策略和方法。

近年来，尽管中国的肿瘤转化医学研究领域已经迈出了第一步，建立了一批医学转化中心，在某些方面取得了一定的创新性成果，但在肿瘤生物学基础理论、核心技术及转化应用方面与美国等发达国家还有一定差距，急需国家在肿瘤生物学与转化方面持续加强投入与布局，整体提升我国在干细胞及其转化应用领域的核心竞争力。

肿瘤转化研究是发达国家医学研究领域资助的重点。肿瘤生物学基础研究的深入发展为转化医学的发展提供了潜在的动力和基础，使肿瘤转化医学主要呈现两方面的发展趋势。一是近年来在以新测序方法出现为代表的组学检测技术推动下，发现了一大批有临床检测和预后提示意义的分子标志物；二是以肿瘤特异性分子标志物为靶点的新药物设计和个体化诊疗技术的迅速发展。肿瘤转化研究的重点包括肿瘤基因组、相关基因的转录与调控、肿瘤微环境、抑癌机制、肿瘤分子标志物等，涉及白血病、黑色素瘤、肺癌、前列腺癌、乳腺癌、脑癌、结肠癌等。我国转化医学研究已纳入国家科技规划，重点支持"重大疾病的分子分型与个体化诊疗技术"和"重大疾病的基因组技术"的肿瘤转化研究，相关研究产出不断增多，我国转化医学研究中心建设已经初具规模。但是，这些新进展主要是以跟踪西方发达国家进展为主，我国拥有自主知识产权的原创性成果较少。在食管癌方面，由于我国的食管癌发病率与发病谱与西方发达国家有显著的差异，我们可以直接借鉴的国外食管癌研究成果很少，甚至处于空白阶段，国际上至今没有食管癌特性的靶向药物应用。在我国肿瘤生物学家和临床肿瘤专家的努力下，已经在中国人群食管癌的遗传特性和发病进展机理方面取得了较大进展，但在基础研究成果的转化方面尚缺乏阶段性的重大成果。究其原因，主要存在以下几个方面的问题：①缺乏全国统一的系统性规划；②缺乏国家层面的专项基金资助；③基础设施和智力资源与成果的共享机制有待优化；④培训、教育与职业发展尚未及时跟进，转化医学研究的人力资源培养薄弱。

（一）发展规律与研究特点

恶性肿瘤是目前人类健康最大威胁之一。无论在发达国家还是发展中国家，恶性肿瘤都是导致人们死亡的主要"杀手"。自20世纪70年代以来，我国的恶性肿瘤的发病率及死亡率一直呈上升趋势，根据中国肿瘤登记中心发表的 *Cancer Statistics in China* 资料（Chen et al.，2016），我国每年恶性肿瘤新发病例约为430万人，因恶性肿瘤死亡的约为280万人，其中食管癌患者发病和死亡病例分别为47.8万人和37.5万人。我国每年食管癌新发病例和死亡病例分别占世界新发和死亡病例的50%和49%。

食管癌的发病机制尚不清楚，但针对其已经相对明确的相关因素（如营养缺乏或不平衡、吸烟饮酒等不良生活方式、烹饪饮食习惯等）和具有不同预后的早期癌和晚期癌阶段，应该在基础医学和流行病学研究成果及相应转化医学指导下，病因学的一级预防、发病学的二级预防和规范化治疗的三级预防应该同时并重，将最新基础研究成果转化为新的治疗策略对食管良性病变、食管癌患者进行积极规范的诊治，提高患者生存率和生活质量。

发达国家的肿瘤转化医学研究给中国的肿瘤防控事业提供了很好的借鉴。但由于中国的食管癌具有不同于西方国家的特点：发病率高、以鳞癌为主、具有家族集聚性和地区高发性、受社会经济发展因素影响较大，中国除了借鉴国外的转化医学研究的先进经验，还必须从自身地理环境、传统文化和科技发展水平等特征的实际情况出发，制定符合我国食管癌发病与防治特点的转化医学体系。

我国的食管癌转化医学发展不仅关系着我国人民能否最大限度地免除占据恶性肿瘤发病数11.1%和死亡数13.4%的食管癌带来的个人与家庭痛苦与

负担，还关系到我国是否能在生命医学科技快速发展的时代抢占食管癌防治领域的科技制高点，争夺先发优势，促进全球科技创新能力向中国的转移，是实现中华民族伟大复兴的关键步骤之一。同时，鉴于食管癌在我国具有独特的发病和流行特点，且病例数量巨大，转化医学的发展是基础研究向临床应用的推动力量，是高科技卫生经济的一个潜在暴发点，将在国民经济发展中占据相当重要的比重，对优化我国经济结构、促进经济向高端产业过渡具有重要意义。

以当前转化医学发展的领头羊美英等发达国家的一流转化医学研究机构为调研对象，发现这些转化医学研究机构具有以下显著的特点：①目标明确，通过打破机构间合作的壁垒并建立激励机制促使不同学科之间的研究者紧密连接在一起，致力于采用多学科、多途径解决复杂的健康问题；②国家规划及专项基金资助，采取自上而下的国家行动，同时各研究中心又相互打通，充分实现资源共享；③整合基础设施建设，明确其功能定位与职责，保证为转化医学提供全方位服务；④培训、教育与职业发展配套，保证转化医学研究的可持续性发展；⑤完备的执行、咨询、监督多层次管理模式下的多学科精英协作；⑥高效的信息服务平台与全球视野。

进入 21 世纪，医学领域有两大革命理念诞生，第一个是转化医学，第二个是精准医学。实现精准医学的过程贯穿着从临床问题到基础研究，再从基础研究到临床研究的不断相互反馈与推进，而转化医学的实践则是推动这个反复循环的持续动力。因此，具体到食管癌的转化医学研究，将涉及食管癌基础研究与临床研究以及多学科的前沿进展紧密高效地整合在一起，并不断地与新的研究与医学治疗理念融合，这也是当前与未来转化医学发展的主要特点。

面对国际上转化医学领域的迅猛发展与激烈竞争，我国应该建立具有国际前沿标准的转化医学研究中心的组织架构与管理方式，并不断探索和优化更先进的转化医学研究发展模式。

（二）发展思路与发展方向

虽然食管癌的发病机制尚不清楚，但其部分相关因素已经明确，在肿瘤研究与治疗的共性和个性方面已经有了比较明确的方向。在食管癌的转化医学研究中，未来一段时间内需要攻克的主要科学问题有以下几方面。

（1）建立完善的、包括食管癌在内的多种肿瘤的全国肿瘤监控网络，收集全面的、动态的食管癌流行病学数据和可追溯的食管癌组织及血液样本，为食管癌转化医学研究提供全面而准确的数据与样本基础。这些是肿瘤转化研究的基石。

（2）明确在食管癌发生发展中主要的遗传-环境相互作用因素与机制，寻找切断与干预基因-环境相互作用、促进食管癌发生发展的分子靶点，建立食管癌发生发展的分子预测模型和分子干预策略。

（3）建立适合食管癌研究和转化的评估动物模型和临床试验评价标准，准确评估食管癌转化成果的临床前和临床实践价值；寻找与食管癌前病变和食管癌早期病变相关的分子标志物并开发进入高危人群筛查的实践应用，建立食管癌早期防治研究的系统平台和可推广研究模式。

（4）利用基础研究和肿瘤流行病学研究的成果，转化出一批可行的食管癌预防策略与干预措施，将食管癌防治关口前移，防病于未病；在分子诊断与个体化治疗的基础上，利用新的药物设计与评价方法，研发新的肿瘤治疗药物，探索新的肿瘤治疗策略。

（5）结合分子生物学、系统生物学与计算信息学的发展，突破食管癌生物学大数据的新计算方法与预测模型，挖掘大数据中隐含的有重大生物学和医学健康价值的信息；结合生物学与物理学的前沿进展，突破食管癌的关键的早期影像学检测技术与生物样品的分子检测技术。

（6）在发展模式上，建立符合转化医学持续良性发展的人才培养体系，提供多层次教育与培训机会，面向各类专业人员培训，注重职业道德培养；探索符合中国国情的转化医学发展模式，使学科体系更加完善、学科交叉更加明显。

（三）资助机制与政策建议

（1）加大转化医学投入，在国家统筹规划的转化医学研究系统下设立食管癌转化医学基金项目，成立食管癌问题为主的转化医学研究中心，纳入"健康中国"科技支撑战略；优化食管癌转化医学研究中心的结构与资源配置，充分发挥医学转化中心的前沿性、创新性、探索性及医学实践价值。

（2）我国的政府和社会组织结构尤其决定了政府在转化医学研究中的中心组织地位。我国的食管癌转化医学研究组织架构应该是在政府高度协调指导和监督下的、结合国际经验与国内食管癌发病特点的、多部门与多学科的多维度合作与融合。

（3）建立适合肿瘤转化医学发展的体制机制，破除导致基础科研和转化研究低效运转的运行机制因素，打破部门利益壁垒；建立独立的转化医学研究的评估与监督机构，从经济发展、社会发展与科技发展效益等方面多层次评价食管癌转化成果。

(4) 培养一支在转化医学相关领域具有国际竞争力的食管癌研究团队，产生一批具有国际前沿水平的创新性成果，引导全国食管癌转化医学研究网络的创新发展模式；建立国家层次的食管癌转化医学咨询专家库和评估专家委员会，引导国家转化医学研究的发展方向。

(5) 建立与转化医学进展相适应的医疗保障体制，使新的科技阶段条件下产生的检测和治疗方法能够在食管癌防治的医疗实践中推广普及，惠及广大人民和患者。

五、中医肿瘤

中医药的产生和发展在过去 2000 多年的历史长河中已经成为一门典型的实践医学。中医药转化医学的实质是理论与实践的结合，是基础与临床的整合，具有"实验室—临床—实验室—临床"不断循环的运作特点。只有通过基础与临床之间不断地循环转化，才能促进中医医疗技术水平的整体提高。转化医学的兴起给以临床为基础的中医肿瘤研究提供了一个良好的发展机遇，可以更好地促进和加快中医药研究向更高水平迈进。

（一）发展规律与研究特点

作为中国传统医学，中医药有着长期的临床实践积累。中医药的研究源于临床，这是转化医学研究的前提条件。但怎么样从临床出发进行实验研究，进而把实验研究成果运用于临床，并指导临床实践是中医药发展的薄弱环节（文玉敏等，2012）。目前，中医肿瘤转化医学发展态势良好。

（二）发展现状与发展态势

1. 基于临床的中药新药创制

从临床中发现新产品是转化医学趋势下中药新产品研究的重要使命和途径，包括以下三个方面。

1) 基于临床经验的特色医院制剂研制

基于临床经验的特色医院制剂研制，将临床行之有效的效验方，通过药学研究，进行组方优化，制定工艺标准，制成医院制剂。这些院内制剂多为知名专家根据多年临床经验研制而成，实现了由学术理论经验向临床成果的转化，如中国中医科学院广安门医院研制的西黄解毒胶囊、肺瘤平膏、软坚消瘤片、瘿瘤消胶囊等。

朴炳奎教授根据多年临床经验的总结，在1985~1990年的国家"七五"攻关课题"益气养阴、清热解毒制剂治疗非小细胞肺癌的临床与实验研究"过程中开发研制了院内制剂"肺瘤平膏"，后与天津达仁堂合作申报了中药新药的临床试验，于1995年获得国家新药证书，即"益肺清化膏""益肺清化颗粒"。

2) 基于临床经验的特色复方中药新药研制

基于临床经验的特色复方中药新药研制，将临床医院制剂进行相应药学、药效、毒理研究，并开展Ⅰ、Ⅱ、Ⅲ、Ⅳ期临床研究，申报中药新药，即"协定处方—科研制剂—医院制剂—国家新药"。具有代表性的研究如下所示。

金复康口服液为上海中医药大学附属龙华医院刘嘉湘教授历经30余年的临床实践归纳所得。于1999年研制成功的治疗肺癌新药"金复康口服液"，获得2000年国家重点新产品奖，于2004年被列为国家中药保护品种，2004~2007年在美国著名的纪念斯隆-凯特琳癌症中心完成了Ⅱ期临床试验。基础研究显示，通过多个途径调节与肺癌相关的信号通路表达，可达到抑制肿瘤的效果，即降低血清MMP-9水平，降低Bcl-2蛋白表达，增加Bax和Fas蛋白表达，增加P53蛋白表达，提升细胞毒性T淋巴细胞（cytotoxic T lymphocyte，CTL）（$CD8^+$，$CD28^+$）百分率及其在CD8阳性T淋巴细胞中的比值，促进患者CTL的活化及其杀伤功能。同时，金复康口服液可降低L-10水平，提高IFN-γ水平，调节肺癌Th1、Th2细胞失衡（成旭东等，2014）。

3) 基于临床中药新药研发

基于临床中药新药研发，批准上市治疗肿瘤的中药新药共计107种。其多数为口服的中药复方制剂、15个中药注射剂、6个外用制剂，另有少量民族药。这些中药新药均是基于学术经验、临床疗效或基础研究具有抗肿瘤活性，经过相应的药学、药效、毒理学研究，并开展Ⅰ、Ⅱ、Ⅲ、Ⅳ期临床研究，从而实现了成果的转化。

2. 中医肿瘤临床诊疗指南

从20世纪70年代以来，进行的中医药防治肿瘤系列研究已积累了一些优秀的研究成果，并成功地转化为恶性肿瘤临床诊疗指南，建立了规范化肿瘤中医临床指南。2007年在WHO西太区的资助下，中国中医科学院组织编写了《中医循证临床实践指南》，其中包含了中国中医科学院广安门医院肿瘤科编写的《原发性支气管肺癌中医临床实践指南》。2014年，林洪生教授组织编写了《恶性肿瘤中医药诊疗指南》。

3. 中医肿瘤临床路径

自 2008 年以来，国家中医药管理局医政司组织中医肿瘤各重点专科单位，基于前期研究成果及临床经验，在前期完成了相关病种诊疗方案梳理、临床循证医学验证工作的基础上，制定形成了以辨证论治为核心的肺癌、肝癌、乳腺癌、结直肠癌、胃癌、胰腺癌、食管癌、前列腺癌、鼻咽癌中医临床路径。这些路径现已在全国展开推广运用工作，实现了研究成果及临床经验向临床路径的转化。

（三）发展目标

（1）逐步建立一套行之有效的基于临床经验的特色复方中药新药研制模式和关键技术，成为中药新产品研究开发的重要方面。立足临床，探索一条"以临床需求为导向，以临床经验为基础，靠临床疗效和特色取胜"的中药新产品研究的模式和途径。

（2）逐步建立完善中医肿瘤临床诊疗指南、临床路径，以提高中医肿瘤治疗疗效。

（3）逐步建立以复合型转化医学人才队伍为核心的中医肿瘤学转化研究机构或联盟。

（四）政策建议

有数据显示，70%的中成药由西医医院开出。目前，中成药存在滥用、不规范使用的现象。影响中成药临床疗效的因素包括临床适应证准确与否、药物剂量大小等，核心是是否辨证用药，但要做到辨证用药对于西医医师以及一些低水平中医医师来说显然存在一定困难。因此，有必要制定中成药临床用药相关政策，规范中成药在临床上的使用，以提高疗效、减少资源的无效使用。

六、肿瘤生物治疗与转化医学

（一）引言

生物治疗（biotherapy，biological therapy）是指利用生物基因、分子和细胞对有机体进行的治疗性干预。

由于生物治疗的研究与应用与机体的免疫系统关系密切，免疫治疗

(immunotherapy)是生物治疗在研究与应用发展较快、进展较为突出的领域。免疫治疗是指通过施用生物基因、分子和细胞来刺激与重构免疫系统的防御、自身稳定及调节功能,实现抗感染、抗肿瘤、治疗自身免疫病等干预目的。目前,免疫治疗主要在肿瘤和某些自身免疫病方面发挥作用。较为常用的免疫治疗手段包括单克隆抗体(monoclonal antibody)、细胞因子等。免疫治疗的副作用通常表现为流感样反应,其特殊反应因所施用物资的种类不同而有所差异。这些副作用通常是短暂和可控制的。一旦停止治疗,副作用会慢慢消失。肿瘤的免疫治疗最近在临床试验治疗血液系统肿瘤和某些实体肿瘤上取得了令人瞩目的进展。

基因治疗(gene therapy)、干细胞治疗(stem cell therapy)和组织工程(tissue engineering),也是非常有前景的领域,目前基本处于基础和应用基础研究阶段。由于小分子靶向药物是以某些生物分子为靶点,也有专家将其视为生物治疗药物。

人口平均预期寿命在第二次世界大战后大幅增长。我国人口平均预期寿命由中华人民共和国成立之初的40岁左右提高到2015年的76.5岁,而美国人口平均预期寿命由1950年男性65.6岁和女性71.1岁提升到2011年男性76.4岁和女性81.2岁。一般认为,营养、卫生保障、公共健康措施和扩展的保健方法与路径是导致上述人口平均预期寿命增长的主要因素。而医学的创新在其中发挥至关重要的作用。在过去的10年里,有关肿瘤的新疗法有了明显的发展与进步。据分析,自1990年以来,美国肿瘤新疗法对恶性肿瘤致死率下降有22%的贡献度。目前,3个诊断为肿瘤的病人中,有两人至少有5年以上的生存期。因此,肿瘤治疗新型技术的发展与应用对人口平均预期寿命的增长产生了积极促进作用。

目前,肿瘤的治疗手段主要有手术治疗、放射治疗、化学药物治疗、物理治疗以及肿瘤生物学治疗。从20世纪70年代至今,尽管传统的手术、放疗和化疗等治疗方案不断改良创新,但对肿瘤患者的长期(5年)存活率几乎没有任何提高作用。肿瘤免疫治疗是随着生物技术的发展而产生的一项治疗肿瘤的新技术,在改善肿瘤患者生存期、降低肿瘤的复发率方面效果显著,被认为是最有可能成为人类战胜肿瘤的重要治疗策略之一。

肿瘤免疫学已有近百年的发展历史。早在20世纪初,就有人认为肿瘤组织中可能存在与正常组织不同的"肿瘤"抗原成分。

20世纪50年代,在近交系动物中进行的相关研究中发现了肿瘤特异性抗原(tumor specific antigen,TSA)的存在。这触发和深化了对荷瘤宿主抗肿瘤免疫应答的认识，导致肿瘤免疫学在理论上的重要突破——免疫监视学说（immune surveillance theory）的问世。20世纪60～80年代，发现了肿瘤胚胎性抗原和自然杀伤细胞（natural killer cell，NK cell）的抗癌作用。

1990年代，发现CTL可特异性地识别人类恶性黑色素瘤抗原MAGE-1蛋白。这成为肿瘤免疫学研究进入一个新的快速发展时期的里程碑。接下来，专职性抗原提呈细胞（antigen presenting cell，APC）得以被深入研究，发现其中的树突状细胞（dendritic cell，DC）的作用是至关重要的，因为它可启动与抗肿瘤密切相关的细胞免疫应答。

随着免疫学理论的发展，免疫学技术不断推陈出新，肿瘤抗原尤其是T细胞识别的肿瘤抗原不断被发现，以抗体疗法、T细胞疗法和肿瘤疫苗为代表的肿瘤免疫治疗已取得显著进展。调节CTLA4、PD1/PDL1、4-1BB、OX40、CD27等免疫检查点以激活特异性T细胞免疫应答，以及应用基因工程技术修饰的CAR和TCR-T细胞技术的应用，更是标志着个性化免疫治疗时代的到来。

（二）科学意义与战略规划

肿瘤生物治疗的科学意义在于人类根据肿瘤发生发展规律，可能找到利用生物学手段来实现预防肿瘤发生、干预肿瘤发展甚至消除肿瘤的目的。随着科技进步，这一意义的蓝图日渐清晰。

在《国家中长期科学和技术发展规划纲要（2006—2020年）》和《"十二五"生物技术发展规划》中抗体药物研发、肿瘤疫苗生产、肿瘤免疫治疗和基因治疗等肿瘤的生物治疗都是国家重点发展方向和重点资助领域。2015年1月，美国总统奥巴马推出"精准医学计划"，以推动个性化医疗的发展。美国希望以此"引领一个医学新时代"。根据该规划，美国联邦政府从2016年为这一项目拨款2.15亿美元，重点就是肿瘤的精准诊疗。因此，肿瘤生物治疗应该是转化医学推动的重点，是精准医学重要的组成，也是个体化医学发展的方向，更是生物医药产业发展成为战略性新兴产业的一个强有力的支点。

（三）发展规律与研究特点

肿瘤生物治疗发展依赖于基础科学的原始创新发现，在微观（人体代谢、遗传）与宏观（人与环境）两个层面对肿瘤发生、发展的认识与把握。该过程应该以政府支持为主导。

在此基础上，通过发展相关生物技术形成相关产品，用于肿瘤的治疗。

该过程应该以市场机制为主导。

1. 关于肿瘤疫苗研究

肿瘤疫苗中的某些基本问题尚待解决。例如，肿瘤抗原多为组织分化抗原，在正常组织中也常常存在，因此肿瘤疫苗是否会诱导自身免疫，或者诱导自身免疫的严重程度是否能够产生临床疾病状态？肿瘤细胞具有遗传不稳定性，针对单个抗原肽的疫苗方案的长期效果可能不如多价瘤苗。

2. 关于单克隆抗体靶向治疗

制备免疫偶联物是提高靶向治疗效果的重要方法，但在耦联方法、耦联效应物的筛选和选择、毒物蛋白修饰、临床使用方法等方面还有待解决。

3. 关于基因治疗的载体问题

用于肿瘤基因治疗的理想载体应该具有靶向性、高效性、大容量、可调控性等特点，目前尚缺乏这样的优良载体。

4. 关于CAR-T疗法

当前CAR-T疗法面临的挑战主要来自临床安全性和产品商业化，其中临床安全性方面的担忧主要来自"肿瘤之外的打靶反应"和"细胞因子释放综合征"（cytokine release syndrome，CRS）。产品如何商业化是CAR-T疗法面临的另一个挑战。正如美国国家癌症研究所的Steven Rosenberg教授所说，"制药企业不在乎是否投入5亿美金去开发第一瓶药，只要你能以1美金生产出第二瓶药"。

(四) 发展现状与发展态势

1. 国际方面

1) 肿瘤的新型生物免疫治疗研发与应用活跃，主要新型治疗手段均在尝试

美国的肿瘤生物免疫治疗在过去10年中相当活跃，其结果是在2000～2010年，肿瘤致死率下降15.51%。尤其是慢性髓细胞样白血病（CML）由于选择新型疗法，使其5年生存率达到89%，某些CML患者的生存时间接近正常人。目前，美国临床使用的500余种药物，几乎都是在1985年以来审

批获准上市的新药。全球治疗肿瘤、心血管疾病、糖尿病、艾滋病、免疫性疾病、感染疾病、精神疾病、神经疾病八类重要疾病的 7262 种药物研究中，肿瘤治疗药物有 1813 种，占其 24.97%。截至 2013 年，美国进入临床试验研究的针对各类疾病的生物药物有 1007 种，其中治疗肿瘤的有 338 种，占其总量的 33.57%。目前，生物技术药物（biomedicine）的各种技术方法均在肿瘤治疗中得以探索应用。2012 年美国生物技术工业报告显示，在研发的十大类 911 种生物药物中，单克隆抗体（300 种，32.93%）、疫苗（298 种，32.71%）、重组蛋白（78 种，8.56%）、细胞治疗（64 种，7.03%）、基因治疗（50 种，5.49%）是主要的生物治疗方式与手段。在临床研究阶段，70% 为创新药物，而肿瘤治疗药物中 80% 是创新药物。

2）个体化医学成为生物制药公司投资与利用前沿生物技术研发的重点，单克隆抗体和免疫疗法在肿瘤治疗中发挥重要作用

在 2005 年至 2010 年，美国生物制药公司研发投资增长的 75% 是在个体化医学方面。生物医药研究者正在开发许多新的前沿生物技术，用于推动治疗手段的更新与发展。在肿瘤治疗方面，抗体药物，尤其是抗体偶联药物（ADC）和免疫疗法被视为最有希望的干预手段。结合型单克隆抗体可特异性靶向和杀伤肿瘤细胞，并且不伤害邻近的正常细胞。早期的抗体药物主要利用抗体的高度靶向性，以抑制肿瘤生长，如用抗 EGFR 抗体治疗肺癌，抗 HER2 抗体治疗乳腺癌，抗血管内皮细胞生产因子（VEGF）抗体抑制肿瘤血管新生等。近几年，随着研究的深入，抗体药物在免疫治疗领域、抗体-药物偶联、双特异性抗体等方面进展非常突出、拥有巨大的发展空间。最近在肿瘤免疫治疗领域，以 PD-1 等为靶点的抗体药物在临床试验上取得了惊人的疗效，更加显示了抗体药物的巨大潜力。

近年来，针对肿瘤免疫负调控蛋白设计的免疫治疗显示出了非常好的发展前景，多个针对肿瘤免疫检查点的免疫治疗药物在美国、日本上市，用于治疗晚期（转移性）黑色素瘤等恶性肿瘤，已经显示出了很好的临床疗效。针对恶性肿瘤的免疫治疗非常热门，全世界有上千项的免疫治疗方案进入临床试验，多个针对前列腺癌、黑色素瘤、肾细胞癌、肺癌等恶性肿瘤的主动免疫治疗产品在美国、英国、法国、俄罗斯等国上市。基于蛋白质结构、基因组变异与生物信息的免疫原设计、免疫应答的监控、保护性免疫机制、免疫逃逸机制和激发免疫反应的策略等已经成为开发新型的肿瘤免疫治疗的重要发展方向。研究者已经在患者中利用高通量测序的方法对恶性肿瘤患者的癌细胞进行基因组变异检测，通过生物信息学分析找到了潜在的可以作为免

疫治疗的靶点，并且在动物模型上验证了免疫治疗可特异性地清除肿瘤。

免疫疗法使免疫系统特异性识别和攻击肿瘤，有的疗法还可去除肿瘤细胞对免疫系统的抑制，使免疫系统恢复对肿瘤的免疫监视作用。1985年，美国国家癌症研究所的Rosenberg等报道了全球第一个过继免疫细胞疗法，采用淋巴因子激活的杀伤细胞（lymphokine-activatedkiller cells，LAK）联合白介素（IL）-2治疗转移性肿瘤，开创了肿瘤ACI的先河。2013年3月，《新英格兰医学杂志》报道了费城儿童医学院和宾夕法尼亚大学的研究人员的一项研究成果，两名患有侵袭性白血病的儿童在接受CAR-T细胞治疗后病情获得了完全缓解。CAR-T技术在恶性淋巴瘤等血液肿瘤治疗方面显示出了非常好的临床前景。诺华（Novartis）、辉瑞（Pfizer）、葛兰素史克（GSK）等大的制药公司近期拟投入数十亿美元进军肿瘤的CAR-T治疗领域，希望在实体瘤的免疫治疗方面也能取得重要的突破。2013年底，美国《科学》杂志把癌症免疫疗法置于全年全球十大科学研究突破之首，期待肿瘤治疗带来重大新突破。

3）基因治疗主攻恶性肿瘤，溶瘤基因治疗策略前景看好

基因治疗近年来也成为国际研究另一大热点。2009年，美国《科学》杂志将基因治疗评选为世界十大科技进展之一。截至2015年1月，全球共批准2142项基因治疗进入了临床试验，其中2/3的临床治疗方案只针对各种恶性肿瘤。目前，进入Ⅱ/Ⅲ期的基因治疗临床方案有461项，并且已有4个基因治疗产品在中国、欧盟、俄罗斯上市。病毒基因治疗策略结合了基因疗法和病毒疗法两种治疗方案的优点，将溶瘤腺病毒作为治疗载体，介导外源基因进入癌细胞并使之有效表达。这不仅可以依靠增殖型病毒的溶瘤作用来直接杀伤癌细胞，还能使携带的治疗基因拷贝数随病毒复制而大量扩增，显著提升外源基因的治疗效果。

近年，CRISPR/Cas9基因编辑技术在重大疾病的基因治疗领域显示了非常好的应用前景，正受到国际跨国大公司的青睐。近几年来，随着基因治疗技术的不断突破，未来几年将有更多的基因治疗技术和药物应用到恶性肿瘤等重大疾病的治疗中。

4）肿瘤疫苗依然在探索之中，细胞因子制剂发挥抗肿瘤辅助作用

许多制药公司在关注抗体药物的同时，又将目光投向肿瘤疫苗领域。随着各国政府和制药企业对肿瘤疫苗开发投入的增加，肿瘤疫苗的开发技术和创新能力得到了大幅度的提升。当前肿瘤疫苗尽管在疫苗行业市场中的份额还很小，但作为新兴的疫苗行业，已凸显出其强劲的发展势头，其中以黑色

素瘤疫苗、乳腺癌疫苗、前列腺癌疫苗及宫颈癌疫苗增速最快。目前，FDA批准了3个针对肿瘤的疫苗，分别是希瑞适（Cervarix）、加德西（Gardasil）、西普鲁塞（Sipuleucel-T）。前两个是针对人乳头瘤病毒的宫颈癌疫苗，Sipuleucel-T则是治疗前列腺癌的DC细胞疫苗。俄罗斯批准了由美国安帝君斯（Agenus）公司研发的治疗肾癌的Oncophage疫苗。同时，国际上有很多肿瘤疫苗正处于临床试验阶段，如针对MAGE-3、NY-ESO-1、MART-1、gp100、HER2/Neu、CEA等抗原的肿瘤疫苗。除传统的多肽疫苗和细胞疫苗外，新型载体的肿瘤疫苗在国际上发展也非常迅速，如GlobeImmune公司的基于酵母载体的肿瘤疫苗、CureVac公司基于mRNA的肿瘤疫苗以及默克（Merck）公司基于脂质体载体的肿瘤疫苗均已进入临床试验阶段。

肿瘤微环境中各种细胞与细胞、细胞与细胞基质间相互作用，肿瘤细胞分泌的细胞因子是肿瘤细胞与微环境应答的主要信号物质，与其他细胞释放的细胞因子共同构成细胞因子信号网络，调节局部的免疫反应、肿瘤生长、浸润、血管生成等一系列病理生理过程。细胞因子治疗（cytokine therapy）认为，通过输入外源性细胞因子或阻断内源性细胞因子，可干预微环境中细胞因子信号网络的平衡，调控局部免疫应答状态，达到治疗目的。由于基因工程技术的进步，广泛应用于临床的人工重组细胞因子有数十种，如美国FDA已经批准的IFN-α、IFN-β、IFN-γ、G-CSF、GM-CSF、EPO、IL-2、IL-11、PDGF等。

许多细胞因子具有直接或间接的抗肿瘤效应，如IFN-α、IFN-β、IFN-γ、G-CSF、GM-CSF、EPO、IL-2、IL-6、IL-11、PDGF、TNF-α等。IL-2是最早获得批准用于肾细胞癌治疗的细胞因子，IL-2与IFN-α和化疗药物联合应用治疗恶性肿瘤疗效确切。IFN-α对血液系统肿瘤有显著疗效。TNF-α对多种肿瘤有免疫效应，但临床疗效不明显，可能与其毒副作用较大有关。G-CSF、GM-CSF、EPO和IL-11多用于肿瘤放化疗后的血细胞减少、血小板减少、骨髓移植后的造血重建，通过增加患者对放化疗剂量的耐受提高肿瘤治疗效果。

5）新药研发成本高昂，周期漫长，过程复杂，药物研发风险巨大

美国FDA年报显示，目前研发一个新药，要历时10年以上，耗资26亿美元；进入临床试验Ⅰ期的研发药物仅有12%获得美国FDA最终审批获准。在过去的10年中，临床试验的设计与程序变得越来越复杂，在工作组织、鼓励患者参与试验等环节上花费更多的管理资源。新药研发公司需要在靶点确

认方法上下大气力,来筛选最有效的药物候选者;需要把信息技术作为整个研究系统的重要支撑,来获得研发的高效率;需要适应性的临床试验设计,来确保临床试验后期的成功。在肿瘤治疗药物研发中,高风险和低成功率更是其突出特点。在治疗恶性黑色素瘤的探索中,有96项研发项目失败了,只出了7个新药;在脑肿瘤治疗探索中,75项研发项目失败了,只出了3个新药;在267项治疗肺癌的研发项目中,仅出了10个新药。

6) 生物制药公司是将基础科学转化成为药物的主体力量,为其提供资源集聚、专业支撑和相关经验

2014年,美国NIH科研经费为301亿美元,而美国PhRMA的会员公司的研发经费为512亿美元。1988~2005年,美国FDA核准的所有药品的专利申请开展的一项研究表明,91%的新药产出来自私营部门。新药经费投入和产出的明显差异提示产业界和市场机制在新药研发上起到至关重要的作用。

7) 创新型生物制药公司处于研发生态系统的核心位置,与其他要素紧密互动

美国是生物医药研发的世界中心。其研发的模式与生态系统值得借鉴。在该系统中,以研究为基础的生物制药公司发挥核心带动的作用。这些生物制药公司与学术机构、政府部门、风险投资公司、非营利性组织、患者以及其他组织机构有着良好的合作关系。例如,自2007年以来,首轮的风险投资(VC)下降近40%,而企业风险投资(corporate venture capital,CVC)所支持创建的生物制药公司则填补了因VC投资下降所造成的早期创新研究的经费缺口。

8) 抗体药物市场销售快速增长,抗肿瘤单抗药物占据重要份额

自1998年第一个抗体药物抗CD3单抗(莫罗)上市以来,截至2015年3月,已经有50种抗体药物获批上市。2013年,全球销售额最高的十大药物中,抗体药物占据第六席位。

9) 肿瘤分子靶向药物毒副作用不容忽视,临床合理用药提上议事议程

2015年12月,《自然》杂志发表了来自美国NIH的专家关于肿瘤分子靶向药物毒副作用的综述文章。该文章对FDA批准的26个小分子激酶抑制剂和19个抗肿瘤抗体药物的临床毒副反应进行了分析,建议肿瘤临床医生认真评估这些药物副作用,并与患者的生活质量、治疗费用,尤其是临终关怀等因素一同综合考量,避免让患者接受昂贵、无意义,同时可能还是痛苦的治疗。

2. 国内方面

我国政府对抗体药物、肿瘤疫苗、免疫治疗和基因治疗等生物治疗非常重视。在 863 计划、国家重点基础研究发展计划（简称 973 计划）、"重大新药创制"科技重大专项等计划的资助下，我国有多个抗体药物上市，部分抗体药物进入临床研究阶段。其中，烟台荣昌生物制药（烟台）有限公司的自主创新 ADC 药物 RC48 已经获得国家食品药品监督管理总局的临床批件，成为我国第一个进入临床研究的 ADC 药物，另外，江苏恒瑞医药股份有限公司、山东齐鲁制药有限公司、上海医药集团股份有限公司、百奥泰生物科技（广州）有限公司等公司的抗体都处在临床阶段。在国际肿瘤免疫热的大环境下，我国也有不少公司进行针对 PD-1 和 CTLA-4 的抗体药物研发，目前已经至少有三家公司的抗 PD-1 抗体产品向国家食品药品管理总局申报了临床试验申请。还有多家公司正在积极准备申报，或者正在从事 PD-1、PD-L1、CTLA-4 等靶向抗体的研发。值得一提的是，2015 年度"重大新药创制"科技重大专项课题公开征集时，全国有 30 多家公司或研究机构申报了抗 PD-1 抗体项目。

我国有多个肿瘤疫苗治疗产品进入临床研究阶段，如厦门万泰沧海生物技术有限公司和云南沃森生物技术股份有限公司的二价 HPV（16/18 型）疫苗，以及上海海欣生物技术有限公司的肿瘤树突状细胞疫苗已经获得临床批件。总体而言，我国在肿瘤疫苗自主创新上取得了一定的进展，但在治疗性疫苗构建、制备和评价等关键核心技术上和国外还存在一定差距，基础较为薄弱。因此，我国也应当加快肿瘤治疗性疫苗的研发，综合利用多种技术手段，包括使用新抗原、新载体等多种技术手段，研发针对肿瘤的治疗性疫苗品种，完善治疗性疫苗有效性评价技术，建立制备工艺技术平台和质量评价技术标准。

近年来，我国基础免疫学得到快速的发展，发表论文的数量和质量不断提升，研究内容涉及基础与临床免疫学的各个领域和前沿热点。国内几十所著名大学和研究机构致力于基础免疫学研究，基本搭建了我国的免疫学研究平台，培养了高水平的研究梯队，涌现了一大批有杰出成果的中青年免疫学家，在 Nature、Science、Cell 等国际一流杂志上发表了多篇高水平论文。目前，我国免疫治疗——疫苗研究领域发表论文和发明专利的数量已居世界前三。我国有多个免疫细胞治疗产品进入临床研究阶段，包括肿瘤抗原致敏的人树突状细胞（Ⅲ期临床试验）、细胞因子诱导的杀伤细胞和树突状细胞、鼻咽癌和宫颈癌树突状细胞治疗性产品，γδT 细胞（T 细胞的一种）治疗血液肿瘤产品，调节性 T 细胞（Treg）治疗系统性红斑狼疮（SLE）产品，细胞治疗慢性乙肝产品等。我国自主研制的免疫隔离化细胞治疗产品——APA-BCC 镇痛微囊在国际上率先上市，成为国际上首个获得批准的肿瘤镇痛治疗免疫的隔离化细胞治疗产品。

我国的基因治疗研究与世界发达国家几乎同期起步，已有较好的基础。1991 年，我国开展了世界上首例血友病 B 的基因治疗临床试验。2004 年，世界首个基因治疗药物——重组 *p53* 腺病毒注射液在我国上市，用于头颈部肿瘤的治疗；2005 年，我国上市了全球第一个溶瘤病毒基因治疗产品——*H101* 基因修饰溶瘤腺病毒注射液，用于头颈部肿瘤的治疗。

（五）发展思路与发展方向

1. 发展目标

加强抗体药物、肿瘤疫苗、免疫治疗和基因治疗相关的原创性研究，重点突破制约我国抗体药物、肿瘤疫苗、免疫治疗和基因治疗等生物治疗创新产品研发及临床转化的关键技术和瓶颈技术，特别是加强新的治疗靶点等原始创新研究和相关产品的中试生产能力建设，建立"政、产、学、研、用"结合完整的技术链和产业链，加快我国抗体药物、肿瘤疫苗、免疫治疗和基因治疗相关研究成果快速向临床转化。

其预期成果形式如下文所示。①突破一批前沿关键技术：如基于结构生物学的免疫治疗制剂的设计以及基于基因组学的个体化免疫治疗与基因治疗；人工 T 细胞受体（TCR）的工程化 T 细胞治疗、CRISPR/Cas9 基因编辑技术等；突破若干瓶颈技术，如基因体内靶向递送技术，重组腺相关病毒（AAV）表达载体、免疫细胞治疗产品的规模制备技术等。②产生一批原创的具有自主知识产权的目标产品：研发一批创新性强、有自主知识产权、有重要的临床应用前景的抗体、疫苗和生物治疗技术产品，通过成果转化和临床试验，快速向临床应用推进；预计解析 100~200 个重要的生物治疗相关蛋白的结构，针对 30~50 个潜在的治疗靶点开展信号通路、基因功能、早期成药等研究；研发一批具有自主知识产权和重要应用价值的关键技术、重点产品和临床治疗手段，其中 10~15 项新型的生物治疗产品或技术进入临床试验，力争其中 3~5 种产品进入临床应用。③知识产权：预计申请国内外专利 200~300 项，获得授权专利 100~150 项。④平台和能力建设：建立从生物治疗的原创性基础研究到前沿技术、关键技术研发以及重点产品开发相关的完整"技术链",提升我国生物治疗产品研发水平、成果转化和临床应用能力。⑤创新发展模式:建立"政、产、学、研、用"结合,覆盖全链条、一体化设计的生物治疗发展新模式,加快成果快速转化和临床应用,并形成新兴产业。

2. 关键科学问题与重点发展方向

未来5~10年,我国应该加强抗体药物、肿瘤疫苗、免疫治疗和基因治疗相关的原创性研究,重点突破制约我国抗体药物、肿瘤疫苗、免疫治疗和基因治疗等生物治疗创新产品研发及临床转化的关键技术和瓶颈技术,加快我国生物治疗成果快速向临床转化。未来,我国需要在以下方面有重要突破。

1)在基础医学研究方面,重点揭示的科学问题

(1)逃避细胞凋亡(evasion of apoptosis)。
(2)生长信号自给自足(self-sufficiency in growth signals)。
(3)对抗生长信号的不灵敏性(insensitivity to anti-growth signals)。
(4)组织侵袭和转移(tissue invasion and metastasis)。
(5)无限制性细胞分裂潜能(limitless replication potential)。
(6)持续性血管发育生成(sustained angiogenesis)。
(7)异常的细胞新陈代谢(deregulated metabolism)。
(8)对免疫系统的逃逸(evasion of the immune system)。

2)在应用基础医学研究和产业化方面,重点解决的技术问题

(1)抗体药物。

ADC药物。加强具有自主知识产权的新型偶联技术、连接子和高效小分子化合物的研究,使ADC药物具有更好的药理学、药物动力学及毒理学特征,同时加强针对新靶标的ADC药物的研发,争取开发全新靶标的ADC药物。

肿瘤免疫相关抗体药物。加强针对T细胞负调控分子中除CTLA-4和PD-1通路外其他靶标的抗体药物研发,探讨双靶标抗体、联合用药等提高肿瘤免疫治疗的作用,探索小分子药物、基因治疗等技术对PD-1等靶标的新药研发。

双特异性抗体药物。鼓励双特异、多功能抗体的技术研究,克服双特异抗体的产业化瓶颈,让更多的药物进入临床试验。

(2)肿瘤疫苗。

肿瘤疫苗新靶点的发现与鉴定研究。利用结构生物学、免疫学、生物信息学、蛋白质组学、高通量测序技术等多学科交叉,发现和鉴定创新型的、

有临床应用前景的肿瘤疫苗靶标分子，设计并构建新型肿瘤疫苗；深入研究、理解肿瘤疫苗的作用机制，包括其在肿瘤免疫抑制机制以及肿瘤免疫逃逸机制中的作用机理。

肿瘤转基因细胞疫苗。利用分子生物学、转基因技术，通过引入免疫共刺激分子，构建新型增强免疫应答反应的肿瘤细胞疫苗；建立肿瘤细胞疫苗大规模制备和回输规范；建立肿瘤转基因细胞疫苗生物安全性评价体系。

肿瘤抗原疫苗和肿瘤核酸疫苗。利用结构生物学、计算生物学、分子生物学等交叉学科的方法，设计构建高免疫原性、低主要组织相容性、复合体限制性以及较长半衰期的肿瘤抗原疫苗，包括肿瘤多肽疫苗、肿瘤 DNA/RNA 疫苗等；深入研究肿瘤抗原疫苗和肿瘤核酸疫苗的免疫应答与临床疗效的相互关系，建立高效筛选肿瘤抗原疫苗和肿瘤核酸疫苗平台；建立肿瘤抗原疫苗和肿瘤核酸疫苗的临床生物效力评价体系和安全性评价体系。

肿瘤树突状细胞疫苗。规范树突状细胞分离、体外培养、体外激活以及回输技术体系；设计、构建新型树突状细胞疫苗激活抗原，包括蛋白抗原、改造微生物载体和核酸抗原等；建立肿瘤树突状疫苗生物安全性评价体系；加深对树突状细胞激活机制的研究，获得有潜在临床应用前景的树突状细胞的免疫刺激剂。

新型肿瘤疫苗载体设计与制备关键技术。利用合成生物学技术、微生物学、分子生物学、材料学技术构建新型肿瘤疫苗载体，突破蛋白表达、多肽与载体蛋白偶联等常规技术难以解决的一些关键技术，包括类病毒颗粒载体、仿生微生物载体、脂质体载体等新型肿瘤疫苗载体的研究。

肿瘤疫苗制备及质量控制关键技术研究。开展肿瘤疫苗规模制备及质量控制研究，保证肿瘤疫苗质量、工艺的稳定性；建立肿瘤疫苗的质控标准，确定肿瘤疫苗纯度、杂质残留以及生物效力的检测方法；建立肿瘤疫苗生产规范。

肿瘤疫苗临床前评价关键技术研究。开展肿瘤疫苗临床前毒性评价研究；建立并完善肿瘤疫苗药效动物模型，考察肿瘤疫苗在动物模型中的生物分布；开展肿瘤疫苗剂量与免疫原性关系研究，优化肿瘤疫苗免疫程序和接种途径。

肿瘤疫苗临床试验关键技术研究。建立肿瘤疫苗临床药理学研究、临床毒性评价研究、疫苗生物分布研究体系，开展肿瘤疫苗药物的多中心随机双盲对照研究，开展肿瘤疫苗的国际多中心的临床试验研究。

肿瘤疫苗研发临床转化平台建设。通过高校、研究机构、大型综合性医院、企业、资本等的合作，建立涵盖肿瘤疫苗研发完整的技术链和产业链，实现从研究成果到产品的无缝链接，加快肿瘤疫苗的成果转化和临床应用，为我国肿瘤疫苗产业的发展做出铺垫。

（3）免疫治疗和基因治疗。

免疫治疗与基因治疗相关新靶点的发现与鉴定研究。综合利用结构生物学、生物信息学、组学、分子生物学等手段，高通量筛选、结构解析、功能鉴定一批具有重要功能的免疫与基因治疗潜在新靶点，为研制我国具有原始创新性的生物治疗产品奠定基础。

基于基因组与生物信息学的个体化免疫治疗或基因治疗关键技术。针对恶性肿瘤，包括肺癌、乳腺癌、肝癌、结肠癌、胃癌、食管癌等，利用高通量第二代测序技术对肿瘤患者的肿瘤细胞基因组进行高效快速的检测，通过生物信息学方法，分析和预测针对不同患者肿瘤变异的个体化特异性抗原并进行体外实验验证，建立个体化相应的免疫治疗或基因治疗设计开发和评价体系。

基于结构生物学与蛋白质工程的免疫治疗制剂的设计关键技术。针对与重大传染性疾病相关的病原微生物，发现高活性中和抗体，解析抗原、抗体及其免疫复合物的空间结构，鉴定功能性免疫表位的结构基础和作用机制，基于功能性免疫表位设计特殊骨架蛋白开展主动免疫治疗制剂设计；对与重要生理功能或与疾病相关的重要蛋白质分子结构进行有目的的设计和改造，筛选具有治疗肿瘤、自身免疫与感染性疾病等新型免疫制剂。

基于合成生物学的免疫治疗制剂的设计关键技术。建立快速的突发传染病病原微生物的测序、抗原决定簇的分析平台；基于合成生物学，建立快速的病毒或非病毒载体的表达体系；利用合成生物学快速、规模化地合成制备出具有新结构的类病原体、免疫原和新的抗体等，为设计新的免疫治疗制剂和免疫治疗制剂的快速筛选奠定基础；利用合成生物学技术，突破如类病毒颗粒的表达、多肽与载体蛋白偶联等利用现有的常规技术难以解决的一些关键技术。

基因治疗的靶向性关键技术。针对血友病等单基因遗传性疾病，恶性肿瘤、心肌梗死与肢端缺血等心血管疾病开展基因治疗关键技术和新型前沿技术研究，主要开展基因治疗的靶向性技术研究，证明其有效性和安全性。

免疫治疗和基因治疗产品修饰的关键技术研究。其包括 CRISPR/Cas9、类转录激活因子效应物核酸酶（TALEN）等基因编辑技术研究，基因的定点整合和原位修复研究，基因的表观遗传学修饰技术研究，人工 TCR 的工程化 T 细胞（包括 CAR-T 细胞）修饰技术研究，细胞治疗产品的基因工程修饰技术研究，细胞治疗产品靶向修饰技术研究等。

基因治疗产品的规模制备及质量控制关键技术研究。开展重组 AAV 产品的规模制备及质量控制研究，溶瘤重组腺病毒或重组疱疹病毒基因治疗产品的规模制备及质量控制研究，新型的非病毒载体和靶向基因导入系统的规模化生产技术质量控制。

免疫治疗产品的规模制备及质量控制关键技术研究。人工 TCR 的工程化 T 细胞（包括 CAR-T 细胞）规模制备及质量控制研究，基因工程或抗原修饰的树突状细胞的规模制备及质量控制研究，基因工程修饰的肿瘤主动免疫治疗性细胞的规模制备及质量控制研究，Treg 细胞等免疫治疗产品的规模制备及质量控制研究。

免疫治疗与基因治疗产品的临床前评价关键技术研究。基因治疗、免疫细胞治疗产品的毒性评价研究，基因治疗、免疫细胞治疗产品药代动力学及毒代动力学研究，基因治疗、免疫细胞治疗产品的标记及体内示踪研究。

免疫治疗与基因治疗的临床试验关键技术研究。开展基因治疗、免疫细胞治疗产品的临床毒性评价研究、体内药代动力学研究、标记及体内示踪等技术研究，开展基因治疗、免疫细胞治疗等生物治疗产品的多中心随机双盲对照研究，开展生物治疗产品的国际多中心的临床试验研究。

免疫治疗与基因治疗的重点产品研发。治疗恶性肿瘤的基因治疗产品研发，包括重组腺病毒、重组溶瘤病毒、重组疱疹病毒产品；治疗重大遗传性疾病的基因治疗产品，重点是治疗血液病、地中海贫血、肌肉营养不良症等的重组 AAV 产品；抗原修饰的 DC 细胞治疗产品；人工 TCR 的工程化 T 细胞治疗产品；基因修饰的肿瘤细胞治疗性产品；CRISPR/Cas9 基因编辑技术相关的基因产品；基因工程修饰的 NK 细胞、γδT 细胞、Treg 细胞等免疫治疗产品等。

免疫治疗与基因治疗产品研发相关的综合大平台及能力建设。建设拥有多学科交叉的、综合性的、大型的并具有国际先进水平的生物治疗综合大平台。

（六）资助机制与政策建议

1. 全面布局，加强肿瘤发生发展生物学的基础研究

围绕逃避细胞凋亡、生长信号自给自足、对抗生长信号的不灵敏性、组织侵袭和转移、无限制性细胞分裂潜能、持续性血管发育生成、异常的细胞新陈代谢、对免疫系统的逃逸八个肿瘤研究的关键科学问题，国家自然科学基金通过面上、重点、重大、人才、青年等项目长期支持相关研究。

2. 创新机制，加强肿瘤生物治疗应用基础与转化研究

设立国家重大专项：肿瘤精准医学研究。瞄准肿瘤免疫与基因治疗领域

的重大、核心、前沿关键科技问题，广泛征集意见，完善建议书：由政府相关部门组织，召开来自大学、研究机构、大型医院、企业等专家广泛参与的调研、研讨、论证会等，并结合网上、电子邮件等形式广泛征求意见，最终形成完善的建议书。发布指南、公开征集项目并加强过程管理：根据建议书制定指南，采取公开招标形式征集项目，主要依靠专家，加强项目招标、过程管理、结题验收等的管理。组织成立第三方评估委员会，对重大研发任务实施过程进行监督和评估。探索风险投资与国家重大专项合作机制。鼓励科学家创办高新技术公司、承担科研任务的机制。探索与国外科研机构、制药企业以及研发企业合作机制。

3. 改进政府治理，严格制度建设与管理

国家卫生和计划生育委员会（简称国家卫计委）[①]对肿瘤免疫细胞治疗按技术进行管理，出台了《医疗技术临床应用管理办法》和《自体免疫细胞（T细胞、NK细胞）治疗技术管理规范》。2015年7月，卫生计生委取消第三类医疗技术临床应用审批。但是，新技术临床推广后出现的一些问题，如技术的滥用、诊疗项目的杂乱、医疗机构自行开诊等，影响了人民群众的生命健康安全，应该从制度设计和安排的角度对这些问题进行反思。鉴于美国、欧盟对免疫细胞过继治疗实行食品药品监督管理部门管理，而我国也一度由国家食品药品监督管理总局监管细胞治疗项目，建议免疫细胞治疗按特殊药品由国家食品药品监督管理总局监管，进一步完善、统一标准和规范，强化伦理审查制度，确保医疗安全。同时，对肿瘤治疗的抗体与基因药物给予绿色评审审批通道。国家医保部门优先将获准的免疫细胞治疗项目、抗体药物以及基因治疗方案纳入医保目录，并且在药品招标采购中享有优惠政策。

七、肿瘤化疗及靶向治疗

目前，各国的医学发展战略都重视临床研究和成果转化，普遍地反映了对研究服务于临床应用的强烈愿望，因此转化医学研究是医学发展的战略重点。从国民健康角度看，各国医学战略均以重大疾病和前沿技术作为发展方向，从而改善国民健康、保持医学的国际先进水平；对于我国而言，肿瘤已成为威胁人民健康的主要疾病，因此肿瘤的转化研究应成为医学发展战略的重中之重。

[①] 2018年，国家卫生和计划生育委员会进行机构改革，现该机构已不再保留。考虑到本书研究的时间跨度，仍使用原机构名称。

美国的"NIH医学研究路线图"计划,被誉为美国医学科技的中长期发展规划,在这项战略中,强调分子水平的研究,特别是针对蛋白质组学和代谢组学的研究;大力提倡交叉学科研究,使生命科学向大科学、工程化转变。

肿瘤的化疗已不再局限于传统意义上的细胞毒药物的使用。广义地说,目前肿瘤的化学治疗除传统的细胞毒药物外,还包括靶向治疗、免疫治疗等。虽然细胞毒药物仍是肿瘤内科治疗的基石,但从发展战略的角度看,未来将会是靶向药物、免疫治疗领军的新肿瘤治疗时代。

(一)发展现状与发展态势

1. 肿瘤传统化疗药物的研究现状和发展态势

传统的化疗药物,从发展的角度分析,仍将关注于新药研发,药物敏感性预测;另一方面,与靶向药物的合理有效联合,可能也是一条更为重要的研究方向。

对于传统化疗药物来讲,一个很重要的问题就是药物敏感性的预测。传统化疗药物主要是干扰DNA的合成,但对于不同瘤种的细胞、不同个体的肿瘤细胞来说,同一种药物可能会有不同的抗肿瘤活性。而目前的肿瘤治疗主要遵循循证医学的原则,循证医学的优势是可以指导医生最大概率地正确做事,但循证医学的假设是每个个体都是相类似的,这个假设不利于化疗药物的进一步优势人群的筛选。化疗药物敏感性检测的现状不容乐观,虽然研究者一直在探索敏感性预测的方法,但结果一直不尽如人意。既往我们主要使用的方法有以下几种,一是对肿瘤标本进行与药物代谢相关酶的免疫组化检测来预测药物敏感性,但目前的研究还不能确定其临床价值,在临床上仅供参考,还不能真正用于筛选化疗药物的使用。二是从肿瘤标本中分离出肿瘤细胞,在体外加入化疗药物,根据肿瘤细胞的存活情况判断其敏感性,但肿瘤细胞的生物活性除由肿瘤细胞本身决定,还受到微环境的影响,其对药物的敏感性也受到周围基质细胞的影响,因此这样检测的结果往往与体内实际疗效不匹配。目前,人源肿瘤异种移植模型被认为有望在药物疗效和敏感性检测方面做出突破。人源肿瘤异种移植模型是将患者的新鲜肿瘤组织直接移植到免疫缺陷小鼠身上,依靠小鼠提供的环境生长。这种模型保留了原代肿瘤的微环境和基本特征,克服了传统的肿瘤细胞移植的缺陷,因为单纯的肿瘤细胞株会适应培养皿的环境,丧失肿瘤微环境如非肿瘤基质、细胞外基质等对肿瘤的影响。人源肿瘤异种移植模型为肿瘤研究提供了一个很好的体内模型，但这种模型也有生长缓慢、宿主有免疫缺陷等不足。从发展战略的角度来说，化疗药物敏感性检测尚需大力研究和探索，对于患者而言，可以避免无效的治疗；从卫生资源的角度来说，可以避免资源的浪费。化疗药物敏感性检测的模型需要多学科的共同探索，需要转化医学方面的研究。

关于化疗药物与靶向药物的偶联，使靶向药物携带化疗药物作用于肿瘤细胞的研究，已取得了一些成绩。我们称之为 ADC。它可以充分利用抗体靶向性方面的优势，提高化疗药物及抗体药物的治疗效果，克服耐药性。目前，已有 T-DM1 成功用于 HER2 阳性乳腺癌的治疗。同时，其严重不良反应仅为赫赛汀及化疗药物未偶联情况下的一半。但 ADC 的难点在于如何偶联。2010 年，辉瑞公司撤回了一种 ADC 产品，主要是因为该药物抵达癌细胞前较难保持完整性。ADC 是传统化疗药物的一个突破方向，它需要抗体工程技术、偶联技术、细胞毒药物合成技术的不断发展，这些需要多学科的转化研究的共同努力。

2. 肿瘤靶向化疗药物的研究现状和发展态势

自 2015 年 1 月奥巴马在国情咨文中提出"精准医学"的概念以来，精准医学的理念已融入并将指导肿瘤未来治疗的方向。所谓精准治疗，其核心是对适当的患者选用正确的药物。肿瘤的精准治疗，狭义地讲，也就是靶向治疗；广义地讲，是针对不同个体、不同肿瘤细胞，甚至不同阶段的肿瘤细胞进行的个体化治疗。肿瘤的精准治疗是基于不同肿瘤细胞的基因组学特点下的治疗，在奥巴马提出"精准医学"的同时，就提出对 100 万志愿者进行基因检测，以期发现疾病的病因。在美国，癌症基因组图谱计划和国际癌症基因组联盟应用第二代测序技术描画了 30 种最常见肿瘤的基因图谱。这一基因图谱，依据全外显子检测，包含了近 2 万个已知的基因。目前，制药公司已研发出或正在进行研究的靶向药物约有 800 种。让这些靶向药物真正地作用于靶点，是精准治疗的目标和方向。精准治疗的时代，有以下几个科学问题亟待解决。

1）关于驱动基因

目前我们对精准医学的假设是肿瘤个体仅存在少量的基因异常，即使有广泛的表观遗传学、特定驱动基因和非肿瘤驱动基因的变化，核心仍然是少量基因改变，即为"驱动基因"。但难点在于，一是如何鉴别"驱动基因"，肿瘤的发生、发展经常是由多条信号传导通路异常引起。哪条通路占主导地位、哪条通路为从属，如何从肿瘤的发生机制上鉴别出占主导地位的基因，是否每种肿瘤一定存在这样的"驱动基因"，这些仍是很困难的科学问题。之前在《细胞》杂志上发表的多伦多大学的研究,利用关闭基因的技术寻找对细胞生存至关重要的基因。理论上只有真正抑制了"驱动基因",肿瘤细胞的增殖才将明显受抑。二是如何真正地作用于"驱动基因"。有时抑制了一条通路,可能会引发旁路激活,从而影响作用于该基因的靶向药物的疗效。而如何避免旁路的激活,也是靶向治疗的难点。在肿瘤目前的靶向治疗中,EGFR-TKI 抑制剂对于 *EGFR* 突变的非小细胞肺癌患者来说,ALK 抑制剂对于 ALK 融合突变的非小细胞肺癌患者来说,格列卫对于 CD117 突变的胃肠道间质瘤患者来说,均是作用于驱动基因而取得突破性疗效的成功范例,但许多其他的靶向药物,虽然有效但似乎并没有取得突破性疗效。因此,在转化研究领域,关注"驱动基因",将有助于人类实现治愈肿瘤的目标。对于这一点,基于肿瘤的分子分型对肿瘤进行分类,把异质性的肿瘤进一步分组,也许有助于寻找"驱动基因"。

2)关于基因组学

对于肿瘤的研究来说,基因组学已成为肿瘤研究的基础。以往的传统研究,在基因水平是研究某些可以编码的 mRNA。mRNA 通过影响蛋白表达,从而影响肿瘤细胞的生物学行为。今天,研究已不仅仅局限于某些基因、转录子或蛋白,而是成千上万个数据的组学研究。临床上应用来自基因、转录子和蛋白的信息进行肿瘤诊断、疾病监测、风险评估,并为研发新的药物治疗提供参考。比如:应用组学技术对白血病进行染色体核型分析,发现 *BCR-ABL1* 基因的易位,从而造就了第一个酪氨酸激酶抑制剂——伊马替尼的成功合成,并成功用于慢性粒细胞白血病的治疗。目前,在肿瘤领域,利用组学的研究对肿瘤进行分型,以期解决肿瘤异质性及针对不同亚型选择不同靶向药物的目的。2014 年,美国癌症基因图谱研究组公布了胃癌的四种新的分子分型,2015 年公布了肠癌的分子分型,这些均基于基因组、DNA 甲基化、mRNA、miRNA、蛋白质芯片等组学的研究结果。虽然对新的分子分型如何指导临床治疗尚有疑问,但组学研究将扩大人类对肿瘤的认识。转化研究,将利用基因组水平的大人群研究,为肿瘤的分子分型和个体化治疗提供指导。对于肿瘤的组学研究来说,不仅需要高通量的测序技术,还需要生物信息学的分析,以及临床大数据的支持。

目前,关于基因组学研究的另一个困境是对基因型与表型之间的关系了解得远远不够,因此,基于基因组学特点的精准治疗往往有不匹配的情况。基因组的功能诊断,也是肿瘤"精准治疗"转化研究的一个重要问题。目前,正在探索的方法包括二代功能诊断技术、肿瘤模型的建立、疗效的精准分子分析、原位技术等。基因组的功能诊断值需得进一步探索。

3. 肿瘤免疫治疗的发展方向

肿瘤细胞作为体内的异常细胞，理应被清除，但肿瘤在发生发展过程中，出现了免疫逃逸现象，使得肿瘤细胞可以躲避自身的免疫监控而在体内倍增。肿瘤的化疗和靶向治疗可以杀伤 10^9 以上的细胞，而残存的肿瘤细胞主要靠免疫监控清除，若不能被宿主清除，则会成为以后复发转移的根源。

近两年，作用于肿瘤免疫逃逸机制的治疗再次成为研究热点。在多种肿瘤的治疗中，PD-1/PD-L1 和 CTLA4 的抗体已成功开辟了肿瘤免疫治疗的新路。CTLA4 和 PD-1/PD-L1 均是干预了肿瘤免疫逃逸而发挥的抗肿瘤活性成分。2015 年 11 月刚刚公布的双加氧酶（IDO）抑制剂联合 PD-1 抑制剂的 I 期研究初见成效。IDO 是通过影响树突状细胞、调节性 T 细胞介导的免疫逃逸而发挥抗肿瘤作用。对于肿瘤免疫逃逸的机制及通路来说有很多问题亟待研究，而克服免疫逃逸，将成为肿瘤治疗的希望。

肿瘤免疫治疗除克服免疫逃逸以外，还有主动免疫，包括肿瘤疫苗的研发。2006 年，宫颈癌疫苗已成功上市，这意味着肿瘤主动免疫治疗的成功。但肿瘤疫苗的关键是需要先发现和确认肿瘤细胞相关抗原，这些抗原有数百种之多，而遗憾的是多数抗原通常只能激发起微弱的免疫系统反应。因此，在主动免疫治疗方面，使抗原能够激发出足够强大的免疫反应，将是免疫治疗成功的关键。

过继性免疫治疗，如 NK-T 细胞、记忆 T 细胞等免疫效应细胞的回输，已用于肿瘤患者的治疗。过继性免疫治疗一直被研究、被期待，但临床疗效一直不尽如人意。过继性免疫治疗存在一定缺陷，主要是抗原递呈问题。但近期的过继性免疫治疗研究在 CAR-T 方面取得了突破。CAR-T 是指嵌合抗原受体 T 细胞，能通过自己的受体来感知表面存在特定蛋白质的细胞，以这种方式锁定受感染细胞和癌细胞，从而杀死这些异常细胞。CAR-T 技术已被验证对急性淋巴细胞白血病患者有效。这种技术主要是通过慢病毒和逆转录病毒进行基因改造，使体内形成记忆性 T 细胞，长期发挥免疫效应。虽然 CAR-T 治疗存在一定缺陷，但过继性免疫治疗已取得决定性的进展。未来，在免疫细胞的修饰方面的研究，有望使免疫治疗成为治愈肿瘤的手段。

目前，肿瘤免疫治疗的机制仍有许多尚待研究的问题，必须依赖于基础免疫学的更深入及广泛的研究。在免疫细胞的分化发育、功能调控及其信号机制方面，新型免疫细胞的发现、免疫效应细胞与靶细胞作用机制方面，都有很多热点问题。

基于转化研究的肿瘤免疫治疗，也有很多免疫作用通路的相关药物有待发现。

4. 体液检测

肿瘤在治疗过程中，其分子生物学特点及对药物的敏感性等特征，都会出现动态的变化，而且这些变化通常早于影像学的改变。其实，影像学的改变往往是生物学改变的结果。因此，对于动态改变的肿瘤细胞而言，应该有方法动态地监测其改变，并提供相应动态的治疗模式，而不是我们现在采用的固定的治疗模式。对于动态监测来说，组织标本往往因为其创伤性，不适用于频繁的获取，而血液标本对于动态监测来说是理想的选择。以往，对肿瘤患者的体液检测主要是指血液中的肿瘤蛋白标志物，如 CEA 的检测。但单纯的蛋白检测，已无法满足肿瘤靶向治疗及监测基因改变的需求。现在，检测循环肿瘤 DNA（ctDNA）已用于肿瘤早期诊断、肿瘤个体化治疗、实时监控和随访监测。ctDNA 肿瘤检测技术是基于在肿瘤患者体内的血浆中，含有肿瘤细胞释放出来的游离 DNA 这一原理。肿瘤细胞释放的游离 DNA 与正常细胞破裂后释放的 DNA 有微小差异，携带有肿瘤细胞的基因信息。通过对患者血浆中 DNA 进行新一代高通量测序，可以评估受检者是否存在癌基因的特异突变。通过这一方法，不仅可以早期诊断，还可以用于药物治疗耐药后的基因分析，为动态的治疗模式提供依据。体液检测，会使治疗与肿瘤细胞的生物学改变更加一致，及早、及时地改变治疗策略，克服肿瘤耐药问题。但体液检测的方法学问题，需要基础研究、转化研究的进一步探索。

(二) 发展思路与发展方向

(1) 药物敏感性预测的模型。
(2) 基于基因组学的肿瘤"驱动基因"的研究及相关药物的研发。
(3) 基于基础免疫学的肿瘤逃逸机制相关通路的研发、肿瘤免疫修饰的研发。
(4) 肿瘤生物学行为的动态监测及方法学。

(三) 资助机制与政策建议

(1) 强调基础研究与临床应用的结合，重点支持有望能改变肿瘤治疗模式的研究。

(2)建立全国性的肿瘤患者的数据库,包括临床资料和完整的生存随访数据的数据库平台,以及血液标本和组织标本的生物样本资源库平台,设立标准,资源共享,更好地促进生物医学从科研成果向临床应用的转化。

(3)建立转化医学项目注册平台,优化资源,避免重复研究。

(4)在肿瘤的基因检测及药物研发方面,可考虑与基因检测公司及制药公司的合作。

(5)在肿瘤药品研发的临床研究中,采用基于"精准医学"理念的"篮子设计"或"伞设计"的设计模式。

第二节 心血管疾病

随着我国逐步进入老龄化社会以及现代生活方式的变化,心血管疾病发病率及相关危险因素发生率持续上升,因此心血管疾病的防治任务十分繁重。由于现阶段心血管疾病及相关危险因素的治疗以治标为主,导致心血管疾病患者逐渐增多,因此寻找和探索从源头治疗心血管疾病的方法迫在眉睫。心血管疾病转化医学研究是指心血管疾病和其相关危险因素从基础研究过渡到临床研究的一系列相关研究。其研究目的为将基础研究的技术与成果转化成临床可运用的技术与方法,用于心血管疾病及相关危险因素的病因和病理生理机制的研究,进而用于心血管疾病的诊断与治疗,达到改善患者预后、降低致残率和病死率的目的。鉴于我国目前处于心血管疾病转化医学研究的起步阶段,国家与政府行政部门亟须建立与完善持续的资助机制与政策支持方案,尽快建立国家级心血管疾病转化医学研究中心,培养心血管疾病转化医学研究人才团队,力争经过10年或更长时间的发展,达到世界领先的心血管疾病转化医学研究水平。

一、引言

(一)心血管疾病在医学科学体系中的地位

随着城市人口的增加和生活方式的变化,心血管疾病在现代社会中的发病率和死亡率持续攀升。心血管疾病死亡率的上升与心血管疾病危险因素的发生率快速上升相关。心血管疾病危险因素包括高血压、吸烟、血脂代谢异常、糖尿病、超重或肥胖、体力活动不足及不合理膳食。依据最新的调查数据，我国成人高血压患病率为34.5%。据此估算出我国有3.5亿高血压患者，而高血压的知晓率、治疗率、控制率和治疗控制率分别为42.6%、34.1%、9.3%和27.4%，女性均高于男性，城市高于农村（Wang et al.，2014a）。根据2010年全球成人烟草调查（GATS）中国项目报告，中国15岁及以上男性总吸烟率为62.8%，男性吸烟者总数达3.4亿，女性总吸烟率为3.1%，女性吸烟者总数为1639万（杨功焕，2011）。2010年全国调查结果显示，≥18岁的女性和男性总胆固醇（TC）≥6.22mmol/L者患心血管疾病患病率分别为3.2%和3.4%，男性45～59岁和女性≥60岁年龄组高胆固醇血症患病率最高。2011年，一项研究调查了12 040例血脂异常患者，只有39.0%患者接受降脂治疗，大多数药物为他汀类，低密度脂蛋白胆固醇（LDL-C）的达标率仅为25.8%（Gao et al.，2013）。2010年我国慢性病调查（≥18岁成人98 658名）研究表明，糖尿病的总体患病率为11.6%，其中男性12.1%、女性11.0%；而从地域上来看，城市糖尿病患病率高于农村。糖尿病知晓率为30.1%，治疗率为25.8%，治疗达标［糖化血红蛋白（HbA1c）小于7.0%］率为39.7%（Xu et al.，2013）。2010年我国慢性病监测项目表明，我国成人超重率、肥胖率和中心性肥胖率分别达到30.6%、12.0%和40.7%，较2002年显著增加（李晓燕等，2012；姜勇等，2013）。而我国健康与营养调查结果显示，18～49岁居民活动量呈明显下降趋势，较1997年，2009年男、女总体力活动量分别下降29.0%和38.0%（苏畅等，2013）。2010年我国慢性病监测项目表明，成年人经常参加体育锻炼率（每周运动≥3次、每次中等强度及以上运动≥10分钟）仅为11.9%，青壮年人群（25～44岁）参加体育锻炼的比例低于其他年龄组（陈晓荣等，2012）。我国家庭健康调查显示，我国居民的某些膳食特点显然不利于心血管疾病的预防，如碳水化合物供能比减少；脂肪供能比呈明显上升趋势；膳食胆固醇的摄入量显著增加；钙的摄入量虽有增加，但平均摄入量也仅能够达到推荐量（800mg/日）的一半左右；食盐摄入大大超标；蔬菜水果摄入较少；维生素C摄入不足（刘爱东等，2012；马玉霞等，2012；中国健康及营养调查项目组，2011；张兵等，2011；苏畅等，2011；翟凤英和杨晓光，2006）。

（二）心血管疾病转化医学研究对推动其他学科和相关技术发展起到积极的作用

心血管疾病转化医学研究包括基础研究、临床前动物模型和临床研究，涉及研究方法和实验室技术等。而欧美发达国家和地区已经有相关成熟的经验和方法，这对推动其他学科领域的转化医学研究有借鉴作用，可用于神经系统疾病、肿瘤性疾病等其他学科的转化医学研究。

（三）心血管疾病转化医学研究在国家总体学科发展布局中具有重要的战略价值

我国心血管疾病患病率处于持续上升阶段。《中国心血管健康与疾病报告2019》（国家心血管病中心.2020）估算，全国有心血管疾病患者3.30亿，其中高血压患者2.45亿，冠心病1100万，心肌梗死患者250万，心力衰竭患者890万，肺心病患者500万，风湿性心脏病患者250万，先天性心脏病患者200万，综合估算，每4个成人中有1名患心血管疾病。同时，我国心血管疾病死亡率高，居各种疾病之首，高于肿瘤等其它疾病。该报告指出，2017年农村、城市的心血管病死亡率分别为211.88/10万和268.19/10万（图7-1）；心血管疾病占居民疾病死亡构成在农村为45.91%，在城市为43.56%（图7-2、7-3）。每5例死亡者中就有2例死于心血管病。

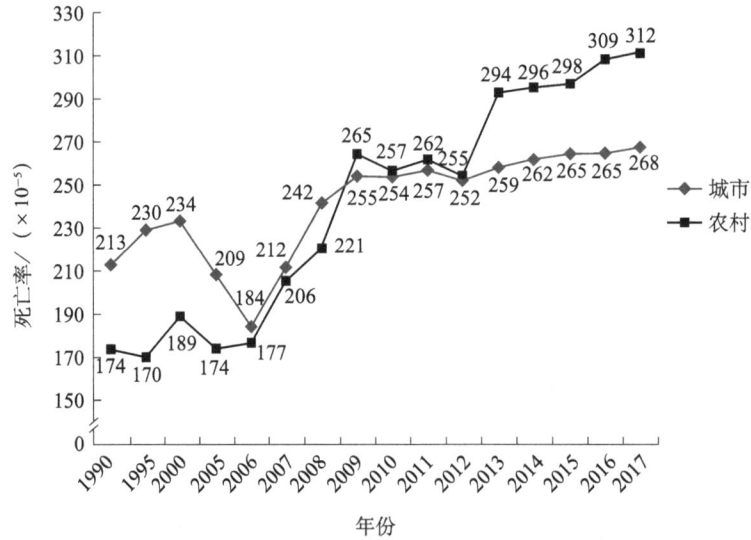

图 7-1 1990～2017 年我国城市和农村心血管疾病死亡率变化

我国心血管疾病死亡率的上升主要是冠心病死亡率上升所致。根据《中国心血管健康与疾病报告2019》（国家心血管病中心.2020），2002～2013年我国冠心病死亡率总体呈上升态势；2017年我国城市居民冠心病死亡率为115.32/10万，农村居民为122.04/10万（图7-4）。

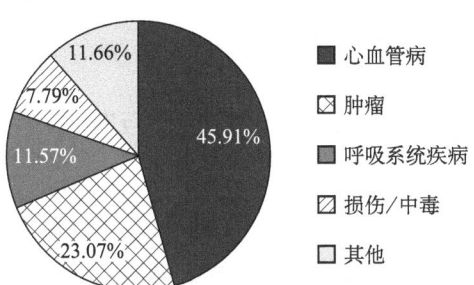

图 7-2　2017 年我国农村居民疾病死因构成比

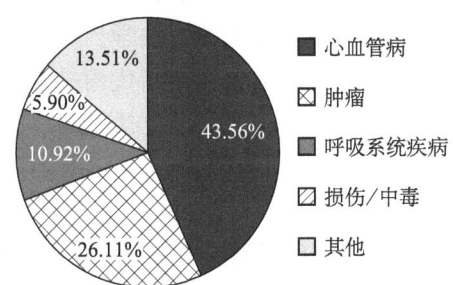

图 7-3　2017 年我国城市居民疾病死因构成比

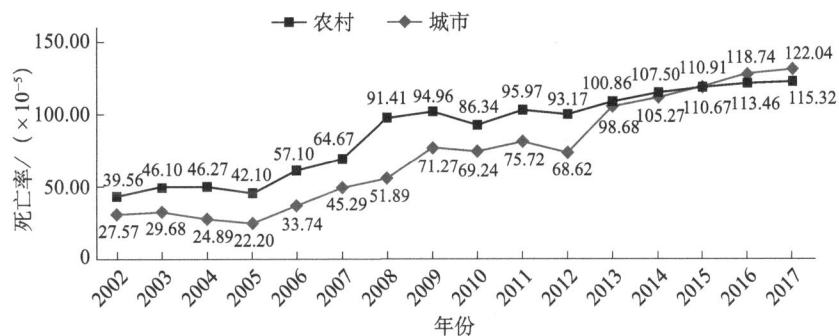

图 7-4　2002～2017 年我国城市和农村冠心病死亡率变化趋势

综上所述，我国心血管疾病危险因素发生率处于快速上升阶段，且治疗率和控制率非常低，其中冠心病患病率和病死率亦处于快速上升阶段。因此，心血管疾病和相关危险因素的防控以及心血管疾病转化医学研究对降低我国居民的死亡率至关重要。心血管疾病转化医学研究在国家总体学科发展布局中具有重要战略价值。

二、发展规律与研究特点

(一) 心血管疾病转化医学研究的定义与内涵

心血管疾病转化医学研究是指心血管疾病及其相关危险因素从基础研究过渡到临床研究的一系列相关研究，包括了丰富的内涵。

（1）其研究目的为，将基础研究的技术与成果转化成临床可运用的技术与方法，用于人类疾病的病因和病理生理机制的研究，用于人类疾病的诊断与治疗，改善患者预后、降低致残率和病死率。

（2）其研究对象为疾病及诊治疾病的方法学。疾病包括冠心病、心律失常、心衰和心肌病等心血管疾病，也包括血脂代谢异常、高血压、糖尿病等心血管疾病的危险因素；诊治疾病的方法学包括疾病诊断和疾病治疗相关的方法学，比如心脏的影像学、血清心肌标志物，以及治疗心血管疾病的新药物和新的医疗器械等。

（3）其研究方法包括从基因组学研究、细胞实验、动物模型到临床研究，可运用基因检测技术、膜片钳技术、蛋白组学技术、高效液相分析技术、超微结构和病理学技术等系列研究工具。

(二) 心血管疾病转化医学研究的经典范例

心血管疾病转化医学研究领域有很多经典范例，包括长 QT 间期综合征复极延迟综合征、布鲁加达（Brugada）综合征等离子通道疾病的转化医学研究都是经典案例。这里介绍致心律失常性右室心肌病（ARVC）的转化医学研究过程。ARVC 的转化医学研究为近些年认识的非缺血性心肌病的一种类型。从最初新的致死性疾病在解剖层面的认识，到揭示其致病基因，进而能够早期识别致病基因携带者，采取有效措施预防早发致死性心律失常事件的发生，其整个过程堪称转化医学研究的典范。最早关于 ARVC 的报道在 200 多年前。有学者将 ARVC 作为一个家族遗传性疾病进行报告，指出一个家族四代成员先后出现心悸、右室扩张和室壁瘤、心衰和猝死。随后，有学者首次描述了 ARVC 的病理特征，即这些猝死者心室壁脂肪负荷很大，脂肪越多、室壁越薄，有时室壁薄得几乎没有了，以右室心尖和后壁为主。随后，William Osler 报道了一例 40 岁男性在爬山时猝死，尸检时发现双心室严重萎缩。Osler（1905）将其命名为"羊皮纸心脏"。关于 ARVC 的研究始于 20 世纪 60 年代，Sergio Dalla Volta 等报道的类似病例强调血流动力学障碍，即右室缺乏有效的收缩功能，血液很难从右房输送到肺动脉。尽管这些患者存在室性心律失常，但当时研究把重点放在了血流动力学障碍方面（Dalla Volta et al.，1965，1961）；30年后，一例患者65岁时进行心脏移植，表现为羊皮纸样右室和仍完整的左室（Marcus et al.，2007）。20世纪70年代，Fontaine等（1978，1977）发现了ARVC的心律失常特征，表现为右室起源的非缺血性室性快速性心律失常，心电图呈左束支阻滞，他同时观察到量子共振检测仪（QRS）波终末期延迟的复极波，命名为Epsilon波（又称右心室晚电位）。ARVC研究的明显进展使Nava等（1988）认识到该病的家族遗传特征，且呈显性遗传方式。

20世纪70年代后期，在意大利东北部近500万居民的威尼托区进行了青少年心源性猝死的研究。早期的连续60例患者中，发现有12例（20%）为ARVC，多数为运动员，心电图特征为右胸导联T波倒置和左束支阻滞形态的室性期前收缩。这篇报告发表在1988年的《新英格兰医学杂志》上（Thiene et al.，1988），当时在心血管学界引起了轰动。不仅肥厚型心肌病是青少年和运动员心源性猝死的病因，ARVC亦是青少年和运动员心源性猝死的病因（Maron，1988）。随后，ARVC详细的病理学特征被揭示：右室心肌被游离壁跨壁的纤维脂肪组织替代，50%病例存在室壁瘤，主要位于右室心尖部、下壁和漏斗部（三角区）；病变可能为节段性，50%病例累及左室游离壁，一般不累及室间隔（Basso et al.，1996）。20世纪90年代末期进行的转基因动物模型和电镜等研究逐渐揭示了ARVC系编码细胞间连接的桥粒蛋白的基因突变所致，图7-5为近期ARVC基因组学研究部分成果（Thiene，2015）。最早在1994年提出了ARVC诊断标准，以心电图、超声心动图和心内膜心肌活检为主要方法；2010年更新了诊断标准；近期随着心脏核磁共振研究的进展，认识到增强的心脏核磁共振可有效识别纤维脂肪替代的心肌，有助于诊断（Marra et al.，2012）。近期三维标测中的电压标测可准确识别纤维脂肪替代后的低电压区域，有助于危险分层（Corrado et al.，2008，2005）。新的诊断方法和基因检测手段的运用，可早期诊断ARVC患者，筛查ARVC基因携带者，为其提出合理的生活方式建议，避免其参加剧烈运动或竞技性比赛，对发生恶性心律失常高危者，可植入植入型心律转复除颤器来预防心源性猝死事件的发生。ARVC的治疗主要集中在预防心源性猝死方面。心源性猝死的发生是触发因素和心律失常基质共同作用的结果。对于ARVC来说剧烈运动和情绪剧烈波动是主要的触发因素，因此ARVC患者避免参加竞技性体育运动可有效减少ARVC心源性猝死的发生。药物治疗和导管消融术可改变 ARVC 患者的心律失常基质。有研究表明，导管消融术可降低 ARVC 患者心律失常的复发率（Philips et al.，2012）。植入型心律转复除颤器是预防 ARVC 心源性猝死最为有效的方法，已有研究证实植入型心律转复除颤器可降低 ARVC 患者一级和二级预防的猝死率（Corrado et al.，2010，2003）。终末期心衰和反复心律失常电风暴 ARVC 患者可考虑心脏移植。图 7-6 为 ARVC 患者不同角度的治疗方法。

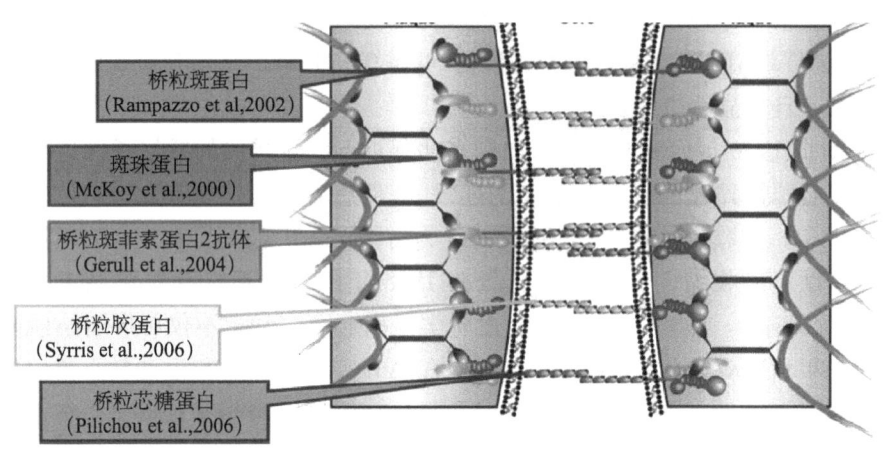

图 7-5　ARVC 基因组学研究结果示意图

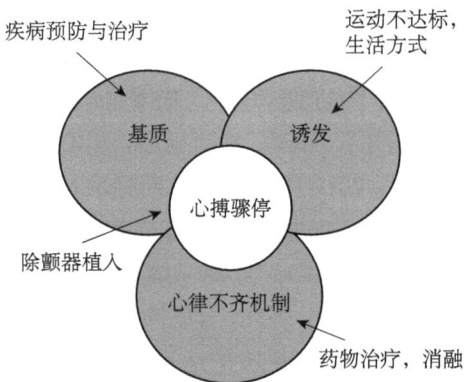

图 7-6　针对 ARVC 患者不同角度的治疗方法

（三）心血管疾病转化医学研究的方法

转化医学研究为一系列从基础到临床的研究。本文以心力衰竭（简称心衰）为例，介绍转化医学研究的规范。

1. 转化医学临床前研究目的

转化医学临床前研究目的为建立一种治疗方法的有效性与安全性,以便将研究结果从基础研究成果转化成人的治疗方法。但是,很多例子表明,临床前动物模型证明有效的治疗方法在人临床试验中未能得到证实。就心衰相关研究而言,很多转化医学研究有着失败的案例,包括细胞因子抑制剂、内皮素拮抗剂和血管肽阻滞剂。转化医学研究失败的原因是多方面的,其中一个重要原因是临床前动物试验不充分或存在研究偏倚,过早地进行了大规模、多中心、随机临床对照研究,造成了巨大浪费。比如,有些临床前研究使用老鼠作为模型,缺乏更大的动物模型试验;有些临床前研究是某一个研究机构的单中心结果,缺乏其他研究机构的进一步验证。为了避免这些不必要的失败与资源浪费,转化医学的临床前研究必须满足如表 7-1 所示的基本目标。

表 7-1 转化医学临床前研究的基本目标

基本目标	目的
有效性	评价一种治疗方法的药代动力学或益处
安全性	观察一种治疗方法潜在的毒副作用
正确性	选择一种尽可能接近人的心衰动物模型进行验证,包括并发症、治疗路径与分析方法等
标准化	运用标准化的研究方案,以便其他研究者进行重复与比较研究
临床前研究类型	概念验证研究是建立有效性的研究,与临床前安全性研究完全不同,有完全不同的要求

2. 转化医学研究的心衰动物模型

心衰治疗方面的成功转化医学研究并不常见,原因是多方面的,包括临床前动物模型本身的局限性,以及不恰当使用了这些动物模型。过去 20 年其动物模型的重点为转基因的老鼠模型,但其在阐明人心衰治疗的潜在靶点方面具有很多局限。老鼠动物模型的阳性结果只能是进一步临床前研究的起点,并不能用作进行直接的转化医学研究的依据。下面总结了临床前心衰研究的动物模型与实验设计的推荐。

(1) 动物模型:选择的动物模型应尽可能接近人心衰的特征。小的动物模型在初始概念验证方面具有优势,但大的动物模型更适合于人临床试验前的转化医学研究。

(2) 并发症:心衰患者通常存在并发症(如冠心病和高血压),该并发症可能影响心衰治疗的效果。实验设计时要考虑到并发症的因素。

(3) 品种与品系:研究结果应该在不同的品种与品系中验证。

（4）心衰模型的制作方法：不同的制作方法可能影响治疗的效果，应认真考虑心衰模型的制作方法。

（5）不局限于一种心衰模型：研究结果应该在另外一种心衰模型进行验证。

（6）重复性：研究结果应该在另外完全独立的实验室进行重复性研究，避免研究环境、方法学、试剂和研究工具等的混杂影响。

（7）标准化治疗：建议从小的动物模型开始进行新的治疗方法与标准化治疗的对比。

（8）年龄与性别：心衰主要见于老年人。研究者应考虑在年龄较大的动物（公和母）上进行转化医学前研究。

（9）阴性对照：认真选择阴性对照方法，包括对照组进行假的手术、对照药物、病毒载体和细胞等。

（10）随机与盲法：严格的随机与盲法非常重要，可降低研究者偏倚，强烈推荐用于转化医学前研究。

（11）时机与剂量反应：应尝试预测人临床试验或使用后的事件或效果发生的时间与剂量。

（12）入选/排除标准：基于病理生理学特征、既往研究结果与其他循证证据，应认真定义研究的入选/排除标准。

3. 转化医学临床前研究的终点与分析

转化医学临床前研究应精确地预先设定有意义的研究终点，以及如何测量与分析这些终点。表 7-2 总结了转化医学临床前研究常用的研究终点及其测量方法。

表 7-2　临床前心衰动物模型研究终点与评价方法的总结

终点	方法学
心功能	ECHO、MRI
心肌重塑性	ECHO、MRI、左心室压力计、Swan-Ganz 导管术（原理为压力-容积关系）
心脏代谢	PET、MRS、生物化学成分研究
组织重塑、纤维化、炎症	MRI、组织学研究、免疫组化研究、QRT-PCR、蛋白质印迹术、ELISA
治疗实施的确认	QPCR、QRT-PCR、蛋白质印迹术、免疫组化研究
继发效果	组织学研究、ELISA、QPCR、QRT-PCR、免疫组化研究
存活情况	目测评分、随访福利协议

注：ECHO，超声心动图；PET，正电子成像术（positron emission tomography）；MRS，磁共振波谱；QRT-PCR，定量逆转录聚合酶链式反应；QPCR，定量聚合酶链式反应；ELISA，酶联免疫吸附法

4. 转化医学临床前研究的统计学分析

首先，设定合理的研究样本量，避免样本量不足导致的假阴性结果；其

次，选择合适的统计学分析方法，即使为动物实验，也最好在实验前将实验设计、模型制作方式、统计学分析方法等公开发表，详细说明研究的细节等问题。实验过程中或分析数据时、有问题或缺陷需要调整研究思路和改变分析方法时，应详细说明原因，并指出该研究结果需要做进一步的独立验证。

5. 动物实验的局限性

尽管哺乳动物与人在心肌收缩协调与机制方面的分子生物学结构方面非常类似，但是治疗心脏疾病药物的药代动力学特性与安全性在不同物种间可能存在差异。比如，磷酸二酯酶Ⅲ抑制剂米力农，在心衰患者中具有正性肌力和扩张血管作用；在老鼠中虽然同样表达磷酸二酯酶Ⅲ，但却没有正性肌力作用（Nicholson et al.，1989）。但是，米力农的致心律失常作用在老鼠和心衰患者中同样存在，可导致猝死（Desjardins et al.，1995）。另外，药物的安全性依赖于疾病状态，心脏结构与功能正常的狗，即使给予致心律失常的米力农，依然很安全；但是，当心脏处于缺血状态下，非常容易导致室颤的发生（Lynch et al.，1989；Alousi et al.，1983）。同样，Ⅰc类抗心律失常药物普罗帕酮可安全用于心脏结构与功能正常患者，但不能用于器质性心脏病患者。借鉴CAST研究（CAS，1989）的经验，FDA要求任何强心药物与抗心律失常药物上市前都要在动物实验中检验其致心律失常作用，特别是在有器质性心脏病的动物模型中检验其安全性。这些例子表明，心脏状态的不同，药物的毒副作用表现不同。

6. 转化医学临床前研究的监管

转化医学临床前研究需要严格监管。一系列规则和法规监管有助于研究向临床医学转化。医疗产品（药品、医疗器械等）生产过程中需要明确两个概念。第一个概念是满足和记录"相关标准"和"技术需求"，包括通过化学/生物学分析（GMP质量控制系统）建立的质量标准，以及动物实验和临床研究验证的安全性和有效性。临床前研究的安全性要求至少在一种啮齿类和非啮齿类动物中进行药代动力学研究，同时进行药理学、基因毒性、生殖毒性和致瘤性方面的安全性研究。患者方面，需要进行安慰剂对照、随机双盲的临床试验。第二个概念是"良好实践"（GxP）法则，生产和商业环节中必须坚持这一法则。GxP法则至少运用在医疗产品、生产和实践的三个重要层面，GLP、良好的药品生产质量管理规范（GMP）和GCP需要认真贯彻于临床前检测、生产和质量控制环节、商业过程以及临床试验中。

7. 转化医学临床前研究的伦理

临床前研究的动物实验应坚持 3R 原则，即减少（reduction）、替换（replacement）和精炼（refinement）原则。实验动物的数量必须尽可能减少。广泛查询文献可避免不必要的重复性研究，统计学方法计算出能够得出有意义结果所需的最少动物数量。同一个动物的组织学标本尽可能分析多项结构、功能和代谢方面的数据。某些情况，可使用诱导多能干细胞（induced pluripotent stem cell，iPSC）替换动物进行相关基础研究。操作应该尽可能精炼，减少动物的痛苦，包括使用充分的麻醉、镇痛措施和术后护理等。无菌环境有助于降低感染的风险。术后的动物应该在恰当的环境中持续监护下进行恢复。这些措施有助于降低动物的术后死亡率。

8. 转化医学临床前研究结果的报告

转化医学临床前研究结果的报告至关重要，需要注意以下几点内容。

(1) 研究目的：应该清晰阐明最初的假设，以及主要和次要研究目的。

(2) 研究设计与方法：应该清晰表述研究的设计与方法，包括样本量、实验组、对照组、随机方法、实验步骤、处理、动物饲养等。伦理学允许也需要强调。

(3) 有效性危险：动物实验局限性以及研究结果转化到人可能存在的危险，要清晰列明。

(4) 研究结果与分析：研究结果应该包括基线数据与每组实验动物的测量数据，报告中应包括全部动物的研究数据，对没有纳入分析的动物数据要提供除外的理由。最终报告和讨论部分也应报告对照组情况。

三、发展现状与发展态势

（一）国际上本学科的发展状况与趋势

国际上，心血管疾病转化医学研究已经较为成熟，具有成熟的模式。以斯坦福大学医学中心（斯坦福大学教学医院）为例，其专门成立了心脏中心，包括了心脏疾病的各个方面，其下面成立各个分中心，包括冠脉介入中心、心衰中心、心律失常中心、心肌病中心、心脏影像中心、心脏移植中心等。每个中心均有学术带头人负责医疗、科研、教学任务。医学中心各个病区床位共同管理、共同使用。每个中心收治的患者除了完成正常的诊疗任务外，均被分配到某一个研究项目,作为受试者入组,收治的患者几乎全部参与到临床研究中。同时,各中心有自己的实验室,可以独立进行基础方面的研究。研究人员包括了专职的研究员、研究助理,还包括训练中主治医生和全世界各地的博士后和访问学者。同时,各中心也积极吸纳相关创业公司来他们的实验室进行相关研究,共享研究成果。各中心的医生多数都担负科研任务,有些医生在入职时即明确 2/3 的临床工作任务(医院发薪水),和另外 1/3 的科研任务;要撰写科研标书,申请科研经费,从科研经费中补充劳务收入。总之,国际上发达国家在心血管转化研究中,形成了完善的人才机制和管理体制,能够持续不断地进行心血管疾病转化医学研究,推动心血管疾病转化医学研究的进步。

(二)我国心血管疾病转化医学研究在国际上的地位

与欧美发达国家和地区相比,我国心血管疾病转化医学研究还非常薄弱。基础医学领域研究人员重点在实验室等基础技术方面的研究,无法完成转化医学研究的任务。而医院的医生由于医疗任务繁重,越是高水平的三级甲等医院,医生临床工作越繁忙,从住院医师到主任医师几乎全部时间和精力用于处理临床事务,没有时间进行转化医学研究。同时,医生的劳务报酬全部来自临床工作,从事转化医学研究工作属于奉献性工作,无法调动医生进行转化医学研究的积极性。因此,我国心血管疾病转化医学研究与欧美发达国家和地区相比还有很大差距。

(三)北京协和医院心血管疾病转化医学研究状况

虽然我国心血管疾病转化医学研究总体上还比较落后,但部分医院在心血管少见病和罕见病的转化医学研究方面做出了一些成绩。北京协和医院心内科近 10 年在没有专项科研经费支持情况下,坚持对不明原因心肌肥厚疾病患者进行转化医学研究。其从基因分析、心肌病理学检查、心肌超微结构分析,到心电图、超声心动图和心脏核磁共振等方法进行系列研究,得出 Danon 病为向心性心肌肥厚病因之一(Cheng et al., 2012)。研究成果发表在世界顶级心脏杂志上,获得国际同行的高度评价(Maron, 2012),并被国际心肌疾病指南所引用。指南指出,该研究成果是对向心性心肌肥厚病因的重要补充(Rapezzi et al., 2013)。同时,该医院总结和分析了心肌淀粉样变患者的心电图特征(Cheng et al., 2013b),提出了心电图与超声心动图联合可用于心肌淀粉样变的无创诊断(Cheng et al., 2011),提出了电镜研究其超微结构可用于高度疑诊心肌淀粉样变但刚果红染色阴性患者的诊断（Cheng et al.，2013）。上述系列研究成果均发表在国际主流心脏杂志上，得到同行的认可和高度评价。基于上述的系列研究成果，该医院于2014年获得北京市科技进步三等奖和中华医学会科技进步三等奖。

（四）总体经费投入与平台建设情况

我国对心血管疾病转化医学研究的经费投入明显不足。即便是"十三五"、863计划等国家级数百万甚至上千万的科研项目，由于项目本身涉及的研究范畴太大、研究面太广，很难将研究做得透彻和信服力强。同时，这些科研经费用于支付研究者劳务报酬比例太低，无法调动研究参与者的积极性，招募专职研究员或研究助理更是不可能实现。

正是由于科研经费投入太少，缺乏投入的持续性和连续性，目前国内完备的心血管疾病转化医学研究平台甚少。条件成熟、基础较好的大医院亟须投入大量科研经费用以建设心血管疾病转化医学研究平台。

（五）我国人才队伍情况与国外人才培养情况

我国由于缺乏科研经费投入，心血管疾病转化医学研究平台建设尚处于起步阶段，因此人才队伍建设也处于起步阶段。目前，相关政策和制度尚不能完全满足心血管临床医生进行心血管疾病转化医学研究的要求。一方面，平台尚不完善；另一方面，缺乏政策和薪酬保障体系。

心血管疾病转化医学研究需要专门的人才队伍，国外在这方面有成熟的经验。本文以细胞为基础再生医学转化研究为例，介绍国外人才培养项目。美国国家心、肺和血液研究所建立了心血管细胞治疗网络（cardiovascular cell therapy network，CCTRN），设计和负责心血管疾病患者运用细胞为基础治疗的临床试验（Park et al.，2013；Simari et al.，2010）。作为CCTRN的一部分，两家医学中心设立了2年的临床科研技术培训项目，目标是培养细胞为基础的临床和转化医学研究者。这里介绍迈阿密大学医学院跨学科干细胞研究所（Interdisciplinary Stem Cell Institute，ISCI）进行的这一项目，分享在细胞为基础再生医学研究培训项目中的经验。

1. 细胞为基础再生医学培训项目的需求迅速增加

随着执业医师和治疗患者数量的增加，以及不断遇到的各种复杂情况，细胞为基础再生医学的需求迅速膨胀（Martin et al.，2014；Knoepfler，

2013a，2013b）。大量的疾病使用细胞治疗，同时该领域内缺乏再生医学培训的正规医师，产生一些潜在的危险状况，造成患者生理和心理（治愈的虚假承诺）方面的伤害，进而在政府机构（比如 FDA）和医生间产生冲突（Yuan and Wang，2014；Ancans，2012；U. S. Department of Health and Human Services et al.，2001）。因此，设立专业的学术机构满足相关医师培训的需求应运而生，目的是培训专门进行细胞为基础再生医学治疗的医师。

随着细胞为基础再生医学治疗需求的迅速增加，强烈要求政府解除关于细胞为基础再生医学治疗的管控。比如，2013 年 4 月意大利政府修订了已经存在争议的内阁法案（Abbott，2013），重新评价干细胞治疗在器官移植中的作用，解除对干细胞治疗的监管监督。这使得意大利政府与欧洲药品管理局和美国 FDA 步调不一致，后两者限制干细胞治疗在人体中应用，并对其进行严格的监督监管（Martin et al.，2014；Ancans et al.，2012；U. S. Department of Health and Human Services et al.，2001）。尽管干细胞治疗用于临床并非新鲜事物，但是，意大利政府是首次从政府层面支持干细胞治疗在全国范围内用于临床，而且截至目前，在保护患者利益、避免过度使用干细胞治疗相关的严重危害方面是有效的（Bianco et al.，2013）。但是，国际医学和干细胞委员会对意大利政府法案强烈反对，并成功否决了这一法案，随后，推翻了这项否决。

总之，医学和科学委员会领导和组织细胞为基础再生医学培训项目至关重要，不仅可教育和培训医师，而且能够教育患者、公众和政府机构在细胞为基础再生医学的合理临床应用、发展和监督监管（Hare et al.，2013）。为此，NIH 成立了 CCTRN 领导细胞为基础再生医学培训项目，培训医师和科学家将再生医学应用于心血管疾病的治疗。

2. 受训医师专业发展评估与全部课程

CCTRN 临床科研训练项目为 ISCI 的现代多学科科研培训项目，包括细胞为基础临床与临床前研究项目。ISCI 的主要目标为，支持与发展基础的、转化的和临床的研究，进一步研究干细胞与细胞再生医学的临床应用。ISCI 在心血管干细胞生物学、细胞为基础的心脏再生医学进行了多项临床前研究以及数个 I 期临床研究，在基础与转化医学领域培养了一系列导师。受训医师通过参与这些研究项目，获得干细胞研究相关的基础实验室技术、临床前研究和临床研究的各项技能（图 7-7），包括在地区学术会议、全国和国际学术会议进行报告的能力，基金申请和整理科研学术论文的能力。

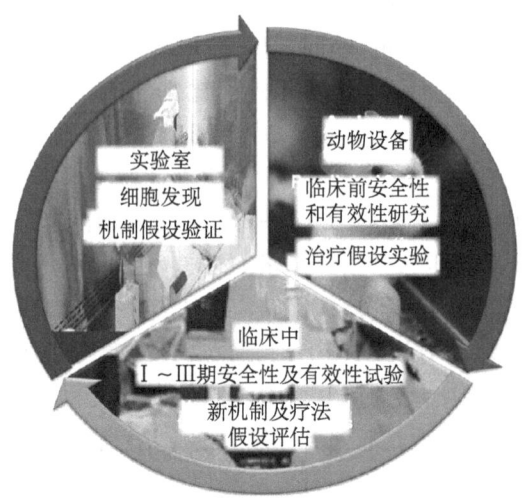

图 7-7 细胞为基础治疗的培训过程

1）基础实验室技术

受训医师在 ISCI 研究导师指导下，能够参与基础医学研究，学会各种实验室研究技巧，包括分子生物学、心血管生理学、干细胞培养、生物学、组织学和各种新兴的技术。而且，在当今 GMP 实验室中可以学习到干细胞用于临床试验的前期准备工作。同时，能够学到 GMP 规则，学习到干细胞分离、培养、储存和注射准备方面的技术，学会生化标志物和分子分析技术。

2）影像学技术

放射科研究导师能够培训受训医师的影像获取与分析技术，在接受干细胞治疗后患者的效果评价方面，提供有价值的工具。这些影像学技术包括心血管核磁共振、多排螺旋 CT（multidetectorcomputer tomography，MDCT）和 PET，这些技术在 ISCI 主要用于干细胞治疗后患者心功能评估（Schuleri et al.，2009，2008a，2008b）。

3）临床前研究动物模型

动物模型可以获得与心脏组织生化评估相关的血流动力学数据。受训医师可以通过缺血性心肌病猪模型获得心脏血流动力学和心肌能量代谢的数据，可以学习冠脉造影术、创建新的心血管疾病动物模型以及基于导管介入技术对心肌疾病的治疗（McCall et al.，2012）。这些经验与技术对心血管转化医学到临床应用非常重要。选择猪作为动物模型是基于猪的心脏解剖与人的非常类似。与人相比，猪的冠状动脉侧支血管更少，因此通过暂时阻塞单一冠状动脉可以比较容易制造跨壁心肌梗死的动物模型。猪的心脏与人的心脏大小相当，因此用于猪动物模型的导管、装置和技术在转化用于人时相对可靠。诱导心肌梗死猪的动物模型可通过心内膜注射干细胞，导管可通过逆行途径跨主动脉瓣进入左室注射造血干细胞，这种途径所造成的创伤最小。受训医师在迈阿密大学医学院介入医师指导下亲自实践，可迅速掌握技巧、积累经验。

4）临床试验

参与临床试验的经验也是这个培训项目的重要内容。迈阿密大学医学院导管室具有最先进的西门子双平面心血管造影机。该导管室医师参与了大量的新装置、新技术和新药物的多中心临床试验，经验丰富的介入医师可熟练地经导管途径注射干细胞，受训医师可在他们的监督指导下进行实践练习。

ISCI还有经验丰富的临床协调中心。在干细胞治疗心脏疾病方面，该中心与FDA监管办公室以及迈阿密大学医学院机构审查委员会（Institutional Review Board，IRB）密切合作。临床协调中心的研究协调员监督患者的入选与随访工作，积极参与这个培训项目。临床协调中心的其他技术性工作包括规范性文件，新药观察表提交到FDA、IRB和实验动物护理与实验委员会（Institutional Animal Care and Use Committee，IACUC）的文件，患者入选与随访，无创与有创的血流动力学评价、监测与数据分析，心脏MDCT和MRI数据获取与分析。所有的受训医师需要完成以上的全部内容，包括在线完成协作机构培训计划的其他课程以及生物伦理学的选修课程。

5）指导与评估

培训项目初始阶段，项目领导者与受训医师密切联系，确保受训医师技术层面的培训，包括报到之后的FDA、IRB或IACUC临床与临床前研究方案的准备工作，干细胞的准备与注射，心脏血流动力学数据分析，MRI与MDCT影像软件分析，组织学检查的准备工作和细胞培养。随着培训的进展，受训医师可独立设计与完成科研课题，同时能够独立完成研究论文的撰写工作。鼓励受训医师独立申请科研基金和科研课题。

每天评估培训进展情况，主要是与培训项目指导老师和研究者讨论项目的具体情况。更为正式的评估是基于周会的报告，包括临床试验研究者和协调员对入选与随访情况的报告，临床前动物研究方案的进展、计划等的报告。表7-3总结了评估指标。

细胞为基础的治疗为各种慢性疾病再生治疗提供了一个潜在的治疗策略，设置正规培训项目培训转化医学方面的临床医生和科学家能够开展再生医学领域的相关研究工作非常重要。为此，美国NIH、CCTRN一直支持这一培训项目，培训再生医学方面的医师与科学家。CCTRN使命是"通过进行合作研究与转化医学研究，寻找更多循证医学证据方案，改善心脏病患者预后，实现心血管疾病治疗的公共卫生进步"。培养严谨规范的转化医学医生与科学家对实现这个目标至关重要。CCTRN 支持的这一培训项目，能够高水平培训相关医师与科学家，直接解决了心血管疾病细胞治疗领域的相关问题：缺乏合格的医师与科学家来支持不断增长的基础、转化和临床研究。这些受训的医师与科学家产生的新想法与心血管疾病细胞治疗的早期阶段的临床试验有助于完成研究的最终目标——更高效地治疗心血管疾病患者。

表 7-3 CCTRN 培训项目的评估指标

评估指标	内容	评价
学术指标	发表与口头报告； 研究方案撰写； 基金标书申请	监督与指导下进行的写作训练，包括一对一（与导师一对一）和周会报告
技术指标	手术与介入操作； 影像资料获取与分析； 数据获取与分析； 实验室技术	技术方面，个体化（一对一）教学与评估； 一旦评估能胜任这些技术工作，受训医师应该独立进行这些技术工作的实践

（六）我国推动学科发展、促进人才培养、营造创新环境等方面存在的问题

我国在心血管转化医学研究方面存在的问题概括起来有以下几点。

（1）科研经费投入不足。科研经费不仅要满足平台建设、硬件投入的需要，还要能够解决从事心血管疾病转化医学研究人员的劳务报酬问题。同时，要考虑到投入的持续性和连续性问题。

（2）平台建设还有很大距离。平台建设包括硬件建设和软件建设。硬件包括实验室、设备、实验材料等；软件则是管理制度和体系，要建立能够调动心血管临床医生参与和从事转化医学研究的积极性。

（3）人才队伍。这是转化医学研究最为核心的部分。必须建立高水平、高素质的人才队伍才能完成心血管疾病转化医学研究的任务。这是一项长期工作，需要国家和医院层面法规和制度的保障。

四、发展思路与未来发展方向

（一）制约心血管疾病转化医学研究的关键问题

心血管疾病转化医学研究为转化医学研究的一项重要组成部分，但是目前在我国中还有很多制约心血管疾病转化医学研究的因素。

（1）缺乏专门的心血管转化医学研究的人才队伍。人才队伍的建设和培养是推动心血管转化医学研究的关键一环。从转化医学研究的特征来看，心血管转化医学研究的人才队伍应该是以心血管医师为主题的复合型人才队伍，既包括各个亚专业的心血管医师，也包括基础实验室研究的技术员、研究协调员和统计分析师等。我国多数医院的临床医师绝大多数的精力用于患者的临床诊疗工作，很少有时间和精力进行转化医学研究。

（2）缺乏心血管转化医学研究的专业平台。心血管转化医学研究平台包括基础实验室、动物模型实验以及临床研究与随访室等系列组成部分。我国大多数医院设施主要服务于患者的临床诊疗工作，用于研究的设施，特别是用于基础研究的设施匮乏，无法满足日益增长的心血管转化医学研究的需求。

（3）缺乏促进心血管转化医学研究的政策支持。目前，我国从政府部门到医院，对临床医师的评价指标仍围绕临床医疗工作，缺乏对心血管转化医学研究的专项政策。

（4）缺乏持续的转化医学研究的经费投入。心血管疾病转化医学研究是一个系统工程，需要持续不断的科研投入。科研投入一方面用于平台的建设，另一方面用来提高转化医学研究人员的薪酬福利，以便心血管转化医学研究能够得到持续发展。

（二）心血管疾病转化医学研究发展总体思路

（1）鼓励和支持有条件的三级甲等医院尽快培养和组建专门的心血管转化医学研究人才队伍。一方面，依据自身条件，培养专科人才队伍；另外一方面，选派优秀人才到国外成熟的转化医学研究中心进行学习，提高人才队伍建设水平和培养的效率。

（2）积极组建专门的心血管转化医学研究平台。大型三级甲等医院的学术带头人应积极牵头组建包含心血管各亚专业医师为核心的心血管转化医学研究平台，要联合基础医学研究实验室和动物中心等共同组建、健全从基础研究、动物模型实验和各个阶段临床研究的综合平台。

（3）国家和医疗卫生行政主管部门要出台支持转化医学研究的政策。要从制度上调动各级临床医生从事心血管转化医学研究的积极性，鼓励相关基础医学研究参与的热情，在晋级和薪酬待遇方面给予政策支持。

（4）加大研究经费的投入。国家和相关政府主管部门在制定科研经费预算时，要充分考虑心血管转化医学研究的经费需求，保证科研经费投入的持续性。

（三）促进新的学科生长点形成以及发展目标

心血管转化医学研究内容很丰富，在心血管疾病诊治方面还有很多工作需要进一步阐明，从病因、发病机制、诊断，到治疗和预后评估等还需要更多转化研究成果支撑。结合我国目前的实际情况，考虑促进以下新的学科生长点。

（1）逆转或减缓缺血性心肌病患者心室重构的转化医学研究。
（2）逆转或减缓快速性心律失常患者心房重构的转化医学研究。
（3）逆转或减缓扩张型心肌病患者心肌重构的转化医学研究。
（4）逆转或减缓高血压患者靶器官损害的转化医学研究。
（5）心脏离子通道疾病基因靶向治疗的转化医学研究。
（6）肥厚型心肌病患者基因靶向治疗的转化医学研究。
（7）预防冠心病患者支架内再狭窄的转化医学研究。
（8）血脂代谢异常患者低密度脂蛋白代谢靶向干预的转化医学研究。
（9）动脉粥样硬化靶向干预的转化医学研究。
（10）房颤患者电生理机制与靶向干预的研究。

围绕促进形成上述新的学科生长点，建议我国心血管转化医学研究的近期（10年内）发展目标为建立10家成熟的心血管转化医学研究平台，每个平台在1~2个研究方向上建立完善的研究团队；中远期（10~30年）发展目标为建立100家成熟的心血管转化医学研究平台，每个平台在1~5个研究方向上建立完善的研究团队，达到世界领先的心血管转化医学研究水平，部分领域能够引领全球进行相关的转化医学研究。

（四）未来心血管疾病转化医学研究发展的重要研究方向

心血管疾病是年龄相关的一类疾病，与生活方式密切相关。随着我国生活方式的变化和寿命的增加，心血管疾病患者越来越多，传统的治疗方式亟须转变。未来心血管疾病研究的方向应围绕改变现阶段的治疗模式为中心，重点集中在以下两个方面。

（1）干细胞治疗在心血管疾病治疗的转化医学研究。
（2）基因靶向治疗在遗传性心血管疾病治疗的转化医学研究。

第三节　神经和精神系统疾病

一、发展意义与战略价值

神经病学是研究中枢神经系统、周围神经系统、自主神经系统、神经肌肉接头和骨骼肌疾病的病因、发病机制、诊断、治疗及预防的科学。毋庸置疑，作为神经系统核心器官的脑，是人体功能的核心器官。脑的结构和活动机制是科学最终要揭示的两大奥秘之一。因此，基于神经系统的重要性和复杂性，神经病学在医学各学科中占据举足轻重的地位。

神经系统疾病具有受累人群广泛的特点，而脑血管疾病是神经系统疾病中的第一大病种。根据2013年发表的《全球疾病负担研究（2010）》的报道，脑卒中在国际上是造成疾病负担排名第二位的疾病，但在中国脑血管疾病的死亡及疾病负担中排名第一位。1990~2010年，中国脑血管疾病的死亡人数从134.06万增加至172.67万，增加了28.80%；伤残调整生命年（DALY）从2487.68万人·年增长至3013.89万人·年，增幅为21.15%；过早死亡损失寿命年（YLL）从2434.36万人·年增长至2917.26万人·年，增加了19.84%；每年新发病例数为100万~150万。由于脑血管疾病具有高患病率、高致残率、高死亡率和高复发率的特点，脑血管疾病成为我国重点防控的慢性非传染性疾病之一。随着人口老龄化的发展，阿尔茨海默病、帕金森病等以老年人群为主的神经系统变性疾病的发病率和患病率均逐年升高。我国大样本流行病学调查显示，65岁以上人群中痴呆发病率为12.14/1000。其中，阿尔茨海默病发病率为8.15/1000，患病率为4.8%；血管性痴呆发病率为3.13/1000，患病率为1.1%。65岁以上人群中帕金森病患病率为1.7%，预计55岁以上人群中患病人数达到170万。因此，我国痴呆及帕金森病的发病率与患病率与欧美等发达国家和地区相似。

神经系统疾病具有复杂、广泛和多样化的病因。血管因素、感染、自身免疫、肿瘤、变性、遗传代谢等因素均可能成为神经系统疾病的致病原因，造成自中枢神经系统、周围神经、神经肌肉接头以及肌肉等各个器官系统的功能障碍。心脑血管疾病和神经系统变性疾病是神经系统发病率高、疾病负担重的重点疾病。近年来，神经免疫基础及临床的快速进展，大大拓展了神经系统自身免疫性疾病谱系。尤其随着肿瘤发病率和患病率的提高，肿瘤相关自身免疫性神经系统疾病受到临床医生和基础研究者的重视，有多种抗体相关的神经系统疾病被发现，如抗NMDA受体抗体脑病、抗LG1受体抗体脑病、抗GABA受体抗体脑病等。

神经系统疾病往往表现严重的致残性。由于神经系统的功能特点，神经系统疾病导致的残疾可能涉及运动功能、感觉系统、认知及情感等广泛的神经系统功能，并可能以多种形式组合，形成相当复杂的功能残疾状态。例如，脑卒中后1年的患者，大约超过10%仍存在较为严重的功能残疾状态。这种需他人照料的状态，一方面带来了沉重的社会和家庭负担；另一方面由于偏瘫等神经功能缺损，或者由于认知功能减退或阿尔茨海默病等高级神经活动障碍，相关的预防、干预和康复方式在不同患者间具有很大差异。

基于上述困难性和重要性，神经系统疾病以及精神心理疾病的诊断和治疗一直是各国基础和临床研究的重点领域。2015年，NIH发布的获得资助的前15名疾病名单中，排在第三位的脑疾病获得37.99亿美元资助、第八位的精神疾病获得22.15亿美元资助和第十一位的神经退行性疾病获得16.62亿美元资助。综合而言，可以说神经精神疾病成为获得资助最多的疾病领域，其重要性、发展的迫切性及发展前景可见一斑。

二、发展规律与发展特点

神经病学的发展历经了漫长的路程。19世纪之前的数百年是解剖学、生理学及病理学等基础学科的孕育阶段。到19世纪中叶，神经病学才在真正意义上步入了诞生和发展期；而在20世纪后，神经病学获得了飞速发展。20世纪末，分子生物学、遗传学、神经影像和信息技术的发展为神经病学的学科发展展示了新的发展前景。

人类认识神经系统疾病的开端从对神经系统结构和功能的认识开始。Vesalius（1514—1564）详细描述了大脑以及其他部位的解剖。Thomas Willis（1621—1675）分别于1664年和1676年发表了《脑的解剖》和《大脑病理》。他对脑底动脉环的描述使该环以他的名字命名至今，他对反射和定位的一些模糊的观点是对脑的功能的最早的认识。此外，他还描述了癫痫、中风和偏瘫等神经病学征象。在他的文献中，神经病学（neurology）这个名词被首次使用。19世纪，显微技术的应用使神经病学的研究得到了进一步发展。Purkinje（1787—1869）在1837年首先描述了神经元的形态。此后Golgi和Cajal等发现了神经细胞的分支和突触；Luigi Galvani（1737—1798）发现电刺激神经后可引起肌肉收缩；Charles Bell（1774—1842）和Francois Magendie（1783—1855）则发现脊髓前角和运动有关，而后角则与感觉有关。此后在许多神经病学家的努力下，神经系统的功能定位得到了充分的认识。

20世纪是神经病学飞速发展的时期。神经病学在继承此前神经解剖学、神经生理学及神经病理学丰硕成果的基础上继续取得了长足发展。CT及相继出现的核磁共振技术极大地提高了神经系统疾病的诊断水平，加速了临床神经病学的发展进程，造福了无数神经系统疾病患者。1990年启动的人类基因组计划完成了对人类基因的完整测序，揭示了基因的奥秘，必将为数以百计的各种神经遗传病遗传及变性疾病的基因诊断及治疗提供新的方法和思路。

神经病学是一门重要的临床学科。它的发展和研究的方法学特点主要包括以下几个方面。

（1）神经系统疾病的诊治研究与神经科学领域研究进展密切相关：神经科学是研究脑与神智关系的一门学科，它着力探索神经活动的基本过程、神经系统的发育与可塑性、脑高级功能和神经系统疾病的基础研究。对脑功能的认识水平必然对神经病学的诊疗研究构成决定性的影响。

（2）神经病学研究需要多学科技术的渗透和推动：由于神经系统功能复杂、疾病的病因复杂，神经系统疾病的研究大量依赖于生物化学、分子生物学、免疫学、基因组学、蛋白质组学、代谢组学、影像学、流行病学的技术方法。

（3）神经病学研究需要多种不同领域的跨学科合作：在今后的研究中，信息学、数学、物理学等远距离跨领域合作将为神经病学研究带来广阔的创新技术和方法。例如，人工智能、神经机器人平台通过高度的仿真与模拟，更科学、准确、灵活、可控地探究生物行为背后神经系统的多层次工作机制，这是一种有别于传统单纯依靠自然实验来获取结论的全新研究策略。

因此，发挥我国临床资源优势，积极探索多学科、交叉学科协同发展的创新研究模式，为提高神经系统疾病的诊治水平、带动神经病学学科发展带来新的驱动力。

三、发展现状与发展态势

（一）脑血管疾病方向

脑血管的功能不仅仅为一套脑血流供应的管道，它同时发挥细胞间液的生成及回流及血脑屏障功能，具有维持脑内环境的重要作用。脑血管的功能受损可能带来的脑内环境改变及其相关疾病状态是目前及今后脑血管疾病的重点研究方向。基于药物和细胞的缺血后神经重建是当前研究的重点。近年来，将各类干细胞用于脑卒中发生后的神经重建治疗，已逐渐成为人们关注的焦点。免疫和炎症反应在脑卒中的病理机制研究中也是近年来的研究热点。

（二）神经系统变性疾病方向

多种神经系统退行性疾病，如阿尔茨海默病、帕金森病、亨廷顿病、肌萎缩侧索硬化和多系统萎缩等，都是因脑内蛋白质错误折叠和聚集，形成淀粉样变性，导致神经元变性死亡。因此，减少相关蛋白的异常折叠和沉积，是现阶段该类疾病防治研究的重点方向，通常围绕减少产生、促进清除和拮抗其毒性三个策略手段进行。今后的研究思路将深入揭示蛋白异常折叠的发生机制，尤其是不同蛋白异常折叠之间的共性和差异；阐明该类疾病进展中涉及的不同病理生理机制，为多靶点协同干预提供依据；从脑和系统角度来探寻该类疾病的危险因素、发生机制和防治措施。

（三）神经免疫炎症性疾病方向

近年来，神经免疫炎症性因素在神经系统疾病发生发展中的作用是一个重要的热点方向。它包含了对多发性硬化、视神经脊髓炎、重症肌无力等经典的自身免疫性神经系统疾病的研究，更突出在自身免疫性脑炎等近年新认识的神经系统疾病领域，同时在炎症因素对脑血管疾病等其他神经系统疾病发生发展中的作用认识亦有深入探讨。神经系统的免疫炎症反应迥异于其他器官，免疫细胞如何通过血脑屏障以及与脑内源性细胞、星型胶质细胞和小胶质细胞如何相互作用、促进炎性和免疫调节因子都是神经系统自身免疫疾病及炎症反应作用关键环节研究的热点方向。尤其是在新的药物治疗靶点和治疗药物方面，神经免疫和炎症疾病的基础研究起到了关键性的作用。

（四）遗传性神经系统疾病方向

测序技术在最近10年的快速进展为疾病诊断提供了新的技术方法。一般认为，遗传性的罕见疾病中神经系统疾病占有非常大的比重。致病诊断领域的进步必然会转化到治疗领域才能有更高的价值。基因治疗对这一难题的解决开启了一扇门。神经系统单基因遗传病，由基因缺陷导致，通过基因治疗纠正基因缺陷，可从根本上治疗疾病。通过近20年的研究，AAV作为基因治疗载体的安全性、有效性得到公认。目前进行的脊髓性肌萎缩症Ⅱ期临床试验、杜氏肌营养不良Ⅰ/Ⅱ期临床试验、欧盟批准上市的脂蛋白脂酶基因治疗，均以AAV为载体。另外，神经系统变性疾病，包括阿尔茨海默病、帕金森病、肌萎缩侧索硬化等，体细胞基因损伤是重要的发病机制，因此也是基因治疗的重点应用目标。AAV载体或慢病毒载体携带治疗基因直接在大脑基底节注射的多个临床试验在数年前已经开展。今后，进一步加强AAV不同血清型载体的研究，对其加以改造，提高输送基因至人体特定组织、细胞的能力。生产方面，改进工艺、规范流程、降低成本是未来几年的研究重点。中国神经病学领域的临床、基础研究在最近10～20年，随着国内科研投入的逐步增大，有大幅度的进步，直接表现在中国研究者发表的 SCI 数量有大幅度增加，同时在高水平国际期刊发表的有相当影响力的研究论文数也逐年增加。可以看到，部分研究成果已经直接影响国际神经系统疾病的临床诊断和治疗决策。但是，国内的神经病学研究仍存在众多不足。

四、发展思路与未来发展方向

（一）针对中国人神经系统疾病的个性化问题进行研究

既往研究已经在多种重点神经系统疾病领域，对中国人与欧美人疾病发病率、患病率、临床特征的共性和个性问题进行了研究，并获得了一定的有价值发现。例如，中国人的颅内动脉血管狭窄显著多于欧美人，颅内动脉狭窄是中国人脑卒中的最主要原因；中国人颅内出血性疾病的发病率较高，且存在一定的地域分布特点；中国人最常见的中枢神经系统脱髓鞘病是视神经脊髓炎谱系疾病而非多发性硬化等。显而易见，针对这些疾病差异性的重点研究有助于揭示疾病发生的环境因素和遗传因素，同时可以为中国人群的疾病诊疗提供更有针对性的证据，以避免盲目滥用在欧美人群完成临床试验而获取的证据。在相关研究中，应加强国际合作，加强不同人种间的疾病比对研究，探索差异性的分析方法，在差异研究中获取对疾病发病机制研究的线索。

（二）以老龄化相关的一系列神经系统疾病为研究重点方向

脑血管疾病、阿尔茨海默病、帕金森病等老龄化相关神经系统疾病具有患病率高、疾病危害大、社会负担重的特点，应成为临床研究的重点方向。在脑血管疾病领域，对缺血后神经细胞保护、血管神经功能重塑、新型血管再通药物和装置的研究是重点领域。在阿尔茨海默病等神经系统变性疾病领域有以下重点研究方向：①围绕多种蛋白清除障碍性疾病进行多种清除方法、疫苗等治疗研究；②探索神经系统变性疾病新的生物标志物以实现早期诊断及疾病前期诊断；③通过干细胞治疗研究，以期实现神经细胞修复和再生的目的。应积极探索血管性因素在以阿尔茨海默病为代表的神经系统变性疾病发生发展中的作用，以期实现共性解决方案。

（三）积极拓展交叉学科领域研究

积极拓展免疫学、遗传学、神经科学与神经病学领域的合作研究。积极拓展信息科学、工程技术等领域与神经病学领域的远距离学科交叉融合研究。探索神经系统疾病发生根本机制，并进一步探索干预措施，同时初步探讨类脑人工智能、脑机接口等新一代技术方法在神经系统疾病治疗领域的应用价值。

第四节　免疫相关疾病

一、引言

自身免疫病（autoimmune diseases，AIDs）指机体免疫系统攻击自身组织，导致多脏器损伤的一大类疾病。自身免疫病于1999年被WHO正式列为继心血管疾病、恶性肿瘤后威胁人类健康的第三大杀手，成为世界性的医学难题，也是当前医学研究的热点和亟待攻关解决的重大课题。在我国，自身免疫病已成为危害广大人民群众健康的一大类慢性非传染性疾病，被列入国家中长期科技发展纲要的十类重大疾病。

自身免疫病的特点之一是患病人口多。2016年，世界卫生组织报道自身免疫病累及世界人口的5%~8%，但目前认为患病人数远远不止于此。一是因其患病率逐年攀升，同时免疫学的深入研究使其涵盖了更多的疾病。目前自身免疫病有100余种，既包括系统性自身免疫病，如系统性红斑狼疮、类风湿关节炎等，也包括器官特异性自身免疫病，如多发性硬化等；甚至如骨关节炎等常见疾病也有自身免疫机制的参与。在美国，约有1.3亿人罹患骨骼肌肉疾病，其中大部分是自身免疫病；每年新发自身免疫病患者约5000万，近7000万人因此就诊，仅次于心血管疾病。我国目前尚缺乏系统的流行病学数据，但据估计，我国自身免疫病患者人数在5000万人以上，相当于2~3个大省的人口总和；我国仅关节炎患者即超过2亿，其中中青年患者超过1.5亿，并使2000万余青壮年致残，相当于4个由优质劳动力组成的中等城市人口全部残疾。另外，我国自身免疫病的知晓率和就诊率很低，因此实际患病人数可能更多。

自身免疫病的特点之二是疾病危害大。自身免疫病属终身性疾病，被世界卫生组织称为"不死的癌症"，居美国致残性疾病之首，比心脏病、肿瘤和糖尿病导致的功能障碍人数更多。据统计，5%的自身免疫病患者在确诊1年后丧失劳动能力，30%以上的患者最终致残。我国《第二次全国残疾人抽样调查数据分析报告》指出，自身免疫病中的风湿性疾病在社区人群残疾原因中位居第二。大多数自身免疫病如未得到及时诊断和规范治疗，将进展为终末期脏器衰竭,如尿毒症、呼吸衰竭、脑卒中等,死亡率极高;即便得以存活,并发感染、心脑血管疾病和恶性肿瘤的风险亦远远高于其他人群,如干燥综合征并发淋巴瘤的风险可高达20~44倍,炎性关节病发生冠心病的风险增加10~20倍。

自身免疫病的特点之三是发病机制复杂。以自身免疫病疾病经典代表系统性红斑狼疮为例,其发病机制包含固有免疫和适应性免疫的异常激活,环境因素的触发,遗传变异等多种因素层层级联,导致疾病发生。对于不同临床表型的自身免疫病来说,个体化检测其发病原因,并以此为依据选取不同的治疗方法,以达到精准治疗的目的,是自身免疫病学科发展的未来方向之一。因此,利用组学的研究方法,构建临床研究队列和生物样本库,整合临床表型、免疫学表型、分子表型和基因型信息,深入研究发病机制,将为从临床水平的常规治疗过渡到小众群体的个性化诊疗,最终实现一人一案的个体化精准诊疗提供科学依据。

基于以上因素,虽然我国自身免疫病的诊治和研究水平尚处于起步阶段,国家支撑计划、国家自然科学基金等项目近年虽已支持了一些基础研究,但尚未形成体系,与国际最前沿的研究也仍有一定的差距。且因为该类疾病的高负担性和疾病的复杂性,仍需努力实现从基础研究到临床应用的全链条衔接。目前,我国在基因组测序技术、疾病发病机制、临床分子分型与诊治标志物、药物设计靶点、临床队列建设与生物医学大数据等方面已有一定积累,培养了一批有实力与国际同领域竞争的基地与研究团队,为我国开展将基础、临床研究与个体化治疗有机结合起来的整合医学研究奠定了人才、技术基础。加之我国有无可比拟的庞大自身免疫病患者人群,可以说,我国进行自身免疫病研究的最佳时机已经到来。因此,加大对自身免疫病研究的支持力度具有重大的战略意义。

二、发展规律与发展特点

自身免疫病学是一门在实验基础上发展起来的学科。它的发展经历了"实践—理论—实践"的过程。自身免疫病学的发展可以大致分为古代风湿病学与现代自身免疫病学两个阶段。第一阶段(公元前3世纪~公元18世纪):风湿一词早在公元前3世纪的希波克拉底全集中就已出现。rheuma(风湿)一词源于古希腊语,意为流动,反映了最初人们对此类疾病发病机制的朴素推想,即"体液论"。但这一阶段医师对自身免疫病的认识只是一个模糊概念,主要用来说明全身酸痛和不适,当时对其具体定义和临床疾病范围并不清楚。第二阶段（公元 18 世纪至今）：1776 年，尿酸的发现标志着现代自身免疫病学的开始。通过病理学的研究，人们逐渐认识到自身免疫病是累及机体各个部位的一种全身性疾病。1927~1934 年，Klinge 在研究风湿热的发病机制时发现患者有全身结缔组织的病变。病理学家 Klemper 总结了自己关于系统性红斑狼疮和硬皮病的经验以及 Klinge 的研究成果，认为这些疾病是全身胶原系统遭受损害的结果，最后提出了"胶原病"的概念。但由于自身免疫病的病变并不局限于胶原组织，Ehrich 则建议将"胶原病"改名为"结缔组织病"，这一病名曾被临床学家和基础医学研究者广为应用。然而，结缔组织病并不能包含自身免疫病的全部，所以当今的临床学家多主张仍使用自身免疫病这一名称。

近年来，随着生物化学、遗传学、免疫学及分子生物学的迅速发展，风湿性疾病的研究领域更加扩大深入。随着类风湿因子（1948 年）、狼疮细胞（1948 年）、抗核抗体（1950 年）的陆续发现，以及泼尼松和其他免疫抑制剂应用于临床治疗（1950 年）等一系列重大的研究发现和进展使自身免疫病学发展有了一个质的飞跃。特别是近 30 年来，自身免疫病的研究进入基因及分子免疫学水平。许多细胞因子、趋化因子在风湿性疾病发病机制中的作用得到了阐明，并促使了生物制剂小分子靶向药物的出现，如肿瘤坏死因子（tumor necrosis factor，TNF）拮抗剂、JAK/STAT 通路抑制剂等药物治疗类风湿关节炎、强直性脊柱炎，开启了风湿性疾病生物学治疗的新纪元。

目前研究认为，自身免疫病的发病与遗传相关，在此基础上众多因素包括环境、感染的参与，导致了机体免疫功能的紊乱，使自身免疫耐受被破坏，最终产生了由炎性介质（包括肿瘤坏死因子 α 等细胞因子）介导的自身免疫病。因此，免疫遗传、免疫耐受和免疫效应分子间的相互作用是自身免疫病致病机理的最基本模式，其中免疫功能紊乱和免疫耐受破坏是最中心环节，也是免疫干预治疗的基础。

自身免疫病学是一门与基础研究结合最紧密的临床学科之一。自身免疫病的发生和发展与遗传、免疫、神经内分泌以及环境因素的改变密切相关。自身免疫病学的发展和研究特点主要包括以下几个方面。

（1）自身免疫病的免疫学研究。其主要研究正常情况或各种病理情况下，机体免疫系统与骨骼、肌肉、关节及皮肤组织的相互作用机制，为阐明自身免疫病的病因提供重要的理论依据。

（2）自身免疫病的诊断和反映疾病疗效及预后的遗传标志物、生物学标记及影像学特征研究，如疾病易感基因的筛查、基因—基因/基因—环境之间相互作用对疾病易感性的影响、药物基因组学研究、不同自身免疫病生物标志物的蛋白组学研究等。

（3）自身免疫病的流行病学研究。寻找引发风湿性疾病发病、死亡的危险因素，为开展自身免疫病的预防、早期干预和有效干预提供理论依据。

（4）自身免疫病的精准医学研究。精准医学的出现为疾病的预防、诊断和治疗提供了新策略和新方法。

三、发展现状与发展态势

近年来，自身免疫病的研究取得了长足进展，诊断水平不断提高、新药大量涌现，极大地改善了患者的生活质量和远期预后，并形成了转化医学的新兴产业链。2010~2015年，美国NIH在自身免疫病相关领域的科研投入大幅提高，其中不乏长期延续性项目的大额资助。基础研究的新发现迅速转化为靶向治疗药物，数百种自身免疫病的治疗药物处于研发和各期临床试验阶段，数量仅次于抗肿瘤药物，其中数十种已获批上市。

我国自身免疫病学科的发展起步晚，但发展迅速。从20世纪90年代中后期起，我国自身免疫病学者逐步在国际自身免疫病学杂志或免疫学杂志上发表在本国完成的自身免疫病学研究工作成果，这些成果逐渐得到国外同行的重视与赞扬。目前，我国对部分自身免疫病的发病机制研究已涉及自身免疫机制的各个方面，如炎症反应的免疫识别及分子调控、天然免疫识别及其调控机制、自身抗原的发现、释放与持续存在的机制、肠道微生态与黏膜免疫及免疫调控、NK细胞亚群与自身免疫性肝病、炎性信号通路异常活化负向调控的分子机制、活动性感染对免疫耐受的作用、免疫病和肿瘤的共同通路机制研究等。

在类风湿关节炎（rheumatoid arthritis，RA）领域，我国学者在RA的基础和临床研究方面均进行了一系列原创性研究，并取得不少成绩，部分研究居于国际前沿。①RA机制方面：我国学者对RA患者肠道和口腔的菌群进行了系统研究，利用宏基因组学的策略，发现肠道和口腔的微生物菌群紊乱可能在RA的发病机制中起到重要作用。其论文发表在国际知名杂志 *Nature Medicine* 上。我国学者在RA患者的体内发现一种新型免疫细胞——前体滤泡辅助性T细胞。研究表明，这种细胞与RA等自身免疫病的发病密切相关，文章被同期 *Immunity* 杂志作为重点论文介绍。②临床研究方面：我国学者自筹经费，多中心开展关于雷公藤多苷治疗RA的临床研究，首次提出单用雷公藤多甙的疗效不亚于单用甲氨蝶呤治疗RA的论断，并且两者联合使用的疗效显著优于单用甲氨蝶呤。这一研究结果或将改变国际标准，从根本上改变全球几千万 RA 患者的治疗方式。上述研究均极大地推动了我国类风湿关节炎研究的发展。

在系统性红斑狼疮领域，我国学者在系统性红斑狼疮免疫学 B 细胞和 T 细胞及炎性分子等方面的研究有所建树。其发现并报道狼疮 B 细胞中 *PTEN* 表达存在明显异常，对 B 细胞的异常活化和自身抗体产生具有重要调控作用，发现 *PTEN* 新型 miRNA 调控机制。我国学者发现并报道了 $CD4^+CD25Foxp3^+T$ 细胞亚群与初发系统性红斑狼疮患者病情的发生、发展关系非常密切，2019 年我国学者报道了环形 RNA（circRNA）在先天免疫通路中的作用，解释了系统性红斑狼疮中该通路的异常激活，提示了系统性红斑狼疮的发病机制。

在干燥综合征的研究方面，我国学者参加了国际干燥综合征的协作研究，还应用全基因组关联分析方法在国际上率先获得了干燥综合征的易感基因。在强直性脊柱炎的基础研究方面，国内多位学者开展了我国汉族人群遗传易感性基因的研究，其相关结果发表在国际自身免疫病专业杂志上，为世界自身免疫病学的发展提供了中国地区的遗传学数据。对于其他自身免疫病，如特发性炎性肌病、IgG4（一种免疫球蛋白）相关性疾病，国内学者亦就相关基础研究做了大量的工作，并取得了部分进展。干细胞在自身免疫病发病机制中的作用与治疗受到各国的重视，我国也开展了自体造血干细胞移植和异体间充质干细胞移植治疗自身免疫病的研究。从上述内容的介绍与分析来看，我国学者对自身免疫病学的研究水平在逐步提高，并且部分已达到国际先进水平。

我国自身免疫病患者众多，能够提供丰富的生物样本。我国的生物样本库起步较晚，发展却十分迅速。我国参与了国际人类基因组计划，这大大提高了我国组学研究水平。在测序技术方面，我国 DNA 测序应用能力全球第一，单细胞测序技术在国际处于领先地位。自身免疫病的未来发展将依托于大数据库和大生物学样本的基础，利用免疫组学、宏基因组学、蛋白质组学、基因组学、转录组学、表观遗传学等研究手段，全面揭示疾病发病机制，为精准诊断和精准治疗提供新策略和新手段。精准医学时代的疾病分类将发生重大变化，依托世界卫生组织国际疾病分类组织，我国需展开国际合作，使我国在新的疾病分类和治疗中发挥主导作用。

四、发展思路与未来发展方向

（一）自身免疫病学科发展的总体思路

剖析自身免疫病的致病机理，并在此基础上寻求特异有效的诊断指标和治疗方法是攻克自身免疫病这一世界型难题最根本的方法。建立完善的、富有中国特色的自身免疫病疾病评估体系，并在此基础上进行精准诊断和精准治疗是未来的发展目标。努力实现从基础研究到临床应用的全链条衔接是自身免疫病的发展方向。

1. 基础研究方面

自身免疫病的发病与遗传相关，在此基础上众多因素包括环境、感染的参与，导致了机体免疫功能的紊乱，使得自身免疫耐受被破坏，最终产生了由炎性介质包括TNF等细胞因子介导的自身免疫。因此免疫遗传、免疫耐受和效应分子间的相互作用是其致病机理的最基本模式，其中免疫功能紊乱和免疫耐受破坏是其最中心环节，也是免疫干预治疗的基础。

2. 临床研究方面

自身免疫病的临床表现多样、评估复杂、治疗困难、致死/致残率高。建立自身免疫病的国家注册数据库和生物样本库，并成立专业性学术机构，在循证医学基础上不断更新、完善疾病的具有中国特色的诊疗规范，实现自身免疫病的早期预防、分层诊断和分层治疗。

3. 连接从基础到临床的精准医学研究

我国自身免疫病的研究取得了长足进展，但仍尚未形成体系，仍需努力实现从基础到临床研究的全链条链接。在提高理论认识的基础上，提高诊断水平，研发有中国特色的治疗自身免疫病新药，改善患者的生活质量和远期预后，并最终形成精准医学的新兴产业链。

(二) 自身免疫病学科发展的战略方向

1. 建设国家级自身免疫病疾病信息与生物样本库大数据共享平台

通过创建国家级自身免疫病疾病信息与生物样本库大数据共享平台，整合优势学科的研究团队，打破学科间壁垒，在研究平台上真正实现研究技术、信息、成果的交流和共享。

2. 自身免疫病的病因与预防策略研究

通过自身免疫病病例注册研究、病例直报、人群动态监测，深化自身免疫病易感基因/自身抗体与预警研究，实现自身免疫病高危人群的识别、前瞻性队列及干预研究，最终建成完善的自身免疫病防控体系。

3. 自身免疫病的发病机制及潜在靶点研究

通过对涉及自身免疫病发病的遗传、环境、免疫炎症和纤维化机制及潜在分子靶标研究，以及与自身免疫病发病密切相关的神经/内分泌免疫调节机制研究，为自身免疫病的新药研发提供潜在的治疗靶点；筛选并验证可用于临床预警、早期诊断、病情评估、个体化治疗、预测转归的新型自身抗体与其他生物标志物，建立临床检测标准化体系并推广，为自身免疫病的临床诊断提供可靠的诊断与病情监测标志物，解决其诊治困难的瓶颈问题。

4. 自身免疫病的长期预后研究

对自身免疫病患者远期致残、致死因素严格管理、密切监测，延缓并防止心血管疾病、恶性肿瘤等并发症的发生，从根本上改善自身免疫病患者的预后。

5. 自身免疫病的卫生经济学研究

对自身免疫病诊断技术与治疗药物进行全面的卫生经济学评估，为制定国家医疗卫生政策、建立自身免疫病医疗保障体制提供依据。

6. 自身免疫病的精准医学整合研究

在大样本中建立生物标本库和临床信息库，运用组学的方法获得疾病的发病机制。对于不同的患者个体，依据其在基因型、表型、环境和生活方式等的差异，应用不同的方法手段，进行精准诊断、精准分类和精准治疗。

（三）自身免疫病学科的重点研究方向

1. 免疫耐受破坏机制的研究

适应性免疫的最重要特征是识别异己。T 淋巴细胞和 B 淋巴细胞在发育成长过程中已将能够识别自身抗原的细胞去除，由此保障了免疫系统仅能识别外来抗原，对自己抗原产生免疫耐受。免疫耐受的维持与调节性 T 淋巴细胞紧密相关。调节性 T 淋巴细胞功能的失常可以导致免疫耐受的破坏，产生自身免疫，导致自身免疫病。此外，树突状细胞以及许多免疫调节分子在适应性免疫反应中起到关键作用，其功能失调也可导致自身免疫耐受的破坏，也是最重要的免疫干预靶标之一。

2. 炎性细胞因子的免疫调控研究

自身免疫性反应的最终过程主要由细胞因子包括趋化因子和炎性因子参与。许多趋化因子介入了自身免疫反应，其中细胞因子 IL-17 等在炎性反应中的作用越来越受到重视，但自身免疫反应终末过程中细胞因子间相互作用的机制仍有待进一步阐明。

3. 遗传机制研究

自身免疫病属于复杂的遗传性疾病，包括主要组织相容性复合体（MHC）和非 MHC 基因的共同作用，呈多基因遗传特征。与其他复杂疾病相比，该类疾病具有低外显、遗传异质性和表型模拟等特点。这些特点决定了其研究难度很高。目前，有关遗传学的研究的主要方向集中于弄清一些主要的致病基因与不同基因组合与临床表现的关联性。系统性红斑狼疮是自身免疫病中最经典的疾病。利用全基因组测序的方法，可能有助于发现在狼疮的发生和发展过程中的致病基因及其作用。RA 是自身免疫病中最常见的疾病。RA 的遗传学研究目前已成为国际热点。自身免疫病患者中肿瘤高发，通过基因测序分析可能发现二者的共同致病通路。

4. 新的治疗策略研究

自 1998 年首个针对 TNF 的生物靶向制剂上市以来，自身免疫病的临床治疗成为生物治疗的主要应用领域。目前需要根据疾病的发病机理，寻找鉴定更多有效的治疗靶点。同时，基于精准医学研究的理念，进行临床疗效的个体差异的分子基础及其预测，也是需要重点解决的问题。

第五节　代谢相关疾病

一、糖尿病

糖尿病在整个医学科学体系中的重要性日益显著，并与其他学科有着密切的联系。它的发展直接影响着整个生命科学和医学的发展。

现代糖尿病学已成为一门集分子细胞生物学、人类功能基因组学、遗传流行病学和临床医学为一体的新兴学科。其特点是运用高灵敏度、高通量的现代分析技术，借助基因组学、蛋白组学与代谢组学等基础研究方法和分子影像学、遗传流行病学、临床检验学与循证医学等临床研究方法，从分子、细胞、动物、临床乃至群体等多层面进行研究，对推动其他学科和相关技术的发展有着重要作用。

随着社会经济的发展、生活方式的改变以及人口老龄化加重，糖尿病及其相关并发症，包括心血管疾病、高脂血症、周围神经病变、肾脏病变、眼底病变、高尿酸血症和骨质疏松症等，正成为危害国民健康的重大社会公众健康问题。糖尿病及相关代谢性疾病是人体诸多疾病如心血管疾病、肿瘤、失明和慢性肾功能衰竭等的"源头"，已成为严重威胁国人健康并给社会带来沉重经济负担的21世纪"健康海啸"。

在《国家中长期科学和技术发展规划纲要（2006—2020年）》中的人口与健康部分，糖尿病的研究对心脑血管疾病、肿瘤等重大非传染疾病防治、城乡社区常见多发病防治、中医药传承与创新发展、先进医疗设备与生物医用材料研发均有重要的支撑作用。

数据显示，我国糖尿病患者人数高居世界"第一位"，中国成年人糖尿病标化患病率已超过11%（宁光，2018）。7～17岁中国青少年糖尿病的发病率为1.9%，是美国同龄青少年的近四倍（Zhang et al.，2014a）。超过一半的中国成年人已经步入糖尿病前期。慢性并发症为糖尿病威胁人类健康的最重要因素。我国住院患者的糖尿病慢性并发症总患病率高达73.2%。其中，并发心脑血管病变者约60%、眼部疾患34.3%、肾脏病变33.6%、神经病变60.3%，糖尿病患者骨折的风险明显增加（中华医学会糖尿病学分会糖尿病慢性并发症调查组，2003）。糖尿病眼底病变已成为成年人第一位的致盲原因，糖尿病肾病已成为新进入透析治疗患者的第一位的病因，糖尿病足是非外伤性截肢的首位原因。合并并发症的糖尿病患者生活质量明显下降，同时经济花费明显增加。糖尿病患者的住院天数较血糖正常者加倍，就诊次数增加2.5倍，医疗花费增加2.4倍。与病程小于5年的糖尿病患者相比，患糖尿病超过10年的糖尿病患者的医疗花费甚至增加近3倍。2005～2015年这10年间，中国由于糖尿病及其心血管疾病并发症导致的经济损失高达5577亿美元（中华医学会糖尿病学分会，2015）。糖尿病及其并发症致残、致死给个人、家庭和整个国家带来了沉重的经济负担，成为社会的巨大包袱，也是目前严重影响居民劳动力的重要因素。

（一）发展规律与研究特点

糖尿病及其并发症是可防可治的。比如，糖尿病前期患者经过生活方式干预或药物干预,转变为糖尿病的机会可以下降近90%。强化血糖控制可以使糖尿病并发症降低近80%。

从国内外糖尿病发生、发展及防治趋势和临床、基础研究领域科学发展趋势来看,糖尿病领域的发展规律和研究特点是:①需要在强化基础研究的基础上,加强基础研究成果向临床的转化;②需要糖尿病及其并发症的精准分型、诊断标准和精准预警标志物;③需要以精准流行病学数据、临床资料、生物信息和环境信息为一体的大数据中心和管控网络;④需要糖尿病及其并发症的精准防治模式。

(二)发展现状与发展态势

改革开放以来,在国家重大科技项目、国家科技支撑计划和国家自然科学基金等项目的支持下,我国糖尿病及其相关并发症的研究取得了长足的进步。在糖尿病领域,完成了全国范围的糖尿病流行病学调查,初步建立了多个长期纵向研究队列,对中国人糖尿病发病的基因和分子机制有了初步认识,建立了代谢性疾病的新药临床评价研究平台。在糖尿病眼底病变方面,中华健康快车基金会启动了"健康快车糖尿病视网膜病变筛查防治(一期)试点"项目,建立了适合我国国情的糖尿病视网膜病变筛查和防治体系。在中医领域,首先确定了糖尿病肾脏病变、周围神经病变、血管病变等的中医辨证指标和分型治疗模式。初步研究发现,低骨转换率是糖尿病椎体骨折的危险因素。以上研究成果为今后深入开展上述代谢性疾病的研究夯实了基础。但是这些有效的防治技术在我国尚未得到有效的推广,尽快、尽早实施糖尿病等代谢性疾病的精准医学计划势在必行。

(三)发展思路与发展方向

1. 制约学科发展的关键科学问题

主要有以下四方面:①基础研究亟待加强,基础研究成果向临床转化不足;②缺乏糖尿病及其并发症的精准分型、诊断标准和精准预警标志物;③没有以精准流行病学数据、临床资料、生物信息和环境信息为一体的大数据中心和管控网络;④缺乏糖尿病及其并发症的精准防治模式。

2. 围绕关键科学问题的学科发展总体思路

针对我国糖尿病及其并发症防控不足的现状和对社会经济的严重影响,

拟构建以"精准医学"为导向的"全链条"研究体系，包括阐明糖尿病等代谢性疾病的精准病因、病理生理机制；建设疾病精准信息的大数据中心；探索疾病精准临床分型和诊断标准；建立精准防治方案、多级联动防控体系和风险评估模型，并编制疾病诊疗指南，率先践行"健康中国"战略。

3. 促进学科新生长点并服务国家战略为发展目标

1）总目标

未来5～10年内，从国家科技发展战略的角度，全面布局糖尿病及其并发症的精准医学计划，构建全链条研究体系，包括以下几点内容。

（1）阐明糖尿病及其并发症的精准病因、病理生理机制。
（2）建设涵盖中国糖尿病及其并发症精准信息的大数据中心。
（3）探索糖尿病及其并发症的精准临床分型和诊断标准。
（4）寻找糖尿病及其并发症的精准预警标志物，建立风险评估模型。
（5）制定糖尿病及其并发症的精准防治方案和多级联动综合防控体系。
（6）建立糖尿病及其并发症精准防控效果和卫生经济学评价系统。
（7）编制以精准医学为导向的糖尿病及其并发症诊疗指南、诊疗标准。

2）近期阶段目标（5年）

在未来5年中，建立及完善涵盖中国人糖尿病及其并发症流行病学、遗传组学、生物功能学、临床表型等精准数据的大数据平台，借此实现糖尿病及其并发症的精准、细化分型，给予患者真正个体化的诊断和治疗。

形成并每2～3年更新中国特色的糖尿病及其并发症精准诊疗指南、诊疗标准、临床路径和适宜推广技术。

3）远期阶段目标（10年）

针对糖尿病及其并发症，确定1～2个新型精准预警分子标志物和风险预测模型。在示范区域内显著降低糖尿病及其并发症的发生率，提高疾病的管控率。争取在未来10～20年达到糖尿病发病率的拐点，使其呈现下降趋势。

4. 提出未来学科发展的重要研究方向

1）糖尿病及其并发症精准病因和病理生理机制的研究
（1）研究糖尿病及其并发症的精准病因和病理生理机制。
（2）探索遗传、环境和机体不同生命周期对糖尿病及其并发症的"三维"发病机制。
（3）构建糖尿病及其并发症基础研究资源网络与合作平台。

2）我国糖尿病及其并发症大数据收集平台
（1）建立糖尿病及其并发症资源共享的数据登记系统和存储中心。
（2）建立我国糖尿病及其并发症的疾病防控动态网。
（3）研究我国糖尿病及其并发症的准确流行病学特征。
3）糖尿病及其并发症的精准预警和风险评估
（1）探索糖尿病及其并发症的早期预警标志物。
（2）建立和验证糖尿病及其并发症风险评估模型。
4）探索糖尿病及其并发症精准临床分型和确定诊断标准
（1）探索糖尿病及其并发症精准的临床分型。
（2）探索糖尿病及其并发症精准分型诊断标准。
5）制定糖尿病及其并发症的精准防治方案及多级联动防控体系
（1）开展以糖尿病及其并发症精准靶点为导向的药物研发和以"靶向人群"为特征的临床干预和药物临床研究。
（2）开展针对糖尿病及其并发症具有疾病"预防性、预测性、个体化和参与性"的精准防治方案。
（3）建立"糖尿病及其并发症的精准防治方案"的多级联动综合防控体系。
6）编制糖尿病及其并发症诊疗指南、诊断标准和推广技术
（1）利用糖尿病及其并发症的疾病防控动态网，精准评价疾病防治的效果、安全性和药物经济学。
（2）制定具有精准"中国特色"的糖尿病及其并发症防治指南、诊疗标准和适宜推广技术。
（3）构建以糖尿病及其并发症精准医学为特征的健康中国教育计划和行动指南。

二、脂代谢异常疾病

随着我国居民饮食结构的西化以及多坐少动生活方式的流行，与脂代谢紊乱相关的肥胖症、糖尿病、脂肪肝、心脑血管疾病的发病率逐年增加。脂代谢紊乱主要包括高脂肪酸血症、高甘油三酯血症、高胆固醇血症及混合性高脂血症等类型。据流行病学调查，我国各类脂代谢紊乱的患者大约有3亿。与西方国家不同，在我国众多脂代谢紊乱疾病中，高甘油三酯血症最为常见，发病率达到11.9%，并呈现逐年增加且发病年龄年轻化的特点（李立明等，2005）。据《2010年（第二届）中国居民营养与健康状况调查》发布的中国

一线城市百万健康人群数据，高甘油三酯血症已经是男性居民位列第二、女性居民位列第十的重大代谢疾病。因此，开展高脂血症和相关并发症的转化性基础研究，对解决我国日益增加的脂代谢紊乱疾病所造成的健康威胁具有重要指导意义。

（一）发展规律和研究特点

我国脂代谢研究最早主要局限在脂蛋白领域（属于生物化学范畴），研究人员相对缺乏，学科建设没有得到应有的重视。随着我国脂代谢紊乱疾病患者数的逐年增加，脂代谢紊乱与心血管疾病、糖尿病、脂肪肝相互关系的研究发展迅速，从事该领域研究的基础和临床队伍也逐步壮大。2010年以来，国家自然科学基金委员会和科技部也将代谢病（包括脂代谢紊乱相关疾病）作为重要的资助方向之一。

但由于脂代谢涉及多器官、多学科，这为脂代谢研究项目的管理、组织形式带来了一定的困难。比如，脂蛋白研究主要集中在生物化学，脂质生物学研究主要集中在细胞生物学，而脂质与疾病研究分散在心血管疾病、糖尿病、脂肪肝等临床学科（或病理生理学）。由于学科分散，导致了对脂代谢紊乱的共同的科学问题缺乏凝练，严重阻碍了我国脂质和转化脂质学的研究。因此，"十三五"期间亟须成立以系统和整合为特点的系统脂质学和转化脂质学的研究队伍。

（二）发展现状与发展态势

目前，人们对高脂血症发病机制的认识不是十分清楚，我国对此领域的研究相对落后。尽管我国近年来在基础研究领域加大了投入，发现了一些与脂代谢紊乱发生相关的机制，也有一些很多有价值的流行病学和临床研究，但还远远不能有效遏制高脂血症和相关并发症患病率的逐年攀升，其中三个最重要原因是：①一些基础研究的思路和方法主要是跟随国际趋势，而没有从我国流行病学资料和临床研究中很好地凝练出具有中国患者特色的科学问题；②研究思路单一，学科分割，缺乏系统观；③一些有价值的原创基础科研成果没有很好地转化为临床实践。因此，针对我国脂代谢紊乱疾病的疾病谱及发病特点，进一步凝练出具有中国特色的关键科学问题，提出创新性科学假说，利用国内已初步形成的全国性的研究平台和研究力量，联合开展高脂血症和相关并发症的转化性基础研究，对解决我国日益增加的脂代谢紊乱疾病所造成的健康威胁具有重要指导意义。

(三）关键科学问题、发展思路、发展目标和重要研究方向

脂代谢以及脂稳态的维持涉及多器官（肝脏、脂肪、肾脏、胃肠、胰腺、血管等），以单一器官和单一分子为研究目标的传统模式不能有效地阐明脂代谢紊乱疾病的本质。各组织器官通过内分泌、旁分泌的方式，通过特定的信号分子网络和器官间对话（cross-talk）共同维持机体脂代谢稳态的平衡，但器官对话的分子网络基础与调节机制目前还不十分清楚。

在遗传与环境因素、代谢性炎症及代谢紊乱等致病因素的作用下，组织间的协同功能也一并遭到破坏，脂代谢稳态异常，从而引起脂质在某些组织器官异常聚集并导致器官损伤。也正是由于脂代谢稳态异常和脂质异常分布，造成血脂水平与疾病严重程度相关性改变，导致单一的血脂水平不能有效地预测疾病风险和预后。这也是我国很多国民体型并不十分肥胖，血脂也并不十分高（和西方相比），但脂代谢紊乱疾病风险仍然十分高的原因。因此，弄清脂代谢稳态异常以及脂质异常分布的机制，对发现更有效的针对我国国民脂代谢稳态异常的风险评估指标和新的调脂药物具有重要意义。

核受体是一组在细胞核内发挥重要转录调控作用的转录因子家族，广泛参与了机体脂代谢调节。对代谢性核受体的结构、与配体的结合特性、其转录调节机制以及其功能的研究将极大地改善我们对脂代谢紊乱相关代谢病的认识，导致基于代谢性核受体的创新性药物不断涌现，使得核受体与代谢病的研究成为重大的国际科学前沿研究。在我国，代谢性核受体与脂代谢稳态的相关研究有比较好的前期工作基础，并产生了一系列的原创性新理论和一些治疗糖尿病的新药物，因此进一步研究代谢性核受体、脂质营养信号分子（ω-3，ω-6 多不饱和脂肪酸，花生四烯酸等）、微颗粒（miRNA 等）等构成的分子网络在多器官对话和脂代谢稳态中的调节作用具有十分重要的意义。

脂质及脂代谢产物直接或间接地调节代谢性炎症的产生；各类肠源微生物及肠源性内毒素血症也会导致多种代谢性疾病的发生和发展。这使得脂代谢紊乱与代谢性炎症成为目前国际上的研究热点，也使得代谢性炎症的检测成为与血脂水平检测同等重要的风险评估和指导临床用药的指标，然而脂代谢稳态异常与代谢性炎症发生的相互关系目前并不清楚。

因此，以核受体、转录因子和脂质小信号构成的分子网络为切入点，系统研究器官对话、代谢性炎症在脂稳态调节以及器官损害中的作用，希望能在脂代谢疾病基础理论上有重大突破；并希望用系统生物学、多器官的视野找到有效又安全的关键靶点群，发现针对脂稳态检测和风险评估的新方法、

治疗脂代谢紊乱的新药物。

1. 关键科学问题

（1）器官对话的分子网络基础以及在脂代谢稳态调节中的作用。①代谢性核受体和转录因子网络在器官对话以及脂代谢稳态调节中的作用；②脂质及脂代谢产物信号分子网络（ω-3、ω-6多不饱和脂肪酸，花生四烯酸等）与脂稳态调节；③脂质（蛋白）受体（含转运蛋白），相关的调节蛋白（酶）与脂稳态调节。

（2）脂肪酸和胆固醇代谢异常与代谢性炎症产生的分子机制；各类肠源微生物、肠源性内毒素血症与多种代谢性疾病的发生和发展的关系。

（3）脂质在器官之间异位分布的分子基础和调节机制。

（4）脂代谢稳态异常检测新方法的建立及新调脂药物的开发。

2. 发展思路

应用系统生物学的思路，集中研究脂肪组织、肝脏、胰腺、肾脏、免疫系统等多个重要脏器及系统在脂稳态调节中的作用；关注复杂的分子调控网络的交互"对话"，尤其是代谢性核受体和脂质信号分子对脂稳态的调节及其在重大代谢紊乱性疾病发生、发展过程中起的作用。

3. 发展目标

针对我国脂代谢紊乱疾病的发病特点，结合我国在代谢性核受体与脂代谢稳态调节领域已经取得的成绩，提出创新性科学假设；明确脂代谢稳态调控及脂质在器官之间异常分布的核心分子机制；建立基于原创理论的脂质检测的新方法；发现新的关键治疗靶点和新的调脂药物。

三、骨代谢异常疾病

20世纪90年代以来，骨生物学作为一门新兴的理论学科已经逐渐兴起和完善。骨生物领域的基础研究成果亟待转化，特别是用于预警、诊断和防治重大骨代谢疾病的成果。随着我国社会人口老龄化加重，骨质疏松症及其并发症患病率的迅猛增加已成为威胁国民健康的严峻问题，不仅严重影响人群生活质量，导致骨骼畸形、呼吸功能异常、心脑血管意外、心理疾病，明显增加了患者死亡率，还显著增加了社会经济负担。对该病患病率、发病机制、诊断及治疗进行全链条的精准医学研究刻不容缓，并应该成为我国转化医学发展战略研究项目的重要内容。这不仅符合我国人口老龄化的国情与需求，也契合《国家中长期科学和技术发展规划纲要（2006—2020年）》的总体布局。然而，我国骨质疏松症领域的研究起步晚、重视度不足、科研投入也十分有限。建议政府职能部门充分认识该疾病的危害，加大科研投入力度；以临床及科学问题为导向，建立国内外多学科优秀人才聚集的研发团队，构建前沿基础研究、流行病学、疾病预防、诊断、治疗相结合的转化医学研究体系；依托大数据研发平台，建立骨质疏松症全国联动的防治网络，推进疾病的精准化诊疗模式，在切实提高疾病诊治水平的同时，改善国民健康状况、节约医疗资源。

（一）学科的发展规律和研究特点

1. 定义与内涵

骨代谢的定义已经从狭义的骨骼矿盐代谢，向骨转换平衡、骨骼发育和形成、骨骼内分泌学、骨免疫学和骨骼能量代谢调节等多方面和多层次发展。其中，骨质疏松症是骨代谢领域的常见病和多发病。

骨质疏松症因其能够导致骨密度降低、骨微结构损害、骨强度下降、骨折危险性升高，严重危害人类的生命健康。骨质疏松症及其引发的骨折不仅能够导致老年人活动能力明显降低、呼吸功能异常、心理疾病产生、致残、致畸，还可能引发心脑血管意外、肺栓塞等，显著增加患者死亡率。

2. 发展规律和特点

从国内外骨质疏松症和骨矿盐疾病发展、研究及成果转化来看，该领域的发展规律和特点是：针对骨骼发生、构建、重建和蜕变的基础研究不断深入，成骨细胞、骨细胞、破骨细胞的功能及其调控理论逐渐阐明，骨内分泌学、骨免疫学、骨矿化、骨-能量调控和骨骼中枢调控网络等学说日趋完善。基于以上理论基础的转化医学研究方兴未艾。

针对该领域的常见、重大疾病——骨质疏松症，应当将疾病防治的重心前移，坚持预防为主、促进健康和防治疾病结合的全链条防控的转化医学研究，具体研究方式如下：①蛋白质组学、遗传学、肠道微生态等前沿学科探索骨质疏松症的发病机制及易感人群，寻找疾病干预及药物疗效评估的分子靶点；②开展大数据平台上的流行病学与分子流行病学研究；③建立富有创新性的疾病预警、诊断、治疗、疗效评估的联动诊疗模式；④研发分子靶向治疗等多种骨质疏松症的治疗药物；⑤探索骨质疏松症及其并发症的个体化精准防治策略；⑥结合生物信息技术，建立骨质疏松症防控网络和大数据平台，积极开展骨质疏松症的早期预防及新型诊疗模式的推广，促进科研成果的转化与应用。

（二）学科的发展现状与发展态势

1. 发展状况与趋势

随着人口老龄化趋势不断加剧，骨质疏松症的发病率迅猛增加，危害严重的公众健康问题。骨质疏松症等老龄相关疾病受到广泛关注，骨质疏松症和骨矿盐代谢领域的研究十分活跃，国际上多个国家把该疾病列入重大研究计划。随着该领域的基础研究不断突破，骨生物学理论体系已经逐渐形成。

2. 从计量学角度总体上描述本学科在国际上的地位

随着我国社会老龄化进程的加剧，骨质疏松症及其引发的骨折患病率正快速增加，其已经成为危害人群健康的严峻挑战。流行病学研究预测，到2025年，美国骨质疏松性骨折发生率及其导致的医疗花费将增加50%（李梅，2015）。我国的流行病学调查表明，北京地区2002～2006年与1990～1992年相比，50岁以上女性髋部骨折发生率增加2.76倍，男性增加1.61倍（何书励，2010）。研究显示，髋部骨折后360天内，男性死亡率>30%，超过肺癌致死率；女性死亡率>20%，超过乳腺癌及子宫内膜癌致死率的总和。由于骨质疏松症患病率高、危害极其严重，国际上高度重视骨质疏松症及其并发症的基础与临床研究。

3. 从定性角度分析该领域我国的发展状况

骨质疏松症是全身性复杂慢性疾病，骨质疏松性骨折引发多系统并发症。因此，该疾病的预防、诊断与诊治的转化医学研究，需要整合基础前沿学科、内分泌科、骨科、老年科、妇产科、风湿免疫科、消化科、放射科等多学科的力量，然而目前我国全国范围内的多学科相互交融的骨质疏松症研究平台亟待搭建。

4. 总体经费投入与平台建设情况

尽管骨质疏松症的危害显而易见，但是我国骨质疏松症领域的研究相对起步晚、对疾病的重视程度十分不足,且本领域的总体科研经费投入也十分有限。骨质疏松症领域的研究基础较为薄弱,在基础研究及生物信息技术基础上,建立骨质疏松症防控网络和大数据平台,以预防为主、促进健康和防治疾病结合的全链条防控的战略计划亟待部署;富有创新性的疾病预警、诊断、治疗、疗效评估的联动诊疗模式亟待推行。

5. 人才队伍情况

目前,我国骨质疏松症领域已经初步形成了结合多学科人才合作研究团队,但其规模相对较小,缺乏高精尖的人才。如何吸引国内外优秀人才,扩大本领域的人才队伍,共同完善顶层设计、分工协作、基础与临床有机结合的联合攻关模式,还有待思考与推进。

6. 学科发展过程中的举措与难点

过去 20 年,在多项国家科技项目的支持下,我国骨质疏松症及其并发症的研究取得了一定的进步。但政府有关部门对骨质疏松症的总体重视度不足、科研经费投入有限,疾病的发病机制、流行病学、诊断及治疗的新技术亟待探索,搭建全国范围内的大数据疾病研究平台迫在眉睫。促进人才培养,营造有利于科技创新的环境也势在必行。

(三)学科发展的关键科学问题、发展思路、发展目标和重要研究方向

1. 推动或制约学科发展的关键科学问题

①骨质疏松症领域的遗传学及蛋白质组学基础研究亟待深入,基础研究与临床研究的结合度不足;②骨质疏松症的早期预警标志物、先进的诊断技术、国产化的治疗新药十分欠缺;③对发病率高、危害大的骨质疏松症尚未建立以生物信息技术为依托、以前沿基础研究为引领、以预防及诊治疾病为根本的大数据研究平台和多级管控网络;④尚未建立针对骨质疏松症及其并发症的精准医疗模式;⑤骨生物学领域具有潜在价值的关键通路和理论的发掘不够。

2. 针对关键科学问题的学科发展思路

加强骨生物领域的基础研究,培育新型理论体系的形成和完善。建立以骨质疏松症为核心的多学科交融的创新研究团队,构建前沿基础研究、流行

病学、疾病预防、诊断、治疗相结合的转化医学研究模式，在大数据研发平台上，建立骨质疏松症全国联动的防治网络，推进疾病的精准化诊疗模式，切实提高疾病诊治水平的同时，促进科技创新成果的转化。

3. 学科发展的发展目标

面对骨质疏松症及其并发症对国民健康及社会经济的巨大挑战，我们应从国家科技发展战略的角度，构建疾病发病机制、流行病学、精准化诊疗、新技术研发的基础与临床研究相结合的转化医学研究体系。未来，本领域的发展目标如下所示。

（1）深入骨生物学的研究，重点在骨骼发生、构建、重建和蜕变的基础研究中取得突破，完善骨内分泌学、骨免疫学、骨矿化、骨-能量调控和骨骼中枢调控网络等学说，取得理论创新。

（2）阐明骨质疏松症及其并发症的精准病理生理机制，促进前沿基础研究成果转化为新型的诊疗技术。

（3）加快医药创新和医疗器械研发，降低疾病诊疗成本。

（4）加快培育骨质疏松症领域健康产业，带动国民经济增长。

（5）编制以精准医学为导向的骨质疏松症及其并发症诊疗指南、诊疗标准，提高基层规范化诊疗水平。

（6）建立骨质疏松症精准防控效果和卫生经济学评价系统，切实降低骨质疏松症及急慢性并发症发生率，节约医疗花费，提高国民健康水平。

4. 学科发展的重要研究方向

进一步完善骨生物学理论，在骨内分泌学、骨免疫学、骨矿化、骨-能量调控和骨骼中枢调控网络等领域取得创新性研究成果。以为骨质疏松症患者提供更精准、安全、高效的医疗服务为目标，建立国际一流的转化医学研究平台和保障体系，自主掌握新技术、新设备和新药物，形成国际认可的骨质疏松症诊疗新指南、临床路径和干预措施，且多层次推广应用，切实提高老年人群生活质量，是该领域学科发展的重要研究方向。

(四) 学科发展的资助机制与政策建议

（1）重视骨生物学领域的基础研究，培育具有转化医学前景的理论创新。
（2）建议政府职能部门充分认识骨质疏松症的危害，加大科研经费投入。
（3）以临床问题、科学问题为导向，建立国内外多学科优秀人才聚集的创新研发团队,形成疾病研究、预防与诊治相结合的全链条式转化医学攻关体系。

(4) 建立跨部门、跨区域疾病的联动管控网络。

(5) 加强研究平台和疾病管控平台建设,建立良好的共享机制。

(6) 加强创新人才培养和引进,吸纳顶级人才参与研究设计和实施。

(7) 加强科研经费的管理、监督反馈,确保项目经费正确合理使用,杜绝贪污腐败。

四、肥胖症

肥胖症已经被世界卫生组织定义为一种代谢性疾病。随着我国经济的发展和人民生活水平的提高,肥胖症及其相关代谢性疾病包括糖尿病、心血管疾病、脂肪肝等的患病率急剧增长,已经成为严重危害国人健康的社会公共问题。由此所导致的糖尿病及其并发症致残、致死,给个人、家庭和国家带来了沉重的经济负担,也成为社会的巨大包袱,严重影响人们的生活质量。因此,对肥胖症的流行病学调查,对其发生、发展的病理生理机制的探讨,代谢异常早期诊断标志物的发现,以及有效性好、安全性高的减肥药物的开发等工作刻不容缓,应该成为我国转化医学发展战略研究项目的重要内容,是近年来我国科技重要研发计划的重要组成部分。但是,肥胖症在我国的研究存在起步晚、认识不足、重视度不够,资金投入有限等问题。建议政府职能部门充分认识肥胖症及其相关并发症的危害,加大科研投入力度,建立以政府为首的跨部门、跨区域疾病宣传教育、诊治和预防的统一协调管理体系;建立以重大科学问题为导向的项目首席科学家负责制,加强顶层设计,加强国内创新人才的培养,加大海外卓越人才的引进力度;建立涵盖中国人群肥胖症等代谢性疾病的流行病学、遗传组学、生物功能学、临床表型等精准大数据平台,借此实现疾病的精准、细化分型,给予患者真正个体化的诊断和治疗。

随着我国经济的发展,肥胖症及其相关代谢性疾病包括糖尿病、心血管疾病、脂肪肝等的患病率急剧增长,呈井喷态势。我国成人中,超重和肥胖的人群约为3.2亿人,糖尿病1亿人及糖尿病前期1.4亿人,近3亿人患脂肪肝。肥胖及其相关代谢性疾病已形成了全球最大的患病群体,且在青壮年人群中高发,发病年龄呈低龄化的趋势。根据2010年国家卫生服务调查资料显示,慢病死亡占总死亡约85%,高出世界水平20%。其中,仅糖尿病导致的直接医疗开支就可达全国医疗总开支的13%(1734亿人民币)。尽管多年来，国家投入了较大的财力、人力和物力用于代谢性疾病的防治，但其成果及受益人群相对来说仍较少。我国代谢性疾病的发病及带来的健康损害还未出现明显改善的态势。这些重大疾病的预防、干预、治疗和精确管理都有待于从根本上阐明代谢紊乱在中国人群发生的原因及其致病的机理，仍需继续实施"实患疾病控制"联合"预防关口前移"的整体防治策略。

因此，加大代谢调控及代谢性疾病研究的资金投入和科研队伍建设，不仅是加速突破当前代谢与疾病研究领域的重大科学问题、推动我国医学转化研究步入国际前沿、催生医疗健康领域的新型产业链的有效途径，也是解决关系我国14亿人口和后代健康问题的重大社会需求。

(一) 发展规律与研究特点

肥胖症由多种因素引起，因体内脂肪细胞的体积和细胞数增加，从而导致体脂占体重的百分比异常增高，并在身体局部过多沉积脂肪。肥胖症不仅可以引发生理、心理和社会问题，另有研究证实肥胖症还是心脑血管疾病、2型糖尿病以及某些恶性肿瘤的重要危险因素。早在1948年时，世界卫生组织就已将肥胖症列入疾病分类。2000年，世界卫生组织将吸烟、肥胖和艾滋病列为人类的三大杀手。安全、有效地治疗肥胖症是目前亟待研究和解决的问题。肥胖症的发病原因包括遗传和环境因素，是遗传和环境因素共同作用导致的一种以体重增加、脂肪含量增多为表型的长期慢性疾病。近年来，关于肥胖症的研究集中在肥胖症，尤其是腹型肥胖，在生命周期的各个阶段包括胎儿、儿童、青少年发生的遗传和环境因素、早期预防、诊断和治疗措施方面。其具体体现在以下几个方面：①脂滴的功能和脂肪迁移异位沉积的机制；②营养、生活方式、行为干预与肥胖防治；③氧化应激、内质网应激等与脂代谢及其生物学效应和机制；④糖代谢和脂稳态调控的机制；⑤脂肪组织与其他器官间对话与脂代谢调控；⑥肠道菌群与脂代谢调控；⑦肥胖并发症的发生和发展机制；⑧肥胖诊断的标志物（miRNAs、脂肪因子、细胞因子、代谢组学等）；⑨中国人群肥胖代谢表型和血脂异常特征相关的主要膳食结构、营养因素和遗传变异；⑩脂肪细胞分化和转化基础，脂肪细胞的增殖、分化和凋亡异常，脂肪细胞分泌的脂肪细胞因子失衡等在肥胖症发生发展过程中的作用也被越来越多的肥胖症研究学者所高度关注。

(二) 发展现状与发展态势

在过去的十年间，国家支持了多项与肥胖症及其相关代谢性疾病的基础与临床研究项目。在肥胖症研究方面,建立了多科协作的诊疗模式,在单基因突变导致的肥胖症、脂肪细胞因子糖脂代谢紊乱的作用机制、血脂和载脂蛋白代谢异常以及传统中药减肥的作用机制等方面做了大量有益的工作。虽然已有较大投入,但较国外研究投入仍显不足。以美国为例,美国主要的资助来自国立糖尿病消化与肾病研究所,每年资助经费约17亿,其中糖尿病和肥胖大约占10亿。

从疾病防控和研究现状来看,目前我国在肥胖症及其相关并发症防治中存在的主要共同问题是:患病人数庞大、民众对疾病危害的认知度低,以及基层医疗机构缺乏系统的综合防控技术。尽管我国也有一些流行病学和临床研究,但仍不能有效遏制肥胖症及其相关并发症包括糖尿病、脂肪肝、高脂血症等代谢疾病患病率的逐年攀升。究其原因,一是基础研究的思路和方法主要是跟随国际趋势;二是研究思路单一,学科分割,缺乏跨学科、整体和系统的设计;三是一些有价值的原创基础科研成果没有很好地转化为临床实践。因此,针对我国代谢疾病的疾病谱及发病特点,进一步凝练出具有中国特色的关键科学问题,提出创新性科学假说,利用国内已初步形成的全国性的研究平台和研究力量,联合开展以肥胖症及其相关代谢性疾病为代表的转化性基础和临床研究,对解决我国日益增加的此类疾病所造成的健康威胁具有重要指导意义。

(三)发展思路与发展方向

肥胖症及其相关代谢性疾病的基础研究要聚焦在理论发现及技术创新方面,解析各种代谢性疾病的病因及致病机制,特别要关注引起临床表型(高血糖、高血脂、体脂分布异常等)的生物学途径和主要的遗传和环境因素,引发提炼出代谢性疾病基础和临床研究的课题,以促进临床防治手段的进步。实现的途径包括研发创新治疗新药物并且设计临床干预试验;发展和应用以多组学技术为基础的新的生物标志物/风险因素来预测疾病的发病风险,区分出不同亚型;预测不同处理方法(饮食生活方式改变及药物应用等)对不同亚型患者的效应,并对可变生物标志物/风险因素设计临床综合干预试验。据此逐步使代谢性疾病防治进入个体化医学范畴。

从预防和管控的角度来看,要建立适合中国人群特征的肥胖症患者健康管理数学模型及软件平台;建立非侵入性,实时的血糖、血脂及其他关键性代谢物的检测方式;建立非侵入性脂肪肝及其他组织病变的定量及定性的医学影像系统;三维细胞及组织(如脂肪细胞和脂肪组织)的体外培养及功能分析系统；建立基于核磁共振和质谱的高灵敏度代谢组、脂肪组定量及成像系统；建立基于系统生物学的全基因组、多组织代谢模拟及代谢流分析技术。

其总体目标和重点任务可以总结为以下几点。

（1）阐明肥胖症等代谢性疾病及其并发症的精准病因、病理生理机制。

（2）建设涵盖中国肥胖症等代谢性疾病精准信息的大数据中心。

（3）探索肥胖症等代谢性疾病精准临床分型和诊断标准。

（4）寻找肥胖症等代谢性疾病及其并发症的精准预警标志物，建立风险评估模型。

（5）制定肥胖症等代谢性疾病的精准防治方案和多级联动防控体系。

（6）建立肥胖症等代谢性疾病精准防控效果和卫生经济学评价系统。

（7）编制以精准医学为导向的肥胖症等代谢性疾病诊疗指南、诊疗标准。

（四）资助机制与政策建议

（1）建立以政府为首的跨部门、跨区域的疾病宣传教育、诊治和预防的统一协调管理体系，加强疾病流行病学、早期预警、机制研究、药物靶点寻找等全链条混合数据的有效管理和整合，为学术界和卫生管理部门制定和完善代谢性疾病防治策略，并为进一步实现"精确医疗"模式提供依据。

（2）建立以重大科学问题为导向的项目首席科学家负责制，加强顶层设计，促进专项平台、基地和人才的区域化密切结合，加强科技资源开放、共享、合理配置和高效利用的全国性统筹管理。

（3）培养具有国际一流研发水平的产学研联合攻关团队，加强国内创新人才的培养，加大海外卓越人才的引进力度，吸纳的海外顶级人才应多途径、多形式、多渠道参与研究计划设计和实施。完善创新激励机制，推动我国原创性、系统性重大科技成果的产出。

五、蛋白质与能量代谢异常

《中国居民营养与慢性病状况报告（2015 年）》公布全国成人高血压患病率为 25.2%，糖尿病为 9.7%，40 岁以上慢性阻塞性肺病为 9.9%，恶性肿瘤发病率为 235/10 万。慢性非传染性疾病呈流行趋势，而 2012 年全国居民慢性病死亡率为 533/10 万，占总死亡人数的 86.6%，每年消耗国家医疗资源约 70% 以上。与此同时，疾病相关的蛋白质-能量营养不良与慢性疾病相关的营养过剩问题同时存在，我国多次进行的住院患者调查显示，超过 1/3 的住院患者存在营养风险或营养不良（Hu et al.，2011）。蛋白质能量营养不良既是重大疾病发生发展中造成并发症、增加疾病负担的重要驱动因素，也是营养治疗和干预针对的主要对象。在疾病条件下，几乎所有的蛋白质-能量营养不良根本的病理机制在于代谢紊乱。事实上，肥胖症、糖尿病等严重威胁国民身体健康的疾病，本质上都可视为代谢性疾病。与此同时，在绝大多数急性危重症患者中，代谢异常是驱动疾病向不可逆发展的重要力量。

有充分证据表明，恰当的营养治疗在重大疾病的三级预防和治疗中具有十分重要的地位。例如：① 肥胖症的医学营养治疗（medical nutrition therapy，MNT），可以安全、有效地促进减重。在超级肥胖患者的代谢外科治疗中，MNT 在术前、术后为防止营养不良发挥主导作用。② 糖尿病的 MNT，在糖尿病及并发症的三级预防发挥基础作用，中国大型研究更是将延缓糖尿病发生的作用等同于药物治疗效果。③ 慢性肾脏病的 MNT 可有效地延迟透析或肾移植时间，进一步节约经济耗费。④ 恶性肿瘤患者的 MNT，改善肿瘤各治疗阶段的蛋白质能量代谢紊乱，减少恶病质的发生，贯穿了从预防到肿瘤综合治疗的全过程。⑤ 艾滋病患者的 MNT，从防治鸡尾酒疗法中发生的脂肪异常分布到营养不良相关恶病质均发挥重要作用。⑥ 在老化过程中，蛋白质流失是肌少症（sarcopenia）的主要致病机制。通过蛋白质-能量营养代谢干预，可有效缓解甚至阻断肌少症的发生，进而减少骨折、免疫功能低下发生率以及明显改善老人的生活质量。

规范化的营养治疗，不仅可以改善营养不良的临床结局，同时也能减少整体医疗耗费。北京协和医院临床研究证实，规范化临床营养序贯治疗可以减少临床营养相关并发症的发生率、提高疗效；同时营养治疗相关花费可降低约 15%，住院总费用降低约 5%。虽然 MNT 已经取得较大进展，但在我国 MNT 实施中仍面临许多重大瓶颈问题：针对中国人群代谢相关疾病的营养治疗的作用靶点和机理不明，规范化营养诊疗标准缺失，技术水平和相关产业落后，关键技术和产品依赖进口。这些问题直接影响国民健康、经济发展。通过加强自主创新，发挥多学科结合优势，抓住大数据和数据科学迅猛发展的契机，开辟重大疾病的代谢调整新途径，已成为国家健康发展战略需求。

(一) 发展规律与研究特点

营养与代谢学已经成为临床各学科中具有独立地位和突出特色的科学门类。以营养治疗为手段，识别、诊断和调节异常代谢为核心，最终满足患者在营养素供给、炎性和免疫功能调理等方面的需求。学科体系包含了营养诊断、营养路径选择、蛋白质-能量/宏量/微量营养素的个体化供给、特殊营养素干预以及营养监测。其研究特点为：综合应用各种技术方法，阐明营养素作用靶点与分子信号传导机制，明确重大疾病代谢轮廓特征，细胞损伤修复、免疫调节、代谢调控机理，突破精准化营养治疗关键技术瓶颈。

紧紧围绕解决重大疾病条件下（肿瘤、危重病、糖尿病、慢性肾脏病、艾滋病、慢性肝病以及衰老）营养干预，开展以下研究。

（1）适用于临床的、各种疾病状态下代谢网络扰动的快速检测和精准诊断技术。

（2）蛋白质和能量供给的最适剂量。

（3）营养素供给的最佳时机。

（4）营养素输注的最佳路径。

（5）探索药理性营养素（免疫调节和炎性调节）在改善疾病相关代谢紊乱中的作用机制。

（二）发展现状与发展态势

自 20 世纪 60~70 年代起，我国开启了临床营养研究的发展历程，从探索描述疾病条件下的代谢异常变化开始，建立了肠外与肠内营养的各种输注途径，并初步探索了危重病条件下营养素用药的个体化治疗。近 50 年的重要成果包括：通过动态氮平衡测定对危重病患者肠外和肠内营养治疗过程进行精细化管理，使用重水法建立人体总体水的测量方法，综合应用肠外和肠内营养治疗治疗肠瘘以及引入包括生长激素、谷氨酰胺、Omega-3 脂肪酸等在内的第一代代谢调节物，初步实现对患者在代谢水平上的调理，在临床应用中取得一定成果（Chen et al.，2014；蒋朱明和江华，2006）。但 21 世纪新科技的发展为临床营养学提出新的挑战：营养治疗通过输入 30 种以上的宏量和微量营养素来完成，在复杂疾病条件下，传统的研究手段难以实现对单一成分的有效性评价；营养代谢是一个动态复杂的网络，传统代谢研究只能在静态情况下对疾病过程中某一个或几个节点的代谢局部进行描绘，而复杂代谢网络变化的动力学过程尚未建立，难以解读最终的结果；经典的以随机对照试验（RCT）研究为核心的循证医学面对多成分、多系统的复杂代谢模型很难展示"真实世界"，在蛋白质-能量代谢研究中经常出现大量自相矛盾的结论，给临床指南的制定产生了极大困难（江华等，2002，2015；Li et al.，2015）。

代谢组学与大数据研究的引入对代谢研究具有革新意义。代谢组学（Metabolomics）是对生物样品（体液或组织）中的全部小分子代谢物进行检测和分析的新兴科学。通过单独或联合应用色谱、质谱及核磁共振波谱（nuclear magnetic resonance spectroscopy，NMR）等多种分析化学仪器，对人体血液、尿液等体液以及组织样本中的小分子代谢物进行检测，可同时获得数百种到上千种不等的化合物信息（Peng et al.，2014；Zhang et al.，2014）。力求分析生物体系（如体液和细胞）中的所有代谢产物，整个过程中都尽可能反映和保留总的代谢产物信息。以代谢组为核心，以系统论为主要方法的代谢组学对解决蛋白质能量代谢紊乱难题具有优势。例如，代谢组学技术已可鉴定出人类在进食不同类别的食物或营养素后，在血浆中所具有的特征性的化学标志物，包括肌酐、肌酸、肉碱、肌肽、牛磺酸、1-甲基组氨、3-甲基组氨及氧化三甲胺（trimethylamine oxide，TMAO）等，进而开发可定量评价不同营养模式对代谢产生不同影响的方法。近年来的研究还通过代谢组学定量揭示可用于预测胰岛素抵抗风险的代谢标志物，提示了代谢组学能够揭示复杂代谢网络与营养素、疾病之间的关系。此外，数据科学（Data Science）是数学与计算机科学相互融合的一门交叉学科，可概括为从数据中发现客观规律的科学，而大数据和"数据挖掘"概念在生物医学研究各个领域的快速渗入又进一步将代谢与疾病的关系拉近。然而，代谢与营养领域的数据挖掘研究还处于起步阶段，由于营养和代谢网络的复杂性，亟待本学科的研究者与数学、物理学和工程科学的专家共同合作，发展全新的工具并应用于临床，从而创造社会价值。

经过多年快速发展，特别是"十二五"以来，在科技的引领带动下，我国临床营养产业发展取得了长足进步，产业规模、空间布局、创新能力、核心技术等取得了重要创新突破。2014 年，全国营养及相关产品销售额已经达到 8700 亿元。以代谢组学研究成果为依托，以中国营养制造业的发展为支撑，进一步加大此领域的投资力度，有望在短时间内就能形成产业增长的规模效应，培育造就出一批基于国际前沿的具有国际影响力的创新企业，提升产业的国际竞争力，可以成为拉动当前和未来经济发展的重要突破口。

(三) 发展思路与发展方向

1. 发展思路

(1) 从数学分析入手，着眼于代谢-疾病病理生理过程的机制-营养调控之间的复杂关系，建立具有物理-空间结构的新的机制性理论，采用包括代谢组学技术在内的高通量测量手段，并结合临床研究方法，综合运用多学科研究技术。最终，通过针对性、精准化地给予营养支持，实现纠正代谢紊乱和促进机体修复的目标。

(2) 研究的关键和难点环节，在于构建疾病条件下代谢复杂网络的多尺度（multi-scale）网络模型。容纳已有研究形成的认识，并理清在传统研究模式下争论的各种问题的关键点，最终形成标准的研究蛋白质-能量代谢紊乱的理论体系。

(3) 产业生态建设。整合国内优势资源，在政府的支持和指导下，搭建5~6个涵盖营养与代谢的关键共性技术平台和人才培训体系，推进基于代谢组学技术的前沿技术融合创新，抢占营养产业的制高点，解决制约我国营养产业发展的关键理论、关键技术、关键工艺的策略和路径；建立10个行业共性技术研究基地，搭建产学研用紧密合作平台，加速我国科研院所的科研成果转化，促进先进技术向企业转移，为营养产业健康快速发展提供组织、资源、技术和人才保障。

(4) 重点完成关键技术研究。基于代谢组学技术制定适合不同代谢疾病人群的营养组方研究，营养功能因子的提取、分离、纯化技术的生产工艺要求的研究，营养制剂开发管理和风险控制的研究，增强人体体质、改善代谢紊乱的营养制剂研究，营养制剂新产品、新技术、新工艺、新设备研究与推广研究，基于大数据管理的营养制剂的质量管理与安全性评价研究，营养制剂标准与应用指南的建立。

2. 发展方向

发挥科研优势，获得科技成果，解决研究的瓶颈问题。

(1) 以代谢组学技术和相应的数学物理方法论为核心，建立快速、精准诊断代谢网络扰动的营养诊断技术。

(2) 明确在各种疾病条件下，营养干预的介入时机。

(3) 明确在各种疾病条件下，蛋白质和能量供给的最适剂量。

(4) 明确营养素输注的最佳路径，优化肠外与肠内营养的应用模式。

(5) 基于疾病代谢特点，明确药理性营养素（免疫调节和炎性调节）的应用条件。

到2020年，依据研究成果，初步建立我国营养产业的技术与标准体系，建立10个产、学、研、用、评协同创新中心，10个临床评价基地，10个推广示范基地，基本完成疾病特异性营养产品的设计、生产和应用评价体系，目标产值达到1万亿元。

六、甲状腺疾病

随着生活状态、环境及诊断技术等因素的变化，甲状腺疾病谱发生了明显的改变。其主要原因包括以下几个方面：①随着工业化、城镇化进程的加快，及快节奏、高压力的社会环境的到来，甲状腺自身免疫病的发病率明显增高，并且由此带来的甲功紊乱的比例也明显增高。而随着寿命延长，及病程相应的延长，甲状腺功能异常的程度逐渐加重。随着社会人口老龄化程度的加快，甲状腺功能异常所带来的危害明显增加。②由于环境等外在因素改变而导致的疾病发生率明显改变。19世纪60年代，甲状腺疾病以碘缺乏病为主，严重者可以导致不同程度的脑发育障碍，对社会及家庭造成极大的损失。我国自从20世纪60年代在碘缺乏地区实施食盐加碘，并于1994年实施全民食盐加碘以来，极大地遏制了碘缺乏病。但近年由于碘过量所致的甲状腺疾病发病率明显提高。食盐的加碘量已经随着历次的碘营养状况的调查而有所下调。但针对特殊人群，如孕妇、学龄儿童的调查又提示，碘缺乏病并未被完全纠正。③由于诊断技术提高而导致疾病的发生率明显改变。甲状腺结节是内分泌系统的多发病和常见病。触诊获得的甲状腺结节患病率为3%～7%，而高分辨率B超检查获得的甲状腺结节的患病率为20%～76%。甲状腺结节中的甲状腺癌的患病率为5%～15%（高明，2012）。近20余年，甲状腺癌在全世界都呈现一种发病率明显增高的态势。根据多地流行病学调研，甲状腺癌已成为近年来发病率增高最快的实体癌，而甲状腺癌的死亡率并没有明显的增加。因此，高分辨率B超检查的广泛应用，是甲状腺癌发病率增高的重要因素。由此增加的非必要的甲状腺结节手术，以及甲状腺癌的术式、放射性碘治疗，促甲状腺激素的抑制疗法和甲状腺癌复发的监测等方面都对医疗带来了新的挑战。2012年，我国的《甲状腺结节和分化型甲状腺癌诊治指南》颁布，但仍有许多不完善之处。2015年，美国甲状腺协会（American Thyroid Association，ATA）颁布了最新的《成人甲状腺结节和分化型甲状腺癌诊治指南》及《儿童甲状腺结节和分化型甲状腺癌诊治指南》。④在疾病认识程度上的明显变化。妊娠期甲状腺疾病是近10年来内分泌学界研究的热点领域之一。起因是20世纪80年代末期，荷兰学者Vulsma等首次发现甲状腺激素合成障碍和无甲状腺新生儿的脐带血中存在甲状腺激素，从而推翻了母体甲状腺激素不能通过胎盘的传统观念。此后，西班牙学者系统地论证了母体甲状腺激素在胎儿脑发育第一期的重要作用，从而引发了多个学科对母体甲状腺激素与胎儿脑发育的关系的强烈兴趣。特别是美国学者 Haddow 等于 20 世纪 90 年代末期关于母体亚临床甲状腺激素缺乏与后代神经智力发育的临床研究结果发表在《新英格兰医学杂志》，使得这个领域的研究迅速成为多个学科瞩目的热点。我国学者积极参与了妊娠与甲状腺疾病的研究，在妊娠期甲状腺疾病筛查、妊娠期特异甲状腺指标参考值、甲状腺疾病与妊娠并发症、母体亚临床甲状腺激素缺乏、甲状腺过氧化物酶抗体阳性与后代神经智力发展等方面都开展了广泛的研究，获得了我国自己的宝贵资料，并于 2012 年颁布了首部《妊娠和产后甲状腺疾病诊治指南》。

甲状腺疾病由于患病率高，受累患者广泛，由胎儿至高龄患者都可受累。而在特殊阶段，如婴幼儿时期受累则可影响到胎儿的神经系统的发育，影响到优生优育；青壮年受累则可导致劳动能力下降。不必要的手术既带来社会经济的浪费，也影响到患者的生命健康，对国民经济的发展造成了不良影响。故而需要进一步的科研工作，完善甲状腺疾病的诊治。

针对甲状腺疾病的科学研究，一是不能局限于内分泌。对于妊娠和产后甲状腺疾病的诊疗过程来说，多学科的共同协助是非常重要的。除内分泌学之外，还需要围产医学、神经学、儿科学、营养学、地方病学等多个学科参与。二是不能局限在临床方面。临床是医生和患者面对面的阶段，是直接诊疗的阶段。但诊疗的依据需要来源于基础或者是基因的研究。尤其是对甲状腺结节的诊治，如何减少不必要的手术又不漏诊，取决于术前诊断。而单纯的组织病理学诊断很难奏效，免疫组化或基因组的诊断更为重要。选取适当的指标，可以方便、经济、简单地用于临床，且特异性、敏感性都比较高，是解决这个问题的关键。三是不能局限于科研。甲状腺疾病患病率非常高，影响可涉及全身多系统，而知晓率、治疗率均不高。科研最终的目的是要服务于大众。进行科普宣传，增加公众的认识，从而提高对甲状腺疾病的重视程度，提升知晓率及治疗率，是获得临床疗效的基础。将高深的科学研究转变为普及化的大众知识，才能使科学研究发挥其应有的作用。国际甲状腺知识宣传周已经进行了 7 年，但收效甚微，还需要选择更好、更持久、更广泛的宣传方式。

第六节　感染性疾病

一、引言

在过去 30 年中，我国在医疗卫生事业领域取得了重大成就和进展，人均寿命已经接近发达国家水平，但依然面临着极大的压力和挑战。近年来，心脑血管疾病、恶性肿瘤、糖尿病等慢性非传染性疾病呈持续上升和年轻化的趋势，结核病、艾滋病、病毒性肝炎等重大传染病发病率仍居高不下，新发传染病如非典型肺炎（SARS）、禽流感、甲型H7N9流感等不断出现。同时，随着人口老龄化、自身免疫病及肿瘤发病率的增加，临床复杂感染及难治性感染的发生率也逐年增高。我国感染性疾病的整体防控形势依然十分严峻。

结核病是由于人体感染结核分枝杆菌（*Mycobacterium tuberculosis*，MTB）导致的疾病，是全球因单一致病菌导致死亡最多的疾病，严重危害人类健康（戴志澄等，2013）。根据WHO的估计，2014年全球有活动性肺结核患者960万例，有150万例死于结核病，其中40万例为HIV阳性患者（World Health Organization，2014）。我国结核病疫情尤为严重，被列为重大传染病之一。我国政府将结核病列入重点控制的疾病之一，先后实施了三个全国结核病防治十年规划（1981~1990年，1991~2000年，2001~2010年）和一个全国结核病防治五年规划（2011~2015年）。自2001年开始全面推行的现代结核病控制策略（DOTS），使我国结核病疫情上升势头得到有效遏制。全国肺结核流行病学抽样调查显示，我国涂阳肺结核的标化患病率从1990年的134/10万降至2010年的47/10万，下降了64.93%。结核病死亡率从1990年的20.4/10万下降到2011年的3.5/10万，下降了82.84%。根据WHO《2015年全球结核病报告》，我国2014年的新发肺结核人数为93万，次于印度和印度尼西亚而位居全球第三。这是我国首次在22个全球结核高负担国家中新发病例数的顺位下降。然而，我国仍是结核高负担和高耐药国家之一。一份2010年的流行病学报告提示，15岁及以上人群活动性肺结核的患病率为459/10万，耐多药率为6.8%（19/280）（肖东楼，2011）。估测我国结核病年发病例数约为100万，每年新发耐多药结核病（MDR-TB）患者例数约6万，但2013年仅有4.28%的耐多药患者得到治疗与管理，治愈率仅为50%左右。所以，我国结核病防治工作还面临着诸多问题与挑战。

艾滋病由HIV感染所致，目前仍是全球15~59岁年龄组人群的死因之首，是人类共同面临的重大公共卫生挑战。自1985年我国诊断出首例艾滋病以来，艾滋病疫情经历了传入期、播散期，已进入了快速增长期，HIV感染正由高危人群向一般人群扩散，防治工作处于关键时期。据我国卫生计生委2014年底公布的全国艾滋病疫情评估报告显示，虽然总体上艾滋病仍呈现低流行态势，但部分地区疫情严重，HIV携带者及确诊艾滋病患者的数量持续增加，HIV既往感染者陆续进入发病期，艾滋病发病率和死亡率增加。此外，传播途径中性传播所占比例继续增高，感染人群异质性多样化，流行形势日趋复杂（National Health and Family Planning Commission of the People's Republic of China，2014）。因此，我国艾滋病防控的总体形势不容乐观。

HBV感染流行呈世界性分布，我国尤其属于HBV高流行区。2006年全国乙型肝炎血清流行病学调查显示，我国一般人群（1～59岁）中乙型肝炎病毒表面抗原（HBsAg）的携带率为7.18%，总计约有9300万例慢性HBV感染者，其中慢性乙型肝炎患者约2000万例（Liang et al.，2009）。慢性HBV感染是中国人群中发生肝硬化及肝细胞肝癌的主要原因，我国约有60%的肝硬化及80%的肝细胞肝癌可归因于HBV感染（Wang et al.，2014b）。随着乙型肝炎疫苗计划接种的广泛实施，近年来急性HBV感染的发病率和新生儿HBV感染率已明显下降；但慢性HBV感染的患病率仍显著高于全球平均水平。长期抗病毒治疗是阻止乙肝病情发展的最有效手段，但受经济条件、医保支付等多方面条件的限制，我国符合抗病毒治疗的患者中只有约20%接受了有效的抗病毒治疗。其治疗的规范性也有待提高。HBV感染给我国人民造成了严重的健康和卫生经济负担。因此，HBV感染的防控和治疗对于我国来说还任重而道远。

丙型肝炎病毒（hepatitis C virus，HCV）感染是全球流行的主要传染病之一。1992年流行病学调查显示，我国一般人群HCV感染率约为3.2%。随着我国经济的发展和人民卫生保健水平的提高，2006年在普通人群中的调查显示，HCV感染率约为0.43%（陈园生等，2011）。但该调查未纳入如接受血液透析、吸毒、HIV感染者等高危群体，因此估计我国约有1%（约1000万）的人口感染HCV，虽然明显低于乙肝感染量，但仍是我国常见传染病之一。而且与乙肝不同，丙肝至今仍无有效的疫苗预防。近年来，我国乙肝感染率呈稳步下降趋势，而丙肝每年新报告病例数及患者总数均逐渐上升。自2014年起，全年新报告丙肝病例已超过20万。然而，在国内不论是普通大众，还是非专科医生，对丙肝的认识都存在严重不足，接受规范诊治的丙肝患者不到全部患者的2%。由于高达80%的丙肝感染者临床都呈隐匿的慢性化经过，在我国首诊的丙肝患者中，有15%的患者初次就诊时已经进展为肝硬化或肝细胞癌等终末期肝病。因此，丙肝正逐渐成为严重的公共医疗负担，如果不采取有效措施，未来10～20年，这一负担将愈加沉重。对丙肝的规范治疗和积极预防，意义重大。

另一方面，随着医疗水平的提高和药物治疗的广泛应用，临床上出现的多重耐药菌（multiple drug resistant organism，MDRO）感染发病率也随之增加。多重耐药菌除了具有原有微生物的毒性和致病性，同时还对临床使用的三类甚至三类以上的抗菌药物同时呈现多重耐药性，也称为"泛耐药性"（pan-drug resistance，PDR）（李春辉和吴安华，2014；王燕萍和阎琳晶，2013），进而导致"无药可用"的处境。目前临床上最常见、危害最严重的"高度耐药菌"主要包括：耐甲氧西林金黄色葡萄球菌（MRSA）、耐万古霉素肠球菌（VRE）、多重耐药/泛耐药铜绿假单胞菌（MDR/PDR-PA）、耐碳青霉烯类抗菌药物鲍曼不动杆菌（CR-AB）、耐碳青霉烯类抗菌药物肠杆菌目细菌（NDM-1、KPC）、产超广谱β-内酰胺酶细菌（ESBLs）及多重抗药性结核杆菌（MDR-TB）、多重耐药耳念珠菌等。多重耐药菌因其传播方式多样，极易导致疾病的暴发流行；又由于其致病性强，呈多重耐药性，从而成为临床治疗的瓶颈，其感染已经成为全球公共卫生问题，对人类健康构成了巨大威胁。近年来，随着多种新发耐药菌在世界各地暴发流行，多重耐药菌已引起了广泛关注。目前，抗生素研发的速度远远落后于细菌耐药的产生，对一些高度耐药的细菌如泛耐药鲍曼不动杆菌、万古霉素耐药或万古霉素中介的金黄色葡萄球菌和肠球菌、耐碳青酶烯类抗生素的肠杆菌目细菌、泛耐药结核分枝杆菌等高度耐药菌的治疗陷入了选药困境。高度耐药菌感染和播散严重危害人类健康、增加患者的病死率以及国家医疗经济负担，因此规范治疗、防控高度耐药菌具有重要的实际意义。

除上述传统常见感染性疾病外，SARS、新型流感、中东呼吸综合征（MERS）、新冠肺炎等新发传染病近年来也不断出现。我国作为新兴经济发展体，处于世界交流中心的地位日趋形成。随着我国与东南亚、中东、非洲、美洲等地区交流的不断深入，国外暴发的新发传染病进入我国的风险逐渐增加，防控形势十分严峻。纵观近30年来的全球新发传染病，大多数属于动物源性传染病，也就是直接或者间接通过动物媒介传播给人类致病。该类疾病病原体以病毒为主，如SARS冠状病毒、中东呼吸综合征病毒、马尔堡病毒、西尼罗河病毒及H7N9流感病毒等。有些古老的疾病也在近年回潮，造成了部分地区内较广范围的传播。上述疾病的暴发主要是由于人口、地理、环境的改变造成了动物与人之间的生态系统的变化，从而打破了既往固有的人与动物之间的界限，使人类面临更加复杂的生存环境。此外，大气污染、自然灾害、食品卫生等问题也直接影响着人类健康。人类在享受科技进步带来的便捷与舒适生活的同时，也必将面临自然带给人类的各种新的挑战，包括生物体本身。目前我们面临的挑战主要包括：①缺乏生态系统监控体系，无法及时发现现有物种突变并对其向人类传播发出预警；②缺少包括动物与人类作为病毒储存库的研究数据；③病毒感染人体所引起的免疫机制尚不明确；④由于许多疾病来自经济欠发达地区，相应的研究项目的计划难以实施；⑤存在研究成果资源壁垒，尚无完整的科学有效的全球研究项目资源共享体系。

二、发展规律与研究特点

感染病学的学科发展与诊断技术的进步，微生物学、免疫学等基础科学的进展，药物与疫苗的研发和应用都有密不可分的关系。尽管各类感染性疾病有其自身的疾病和防控特点，但总体而言，感染病学的发展离不开基础科学研究的进步；不论是哪类感染，其诊治的进步都与基础到临床实际应用的"转化"密不可分。

结核病的发展史就是其诊断、治疗和预防的历史。临床上我国最初使用的经典方法是痰涂片萋-尼染色镜检及普通 X 线摄影检查。在结核病尤其是儿童结核病检查中，既往的旧结核菌素（OT）试验及之后的结核菌素纯蛋白衍生物（PPD）试验发挥着一定的作用。改良罗氏培养及药物敏感性试验（DST）是结核病和耐药结核病诊断的黄金标准，但其培养阳性率低且耗时长。随着影像学的进步，数字 X 线摄影（DR）、CT 等广泛用于临床。数十年来，支气管镜技术起到了诊断肺结核和支气管结核的重要作用。治疗方面，1949 年，结核病的治疗主要以维持营养及休息为主。继 1944 年第一个抗结核药物链霉素问世后，对氨基水杨酸、乙胺丁醇和异烟肼相继面世，从而开创了异烟肼、链霉素和对氨基水杨酸的长程联合治疗方案。该联合治疗方案为多数结核病患者带来了福音。在此之后又出现了吡嗪酰胺、环丝氨酸、乙硫异烟胺和卡那霉素。20 世纪 60 年代，利福平的问世成为现代结核病化疗的里程碑。联合异烟肼、利福平和吡嗪酰胺的短程化疗（6~9 个月）方案得以迅速推广，成为我国结核病防治规划实施方案中的重要措施，使得结核病疫情在数十年内一度得到有效控制。20 世纪 90 年代后，由于化疗管理不善、患者不规律用药、HIV 感染的流行等导致多重耐药性结核病增多，将全球的结核病控制推入了一个艰难的时期。自 1992 年起，世界银行贷款中国结核病控制项目在约占全国 1/2 人口的 13 个省（自治区、直辖市）实施了 DOTS。2001 年起，在各级政府的努力及世界银行贷款、英国国际发展署和全球基金等国际合作项目的支持下，到 2005 年 6 月，我国以县（区）为单位的 DOTS 策略覆盖率达到了 100%。

21 世纪以来，结核分枝杆菌表达而卡介菌不表达的基因工程重组抗原，如卡介菌 RDl 缺失区的 *ESAT6*、*CFP10* 等的发现，突破了 PPD 特异性差的局限，尤其是卡介苗接种相关假阳性的缺点，这对推广接种卡介苗的国家非常有益。已开发出结核效应 T 细胞酶联免疫斑点测定法（ELISPOT）和干扰素酶联免疫吸附剂测定（IFNγ-ELISA）两类检测试剂盒，作为研究结核分枝杆菌蛋白抗原诱导产生细胞因子的水平、刺激免疫细胞增殖的重要手段。γ 干扰素释放试验（IGRA）作为一种临床用新型细胞免疫检测技术，是细胞免疫学诊断的代表，在诊断潜伏性结核感染中具有重要价值，对临床上菌阴肺结核和肺外结核病的辅助诊断、鉴别诊断也有一定的作用（Mazurek et al.，2010；Pai et al.，2008）。这些技术的应用大大改变了临床结核诊断的现状。近期，应用该技术进行的我国潜伏性结核感染的流行病学调查显示，我国不同地区潜伏性结核感染率为 13%～20%（Gao et al.，2015）。

艾滋病在我国目前已进入快速流行期。目前，抗病毒治疗是唯一能够有效降低艾滋病的发病率和病死率、减少病毒传播的手段。因此，全球各国在艾滋病的抗病毒治疗方面投入了大量的人力物力。2002 年，我国在河南省部分地区进行了艾滋病免费治疗的小规模研究，随后在 2003 年全国推广艾滋病免费治疗，覆盖人群逐渐由献血感染者推广至静脉吸毒感染者、性工作感染者、感染孕妇等所有感染人群。2006 年，我国政府提出并实施对艾滋病感染者的"四免一关怀"政策，大力推动了 HIV 感染/艾滋病在我国的知晓率、诊断率和治疗率。截至 2011 年年底，全国共计约有 14 万感染者接受了国家免费抗病毒治疗，其中约有 10% 接受了二线抗病毒药物方案（Zhang et al.，2007；Luo and Li，2011）。与此同时，HIV 诊断与治疗监测手段也在不断发展。近年来，HIV 感染诊断及确证试验技术逐渐推进，为缩短感染时间与实验室确证的窗口期、争取早期诊断早期治疗的时间窗奠定了良好的基础。治疗前和治疗失败后的耐药检测为临床药物选择提供了确凿的依据，生动地诠释了实验室技术如何指导临床治疗。国内外过去 30 余年的研究经验提示，面对艾滋病疫情，我们主要面临三个层面的挑战：①如何有效降低艾滋病的发病率和病死率，如何应对治疗后耐药的发生和由此引起的治疗失败；②如何处理 HIV 感染和抗病毒治疗相关的多脏器并发症导致的非艾滋病死亡；③艾滋病病毒储藏库的清除和最终治愈。针对上述三个问题，全球对其基础与临床研究的投入是空前巨大的。如何在实验室到临床（B2B）间搭建畅通的桥梁是转化医学在一个复杂、重要疾病研究领域的具体应用。尤其在我国这样一个人口众多、地区发展不平衡的国家，一方面我们需要紧跟世界先进水平在艾滋病防控中发挥中国科学家的作用，另一方面我们也面临许多我们自己的问题，需要密切结合现有的关于中国 HIV/AIDS 患者基础临床研究的结果。

近 20 年来，我国新发 HBV 感染率的下降主要得益于乙肝计划免疫的普遍开展。至今，HBV 疫苗已从最初单一的血源性疫苗发展为目前主要的多种基因重组 HBV 疫苗。新生儿主动和被动免疫的长期推行使得我国乙肝血清流行率近年来首次出现下降。然而，必须认识到，我国慢性乙肝感染的高流行率仍将在相当长的时间内持续存在。目前公认有效的抗乙肝病毒药物——干扰素类和核苷（酸）类似物在乙肝的诊治中发挥了很大的作用。尤其核苷类抗病毒药物更是乙肝治疗中里程碑式的药物。1998 年，拉米夫定首次用于治疗慢性乙肝。随后，阿德福韦、恩替卡韦、替比夫定、替诺福韦等核苷类似物相继出现，并应用于临床。随着一线抗病毒药物如恩替卡韦和替诺福韦等强效低耐药药物的广泛使用，在大范围人群中已经验证其长期治疗的疗效和安全性。通过治疗能有效阻止乙型肝炎病情的进展，目前乙肝已经成为一种可以控制的疾病。然而，我国乙肝感染人群数量较大，各地经济条件和医保支付能力不均一，长期抗病毒治疗的经济负担沉重，大量患者不能得到一线药物的治疗，乙肝抗病毒药物的临床可及性仍是我们乙肝防治工作者面临的实际问题。实验室技术的进展如超敏乙肝病毒载量检测技术的进步，为病情评估和疗效监测提供了有力的依据。然而，乙肝病毒感染人体肝细胞后在细胞内形成的共价闭合环状 DNA（covalently closed circular DNA，cccDNA）长期存在，决定了乙肝感染是个长期慢性化的过程。cccDNA 在病毒持续感染、抗病毒治疗后，病毒的再度活跃复制以及药物耐受等方面至关重要（Nassal，2015）。迄今，已有的抗乙肝病毒药物包括干扰素和核苷类似物都不能完全根除 HBV，乙肝慢性化及其所继发的肝硬化及肝癌仍是我国慢性肝病的主因。因此，如何清除 HBV 仍将是本领域内研究的核心问题。此外，病毒整合至宿主基因组使得乙肝导致肝癌的机理更加复杂，即使清除 HBV 后仍然不能完全避免 HBV 相关肝癌的发生。乙肝相关肝硬化及肝癌仍将是我国慢性肝病的主因。

慢性丙型肝炎是欧美等发达国家和地区最主要的传染性肝病（Mohd et al.，2013；Omland et al.，2010）。我国大陆最长的随访研究观察了 402 例因有偿献血感染 HCV 患者 12~19 年的变化。因为经济原因，这些感染者都没有接受过抗病毒治疗。经过 12~19 年的随访，31 例感染者死亡，其中 15 例死于肝脏疾病，肝硬化发生率为 10.03%，肝癌发生率为 2.90%（Rao et al.，2012）。在 28 家大学医院的联合研究中发现，在初治患者中，已经有 15% 发生肝硬化（Rao et al., 2014）。上述研究显示，随着感染时间的延长，发生肝硬化及其失代偿和肝癌的感染者增多。长期以来，医疗机构、研究院所及制药企业在预防和治疗丙型肝炎方面进行了巨大投入，也取得了显著的成绩。其中，三项成果具有里程碑式的意义：一是发现利巴韦林联合干扰素治疗可以明显提高疗效，二是发现白介素 28B（IL-28B）基因多态性对疗效的影响（Ge et al., 2009），三是近年新开发的小分子口服抗 HCV 药物——直接作用抗病毒（direct acting antivirals，DAA）药物扩大了抗 HCV 治疗的适应人群并极大地提高了治愈率。其中后二者堪称近年转化医学发展的范例。

在长期的抗生素选择后出现的对耐受相应抗生素的微生物统称为耐药菌。由于耐药菌的出现增加了感染性疾病治愈的难度，从而促使人类寻找新的对抗微生物感染的手段。近年来，外科技术的进步给病原学及病理诊断提供了强大的技术支撑。医患对有创性操作接受度及认识的提高给病原学诊断提供了意识基础。交通和通信事业的发展增强了学术交流及数据通信，促进不同等级医疗机构诊疗防控标准一体化，为实现耐药菌数据共享、信息监测、患者流向、感染源控制等多中心研究提供依据。近年来发展的试验技术如全基因测序、核酸定量及定性检测技术、细菌快速培养及菌种鉴定、快速药物敏感性检测、联合药敏监测计数等为耐药菌的快速诊断提供了技术基础。抗生素血药浓度监测的发展为耐药菌感染个体化治疗方案的确定提供技术支持。耐药菌感染可发生于人体各个系统，包括呼吸、泌尿、血液、中枢、消化系统等，因而耐药菌防控往往需要多个学科的参与。临床医师需提高对耐药菌感染的认识，增加临床样本的病原学送检率；微生物医师需采用新方法、新技术提高耐药菌的快速诊断和分离，帮助区分感染和定植；感染科专科医师需统领全局，制定感染控制方案，包括抗生素治疗、抗生素治疗监测、感染控制等；药理医师需提供患者抗生素药代/药动学数据，实现感染患者的个体化治疗；感染控制部门需对耐药菌患者进行流向监控、防止感染播散及加强环境耐药菌的清除；国家公共卫生部门需对区域耐药菌数据监测负责；等等。

近几十年来，全球新发的传染病包括 SARS、MERS、埃博拉出血热（EBHF）等大多数为动物源性疾病（Mackey and Liang, 2012），而导致这些动物疫源性疾病发生的主要原因是人类活动的大规模变迁，包括农业耕种面积的扩张，新旅游线路的开发，贸易、地质地貌变化以及人口密度及野生物体的生物多变性影响等。这是在过去 100 年中导致疾病流行的主要原因，同时也受人口密度及野生物体的生物多变性影响。而目前普遍接受的新发传染性疾病发生及演变的理论是将动物源性疾病分为三种阶段：第一阶段，人类未被感染；第二阶段，局部人群感染；第三阶段，广泛或全球播散（Relman，2011；Jones et al.，2008）。一般认为，处于第一、第二阶段的疾病比例应该较高，绝大多数为人及动物均不发病的状态。科学家们更关注于病原是如何成功穿透屏障而感染人体的。目前研究显示，科学家已经成功地了解了家畜及宠物的病原谱，因为这些动物与人类接触最密切。大约有50%、近1000种病原是人畜共患的，建立在人与动物之间的屏障可以被多种病原穿透，而人类感染的病原也有近半数可以传染给脊椎动物。可造成人类感染的病原中约近80%的病毒、50%的细菌、40%的真菌、70%的原虫及95%的寄生虫来源于动物。就第三阶段的病原体而言，病毒是最多的（接近80%）。由于病毒的变异类型最多，科学家尚不能解释病毒是如何从第一、第二阶段达到第三阶段的。比如，SARS如何演化为具有人传人的特征，而不需要动物宿主。人体自身的体质，尤其是年龄和免疫状态直接影响疾病的易感性。一种病原能够成功地感染人体需要完成复杂的分子构架，攻破人体细胞及组织器官的防御，存在于人体后再通过直接或间接方式传染其他人。通过病原-宿主库的数据分析，距人最近的家畜、宠物是感染传播的高危因素（Karesh et al.，2012）。科学家试图通过分子生物学手段分离、培养并重组病原体，同时通过卫生经济学计算，运用分子生物学手段也可以更好地监控家畜、宠物体内病原的变异。

三、发展现状与发展态势

近年来，随着我国人民经济生活水平的提高和卫生医疗水平的改善，感染性疾病的防控取得了很大进步。在这一进程中，基础研究人员和临床研究人员密切合作、相互推进，各类感染性疾病的诊断技术、治疗手段和控制策略都得以发展和涌现。在此，我们选取了感染病学中具有代表性的几大领域，就其发展现状和态势阐述如下。

（一）结核病

结核病细菌学、影像学、免疫学和分子生物学检测技术取得的进展极大地提高了结核病诊断水平。自动化液体培养系统与传统培养及药敏试验方法比较，具有快速、准确、简便和经济的特点，常用的包括快速二线药物药敏试验检测技术（BACTEC MGIT）960全自动分枝杆菌培养、鉴定和药敏系统，BacT/ALERT 3D培养系统和Versa TREK/ESP全自动快速血培养系统（张娟等，2011；王巍等，2003）。分枝杆菌快速诊断分子技术包括实时荧光定量聚合酶链式反应法、核酸探针技术、基因芯片技术、环介导等温扩增技术、交叉引物扩增技术和熔解曲线等检测技术产品。这些技术可以快速检测临床样本中是否存在结核分枝杆菌，部分技术还可检测结核分枝杆菌对异烟肼和利福平的耐药性（World Health Organization，2011，2013；Boehme et al.，2010）。骨关节结核及结核性脑膜炎的诊断及疗效观察需要磁共振成像提供帮助。结核病和肿瘤性疾病等的鉴别诊断方面则需要正电子发射计算机体层摄影术（PET-CT）提供帮助。近年来，一种新的内镜介入学诊断方法，即支气管内超声引导针吸活检术，通过超声引导将支气管镜探查范围延伸至气道壁外，并经超声引导进行穿刺（中国防痨协会临床专业委员会，2012a，2012b，2013a，2013b）。

20 世纪 90 年代后，由于化疗管理不善、患者不规律用药、HIV 感染的流行等导致多重耐药性结核病增多，将全球的结核病控制推入了一个艰难的时期。由于缺乏有效的抗结核药物，治疗 MDR-TB 与广泛耐药结核病（XDR-TB）的过程变得非常困难。新的抗结核药物的问世及新方案的产生有利于耐药结合病的最终治愈。进入 21 世纪以来，人们遴选出了 20 余种化合物，其中 6 类新药已进入了临床试验研究阶段，有些已在国外上市，这些极大地促进了抗结核药物研究的发展（Zumla et al.，2014）。某些新药的临床研究目前已在我国开展。从试验结果来看，这些药物的人体耐受性与安全性良好，部分药物在耐药结核病的治疗中取得了令人满意的疗效。此外，随着新技术的临床应用，介入治疗在结核病综合治疗中的地位不断提高。对于如支气管结核致气道狭窄、肺结核合并大咯血等某些特殊类型的结核病来说，介入治疗甚至具有决定性的治疗效果（中国防痨协会临床专业委员会，2012a，2012b，2013a，2013b）。

WHO 计划于 2050 年达到消除结核病的最终目标（发病率 1/100 万），并提出了 2015 年以后实施的消除结核病策略。我国也于 2008 年提出了中国结核病控制策略的六大要素：加强政府承诺；提高发现和治疗肺结核患者的工作质量；应对耐多药结核病、结核分歧支杆菌与 HIV 双重感染，以及流动人口等特殊人群结核病的挑战；完善社会动员和健康促进工作；强化监控与评价；积极开展研究工作（中华人民共和国卫生部疾病预防控制局，2009）。

(二) HIV/AIDS

抗逆转录病毒治疗是目前唯一有效的艾滋病治疗方法。目前，国外已有 30 余种艾滋病治疗药物可供选择。但我国广泛使用的药物方案仅是以 6 种国产仿制药为主,加上2种进口药物,组成的方案非常有限,其中还包括一些经过国外长期使用后发现其不良反应较大已不推荐首选使用的药物种类。而且,我国应用的抗病毒治疗方案基本照搬欧美指南,包括开始治疗时机、药物组合方案、药物剂量、治疗失败后补救方案等。所以我们需要建立针对适合中国HIV/AIDS患者的治疗方案,把在中国HIV/AIDS患者的疾病进展特点、药物代谢动力学/药物效应动力学(PK/PD)参数、耐受情况及毒副作用等实验室研究结果向临床应用转化,制定针对中国人特点的治疗指南方案并在国内大规模推广应用。

艾滋病除直接引起免疫功能低下外,还会造成免疫系统以外其他脏器并发症。与HIV阴性人群相比,艾滋病患者患心血管疾病、肿瘤、骨质疏松症、阿尔茨海默病等的发病率显著升高。由上述并发症导致的死亡是抗病毒治疗时代艾滋病病死率居高不下的主要原因(Smith et al.,2014)。HIV感染和抗病毒治疗相关的多脏器并发症导致的非艾滋病直接相关死亡是目前国际研究的热点。目前认为,HIV感染后引发的炎症反应和免疫激活在其中起关键的介导作用,即使进行长期有效的抗病毒治疗,这一免疫激活仍会持续存在(Serrano-Villar et al.,2014)。但其具体机制尚不清楚,临床诊治中仍处于"发现问题、局部修补"的被动局面。因此,需要对长期感染及抗病毒治疗后出现的心血管、代谢、肾脏、中枢神经系统等非艾滋病直接并发症的机制进行研究。在此基础上探讨抗病毒治疗及免疫调节剂、治疗性疫苗等对其的干预作用,并将其转化为适应国情的HIV/AIDS综合诊治模式。

尽管抗病毒治疗能够最大限度地抑制患者体内的病毒复制,使血浆病毒水平降低至现有常规检测方法所不能测出的水平,但感染者体内仍有持续存在的潜伏病毒。在抗病毒治疗时代,多种机制参与了HIV持续性感染状态的形成,其中最主要的是感染者体内存在的整合有前病毒DNA的宿主免疫细胞。存在于这些细胞中的病毒基因组虽然并不复制,但可由于某些条件被激活而产生出有感染性的病毒体。这些细胞虽然总数较少(不超过10^7)但可以长期存活,是清除病毒的巨大障碍。针对艾滋病病毒储藏库的清除和治愈,虽然成功治愈的艾滋病患者如"柏林病人"仅为个案报道,但他的出现为艾滋病的彻底治愈带来一线希望(Yukl et al.,2013)。综合利用干细胞、基因工程等技术,有望探索出艾滋病病毒的清除策略。

(三)乙型肝炎

(长效)干扰素和多种抗病毒核苷(酸)类似物应用于临床,已经极大地改变了乙肝的自然进程；它们的有效性和安全性得到众多临床研究的证实。然而，病毒cccDNA在肝细胞内长期存在使得乙肝感染慢性化，导致其难以被根治。现有已知的治疗药物，无论是干扰素还是核苷类抗病毒药物，均无法清除乙肝病毒。DAA药物的诞生和应用已经使丙肝的治愈指日可待，乙肝的治愈也随之受到更多关注。而根治乙肝对我国这样的乙肝高流行区具有更重大的意义。乙肝治愈和艾滋病治愈面临着许多相似的问题，因为二者均具有病毒整合入宿主的过程。国际上也提出了关于乙肝"功能性治愈"的概念。很多研究者已经就乙肝治愈的问题在各个层面上进行了初步的探索，其中有一些已经进入了临床试验的阶段。其涉及领域包括新药研发，如HBV进入抑制剂，cccDNA形成抑制剂、降解促进剂及转录抑制剂，以及一些新的核苷类似物候选药物；干扰HBV颗粒的形成和装配；抑制HBsAg形成分泌；免疫调节剂如Toll样受体7（toll-like receptor，TLR-7）拮抗剂以及治疗性疫苗等（Liang et al., 2015）。但上述策略目前仍主要处于研究阶段。事实上，乙肝病毒感染的临床结局在很大程度上取决于宿主免疫系统和病毒间的相互作用（Cao et al., 2014）。结合乙肝病毒、乙肝病毒感染者和抗病毒药物，并加强基础研究和临床的结合和转化，才应当是今后最基本的指导原则，而多靶点联合治疗将是未来治愈乙肝的方向。

此外，尽管有效的抗病毒治疗已经证实可以逆转部分患者的肝纤维化，但并非所有患者的肝纤维化都能够成功逆转。肝纤维化的治疗仍是临床面临的难题之一。另外，经过有效的抗病毒治疗后，乙肝相关肝癌的发生率已经明显减低，但乙肝相关肝癌的发生机制复杂，单一抗病毒治疗并不能完成避免肝癌的发生，仍需要进一步研究其他综合治疗手段来进一步减少乙肝相关肝癌带来的疾病负担。

（四）丙型肝炎

随着DAA药物的成功研制，欧美发达国家和地区丙型肝炎的治疗已经进入新的时代，一线治疗已经全面转向DAA药物联合或不联合利巴韦林为主的全口服药物治疗方案，与传统的聚乙二醇化干扰素联合利巴韦林方案相比，治愈率提高到90%以上，药物毒副作用明显减少，疗程明显缩短（Kowdley et al., 2014；Zeuzem et al., 2014a, 2014b）。虽然部分DAA药物已在我国开始临床试验（中华医学会肝病学分会，2015），但对于包括我国在内的广大不发达国家而言，DAA药物最大的问题就是价格昂贵。以美国为例，单一药物日价格近1000美元，两种药物联合的治疗方案日价格超过

1500美元，全疗程费用可达15万美元左右，这大大超过了我国大多数患者的承受能力；而传统的聚乙二醇化干扰素联合利巴韦林全疗程费用仅约1万美元。我国丙型肝炎患者的感染大多发生在20世纪80年代末或90年代初，人群的IL-28B基因型主要是rsl2979860 CC亚型，对聚乙二醇化干扰素联合利巴韦林的治疗反应普遍优于西方国家（Rao et al.，2014；Zheng et al.，2012）。因此，无论从疗效还是经济角度考虑，在今后一段时间内，传统治疗方案仍将是我国慢性丙型肝炎治疗的主流。但另一方面，我国丙型肝炎患者感染时间较长，因年龄和肝硬化而对干扰素不耐受的患者也会逐渐增多，因此迫切需要寻找一条适合我国国情的丙型肝炎防治路线，通过多种途径和方法，使更多丙肝患者获得符合中国国情价格的DAA药物。

在目前我国丙型肝炎诊疗中，非专科医生对丙型肝炎的认知不足是一个非常严重的问题。通过网络调查非专科医生对丙型肝炎的认知程度，发现62%的非专科医生不知道抗HCV抗体可以作为常规的HCV感染筛查，44%的非专科医生不会将抗HCV抗体阳性的患者转诊到专科，71%的非专科医生认为其治愈率非常低或者认为是不可治愈的（Feng et al.，2011）。此外，对高危人群的筛查结果也远未令人满意。这提示我们，对各个非肝病专科和全科医生的丙型肝炎基本知识的培训还需要做更多的工作。国家卫生和计划生育委员会于2014年8月批准了卫生行业标准《丙型肝炎病毒感染的筛查及管理》，将规范对丙型肝炎病毒感染的早期诊断和治疗。

（五）耐药菌诊治

2010年8月，世界著名杂志《柳叶刀》首次报道了大肠埃希菌和肺炎克雷伯菌对强力抗菌药物——亚胺培南（泰能）产生抗性，并在英国、印度、美国、中国台北等地流行。研究发现，该类细菌能产生一种新的水解酶来破坏抗菌药物，而后被命名为新德里金属β-内酰胺酶1（New Delhi metallo-beta-lactamase 1，NDM-1）（Yong et al.，2009）。由于该菌对临床上现有的抗菌药物几乎都产生了耐药性，给临床治疗带来了很大困难。更可怕的是，耐药基因*NDM-1*能跨越不同菌种传播，目前已在肠球菌、鲍曼不动杆菌等菌株中发现了它的存在，这使得多种系细菌的耐药能力大为提升。除此之外，耐万古霉素肠球菌、泛耐药鲍曼不动杆菌（PDR-AB）、多重耐药铜绿假单胞菌等多重耐药/泛耐药菌所引起的感染也非常常见。美国传染病协会（IDSA）估计，美国每年约有120 000人死于多重耐药菌感染，花费约35亿美元；自1983年以来，新获批的抗感染药物较此前减少了75%。国内细菌耐药现状更令人担忧,目前产超广谱β内酰胺酶的大肠埃希菌已经达40%~60%(Huh et al., 2013),且近年泛耐药鲍曼不动杆菌的分离率日益增加(Cortes et al., 2013)。这些高度耐药菌不仅在医院内、医院间传播,而且以医院为"储菌库"向社会散布,导致社区的流行。如不采取有效的控制手段,将引起"后抗生素时代"的危机。一种新的抗生素的开发大约需要10年左右,而一代耐药菌的产生却只要约2年,抗生素的研制速度相比耐药菌的产生速度,不能望其项背。因此,针对各种多重耐药菌的流行特点,采取综合性研究策略解决多重耐药菌在传播、治疗等方面的难题是当今医学界的燃眉之急。

开发和应用多重耐药菌感染流行的监测"预警"系统,建立基于计算机系统的"智能化"抗菌药物治疗设计方案及综合性防控系统平台,有助于加强多重耐药菌的综合防治。例如,建立具有针对多重耐药的革兰阴性杆菌感染流行病学监测体系,深入研究革兰阴性杆菌发生多重耐药时的整个过程,针对相应的过程采取相应的控制耐药的方法;通过开发快速药敏试验等,探索能快速指导临床合理选择药物的微生物诊断流程或方法;根据优化的细菌敏感性检测结果,在药代动力学和药效学研究的支持下,优化抗生素治疗,改善临床救治,针对不同的耐药菌制定出不同合理应用抗生素的方案并希望将其形成的模式推向全国。在多学科合作的基础上,希望通过本研究能够建立院感防控、临床救治、快速微生物诊断和临床药学支持的"四位一体"的多耐药细菌感染诊治模式。

此外,针对易产生耐药性的高度耐药菌的铜绿假单胞菌和鲍曼不动杆菌,有研究正致力于建立种属特异的噬菌体库,开发能用于清除铜绿假单胞菌和鲍曼不动杆菌的消毒制剂(武英,2011)。该类似技术课题符合《国家中长期科学和技术发展规划纲要(2006—2020年)》中重点领域及优先发展主题"公共安全"的内容和总体要求,将填补国内缺乏高度耐药菌快速诊断、免疫防治产品及防控监测信息化平台的空白。这不仅可以使有效控制高度耐药菌感染及其耐药性发展成为可能,而且为提高人民健康水平、增强针对危害公共卫生安全的重大病原菌的预防和处理能力,对推进生物医药产业的高水平发展具有重要的战略意义。

(六)新发传染病

目前,国际上正在逐步实现运用分子生物学技术进行微生物体分析、测量、监控。我国在此方面虽然起步较晚,但是近年来得益于政府对公共卫生事业的大力投入,与过去相比取得了长足进步,从病原体的分离、溯源到基因分型、疫苗研发等都取得了可喜成绩，为全球预防及控制新发传染病做出了积极的贡献。例如，发生在 2003 年的 SARS 流行，我国学者先后在国际上报道了 SARS 病毒的感染特征及溯源；在 MERS 冠状病毒、EBOLA 病毒疫苗的研制中，我国学者也有出色的表现。此外，自 2003 年 SARS 流行以来，我国政府及相关部门对突发公共卫生事件的应对和掌控能力明显提高，已经初步建立了比较完备的应对新发传染病和突发公共卫生事件的架构体系。目前，我国公共卫生建设格局已经初步完成，作为全球最多人口的国家，我国公卫事业成绩斐然。虽然如此，我们面临的问题也不少：科技力量分配布局欠合理，部分地区科研技术力量薄弱；科研成果向实际应用转化乏力；对自然源性病原的监控尚存在盲区；人口密度大；自然环境、食品安全、人口流动等问题尚不能很好解决。

四、发展思路与未来发展方向

本节按照"有限目标、突出重点"的总体要求，结合国际发展趋势、国家科技发展需求和人才队伍建设需求分析，提出未来 5～10 年学科发展的关键科学问题、发展思路、发展目标和重要研究方向。其主要包括以下几方面的内容：一是推动或制约学科发展的关键科学问题，二是围绕解决关键科学问题，提出学科发展总体思路，三是提出促进新的学科生长点形成以及服务于国家战略需求的发展目标，四是提出未来学科发展的重要研究方向。

（一）结核病的发展思路与发展方向

1. 结核病的遗传学研究

研究表明，结核病的遗传易感性具有个体差异，仅 10% 感染结核分枝杆菌的个体会发展为临床疾病，并且疾病表现多样，这表明宿主因素在疾病易感性和自然史上起比较重要的作用（Yim and Selvaraj，2010）。尽管目前关于结核病遗传因素进行了大量研究，但对宿主基因在结核病易感性方面的作用仍需进一步探讨。

抗结核药物引起肝损伤是临床上常见的不良反应，遗传因素是肝损伤的危险因素之一。目前已发现多种肝损伤易感相关基因，部分阐明了抗结核药物引起肝损伤的分子机制（张俊仙和吴雪琼，2014），但仍需深入研究药物代谢酶在抗结核药物性肝损伤（ATD-ILI）发生发展中的作用。在不同民族、区域、人群中采用统一 AT-DILI 的诊断标准进行多中心、大样本的病例对照研究和临床验证，建立 AT-DILI 相关基因型的快速检测方法，筛选出 AT-DILI 的分子标志物，开发 AT-DILI 发生的预警系统，以期在结核病患者化疗前进行 AT-DILI 风险预测，对高风险患者的肝功能进行密切监测，为个体化护肝预防治疗及制定化疗方案提供科学依据。

2. 潜伏性结核再激活的机制及预防性治疗

WHO 估计，全世界约有 20 亿例潜伏性结核感染（LTBI）者，其中 5%~10% 会在其一生中发展为活动性结核病（American Thoracic Society, 2000; Zumla et al., 2013）。因此，对 LTBI 者早期进行预防性治疗能够大大降低其发展成为活动性结核病的概率，有效控制结核病传播。γ干扰素释放试验在诊断潜伏性结核感染中具有重要价值。我国是结核病高负担国家，同时也是高耐药国家，进一步从γ干扰素释放试验阳性人群中筛选出更容易发展为活动性结核病的高危人群是 LTBI 预防性治疗的重点。目前已知的高危因素包括活动性结核病的密切接触者、器官移植、HIV 感染者、使用 TNFα 拮抗剂治疗的患者等（Bakir et al., 2008; Landry and Menzies, 2008; Aichelburg et al., 2009; Diel et al., 2011; Kim et al., 2011; Jung et al., 2012）。对于其他高危因素如接受激素和免疫抑制剂治疗的患者、糖尿病患者、接受化疗以及其他一些生物制剂的患者需要进一步研究来进行危险分层，以限定接受预防性治疗的人群。此外，还应进一步探索适合中国国情的 LTBI 预防性治疗方案，缩短疗程，降低耐药率，提高治疗依从性并最终降低结核病发病率。

3. 抗结核新药以及化疗新方案的研发

进入 21 世纪以来，相继有二芳基喹啉类、硝基咪唑吡喃类衍生物、二胺类药物、吡咯类化合物、甲硫哒嗪和利奈唑胺等 6 类新药进入抗结核实验研究，其体外试验显示了强大的杀灭结核分枝杆菌作用，目前已有部分药物进入Ⅱ期和Ⅲ期临床试验（中国防痨协会临床专业委员会, 2013a, 2013b; Nuermberger et al., 2010; Ma et al., 2010），其中贝达喹啉（TMC207）和德拉马尼（OPC 67683）有望获批进入我国市场。

新的耐多药结核化疗方案的研究也正在开展。例如，有人提出了 6 个月 PA824（一种硝基咪唑类衍生物）联合莫西沙星和吡嗪酰胺治疗 MDR-TB 的短程耐多药结核病化学治疗新方案。但是，短程耐多药结核病化学治疗新方案存在着耐药和复发的风险，目前仅限于研究（World Health Organization,

2013)。另有研究提示,超常规大剂量用药可能在增强杀菌活性、缩短疗程和改善疗效等方面有着很大的潜力,如异烟肼、利福平等,但对药物疗效和安全性还有待进一步研究(Rosenthal et al., 2007)。吡嗪酰胺在炎症的酸性环境中可充分发挥作用,如果使用可靠的药物敏感性试验证实吡嗪酰胺是敏感的,可考虑在 MDR-TB 的治疗中全程使用吡嗪酰胺。目前,吡嗪酰胺的药敏试验是在特殊的培养基上进行的,新型快速的药敏试验方法还有待研发。

对于无有效化学治疗方案可用者的后续处理方法临床选择非常有限。WHO 提出了"减轻痛苦"的基本概念和对所有耐多药结核病患者"全面的生活质量关怀"的观念。我国传统的中医中药也有望为这些患者提供一定的帮助。

4. 抗结核中药的研发

我国曾经对用于治疗结核病的近千种中药的作用及其有效成分进行了研究,其中许多中药成分抑制了结核分枝杆菌的生长,如鱼腥草、艾叶、百部等;还有许多中药及其成分通过提高机体免疫力发挥抗结核作用,如黄芪多糖、灵芝等(李思阳等,2013)。目前,多种中成药制剂用以进行结核病的辅助化疗,但由于其抑菌作用不强、易复发而未在临床上广泛应用。我国抗结核中医药的研究还不够深入,且缺乏综合评价,有待进一步提高。

5. 结核防治策略的完善

我国结核病控制核心策略是以控制传染源为中心,引进新的诊断技术、早期发现以减少诊断前的传播;采取综合措施治疗管理提高治愈率,加大政府领导和医疗保障的支持力度,降低患者的医疗负担,减少因结核病治疗导致的家庭灾难性支出的比例,降低结核病疫情。需要开发和完善的策略包括:①加强政府领导;②加大结核病防治经费投入;③稳步推进新型结核病防治服务体系;④推广新技术,加强患者发现和治疗;⑤加强健康促进;⑥加强创新与研究。

(二) HIV/AIDS 的发展思路与发展方向

1. 我国艾滋病患者适宜抗病毒治疗策略研究和推广

我国 HIV/AIDS 处于流行的快速增长期。亚洲包括中国在内的 HIV 感染从病毒到宿主都具有自身特点。近年来的研究发现，中国新发 HIV 感染尤其以性途径感染者其病毒亚型多为 CRF01_AE 亚型，其病程进展明显快于欧美等国家和地区流行的 B/C 等病毒亚型感染（Li et al.，2014）。但迄今为止，我国的 HIV/AIDS 诊治指南仍大部分沿用欧美指南的建议。因此，建立全国多中心、随机、开放的初治及耐药患者队列，研究适合我国艾滋病患者的治疗药物组合方案，深入研究其病毒学、免疫学应答规律及药代动力学 PK/PD 参数，对我国艾滋病的临床诊治和防控是非常关键而亟须的。在上述研究结果的基础上得到我国艾滋病患者的适宜治疗策略并向国家艾滋病防治综合示范区推广，进而从整体上提高我国艾滋病的治疗水平，并通过抗病毒治疗的推广减少艾滋病的传播，达到"治疗即预防"的目的（Cohen et al. 2011），获得艾滋病发病率和病死率的下降。

2. 重要脏器非艾滋病直接相关并发症的发病机制研究、临床转化及综合诊治模式的建立和推广

随着抗病毒治疗的成功应用和推广，HIV/AIDS 患者的长期生存率已经得到了明显改善。同时，非艾滋病直接相关并发症逐渐成为现阶段更为突出的问题。异常免疫激活涉及全身多个系统和脏器，包括心血管、肝脏、肾脏、中枢神经系统、内分泌系统，亟待开展多科协作、强强联合的研究模式，进行 HIV 感染及药物相关心血管疾病、代谢综合征、肾脏疾病、中枢神经系统等的发病机制、诊治策略研究。建立全国多中心的长期治疗患者队列，进行随机、开放的临床研究，获得艾滋病患者全身重要脏器出现非艾滋病直接相关并发症的早期预警指标及其诊断标准；探讨中药、新型药物、治疗性疫苗、免疫调节剂等对上述并发症的阻断治疗效果，进而制定出有效的治疗策略。同时，将上述研究成果进一步转化为艾滋病患者的综合诊治（心理科、药剂科、内分泌科、心内科、血液科、肾内科、眼科、放射科等）模式，并向全国推广。

3. 探索艾滋病病毒的清除策略和临床转化应用

近年来出现的新技术和研究不断深入，为艾滋病病毒的清除带来了曙光。2009 年，《新英格兰医学杂志》首次报道了在抗病毒治疗基础上经造血干细胞移植治愈的艾滋病病例（Hutter et al.，2009）。近年来，世界各国的医学科学家们为体内病毒储存库的清除进行了大量的研究和尝试，并提出了早期强化治疗、激活储存库后清除、封闭储存库、中和抗体治疗性疫苗等种种策略思路。通过如 PD-1 抑制剂等阻断炎症通路也在研究和试验中。其中，欧

美国家和地区发现了部分新药有望应用于激活潜伏感染的艾滋病病毒,如组蛋白去乙酰化酶抑制剂等。参照已有的国际经验,我国应着力于在强化治疗的同时综合利用干细胞、基因工程等技术,探讨艾滋病病毒的清除策略。依托国内科研综合实力,探索造血干细胞移植、基因敲除、病毒储藏库活化等技术的安全性和耐受性,为最终治愈艾滋病提供技术支撑。

(三) 乙型肝炎的发展思路与发展方向

1. 继续推行乙肝计划免疫,关注乙肝疫苗低应答人群

我国过去 30 余年的经验表明,乙肝计划免疫可有效降低我国新发乙肝病毒感染率,应继续大力推行。乙肝疫苗在大部分人中可成功激发出表面抗体。然而,在部分接种者中,常规剂量的乙肝免疫程序不能激发出有效滴度的抗体,这部分人群被称为乙肝疫苗低应答或无应答人群。改善疫苗剂型、提高疫苗接种剂量和增加接种针次(加强免疫)可有效促进部分低应答人群的抗体产生。但仍有小部分人不能产生有效抗体,这往往与宿主的遗传背景及免疫系统相关。尽管有一些小规模研究探讨通过免疫调节来改善抗体应答,但并未得到真正的临床应用。了解这部分人群的遗传免疫特点有助于乙肝发病机制的研究,进而为之提供有效的免疫方式。

2. 探索乙肝病毒清除策略

乙肝病毒治愈将是乙肝诊治下一步最重要的目标。如前所述,cccDNA 的长期存在是乙肝病毒难以被彻底清除的根本原因。乙肝病毒感染相对局限于肝脏部位,通过对乙肝病毒生命周期的研究,病毒进入细胞、cccDNA 合成、cccDNA 转录、HBsAg 释放等环节均可作为控制乙肝病毒的靶位点加以干预。此外,PD-1 拮抗剂及 TLR-7 拮抗剂等也正在进行临床前和临床早期研究评价。乙肝病毒感染的病理生理本质是免疫介导的肝脏损伤。因此,了解宿主免疫应答特点和决定免疫应答特点的遗传学因素,有助于在抗病毒治疗基础上进一步通过免疫调节达到清除乙肝病毒的目的。

3. 探索逆转肝纤维化和减少肝细胞癌的新技术、新方法

乙型肝炎病毒感染引发的肝硬化及肝癌是我国慢性肝病的重要来源。尽管乙肝感染与肝纤维化之间存在明确的因果关系,但其发生纤维化的具体机制尚不明确。除了坚持抗病毒治疗外,是否还存在其他的环节和因素可以改

善或者逆转肝纤维化的进程，是乙肝临床诊治中的另一个重要问题。另外，在 HBV 被完全抑制甚至被清除后，仍有患者发生肝细胞癌，说明除了抑制病毒以外，还需要更多的诊断和治疗新技术、新方法来进一步减少肝癌的发生。这一课题需要感染科、消化科、肝脏外科、病毒学家等多方协作共同探索。

4. 大力推广一线乙肝抗病毒药物的普及和规范化治疗

我国幅员辽阔，医疗资源分布不均。据估计，仍有 80% 符合抗病毒治疗适应证的患者因为各种原因不能得到及时有效的抗病毒治疗，正在治疗的患者中也只有 30% 左右能接受一线抗病毒药物的治疗。因此，大力推广一线抗病毒药物的临床应用，需要动员全社会的力量，尤其需要医保部门的努力。动用更多社会资源，通过普及一线抗病毒药物和规范化诊治，减轻乙肝带来的疾病负担。

（四）丙型肝炎的发展思路与发展方向

DAA 药物的研发的成功，使得西方发达国家的丙型肝炎临床治疗开始走向终结。而我国丙型肝炎的防控，仍任重道远。做好丙型肝炎防治工作，须从以下方面着手（魏来，2014）。

（1）加强的疾病宣传教育，提高公众对丙肝的认知，推广《丙型肝炎防治指南》的同时，加强对高危人群的筛查力度，及早发现 HCV 感染者。

（2）加强对慢性丙肝患者的教育与管理，重点在于及早治疗，提高正确药物选择和治疗的依从性。

（3）提高丙肝检测（基因型和高灵敏度的定量 HCV RNA 检测）和聚乙二醇化干扰素治疗的可及性与可负担性，帮助减轻疾病负担，促进早期诊断与早期治疗。

（4）推动口服直接抗病毒药物的研发与上市、降低价格和纳入医保。进一步扩大治疗范围，提高治愈率，减少终末期肝病的发生。

（5）加强对基层临床医生及卫生保健人员丙肝诊疗知识的培训。

简而言之，从人员角度，培训大量的熟练掌握丙型肝炎筛查及诊治的基层医务工作者；从技术角度，使高效灵敏的诊断试剂、聚乙二醇化干扰素和 DAA 药物国产化。此两者是我国丙肝防控的关键。

（五）耐药菌感染的发展思路与发展方向

建立院感防控、临床救治、快速微生物诊断和临床药学支持的"四位一体"的多耐药细菌感染诊治模式是耐药菌防控的未来趋势。院感控制包括全国范围内网络数据库建立，实现多重耐药菌感染者流向的监控和预警，加强多重耐药菌的隔离，切断传播途径，防止人—人间传播，从而抑制多重耐药菌在人群中扩散。同时，针对高危人群应建立预防高度耐药菌感染的机制，包括不同种类耐药菌疫苗的开发和应用评价等。临床救治方面，对无药可治的高度耐药菌采取老药新用的方法，从如何优化给药方案出发，提高药物治疗的有效性，加强支持治疗及多科协作体制，对于有外科介入治疗的感染患者积极采取外科措施帮助清除感染。结合不同患者的药代/药动学参数，监测所用抗生素血药浓度，建立个体化治疗方案。结合快速基因检测方法及药物敏感性检测方法的技术改进，尤其是多种微生物联合试剂盒的应用及耐药基因的快速检测，实现高度耐药菌的快速检测并获得药敏报告，为临床早期抗生素治疗提供依据。

（六）新发传染病的发展思路与发展方向

建立分级卫生监测机构，负责本区域内动物疫源性疾病的监控，建立资源库随时共享数据。大力加强全球合作项目，加入亚洲甚至全球生物资源共享。环境、卫生部门密切关注局地土地、森林植被、水源等大规模变迁；应与卫生监控部门联动，监控动物疫源地物种变化、迁徙。对人口流动及高密度人群聚居区域实施卫生防疫监控。大力发展分子生物学技术，同时结合人口数据及全基因组关联研究等手段开展前瞻性疾病研究。大力扶持病毒库建设及疫苗研发项目。

第七节　干细胞转化医学

干细胞转化医学是目前生命科学和生物医药领域最典型、最前沿的学科发展方向和多学科交叉研究。通过以干细胞为研究核心，将包括基础生物学（细胞与分子）、基础与临床医学、材料学等多门一级学科下的诸多学科横向连接成目前最具活力和聚集效应的研究群体，同时在纵向上将转化医学基础与临床两端以及干细胞产业链上下游诸多技术领域串接起来，正在开启人类有史以来第六次科技革命的序幕。这不仅将对未来疾病的预防治疗带来不同于传统手段的全新角度和技术产品类型，还将深刻影响未来国际生物医药产业的发展趋势和理念，进而成为影响国家整体科技实力和经济产业影响与竞争力的战略要素之一。本节围绕我国未来5~10年"干细胞转化医学"学科领域发展面临的关键问题展开了调研和分析。通过对干细胞转化医学领域关键科技发展历程、发展现状以及未来实际应用的分析，从多个方面提出了我国干细胞转化医学学科领域关键科学技术的发展战略。本节着重介绍了以下几个方面的内容：①干细胞转化医学的学科起源及学科发展特点；②干细胞转化医学基础研究；③干细胞转化医学技术和产品的研究发展趋势和未来发展方向；④干细胞转化医学多学科融合发展的优势和作用；⑤干细胞转化医学对于增强国家科技实力以及产业经济优势的核心竞争力；⑥干细胞转化医学应用面临的伦理问题及其解决策略；⑦干细胞转化医学产业发展政策（运作模式、产业布局、资金投入、科研成果转化、税收政策、人才引进等）；⑧干细胞转化医学学科发展管理的国家行政策略。此外，本节提出了相关发展策略和布局的具体方案，基本涵盖了我国干细胞转化医学未来发展的关键基础科学、工程技术、产业发展、伦理规范、政府管理等各个方面的关键问题，系统设计描绘了适合我国干细胞转化医学发展的科学路线。

一、引言

（一）干细胞转化医学的兴起与地位

"转化医学"最早于1996年出现，近两年日益受到生命科学界的重视，被视为未来人类医疗健康领域的重要发展方向。转化医学将基础医学和临床医学紧密有机结合并形成相互转化机制的现代医学新模式。转化医学强调以患者为核心，将临床需求传达给实验室，并将产出成果应用于临床，再根据临床反馈效果改进实验研究，突出体现"从实验室到病床"的直接连接和转化。干细胞转化医学是在干细胞基础研究基础上结合临床需求快速转向干细胞治疗的综合性交叉学科，代表了未来医学的理念和技术。20世纪90年代，随着干细胞（stem cell）研究的兴起，其学科交叉融合的特点以及对临床转化的重要需求，使之成为目前再生医学发展的一个新兴交叉领域。干细胞分为胚胎干细胞和成体干细胞（adult stem cell）两大类。该领域所取得的一系列重大突破重新燃起了人们寻找组织器官再生修复的希望。与胚胎干细胞不同，成体干细胞不存在胚胎干细胞所有的移植排斥反应及肿瘤化倾向等质疑。并且随着对成体干细胞可塑性认识的深入，其在多组织器官损伤性疾病治疗中的应用潜能进一步加大。成体干细胞在人体多种组织中分布，因此其来源十分广泛。

由于现代经济在催生尖端和高新技术深入研究及其广泛应用上的巨大推动力，加之干细胞凸显的再生修复功能以及人们对其未来应用的莫大期望，以干细胞技术为代表的再生医学正成为21世纪治疗人类疾病的支柱型医疗技术之一，从而使得这一领域的发展不断更新。再生医学是医学临床治疗学领域的一次革新，是当今国际医疗界重点发展和研究的最高科技医疗领域。再生医学是现代临床医学的一种崭新的治疗模式，对医学治疗理论、治疗和康复方针的制定和发展具有重大影响。再生医学的研究和应用一直是生物医药领域研究的热点，并且目前已经取得了大量的实验性研究成果和临床试验数据。

（二）对相关学科和技术的推动作用

转化医学强调协同创新、前沿技术应用与生命科学研究实践的交叉学科领域研究。"十二五"期间，转化医学理念逐渐融入我国科技战略决策和重大科技项目。"十三五"阶段，转化医学实践必将引领我国基础与临床医学的创新研究和发展进入一个新高度。转化医学研究范围不仅涵盖了疾病诊疗、生物标志物、生物样本库、生物信息学、生物医学大数据、医学研究伦理学、人口健康学、移动医疗和智能机器人等交叉领域，更延伸至科研管理模式改革和疾病研究诊疗服务一体化的整合生态系统。干细胞转化医学研究的发展必定会推动其他学科及相关技术的发展。

未来的3~5年将是临床医学器官移植领域干细胞移植研究与应用发展的黄金时期。在治疗多种组织器官的变性、坏死、创伤和退行性病变时，干细胞治疗由于具有再生修复器官组织结构损伤并恢复其功能的作用，可以达到标本兼治的效果，目前已成为治疗恶性肿瘤、心血管疾病、肝脏疾病、自身免疫病、糖尿病、肌肉及骨组织缺损、神经损伤、皮肤烧伤和遗传性缺陷等多种人体组织器官损伤性重大疾病最有希望的临床手段，具有巨大的科学研究和临床应用价值。这一技术的优先发展，将对国家经济增长、科技进步、改善国民健康以及社会安定团结起到积极的推动作用。

1. 促进临床发展

以干细胞研究为代表的转化医学是21世纪具有巨大潜力的高技术战略性产业。目前随着干细胞相关基础研究不断深入，干细胞临床应用进程也不断加速。多种干细胞来源的体细胞在修复机体损伤中可以发挥正常功能的作用已被科研人员验证，除了基础研究外，大量临床试验目前正在开展。据不完全统计，全球已经开展的干细胞临床试验近5000项，其中使用最多的干细胞类型是成体干细胞。一系列临床试验已经展现出干细胞良好的治疗效果。例如，在心脏疾病方面，我国已完成间充质干细胞心肌梗死注射液的Ⅰ期临床试验研究；在血液病方面，军事医学科学院附属医院研究人员率先在国际上开展了骨髓间充质干细胞应用的临床随机对照试验，并证实骨髓间充质干细胞与异基因造血干细胞共移植能显著降低移植物抗宿主病（graft-versus-host disease，GVHD）的发生率；在糖尿病方面，中国医学科学院血液病研究所研究人员已经证实，移植自体的 G-CSF 动员的外周血单个核细胞能改善糖尿病患者的严重肢体缺血。

2. 推动医药产业发展

干细胞转化医学对其他学科和相关技术的发展起到了巨大的推动作用。一方面，这将起到一个很好的带头作用，将更多的基础研究引入到转化医学中去，实现基础与临床的无缝对接；另一方面，干细胞的成功应用也必将导致科研工作者对其机制进行更加深入的探究，这将会推动分子、遗传、免疫等相关学科的发展，同时也将会促进数学、物理、化学等相关学科的发展。与之同时，科学的发展也离不开技术的进步，干细胞的转化医学研究将会与相关技术的发展相辅相成，如单细胞分选技术、诊断技术等，也将会促进医疗器械的更新换代。

（三）在国家总体学科发展布局中的地位

干细胞研究是生命科学领域的一个重要分支，涉及生命科学领域诸多重点学科，是一个复杂的多学科交叉综合性系统前沿科学，也是转化医学领域中举足轻重的核心构成板块，在未来国家科技战略转型、地方高新科技产业升级中起到关键性推动和示范作用。而其中最核心的干细胞技术则是未来20年临床医学发展的革命性突破方向之一，并且近年已逐渐从实验室向临床应用过渡。未来10年，干细胞再生医学市场将达到4000亿美元左右，干细胞新药是其中最主要的产品。西方发达国家近年纷纷加大了干细胞新药技术产品的研发支持力度，近些年对干细胞治疗新药的研发立项和审批速度逐年加快，2011年和2012年已有个别干细胞药物产品获得审批上市。2011年7月，韩国药品监督管理局批准该国 FCB-Pharmicell 公司治疗心肌梗死的干细胞新药 Hearticellgram-AMI 上市，成为全球第一个获得批准上市的干细胞治疗药物。其选择心肌梗死作为适应证，也表明干细胞治疗对心血管疾病治疗具有重大意义和广阔前景。2012年5月，美国奥西里斯治疗（Osiris Therapeutics，简称 Osiris）公司治疗血液病的干细胞药物 Prochymal 在加拿大获得批准上市，成为第一个用于治疗血液病的干细胞新药。2015 年 2 月，欧盟也首次批准了其第一个干细胞药物的入市许可。目前处于临床研发阶段的干细胞新药产品大约有 10 余个，应用加速趋势已逐渐明晰，以干细胞为首的再生医学产业的战略布局和国际竞争已拉开序幕。

（四）对实施《国家中长期科学和技术发展规划纲要（2006—2020年）》以及国家其他科技政策目标的支撑作用

我国现有的干细胞治疗与再生医学研究发展规划与国外同步启动，基本处于同一起跑线。在近 10 年国家经济实力实现跨越式发展的前提下，国家对干细胞治疗与再生医学这样的高新科学技术领域做到了提前布局，资助力度和范围也是逐年扩大，在某些领域已有赶超欧美发达国家和地区的趋势。2002 年，科技部 863 计划将干细胞组织工程列为重大专项给予支持，使得我国干细胞领域从事相关研发工作的科学工作者能够在这一机遇面前有机会也有条件大显身手，参与国际竞争，从而大大提高了我国的科技自主创新能力。2006 年 1 月，党中央、国务院在组织召开的全国科学技术大会上提出了《国家中长期科学和技术发展规划纲要（2006—2020 年）》。该纲要描绘了我国科技发展的宏伟蓝图，是指导未来 15 年（2006～2020 年）我国科技发展的纲领性文件，"基于干细胞的人体组织工程技术"作为"生物技术"领域的五大前沿技术之一写入了《国家中长期科学和技术发展规划纲要（2006—2020年）》。这是我国首次将干细胞研究技术作为重点技术领域写入国家重大科技战略发展计划，体现了党和国家领导人对我国干细胞技术发展的重视，同时也表明干细胞技术的领先对于确立我国生物科技乃至整个高新科技领域的国际竞争优势的重要性。国家自然科学基金重大项目、"重大新药创制"国家科技重大专项、国家重大科学研究计划等国家级重大科学计划和基金均根据其各自侧重点提出了针对干细胞治疗与再生医学领域的资助计划。

863 计划、973 计划、"重大新药创制"国家科技重大专项等一系列国家和地方重大科技计划的逐步实施，使得国内众多干细胞治疗与再生医学前沿基础和应用项目的研究和开发得到了必要的资金保障，极大地避免了此次金融危机造成的冲击和影响。但是干细胞治疗与再生医学行业最终要走向市场化运作的道路，必须寻求市场化运作的资金来源，才能保证项目产业拥有健康持久的成长动力和生命周期。从目前的调研情况看，应该说寻找资金的难度较金融危机前增加不少，有意愿和实力投资干细胞治疗与再生医学行业的资金无论是在数量还是规模上都缩水很多，有些项目甚至已经出现了投资资金短缺的问题。由于我国的金融投资行业尚处于起步发展时期，在运作机制和理念上与国外尚存在相当差距，尤其是社会化的资金在投资干细胞治疗与再生医学这类高风险和周期长的前沿产业时，仍然面临投资意愿不强、资金规模小、持续投资能力不足、风险承担意识薄弱等问题。但是，干细胞治疗与再生医学科技是国家未来科技战略发展规划中很重要的一部分。结合我国的具体国情和产业体制，在目前一段时期内如果想完全仅凭市场化资金运作实现该领域技术和产业的腾飞，可能不太现实。其比较可行的做法是：国家在积极引导市场化资金参与的同时，在目前基础上加大投入，主要是政策和资金，同时也包括人才、机制等各个方面支持，以保证《国家中长期科学和技术发展规划纲要（2006—2020年）》中生物科技产业领域相关目标的实现。

通过以上分析，结合干细胞治疗与再生医学与主流生命科学从基础研究、应用基础研究到应用研究等各方面交叉融合的学科特点，使其逐步形成了跨学科发展和合作研究的新趋势。在我国现有干细胞治疗与再生医学研究以国家为主导的科研体制中，依托我国在干细胞治疗与再生医学领域已有的科研力量、专业人才队伍和技术成果等方面的资源和优势，成立一个产、学、研有机结合形式的干细胞转化医学产业重大科技专项工程是十分有必要的。立足于本重大科技专项工程，针对重大疾病的干细胞与再生医学治疗研究领域关键科学技术及其标准，侧重几个关键问题集中攻关，可提早实现我国干细胞治疗与再生医学创新研究工程技术体系跨越式发展。

首先，从技术要求上考虑，干细胞治疗与再生医学技术及产品不同于传统临床治疗技术产品，需要较现有医疗技术产品更加扎实的基础研究成果，更加严格、苛刻的质量要求，更加规范、可靠的技术标准才能保证再生医学治疗达到预期的临床应用效果。其中的两个关键问题是安全性和有效性，因此通过标准化的技术来达到对再生医学治疗技术及产品的质量控制非常必要。

其次，从行业发展上考虑，行业标准是一个行业发展的风向标和入市门槛，是统领市场走向的制高点。干细胞治疗与再生医学作为生命科学领域的高新技术行业，规范化和标准化是行业发展的必然趋势。如果干细胞治疗与再生医学产业技术及产品研究一直缺少国家和行业标准的控制和规范，这种情况必将导致干细胞治疗与再生医学产业从上游基础研究到下游应用开发整体体系的混乱，技术产品水平参差不齐，难以得到可靠的技术保障，从而影响干细胞治疗与再生医学整个行业的长期良性发展。

最后，从保障患者生命健康考虑，行业标准是保障干细胞治疗与再生医学产业技术及产品安全、有效、可靠的唯一技术依据。缺少行业标准将给国家行政部门对干细胞治疗与再生医学产业技术产品的管理和保护留下技术空白和法律漏洞，给非法行医及其他不法牟利者可乘之机，将使广大患者蒙受健康损害和经济损失。当前，国内已经逐渐出现了一些不规范的医院和诊所，向患者提供非法的再生医学治疗服务，造成了一些不良后果，并已经引起了国际社会舆论的关注，损害了国家医疗形象。因此，建立干细胞治疗与再生医学产业治疗技术及产品的国家及行业标准具有十分重要的意义。其不仅能够保证患者健康，同时还能维护广大干细胞治疗与再生医学科研和医疗工作者在干细胞治疗与再生医学领域做出的工作成果和声誉，净化医疗环境。

因此，无论是从着眼于未来进军生命科学高技术领域的国家发展战略来看，还是从国内优势学科方向建设培养的总体布局角度着想，以解决当前国内临床治疗多组织器官损伤性重大疾病的迫切需求为出发点，建立以干细胞治疗与再生医学基础与应用研究核心，以多组织器官损伤性疾病的临床治疗为目标，结合干细胞、组织工程、基因操作等多个交叉学科，依托现有的基础研究技术体系和临床研究优势，组建集干细胞治疗与再生医学基础研究、临床前应用基础研究、临床应用研究和大动物试验平台资源整合为一体的"干细胞治疗与再生医学综合技术产业技术重大专项工程"是非常必要的。其建设可联合并进一步加强国内再生医学领域内的领先科研力量，就干细胞治疗与再生医学及相关技术以及重要创新研究项目进行攻关，强化科研成果向生产力转化的中间环节，缩短成果转化周期，为干细胞治疗与再生医学及其相关课题研发提供技术支持和科研成果储备，获取具有自主知识产权的再生医学创新成果和培养高水平再生医学研究科技人才，促进国家医疗卫生科学技术不断进步和发展。

制定干细胞治疗与再生医学相关产业技术及标准具有重要作用和深远影响。我国是发展中国家，由于历史原因未能赶上两次工业革命契机，工业基础薄弱，大部分国民经济行业都处于追赶发达国家的状态。再生医学由于是一个全新的领域，发展时间很短，加之我国对干细胞治疗与再生医学领域发展的重视，起步较早，到目前为止其整体发展水平基本与发达国家同步。此外，由于目前西方发达国家受社会舆论、伦理道德等方面因素的制约，全球干细胞治疗与再生医学研究在短时间内还将维持群雄并起的竞争格局，史无前例的历史性契机摆在了我们面前。目前，发达国家已经逐渐在放松伦理道德和国家法规对干细胞治疗与再生医学技术及相关产品研究开发的限制。我们必须抓住发展机遇，制定出适合我国国情和医疗体系特点的干细胞治疗与再生医学技术及产品标准,从而明确行业发展方向,统一技术产品质量,规范市场竞争环境。当前中国已经加入世界贸易组织(WTO),这对我国技术和产品的输出有了更加严格的法规和技术性要求。只有建立相应的技术准入门槛,才能既保证满足我国广大患者对干细胞治疗与再生医学产业技术及产品的需求,又能鼓励干细胞治疗与再生医学产业行业积极发展,提升技术水平、参与国际竞争。

目前,在国家自然科学基金、国家重点科技专项、"重大新药创制"国家科技重大专项等主要国家级科技计划中均有与再生医学研究相关的资助项目课题,但与"干细胞转化医学产业技术工程重大专项"所开展的研究内容有较大差别。其中,国家自然科学基金和国家重点科技专项的一部分主要侧重于针对再生医学的基础性研究,探讨再生医学本身的生物学基础;国家重点科技专项的另一资助类型主要是选取了若干个重大疾病方向,研究再生医学治疗上述疾病的可能性,课题研究主要以应用基础为主;"重大新药创制"国家科技重大专项则以干细胞治疗新药为研发目标,将干细胞作为一种药物进行开发和产业化生产。

上述科技计划和基金资助的课题研究方向覆盖面宽,较为分散,主要侧重于在某一个机制、方向或方面的突破,以基础和应用基础为特点;而"干细胞与转化医学产业技术工程重大专项"主要开展的是针对以干细胞再生医学应用为目标的再生医学综合技术及产品的产业化技术标准化的体系研发和建设,利用在再生医学基础与应用方面已经取得的前期成果,侧重产业化技术整合转化、集成创新,并且对技术体系进行规范化、标准化,以达到对技术产品的安全和质量可控的要求,为干细胞治疗与再生医学产业今后在国家医疗卫生技术体系中的推广奠定技术依据和基础。

令人欣喜的是,习近平总书记在2014年6月召开的两院院士大会上特别提出:"……干细胞研究、人类基因组测序等基础科学突破……为我国经济社会发展提供了坚强支撑……也为我国作为一个有世界影响的大国奠定了重要基础。"[①] 这是国家最高领导人第一次将干细胞研究提升至影响国家命运和未来发展的战略高度,表明了党和国家对我国干细胞研究发展的高度认可与重视,从顶层设计上构建了未来国家科技创新战略的发展方向。2015年3月,继国务院提出《关于深化中央财政科技计划(专项、基金等)管理改革的方

---

① 习近平在中国科学院第十七次院士大会、中国工程院第十二次院士大会上的讲话. cpc. people. com. cn/n/2014/0609/c64094-25125270. htm/.

案》后，科技部发布的第一个国家重点研发计划便是"干细胞与转化医学重点专项"，国家科技创新改革的第一步由干细胞领域迈出。

更加值得关注的是：2015年7月20日，由国家卫生和计划生育委员会、国家食品药品监督管理总局联合制定的《干细胞临床研究管理办法（试行）》正式发布实施，几经起落的干细胞临床研究政策终于落地。业内人士认为，其作为国内首个干细胞临床研究管理规范性文件，将大大推进干细胞临床研究和应用的进程。干细胞产业的大幕正式拉启。

（五）满足国民经济社会发展与国防安全的需要

由于我国经济的快速发展、生存环境和生活习惯的改变以及人口增长等因素，我国高发疾病的类型既具有发展中国家的特点，又有发达国家的特点。近年来，心血管疾病、糖尿病、肝纤维化、肺纤维化、肾功能衰竭等组织器官损伤性疾病非常常见，外伤和恶性疾病多发。上述许多难治性疾病和创伤需要通过细胞或器官移植才能挽救生命，因此再生医学相关技术及产品的研究愈发受到重视，涉及的干细胞、组织及基因操作等再生医学综合技术这一新兴临床应用前景令人振奋。

无论在科技领域还是市场应用领域，干细胞转化医学都处在前沿阵地。伴随干细胞技术的日新月异，干细胞转化医学颠覆的不仅是传统医药治疗的观念和思路，更日益成为全球医药巨头的新宠，不惜为之投入巨资。干细胞转化医学领域所取得的成就很可能给投资者带来巨大的商业回报。

另外，随着我国医疗保障制度的不断完善，再生医学产业技术和产品年需求量将会不断上升。据国家有关部门报道，预计未来20年，中国的再生医学产业增长率将超过20%；至2020年，再生医学产业产值将有望超过3000亿元。再生医学显现出的神奇作用以及人们对其在未来应用的巨大期望，加之现代经济在催生尖端科技创新和新型技术发展应用方面的巨大推动力和价值，使得这一领域发展日新月异。

成体干细胞治疗的目的是通过临床移植来治疗多种恶性及退行性疾病。因此，根据目前患者数量和疾病发病率可预测，我国成体干细胞用于恶性血液病、心脑血管系统疾病等临床治疗的市场潜量将高达3000亿元，而且将随着干细胞临床治疗有效性的研究和推广迅速增加。

二、发展规律与研究特点

（一）干细胞的定义与内涵

1997年，随着克隆羊"多莉"出生的报道出现，干细胞真正成为科学界的宠儿。第二年，美国科学家在实验室获取了人类胚胎生殖干细胞和人类胚胎干细胞。干细胞看似无穷的转化能力引起了科学家的关注。各国纷纷对干细胞基础和临床应用研究投入巨资。1999年，"干细胞研究的新发现"荣登美国《科学》杂志公布的年度世界十大科技进展的榜首。次年，干细胞研究再度入选《科学》杂志年度世界十大科学进展。

2015年11月16日，"干细胞及转化研究"公布在科技部门户网站的国家重点研发计划试点专项2016年度第一批项目申报指南中。"十二五"期间，我国累计投入经费超过24亿元，支持干细胞相关的重大科研项目近170项。由此可见国家对干细胞转化医学研究的巨大支持力度。那么干细胞转化医学确切的定义与内涵是什么？要回答这一关键性问题，首先要从干细胞和转化医学这两个核心元素的定义与内涵的理解出发。

1. 什么是干细胞

干细胞这一概念自19世纪首次出现以来已得到了广泛的使用，虽然至今还没有一个能被广泛接受的定义，但人们通常认可干细胞具有两个不可缺少的生物学特性，即自我更新和分化潜能。因此，可以将干细胞简洁地定义为"一类具有自我更新和分化潜能的细胞"（赵春华，2006）。目前，常用的干细胞分类方法有两种：一种是根据分化潜能的不同，将干细胞分为全能干细胞（totipotent stem cell）、三胚层多能干细胞（pluripotent stem cell）、多能干细胞（multipotent stem cell）和单能干细胞（monopotent stem cell）。一些学者认为pluripotent和multipotent这两个词的意义难以把握（林同香等，2014）。pluripotent指的是能够分化为三胚层任何组织细胞类型的能力，而multipotent指的是较低水平的具有分化为一种以上细胞类型的能力。近年来我国学者赵春华教授提出了"亚全能干细胞"的概念（Zhao，2015，2013；赵春华，2006），认为亚全能干细胞是发育过程中存留在人体多种组织中、分化潜能仅次于全能干细胞的一种原始干细胞亚群。这种亚全能干细胞已被证明能够分化为三胚层多种组织器官的细胞类型（Li et al.，2013a）。但目前还未发现该类细胞具有畸胎瘤形成能力，因此亚全能干细胞应属于多潜能干细胞的一种。未来的研究如果能够证明此类细胞可分化为三胚层所有组织器官的细胞类型，那么这种细胞将有可能被归类于多能干细胞（Feng et al.，2014）。

另一种常用的分类方法是将干细胞分为胚胎干细胞和成体干细胞两种。2006年，Takahashi和Yamanaka（2006）通过以4个转录因子为基础的体外诱导使成体细胞脱分化成为多能干细胞，即获得了诱导多能干细胞，进一步丰富了干细胞家族。诱导多能干细胞被证明具有类似胚胎干细胞的多潜能性，因此属于多能干细胞。还有一种较新的分类方法，根据细胞的来源，将干细胞分为成体干细胞、胎儿干细胞（fetus stem cell）、胚胎干细胞和核移植干细胞（cell nuclear transfer stem cell）。

2. 转化医学的产生与定义

早在1968年，《新英格兰医学杂志》刊登的文章首先提出了"基础-临床结合"（bench bedside interface）转化模式（Listed et al.，1968）。但在之后的一段时间内，由于科技水平发展的限制以及人们对疾病复杂程度缺乏了解，此研究模式并未引起医学领域的重视。直到20世纪90年代初，学者们才正式提出了"转化研究"（translational research）的概念（Morrow and Bellg，1994）。转化研究主要是指基础研究与应用领域的双向转化过程的相关研究。随着医学科学的进步，尤其是分子生物学的快速发展、循证医学的深入，基础研究与临床应用脱节的现象日益凸显，医学的转化研究愈发受到重视。转化研究应用于医学领域就产生了转化医学。转化医学的英文有translational research、translation science、translational medicine、translational medical research等不同提法，其中translation research在文献中的应用最广泛，如果特指医学领域的转化研究，采用translational medicine更为准确（任成山和徐剑铖，2010）。作为近年来国际生物医学领域出现的新概念和重点研究方向，转化医学（translational medicine）的理念已受到国内外学者的广泛关注和认可，但其确切的定义还尚未完全形成，对其内涵的理解至今还没有完全统一。

目前认为，转化医学是指一类医学研究，能够很好地将基础研究与解决患者的实际问题结合起来，将基础研究的成果"转化"为临床患者的疾病预防、诊断、治疗和预后评估，并为实验室研究提出新的研究思路（Littman et al.，2007；Bussmann et al.，1975）。转化医学的核心理念是打破基础医学、药物研究、临床医学之间的屏障，加强研究与应用之间的结合，在它们之间建立起一个双向转化通道（two-side way），从而推动基础研究成果的快速临床转化和反馈（Mankoff et al. 2004）。一方面，基础临床转化（from bench to bedside），把基础研究获得的知识成果快速转化到临床应用领域，为疾病的诊断和治疗提供更先进的理念、手段、工具和方法，提高临床疾病的预防和诊治水平；另一方面，临床研究者在转化成果的应用过程中及时反馈问题，再进一步将问题转入相应的基础领域进行深入研究（from bedside to bench），及时修正缺陷和不足，从而促进基础研究的发展。这就是具有双通道效应的 B2B 模式（杨春喜等，2011）。基础研究注重于知识探索、发现和创新，临床医学着眼于疾病诊断、治疗和预防；而转化医学倡导的"以患者为中心"，聚焦具体疾病，以疾病诊疗为研究出发点，以促进科学发现转化为医疗实践并最终服务于患者为目标（陈发明等，2011）。

3. 干细胞转化医学

干细胞的研究大致可分为：干细胞的分离、纯化、体外扩增和质量检定，干细胞的生物学研究，干细胞的定向诱导分化和分化机制的调控研究，干细胞应用临床前大小动物模型移植的安全性和有效性评价，干细胞移植策略研究，干细胞 I～III 期临床试验，干细胞生物制剂的规模制备，干细胞临床应用的标准化等。将转化医学的理念渗入到干细胞研究领域的各个环节中去，就催生了干细胞转化医学。

1）以患者为中心，聚焦具体疾病

转化医学倡导的"以患者为中心"，是指从临床工作中发现问题、提出问题，由基础研究人员进行深入研究、分析问题，然后再将基础科研成果快速地转向临床应用，解决问题。这就要求从事干细胞基础研究的学者要从解决实际临床问题出发，对研究的问题有的放矢。对于具体的疾病，首先要明确是否为干细胞疾病或者可用干细胞干预的疾病。干细胞相关的疾病种类繁多，发病机制多样，这就需要国家相关部门与从事干细胞基础研究与临床工作的先锋们从宏观上探讨如何能更好地使干细胞研究"以患者为中心"，聚焦于具体疾病。

2）干细胞的特征和转化应用

胚胎干细胞和诱导多能干细胞均具有分化为机体所有细胞的潜力，因此常常将胚胎干细胞和诱导多能干细胞统称为三胚层多能干细胞。胚胎干细胞具有如下特征：①分化的全能性；②可在体外培养条件下建立稳定的细胞系；③通过植入假妊娠母体子宫，发育为嵌合体动物，其遗传特性可进入胚系，将遗传特性遗传给下一代。胚胎干细胞的上述特性，使其成为研究机体各系统发育分化调控机制的理想种子细胞。胚胎干细胞新药的药理、药效、毒理及药代动力学等方面新的研究，克服了一些实验不能在人体直接进行的困难，提高了药物应用的效果和安全性。胚胎干细胞还可用来探究人类疾病的发生机制和过程，如利用胚胎干细胞制造携带相关特定基因的嵌合体动物，可复制如地中海贫血等疾病模型,以及供人体使用的动物产品。尽管胚胎干细胞和诱导多能干细胞在分化潜能上具有绝对的优势,但伦理问题和安全性问题严重阻碍了它们走向临床的转化和应用。

成体干细胞在临床转化中具有显著的优势:①可以取材于自体,避免了免疫排斥反应;②受伦理问题的限制较少;③可塑性的发现展现出成体干细胞更强大的分化潜能,大大拓宽了其临床应用的范围。成体干细胞的这些特征使得其更易于实现临床的转化应用。但由于成体干细胞种类繁多,分化潜能参差不齐,不同成体干细胞生物学特性和功能上都存在较大的差异,这使得成体干细胞的临床转化研究较难实现规范化。对成体干细胞的临床转化应用需要根据具体的疾病做到遵循成体干细胞的组织器官特异性,做到因材施用。

间充质干细胞是一种常见的成体干细胞,除了具有成体干细胞普遍的转化应用优势之外,它还具有来源广泛、免疫原性低、免疫调节功能、归巢能力以及跨胚层分化能力等特性。上述这些特性使得间充质干细胞有望成为干细胞临床转化应用的主力军。不仅如此,间充质干细胞还可以作为一种支持细胞来辅助造血干细胞进行造血重建。因此在临床上,造血干细胞移植常联合骨髓间充质干细胞移植来达到更好的治疗效果并减轻副作用。近年研究还发现,间充质干细胞可通过旁分泌信号或者微囊泡与肿瘤细胞进行密切的信息传递。这使得一些间充质干细胞的靶向抗肿瘤研究蓬勃兴起。

3)加强双向转化,建立转化中心

与其他医学领域发展的状况类似,目前对干细胞的生物学特性及分化机制的研究较为深入,而干细胞的临床转化应用研究才刚刚起步,因此填平双向转化的鸿沟迫在眉睫。如何使干细胞研究成果实现"从实验室到临床(bench to bedside translation),再从临床回到实验室(bedside to bench)",推动新一轮的成果产生,形成不断转化的良性循环,这一问题值得每一位基础与临床研究者深思。

干细胞的转化研究迫切需要从事干细胞基础研究的学者与临床工作者密切合作,使干细胞的基础研究从临床实际需求出发,干细胞的研究成果应用于临床后,由临床工作者在实际应用中不断发现问题,并及时将问题反馈给干细胞基础研究的学者,从而使干细胞的转化应用不断得以完善和发展,最终让临床患者受益。因此,干细胞转化医学需要打破以往干细胞基础研究与临床应用"各自为政"或"有限合作"的工作模式,各类干细胞研究者应通力合作,从临床实际需求出发,使各类干细胞研究按照其各自特点得到最合理的临床转化应用。

(二) 干细胞研究的发展规律和特点

20世纪90年代末,以成体干细胞可塑性研究为代表的一系列突破性进展使其成为继DNA双螺旋结构发现、基因工程之后的人类生命科学研究第三次高科技热潮。1999年,干细胞研究被美国《科学》杂志评选为世界十大科技进展之首,并于2000年、2003年、2007年三度入选世界十大科技进展,在2008年的世界十大科技进展中,干细胞研究再次名列榜首;2007年度诺贝尔生理学或医学奖也授予了干细胞研究领域的杰出工作者。

纵观数百年的医学发展史,对人体组织器官的病理损伤和功能障碍的治疗方法多是以对症治疗、支持治疗、替代治疗和营养疗法为主,效果大多不佳。而器官移植常有成功案例出现,但有限的供体来源和明显的移植后免疫排斥反应则限制了器官移植的临床应用。寻找更具有主动意义的医疗方式,即用正常的组织器官修复或取代病变受损的脏器(再生医学)则成为现代医学发展的重要方面。因此,干细胞再生医学及转化医学研究应运而生并发展迅速,成为举世瞩目的新兴学科。

医学科技成果的广泛运用,不仅极大地改变了整个人类社会的物质生活环境,而且强烈地冲击着人们的传统伦理观念,通过制定相关的政策法规,能够有效调整医学科技发展所带来的社会伦理问题。比如2003年科技部、卫生部印发的《人胚胎干细胞研究伦理指导原则》保证了生物医学领域人胚胎干细胞的研究活动遵守我国的有关规定、尊重国际公认的生命伦理准则,并促进人胚胎干细胞研究的健康发展。

干细胞在细胞治疗、组织器官修复、发育生物学、药物学等方面都显示出了巨大的发展潜力。使用干细胞治疗疾病不仅有着广泛的应用前景,引起传统治疗方式的重大变革,还将改进药品研制和进行安全性实验的方法。干细胞已成为继基因工程之后,现代生物技术又一新兴的前沿技术领域,也是继人类基因组测序之后最具影响力、最有生命力的生命科学前沿学科,并将成为21世纪具有巨大潜力的高科技产业之一。

与国外相比,我国干细胞研究虽然起步稍晚,但国家对干细胞研究给予了高度重视并逐步加大了研究经费的投入强度。1999年以后,我国干细胞研究方面的政府科研基金的直接或间接投入明显增加。国家自然科学基金委员会对干细胞研究项目的支持逐年上升;"十五"期间,973计划重点支持了干细胞和组织工程的相关基础研究,而863计划则启动了组织器官工程的重大专项，涵盖了所有关键核心技术。这些举措使我国在干细胞领域的研究工作具有了一定规模，并呈迅速发展的趋势。我国在干细胞领域的研究领域与国际上相比差距相对较小，在其个别领域还具有一定优势，尤其具有资源优势。

近年来，我国在干细胞研究领域取得了一系列具有重大意义的突破性和原创性成果，具有多系分化潜能的原始干细胞从胰腺、骨髓、肝脏、皮肤、骨骼肌和肺等多种人胚胎组织中分离出来，其具有向成骨、软骨、脂肪、肌肉和神经分化的能力，突破了一系列干细胞体外获得、临床移植等关键技术瓶颈；制定了我国第一个干细胞新药质量控制标准；在国际上率先提出人体各组织内存在一种具有多系分化潜能的亚全能干细胞，能在特定条件下分化为各种成熟的组织细胞的"亚全能干细胞"新学说；建立了若干重要的实验技术平台；建立了灵长类体细胞重编程技术，在世界上率先获得了重编程的人体细胞核。重编程分子机理在哺乳类的很多物种之间是保守的，从重编程人体细胞中可以分离出胚胎干细胞；扩大了组织工程种子细胞来源，基本解决了组织构建中种子细胞来源不足这一瓶颈问题；证实应用组织工程技术能够从结构与功能等方面进行组织缺损的修复，为组织工程临床应用奠定了基础。

2015年7月20日，由国家卫生和计划生育委员会、国家食品药品监督管理总局联合制定的《干细胞临床研究管理办法（试行）》正式发布实施，从干细胞技术、质量控制、临床转化方案、伦理、行政审批等方面对干细胞临床研究进行了全面规范。

由此可见，如干细胞转化医学这类新兴前沿交叉学科，一般都是在各个分支学科领域发展到一定阶段时，应大众需求或者市场需要，在短时间内产生非常迅速的交叉融合，从而引发巨大的连锁效应，不仅带动各个交叉学科本身在已有的科学知识体系基础上焕发出领域发展的第二春，更是在如化学催化般的快速交叉演进中迅速诞生出一门新的学科种类或者学科发展方向。近年出现的转化医学、精准医学莫不如此。而且，此类新兴的学科领域不再拘泥于以某一固有科学技术知识体系为分界线或者界限，而是以目前人类社会生活发展需求为第一要务。借助现代信息技术对科技信息交流的促进作用，以需求深度影响学科发展的走向和创新方向已经成为干细胞转化医学这类学科发展的共同特点和规律。

三、发展现状与发展态势

（一）国际发展状况与趋势

迄今为止，干细胞治疗与再生医学研究领域绝大多数的基础科学研究成果由美国和西欧为代表的经济发达国家和地区完成,尤其是在干细胞治疗与再生医学工程科技领域表现最为突出。自1980年首次实施外周血干细胞移植以来,干细胞治疗与再生医学的研究和应用取得了巨大飞越。1981年,埃文斯(Evans)等建立了小鼠的胚胎干细胞系;1989年茨奥(Tseng)等创立了自体角膜缘含干细胞组织移植术;1993年,林德伯格(Lindberg)等取角膜缘干细胞组织,用组织培养法获得角膜上皮融合单细胞层,并成功移植到裸鼠皮下形成5~6层比较原始的角膜上皮细胞;1997年,科学家第一次对淋巴瘤患者进行自体干细胞移植,同年佩莱格里尼(pellgrini)等将用自体健眼角膜缘干细胞组织块培养后形成的细胞层移植到患眼上并获得成功;1998年在干细胞研究和应用历史上是非常重要的一年,美国、以色列、澳大利亚、日本、新加坡等国的科研人员先后从囊胚和流产胎儿中分离获得人类胚胎干细胞系,而汤姆生等建立了人胚胎干细胞系。

21世纪以来,干细胞治疗与再生医学研究和应用的速度明显加快。2000年,法国科学家首次在成年哺乳动物体内发现了可以分化为表皮、皮脂腺和毛囊等各种皮肤组织的干细胞,日本专家将失明患者的角膜干细胞体外培养并手术移植使患者恢复了部分视力;2001年,美国科学家从人脑部海马体中取出干细胞并在体外培养成功,并在实验室中用骨髓干细胞培养出神经细胞;2002年,干细胞领域的研究成果进一步增多,日本使用猿猴属的胚胎干细胞成功培育出神经细胞和视网膜细胞,塞姆细胞研究所从成年鼠骨髓中提取出能在老鼠早期胚胎中分化为各种细胞形态的"多效成年源细胞",罗恩·麦克凯等利用老鼠胚胎干细胞培育出大量的神经细胞并移植到帕金森病老鼠中观察到明显疗效,同年美国科学家还发现了能调控干细胞自我更新的新基 $Foxd\ 3$。2003年的科研工作延续了前一年的高速发展,日本科学家成功培育出人体胚胎干细胞;美国的研究机构先后发现成体骨髓干细胞能分化出所有脑组织细胞类型,人体乳腺癌细胞中只有极少一部分具备形成恶性肿瘤的能力的"干细胞",即肿瘤干细胞概念,以及从成人的血液中抽取单核白细胞等等;加拿大科学家发现向动物体内注入干细胞可使受损器官自我恢复。2004年,美国科研工作者从成年鼠毛囊中分离出干细胞,将其植入鼠皮肤后可再生出新毛囊和毛发,新加坡科学家培育出鱼的精子干细胞和活的成熟鱼精子。2007年,由日本和美国科学家分别完成的有关诱导多能性干细胞的研究工作轰动全球,被视为干细胞治疗与再生医学技术在发展历程中又一具有里程碑意义的标志性事件,使得人类为实现干细胞科技的临床应用走出了具有非凡意义的一步。

近年来，世界各国科学家和临床工作者在一系列的动物实验和临床试验的基础上，在严格符合FDA的标准前提下，开展了临床试验，并取得了明显的成效（表7-4）。2005年12月20日，FDA以孤儿药核准一种人类干细胞产品（Prochymal™，由Osiris公司制造），用于治疗移植物抗宿主病的急性排斥反应及克罗恩病。该产品之前于2005年以快速通道（fast track）方式加速审查，并且在治疗急性移植物抗宿主病的Ⅱ期临床试验中获得阳性结果。Osiris公司的第二个产品Provacel™用于修复心脏组织的治疗，处于临床Ⅰ期研究阶段；其第三个产品Chondrogen已经获得FDA批准开始临床Ⅰ/Ⅱ期研究，用于修复膝关节组织损伤及预防骨关节炎。2005年10月，FDA正式批准加利福尼亚州帕洛阿尔托市的StemCells公司利用人类神经干细胞对患有神经元蜡样脂褐质沉积症（又称贝敦氏症）的婴儿进行治疗。StemCells公司采用的治疗途径是尝试通过给新生儿植入神经干细胞，使其合成出能够分解脂褐质的酶；该公司的科学家Nobuko Uchida在干细胞研究国际协会于加拿大多伦多市召开的一次会议上公布了他们在小鼠实验中获得的数据。2010年4月29日，美国FDA批准了第一个细胞治疗药物产品——树突状细胞治疗疫苗普罗文奇（Provenge）[美国丹德里昂（Dendreon）公司研制]上市，这是FDA药物审查工作中具有历史性意义一页——细胞产品首次作为一种治疗药物产品获得批准，对其他细胞治疗技术产品，尤其是正处于研发阶段的干细胞治疗与再生医学产品具有重要的指导意义。目前，全球以研制和生产供临床治疗与科研所需的干细胞治疗与再生医学技术产品的公司已纷纷成立，正在美国、加拿大、日本和欧盟国家/地区迅速开展工作。干细胞治疗与再生医学技术产品的出现不但将提高治疗水平和患者的生活质量，同时也将降低医疗成本。随着越来越多的干细胞研究成果的发现和转化并形成新的高新技术产业，发达国家的政府、产、学、研机构均加大了对该领域的投入，促进了干细胞治疗与再生医学技术产品开发进一步发展。

目前的干细胞技术在基础理论、技术应用、伦理认知等各个方面较10年前均取得了较大发展。FDA近年来对待干细胞产品的态度也发生了根本转变，从最开始的抵制到逐步接受，再到现在的鼓励和支持。这其中有政治环境和医疗卫生政策变化的影响，但最关键的因素还是干细胞技术自身取得的长足进步使干细胞治疗的临床应用实现的可能性大幅增加。

表7-4 世界各国主要干细胞治疗技术产品研发进度一览表

产品名称	适应证	研发进度	研发公司	国别
Prochymal™	移植物抗宿主病、克罗恩病	Ⅲ期临床	Osiris公司	美国
Chondrogen	预防骨关节炎	完成临床试验申请登记		
Provacel™	心肌损伤	完成临床试验申请登记		
Osteocel^R	刺激骨生长	已上市		
Celution™	乳腺重建	已完成临床试验	Cytori公司	美国
Allogeneic adult stem cells	心脏病	Ⅱ期临床试验	Angioblast Systems公司	美国
TRC products	骨再生	Ⅲ期临床试验	Aastrom公司	美国
	血管再生	Ⅱ期临床b阶段试验		
	心肌再生	Ⅰ/Ⅱ期临床试验		
	神经修复	临床前试验		
MPC	不详	临床前阶段	Mesoblast公司	澳大利亚
hESCs产品	脊髓损伤、帕金森病、心脏病（心肌受损）、骨质疏松症、糖尿病	临床前阶段/Ⅰ期临床试验	Geron公司	美国
VesCell™	心脏病、外周血管病、糖尿病	已开展数十例临床试验治疗	TheraVitae公司	以色列
胚胎干细胞	遗传性眼病	临床Ⅰ、Ⅱ期临床试验	Advanced Cell Technology公司	美国
Provenge	前列腺癌	已上市	Dendreon公司	美国

（二）干细胞研究的国际地位

为了更清楚地了解目前世界上干细胞研究热点领域和未来的发展方向，我们从计量学的角度统计、分析和比较了国际上干细胞学科研究的现状，从而为科技政策的制定提供政策依据，为相关领域科学家提供研究情报支持。

1. 干细胞研究文献

干细胞研究文献的数量及水平可以反映出干细胞的基础研究实力。对PubMed中干细胞研究文献的时间分布情况进行统计（图7-8），可以看出，干细胞研究文献整体呈逐年递增的趋势。1997~2008年，干细胞领域研究文献呈近直线增长趋势；尤其是2005~2009年，每年发表的文献量超过1万篇；2008年和2009年文献量分别高达13 318篇（约占总文献量的6.8%）

和 13 313 篇（约占总文献量的 6.8%），说明国际上对干细胞的研究投入越来越大。

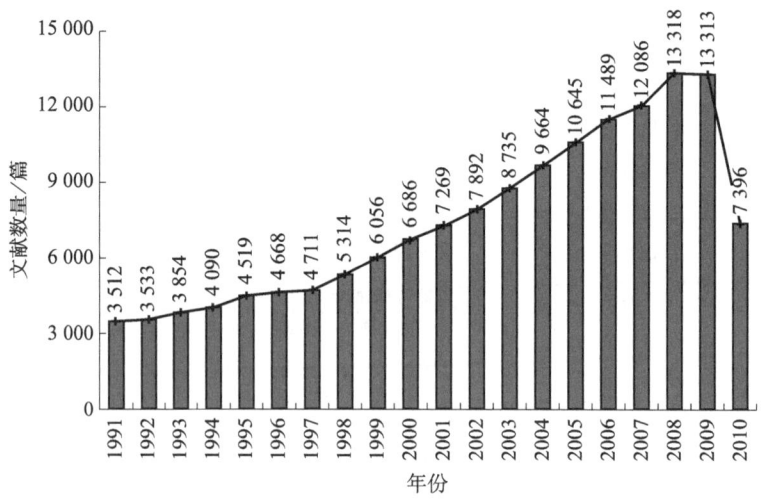

图 7-8　国际干细胞研究文献时间分布

注：2010 年数据不完整。

检索 PubMed 数据库，得到干细胞领域研究文献 151 023 篇（图 7-9），其中美国的发文量为 49 521 篇，占全部统计文献的 33%，遥遥领先于其他国家。日本、德国、英国、中国分别居第 2～5 位。中国与美国和日本相比还存在差距，说明我国在干细胞领域还应进一步加强研究投入。

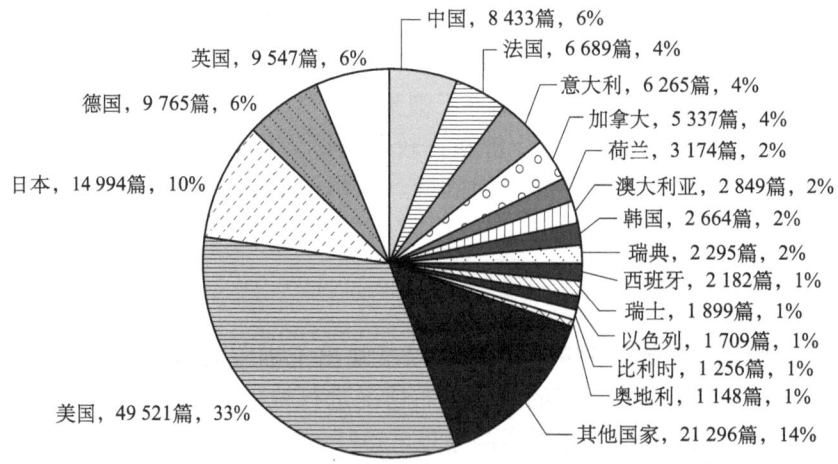

图 7-9　国际干细胞研究文献的国家/地区分布

2. 国内外研究机构分析

国际干细胞研究机构发表文章量排前十位的机构见表7-5，哈佛大学在发文量方面远远领先于其他机构，居世界首位。哈佛大学于2004年组建了哈佛干细胞研究所，其下属20家成员机构。哈佛干细胞研究所的成立使得哈佛大学在干细胞研究领域处于领先地位。美国国立卫生研究院作为主要的基础研究投资机构，对干细胞领域研究的支持力度非常大，相应的干细胞研究产出也很可观，发表的干细胞研究文献量居世界第二位。从总体上来看，美国的研究机构在干细胞领域占据了发文量前十位的大多席位，日本的东京大学和京都大学也占据了两个席位，而我国研究机构未能进入前十位。同国外研究机构相比，国内机构的发文数量尚有不小差距。

表7-5 国际干细胞研究机构发表文献量Top10

序号	机构	国家	文献量/篇
1	哈佛大学	美国	2900
2	美国国立卫生研究院	美国	2204
3	华盛顿大学	美国	1763
4	东京大学	日本	1032
5	斯坦福大学	美国	999
6	约翰·霍普金斯大学	美国	975
7	宾夕法尼亚大学	美国	972
8	密歇根大学	美国	971
9	加利福尼亚大学洛杉矶分校	美国	899
10	京都大学	日本	873

3. 干细胞领域重点研究项目

由于干细胞领域的应用前景十分可观，国际上各科研强国也纷纷在干细胞基础及临床研究中立项投资。

美国政府在干细胞研究领域的投入逐年增加。根据美国国立卫生研究院网站数据，其资助干细胞研究自2008年后增长速度加快，2008年资助干细胞研究2827项，2009年资助3553项，2010年资助3437项。在2006年之前，美国联邦政府在干细胞研究领域的投入逐年小幅增加，其中胚胎干细胞研究领域在2001年前还未曾涉及，从2008年开始出现大幅度增长，至2010年达到1.26亿美元。另外，美国家科学基金会（NSF）也对干细胞领域给予了相当大的投入，资助的研究项目有58项，资助金额达2100多美元，且呈逐年上升的趋势。2006年资助的干细胞项目仅为4项，2007年6项，至

2010年增至17项,较2006年增长3倍多,也进一步印证了干细胞领域的重要性。

除了美国,英国对干细胞领域也十分重视。英国主要由MRC和国家医疗服务系统(NHS)对基础研究进行投资。干细胞转化医学一直是MRC的优先资助领域。其通过对干细胞基础研究给予高度重视,推动其向临床应用和治疗领域的转化,提升干细胞研究能力,并与英国国家健康研究所等机构开展学术-产业合作等措施,以提高干细胞研究的竞争力和影响力。MRC资助的干细胞研究项目主要涵盖干细胞基础研究领域,正在进行中的资助总额超过200万英镑的有5项,项目周期均不少于5年。除此之外,英国干细胞基金会(UKSCF)于2005年成立,支持有前途的干细胞技术快速从实验室向临床转化。

干细胞研究是一个充满着机遇与挑战的新领域,同时也是一个快速发展的科学领域。数据表明,该领域的受关注程度与日俱增,体现出其重要价值及广阔应用前景。

(三)我国干细胞转化医学领域的发展状况

转化医学研究涉及的学科总体分为三大方面:基于实验研究的基础医学和临床医学、卫生服务科学和社会科学。对基础医学和临床医学涉及的学科进一步分析,可以看出,各学科间相互关联,尤其肿瘤学、药学、分子生物学、神经科学、血液学及免疫学等研究活跃,且与医学实验研究关联密切,形成一个大的学科网络(王敏等,2011)。

干细胞移植作为再生医学的分支,近年来在血管外科领域中主要围绕治疗外科难治性肢体缺血开展了一系列的研究,并且通过转化医学的模式,已经将基础研究结果逐步应用于临床。多达30%的重度肢体缺血患者因不适合手术而面临截肢,甚至失去生命。干细胞移植为这部分患者提供了新的治疗机会(董智慧,2012)。根据移植细胞的种类,总体可以分为骨髓单个核细胞、外周血单个核细胞和纯化$CD34^+$细胞移植。其中,骨髓单个核细胞最早被应用,因为其$CD34^+$细胞含量高,而$CD34^+$细胞是形成新生血管的主要效应细胞。其缺点是采髓量较大,需要麻醉。外周血单个核细胞采集简便,避免了这些不足,尤其随着集落刺激因子的应用,$CD34^+$细胞含量得到显著提高。纯化$CD34^+$细胞移植是最近报道的新方法,通过筛除外周血单个核细胞采集物中其他的混杂细胞,旨在减少由此带来的潜在炎症性反应等负面效应。现有的基础及临床研究均证实3种方法均可达到满意的保肢效果,为外科难治性肢体缺血提供了新的选择。

转化医学的发展更需要医学人文教育的渗透和支持。虽然我国目前的医学人文教育还相对滞后,未能很好地适应转化医学的发展要求,但在明确人文精神与转化医学相辅相成的密切关系后,我们适时调整医学人文科研和教学的方针,完善医学人文的学科建设,就能够培养新型医学人才,共同构筑基础和临床研究和交流的平台,从而促进新世纪医学的发展(李晏锋和郭莉萍,2011)。在医学人文教学的内容上,要将转化医学的新理念和新成果纳入到医学人文的教学内容之中,关注和预见与转化医学相关的各种社会问题,使得医学人文课程既能理论联系实际又具有创新性,既有对现实问题的解释又有对未来趋势的前瞻和预判。为此,我们可以借鉴国外的先进经验。美国的医学人文教学的特点就是关注现实问题。以哈佛大学医学院的医学人文课程为例,最新的生物医学科技的发展以及应用到临床实践有关的社会问题、伦理道德问题都是课题讨论和学习的内容(Bentley et al., 2008)。在医学人文教学的形式上也要改革,切实做到以学生为中心,在教学过程中充分调动学生的主观积极性。综上,医学不仅仅是一门自然科学,而是自然科学和社会科学的统一。医学的发展离不开人文精神的滋润。但是干细胞转化医学作为一个新的多学科交叉的领域,若要得到发展和成熟,并且最终推动其他领域的进步,需经过很长的积累过程,需要整合多学科知识,紧密交流和联系,相互完善和发展,才能最大限度地发挥转化医学的作用。

(四) 总体经费投入与平台建设情况

目前,我国干细胞研发以政府扶持的研发模式为主,企业对干细胞研发的投资力度比较小,尚未成为干细胞研发的主力。"重大新药创制"国家科技重大专项、863计划、973计划(含国家重大科学研究计划)、国家自然科学基金等主要国家级科技计划均涵盖了与干细胞再生医学相关的资助项目。2009年10月,科技部公示了973计划2010年度立项的123个项目前两年的经费预算安排及2006年立项的1个项目追加经费预算安排。这124个项目专项经费合计14.8亿元。其中,生物类的项目67个,经费7.5亿元(占51%)。在67个生物类项目中,有4项与干细胞相关,前两年的经费预算为0.58亿元(占生物类经费的7.7%)。国家自然科学基金2009年对干细胞领域资助金额为1.2亿元,2010年资助金额达1.6亿元。

我国国内的干细胞研究平台建设可谓遍地开花,如北京有中国科学院、中国医学科学院、军事医学科学院、北京大学干细胞研究中心等几个较知名的干细胞研究机构；上海有上海交通大学、第二军医大学以及中国科学院上海生命科学研究院等高校和研究院所，这些机构也都设有干细胞研究实验室和研究中心；此外，湖南的湘雅医学院、广州中山大学第二附属医院等也都有干细胞研究队伍。

（五）人才队伍情况

干细胞转化医学团队汇聚了基础与临床领域等多学科交叉人才，搭建了一支具有国际高端前沿性的特殊人才队伍。这与我国中央和地方政府近年来不断推出优秀海外人才引进计划和优秀人才培养有关，如教育部的"长江学者奖励计划"、科技部等七部委的"百千万人才工程"、上海市的"浦江人才计划""启明星人才计划"、中科院的"百人计划"、武汉的"晨光计划"、广东省的"十百千人才工程"等。在国家的大力支持下，干细胞领域已经培养与引进了一批优秀人才，极大地缓解了干细胞优秀人才不足的现状。也使我国在前沿技术开发领域占据了重要地位。自国家"十二五"规划重点项目实施以来，干细胞已被列为生物医药类别的重点项目之一，受到国家的高度重视和支持，因此成为人才引进的重点（毛开云，2010）。

我国干细胞技术基础研究团队相对年轻化。中国科学技术协会的一项调查显示，干细胞科技队伍年轻化趋势明显，科技工作者平均年龄37.9岁，35岁以下科技工作者占总数的近四成，这与新老交替和干细胞技术发展较快、人才队伍扩充较快有关（肖媛媛，2011）。

（六）相应举措与存在的问题

2015年8月21日，我国发布的首个针对干细胞临床研究进行管理的规范性文件，国家卫生和计划生育委员会、国家食品药品监督管理总局联合发布的《干细胞临床研究管理办法（试行）》正式挂网。《干细胞临床研究管理办法（试行）》的出台推进了干细胞在临床上的转化应用的规模化和规范化。同日，两部门还发布了《干细胞制剂质量控制及临床前研究指导原则（试行）》，提出各类适用于可能应用于临床的干细胞在制备和临床前研究阶段的基本原则。

但我国仍应继续加大资金投入，积极引导市场资金参与。随着我国重点科技专项的启动以及地方重大科技计划的实施，我国干细胞研发资金有了一定的保障，但相对于美国来说资金投入仍显不足（2014～2015年美国仅NIH每年在干细胞领域投资超过10亿美元）。干细胞这一行业最终总是要走向市场化运作，应积极寻求市场化运作的资金来源，保证干细胞产业持续发展。

四、发展思路与未来发展方向

(一) 推动或制约学科发展的关键科学问题

(1) 筛选或改良适用于转化医学的种子干细胞。

(2) 种子干细胞亟待更为系统深入的基础研究以支持其在转化医学中的应用。

(3) 干细胞产品缺乏统一的标准化及规范化管理。

(4) 转化医学平台尚未构建完善：临床前研究、临床试验等。

(5) 采用先进的药物筛选体系对干细胞在转化医学研究中进行性能评价。

(6) 加强干细胞研究的专利保护。

(7) 构建健全的干细胞伦理规范。

(二) 围绕解决关键科学问题提出学科发展总体思路

1. 种子干细胞的选择

不同发育阶段的干细胞，其增殖分化潜力不同，均可作为干细胞治疗与再生医学研究中具有应用价值的种子干细胞来源；其应用目的不同、范围不同，因此对种子干细胞的筛选和研究是干细胞治疗与再生医学的关键科学技术之一，这也是今后从事干细胞治疗与再生医学研究工作者们努力的主要方向领域。

胚胎干细胞由于其高度成瘤性、高免疫原性和伦理问题，使之不能直接应用于临床，但用胚胎干细胞作基础研究具有很大优势。胚胎干细胞可以被诱导、分化成各种组织特异性干细胞，为修复和重建损伤的各种组织器官提供实质细胞，相关研究结果可为其他干细胞的定向诱导分化提供依据和方法上的借鉴。

诱导多能干细胞（iPSC）的出现为干细胞治疗与再生医学开拓了一个新领域。iPSC通过基因诱导技术的改造可将已终末分化的细胞（成熟细胞）去分化重编程为全能干细胞。但是，其诱导iPSC克隆成功概率很低（1/1000～1/10 000），而且iPSC与胚胎干细胞相比尚存在诸多差异。iPSC是在已经分化的体细胞中通过基因诱导而获得干细胞基因激活表达，其本身也必然存在较高致瘤性，从安全性上根本制约了其临床实际应用。然而，虽然iPSC在目前看来还难以在实际应用上体现出价值,但它提供了一种新的细胞系和改造细胞的技术,可以作为对目前胚胎干细胞研究的一个辅助和补充,因此我们应关注相关领域,开展 iPSC 重编程调控机制方面的研究,以期在未来形成新的方向。

成体干细胞不存在伦理问题,以最为瞩目的间充质干细胞 MSCs 为例,其免疫原性低,悬浮注射到体内还未见成瘤报道;临床试验研究结果证明,MSCs 可以用于预防和治疗移植物抗宿主病,与造血干细胞同时输注可促进骨髓重建,有利于造血功能恢复;注入损伤的心脑,还可以改善心脑功能。体外实验也证明,MSCs 可以被诱导、分化成各种中胚层细胞,甚至跨胚层分化成神经元、肝细胞、胰岛素生成细胞和肺细胞。体外研究结果提示人们对 MSCs 的研究还需更加深入,如此才能拓宽其应用范围。国内外研究表明,MSCs 不仅包含中胚层细胞干细胞,还含有具有三胚层分化潜能的原始干细胞。这些原始干细胞的存在为上述体外研究结果提供了依据,也提示临床治疗中大量需要的神经干细胞、肝细胞、胰岛素生成细胞、肺细胞等外胚层或内胚层细胞有可能来自 MSCs 的细胞群。组成 MSCs 细胞群的大量中胚层干细胞可向成骨细胞、软骨细胞、肌肉细胞、心源性细胞和血管干细胞等中胚层细胞分化,符合谱系分化规律,可能比较容易诱导形成细胞产品,实现较快地向临床应用转化,用于解决骨、关节软骨和骨骼肌的再生问题,以及心血管疾病乃至其他组织器官修复中的血管新生问题。此外,MSCs 对其他干细胞具有支持作用,与组织器官特异性干细胞同时输注时可促进干细胞的存留和功能重建,这在骨髓重建中已得到验证,并在小肠再生试验中获得了较好结果。综上所述,MSCs 的应用范围有着非常大的扩展空间。

2. 种子干细胞研究的转化应用

鉴于干细胞具有自身复制及多向分化潜能,未来在阐明干细胞等级分化机制的基础上,需要重点开展以下几个方面的理论探索研究。

(1) 研究胚胎干细胞的三胚层分化及进一步向各种组织分化的规律,重点阐明等级分化过程中基因表达程序,特别是转录因子的开启和关闭程序。

(2) 开展体外人工诱导 iPSC 的基因改造及工程化研究,使其产生特定生物学效应。针对遗传性疾病,对干细胞的特定靶基因加以改造,或者对 iPSC 进行全能化改造,再诱导分化为有功能的细胞,用于替代或修复病损组织,从而实现在再生医学领域的应用。尝试各种不同的方法改进 iPSC 诱导的安全性,提高诱导效率及诱导分化能力等。

(3) 选择具有成瘤倾向小的多潜能成体干细胞为诱导分化的种子细胞，采用诱导分化技术和调节分子导入技术生成组织特异性干细胞。

(4) 分化发育机制的研究。随着对胚胎发育和干细胞分化过程的认识越来越深入，重点开展表观遗传学修饰，如启动子 DNA 甲基化，组蛋白乙酰化、甲基化修饰，miRNA 等对基因表达和功能的影响研究。

(5) 研究成体组织来源的多潜能干细胞在细胞生物学、免疫调控方面的特性，解析成体干细胞的"干性"特征、体内外分化潜能、向损伤组织迁移和再生修复的分子机制。研究其在动物模型（包括小动物和灵长类动物模型）中的修复功能和安全性。

(6) 干细胞治疗从基础研究向临床应用的转化医学研究。在治疗多种组织器官的变性、坏死、创伤和退行性病变方面，干细胞治疗由于具有修复器官组织结构损伤并恢复其功能的作用，具有标本兼治的效果，已成为治疗恶性肿瘤、心血管疾病、肝脏疾病、自身免疫病、糖尿病、肌肉及骨组织缺损、神经损伤、皮肤烧伤和遗传性缺陷等多种人体组织器官损伤性重大疾病的最具希望的临床治疗手段。

3. 转化医学平台尚未构建完善

根据成立专项的总体思路、定位、意义、目标、研究任务等情况，结合干细胞治疗与再生医学工程科技未来 20 年内的战略发展规划，在充分考察了目前国家现有的科技计划支撑体系后，国家发展和改革委员会下属的"国家工程实验室"是目前最适合的支撑平台体系。国家发展和改革委员会"国家工程实验室"系统的主要任务是突破一批重大技术装备和产业关键技术，缓解经济社会发展的技术瓶颈约束，强化产业技术原始创新能力，提升产业核心竞争力；在战略性和前瞻性的重要领域超前部署，培育和掌握一批战略高技术和前沿技术，抢占高技术产业发展的制高点；加强基础研究和产业研发之间的有机衔接，从产业技术源头上强化技术创新体系布局，提高持续创新能力。

根据"国家实验室"的建设原则、目标和任务特点等，结合目前我国在干细胞治疗与再生医学领域的科技发展水平，设立以下几个干细胞治疗与再生医学方向的国家工程实验室，以引进先进的产业技术研发实验设施，构建长效的产、学、研、投合作机制，形成具有行业领先水平、结构合理的创新团队，成为应用研究成果向工程技术转化的有效渠道、产业技术自主创新的重要源头和提升自主创新能力的支撑平台。

1) 干细胞治疗与再生医学产品技术标准化国家工程实验室

目前的干细胞治疗与再生医学相关的技术大多尚处于实验室阶段，技术特征的不确定性较强，受人为因素和外界环境干扰较大，技术重现性较差，亟须标准化改造。该国家工程实验室主要针对干细胞治疗与再生医学产品，包括药物、材料、工艺流程、检测方法、制造装备、生产环境等各个方面的内容，根据上述不同研究内容的技术特征和工程实现途径，建立相关技术标准研制、测试验证和合格评定的相关试验和验证技术平台，开展一系列关键的干细胞治疗与再生医学相关技术标准化制定，使之成为国家标准，促进我国干细胞治疗与再生医学产品和应用技术开发逐步走上标准化道路。该国家工程实验室将成为我国面向干细胞治疗与再生医学产品提供标准化的技术改造服务、测试服务、认证服务的权威的第三方实验室机构。

2) 成体干细胞治疗创新药物研发国家工程实验室

成体干细胞是未来20年内干细胞治疗与再生医学工程技术领域最有希望走向临床治疗应用的干细胞。该国家工程实验室的主要研究任务是：针对各类组织器官系统损伤性重大疾病，开展成体干细胞治疗创新药物产品的研制和开发；采用现代新药研发的思路和科技工程体系，重点开展干细胞治疗药物的基础研究，包括干细胞移植归巢再生规律、体内代谢特征和作用机理等研究；根据干细胞区别于传统化学与药物和生物制品的特点，结合其给药途径方式，研究更加适合现代药物给药模式的干细胞药物剂型，以最大限度地降低因保障干细胞药物生物学活性而带来的临床应用限制；建立符合药学规范的干细胞安全性研究评价技术体系和具体方法，针对干细胞的特殊安全性生物学特征，建立有效、可靠、稳定、适用性强的干细胞三致（致癌、致畸、致突）临床前安全性动物试验规范评价体系，建立规范的病理学、毒理学实验诊断体系；建立适用于不同疾病种类的干细胞治疗创新药物临床有效性评价的符合药品临床试验管理规范的通用技术平台体系，协助临床应用研究单位开展干细胞治疗创新药物在多种疾病中的临床前动物实验和临床试验研究，建立各类不同疾病的临床有效性评价数据库，为制定临床应用方案提供技术支持和参考。该国家工程实验室的目标是成为国家评价干细胞治疗创新药物安全的、有效的、具有权威性的第三方实验室技术服务机构。

4. 药物筛选评价

对可能作为药用的物质进行初步药理活性的检测和实验，以求发现其药用价值和临床用途，为发展新药提供最初始的依据和资料被称为药物筛选。

自 20 世纪下半叶以来,生命科学和生物技术的研究成果发展,推动药物研究与医药产业进入了一个变革创新的时代。人类基因组计划的完成以及后续功能基因组和蛋白质组计划的实施,促使大量新药靶点被发现。组合化学技术使可供作为药物筛选的化合物数量呈指数级增长。这些成果首先使人工合成和筛选有限数量的化合物的方法被大规模化合物合成和高通量药物筛选(HTS)所取代。另一方面,尽管斥巨资进行 HTS,新的候选药物上市数量并未显著增加。HTS 成功率低等不足日益突出,这也促使人们对 HTS 进一步发展,新的高内涵筛选技术又随之提出和开发。这一系列发展对创新药物的研究与开发产生了深远的影响,促进了一系列新的研究领域和具有重要应用价值的技术产生,深刻地改变了药物研究开发思路和策略,形成了新药研究的创新模式。

除了药物的有效性之外,其毒性和副作用是用来评价和审批药物以及合成物的重要特性,但是单纯的细胞培养体系的检测方法和模型显然还是不能充分地进行评价。

动物的细胞、组织及整体代谢规律在某些方面都与人体有着本质的差别,尤其是实践证明,药物对肝脏的毒性等方面的副作用时常无法在动物模型中有效检测出来,这是导致上市的药物发生召回的主要原因之一。因此,体外构建基于人体细胞的三维类组织模型可以作为动物模型与临床人体试验的过渡阶段,在药物筛选、药物安全性和有效性评价等方面有着广泛而迫切的应用前景。

多潜能干细胞具有体外分化为功能性组织细胞的潜能,其体外增殖能力强,是建立体外人体细胞三维类组织模型的合适的种子细胞。采用细胞微球组装技术等技术路线可在保持细胞活性的前提下,构建多种细胞空间有序组合的类组织结构体作为药物研究的三维模型。在此类技术路线下,有以下两大方面的问题需要重点考察和解决。

(1) 类组织模型构成细胞单元的筛选鉴定。人体干细胞,尤其是多能成体干细胞在体外的定向分化控制及检测鉴定。这几种涉及一些现阶段还没有得到很好解决的,同时也是研究热点与前沿的问题。例如,如何在体外条件下模拟体内组织发育,干细胞分化的表观遗传操作(epigenetic manipulation)及谱系追踪(lineage tracking),已分化细胞的表观遗传学检测及鉴定等。

(2) 类组织模型的整合构建与功能评价。得到目标细胞后与三维类组织模型的整合与构建是一个富有挑战的问题。其中涉及细胞在药物检测平台中的功能与作用的规范化,比较选择单种类细胞与多种细胞共培养体系的异同与优劣,目标细胞在模型中的蛋白表达、生理指标的稳定化与细胞增殖问题等。

5. 干细胞研究的专利保护

根据目前的国际环境和国内实情,现提出以下几点建议。

1) 加强知识产权保护宣传

对国内相关科研院所、大专院校和重点研发企业单位的科研技术人员有针对性地加强科研成果知识产权保护方面的法律知识普及。需要让大家明白,申请专利与发表论文同等重要,甚至更重要。由国家医药卫生部门、行政执法部门、知识产权保护部门等相关政府机构联合制定、出台一系列鼓励和保护国内干细胞治疗与再生医学产业的政策法规,建立一套行之有效的保护机制。

2) 加强国外干细胞专利申请进入我国的审查力度

不能盲目相信国外在干细胞治疗与再生医学技术上的先进程度。就目前情况来说,我国在干细胞尤其是成体干细胞领域的研究水平至少是与国外同步的。我国国家知识产权局的专利审查员应加强专利合作条约(PCT)进入我国国家申请的检索和审查力度,不能让其权利要求的覆盖面太过宽广,保护本国利益是其根本原则。

3) 鼓励扶持我国的干细胞专利申请

对于干细胞技术应用方面的专利申请,在符合当前国家专利法规要求的前提下,应给予适当的政策倾斜和审查照顾。在鼓励干细胞治疗与再生医学行业从业人员申请专利积极性的同时,也可规范国内干细胞应用局面。

(三) 促进新学科发展,服务国家发展战略

1. 制定产业化发展规划,合理布局发展模式

编制干细胞治疗与再生医学研发和产业化发展规划,建立并合理布局干细胞治疗与再生医学产业集群。重大疾病的干细胞治疗与再生医学综合工程技术体系研究,需从我国国家医疗卫生战略发展部署角度出发,针对心血管、创伤、神经、消化、内分泌、免疫、血液、眼、妇、老年等多个临床学科的重大疾病,设立具学科交叉、基础与临床紧密结合的再生医学技术研究中心,围绕重大科学问题、共同探索和解决关键共性技术。

2. 构建完整的干细胞转化医学平台标准体系和技术平台

1) 成体干细胞的基础生物学研究及种子细胞筛选工艺技术及标准体系建立

本部分研究的主要内容是成体干细胞的基础生物学和功能研究。首先,

研究不同来源成体干细胞的免疫表型、基因型及其增殖分化潜能，确立候选种子细胞的分化阶段和诱导分化方向。其次，研究种子细胞植入体内后，在不同微环境中的增殖分化和免疫耐受及其相关机制。最后，研究种子细胞植入体内后修复宿主损伤组织和器官的机制，阐明植入的种子细胞是否能整合进宿主组织，或通过其他途径促进损伤组织的修复。

2) 成体干细胞体外分离培养扩增成套工艺技术及标准体系建立

成体干细胞体外分离培养扩增工艺是成体干细胞制备技术工艺的核心。该部分研究的主要内容包括成体干细胞体外培养各个技术操作环节的标准化，培养（基）体系的标准化，同时对培养技术的通用性进行研究，简化培养技术步骤、降低工艺成本等，最终确立一种通用且便于学习掌握的成体干细胞体外培养工艺技术，并根据不同需要制定不同的细胞培养方案，使人为影响因素降至最低，成为实际操作可行的技术标准。

3) 干细胞治疗与再生医学产品技术制备平台基础条件及标准体系建立

本部分主要研究的内容是在已确立了前两项标准的基础上，为保证前两项技术标准的实施效果，对再生医学技术产品制备平台的硬件条件和软件条件进行标准化设定，从而使再生医学技术产品的质量在不同外界环境和不同技术人员操作的条件下仍能保持产品质量的均一性。增加平台应用的可行性，使在具备不同条件的国内各级临床及科研单位均能根据自身情况和需求建立不同级别的再生医学技术产品平台，从而开展相应业务，使再生医学技术产品得到普及。

4) 干细胞治疗与再生医学产品临床试验技术及标准建立

本部分主要研究开展成体干细胞治疗多种组织器官损伤性疾病临床试验各个环节的技术及标准。其包括：①干细胞治疗多种组织器官损伤疾病临床病例筛选研究；②干细胞治疗多种组织器官损伤疾病给药途径和剂量研究；③干细胞治疗多种组织器官损伤疾病临床安全性、有效性评价方法及技术指标研究；④干细胞治疗多种组织器官损伤疾病临床试验方案制定；⑤干细胞治疗多种组织器官损伤疾病多中心临床试验的监察与管理、临床数据统计分析研究。

5) 干细胞体外三维类组织模型新药实验平台的建立

利用干细胞在体外构建出多种细胞空间有序组合的类组织结构体，作为药物研究的三维模型。①类组织模型构成干细胞单元的筛选鉴定。人体干细胞，尤其是多能成体干细胞在体外的定向分化控制及检测鉴定，包括如何在体外条件下模拟体内组织发育，干细胞分化的核外调节及谱系追踪；已分化细胞的表观遗传学检测及鉴定等。②三维类组织模型的整合构建与功能评价。这涉及细胞在药物检测平台中的功能与作用的规范化，比较选择单种类细胞与多种细胞共培养体系的异同与优劣，目标细胞在模型中的蛋白表达、生理指标的稳定化与细胞增殖问题等。

6）干细胞治疗与再生医学技术产品开发第三方监管技术平台和专业组织的建立

建立专业的干细胞监管第三方平台，负责对干细胞产品的开发、应用提供审核、监督、指导。该第三方平台应当是具有专业性的非营利组织。第三方平台的工作目的与职责：建立干细胞治疗产业标准，保障干细胞等组织产品的安全性、有效性、完整性和可获得性；保护受试者以及受者的合法权益及伦理保障；在实施干细胞临床研究方面承担对开展干细胞治疗的机构进行资格审查、鉴定、监督的责任，并具有合理取消其资格的权利和义务；另外还具有颁布一系列指导性文件，指导注册机构开展干细胞临床治疗工作的责任。

7）干细胞治疗与再生医学创新药物研发

充分发挥中国在干细胞与组织工程再生医学研究、大动物模型临床前评价、新药临床试验方面独特优势，建立成熟管理机制，依托干细胞治疗与再生医学综合技术产业技术工程重大专项，形成集科研、临床、产业化相结合的多学科交叉联合创新实体，开展针对重大疾病的干细胞治疗与再生医学创新药物和医疗器械产品的研发工作。完成技术产品的临床应用技术研究，获得临床试验批文，开展临床示范研究；完成技术产品的临床试验，获得产品新药证书；建立全国再生医学产品数据库。

（四）提出未来学科发展的重要研究方向

根据目前干细胞治疗与再生医学技术产品研究领域的发展现状，建议将以下几个方面作为未来的重点研究方向。

1. 适用于干细胞治疗与再生医学技术产品的种子干细胞筛选

广泛开展人胚胎、胎盘或者成体组织来源干细胞的细胞生物学研究，建立其分离、培养等体外操作技术，围绕干细胞的获得率、增殖潜能、向损伤组织定向诱导分化效率等关键问题，解析其中在细胞生物学和分子生物学水平的变化，重点阐明干细胞自我更新和等级分化过程中关键的分子及作用机理，探讨其在组织损伤、缺血及退行性疾病等重大疾病中作为干细胞治疗药物产品开发的种子细胞的可行性。

2. 干细胞治疗与再生医学技术产品临床前研究动物模型制作技术及评价体系研究

围绕各种重大组织损伤性疾病，建立相应大型及小型动物模型的技术平台，系统开展并确定干细胞治疗与再生医学技术产品的安全性和有效性评价以及功能性的指标。在此基础上，重点解决干细胞治疗与再生医学技术产品在疾病治疗应用中的移植途径、剂量、时间窗等关键问题，为干细胞治疗与再生医学技术产品的后续开发奠定基础。

3. 间充质干细胞等多能成体干细胞治疗与再生医学技术产品开发及其临床应用技术研究

研究以间充质干细胞等为代表的组织干细胞的分化潜能、免疫学功能和表观遗传学特性。以临床重大组织器官损伤性疾病为目标，研究应用间充质干细胞等多能成体干细胞进行临床应用的安全性和有效性以及可行性方案；在此基础上实施针对疾病靶点的干细胞治疗的技术开发，制定标准化临床治疗实施方案。

4. 干细胞治疗与再生医学技术产品关键技术研究

1）干细胞治疗与再生医学技术产品开发核心技术和工艺流程研究

（1）开发干细胞体外提取、分离与功能鉴定核心技术及其标准。

（2）开发干细胞体外培养扩增核心工艺技术（培养配方体系、培养条件、流程控制等）及其标准。

（3）开发干细胞质控评价指标及其标准。

（4）开发干细胞多元化应用产品制剂工艺及其标准。

（5）开发适用于工业化流水生产线作业的干细胞体外规模制备技术，并研制适用于自动化操作的成套化工程技术装备，以适应不同类型和不同规模的干细胞生产需求，实现干细胞治疗产品生产制备的高效、均一、稳定，摆脱目前完全依靠人工操作的原始技术形态。

2）干细胞治疗与再生医学技术产品 GMP 车间工程设计及生产系统标准建立

（1）干细胞治疗与再生医学技术产品 GMP 生产车间工程设计及其标准。

（2）干细胞治疗与再生医学技术产品 GMP 生产配套设备及生产过程管理控制标准。

（3）干细胞治疗与再生医学技术产品 GMP 生产 QA/QC 体系建立。

(4) 干细胞治疗与再生医学技术产品 GMP 生产人员与技术培训体系建立。

3) 干细胞治疗与再生医学技术产品资源储备利用及其网络化体系建设

(1) 干细胞治疗与再生医学技术产品资源储存技术研究，包括储存温度、时间、储存液配方、储存方式、储存操作过程技术等。

(2) 储存前处理工艺、储存期间质量保证工艺研究。

(3) 储存后复苏工艺及远程输送技术研究。

(4) 国家干细胞资源储备（库）未来布局及发展战略研究。

(5) 干细胞资源的储备利用网络化体系建设（干细胞资源及其信息采集、整合、储存、管理、资源开放共享和相关管理）。

(6) 干细胞资源的产业化开发。

第八节 药物研发

一、临床前研究部分

（一）创新药物研究问题的现状分析

在传统的研究模式下，新药研发阶段主要在实验室进行，只有在临床试验时才需要正视临床使用中需要面对的一系列问题。50 000～100 000 个候选化合物中仅仅有 1/1000 能够进入临床前研究，而最终能够进入临床试验的药物则更少，最终成功上市的仅为 1～2 个。

新药研发的成功率越来越小，而风险却越来越大。其原因在于：相比于确切的疗效，新药研发更注重药物对人体的安全性。

当前危害人类生命健康主要杀手如肿瘤、心脑血管疾病、糖尿病等慢性、难治性疾病的病因和发病机制极其复杂，单药治疗模式很难阻碍其病理进程，因而多靶标、多机制调控的新药研究孕育而生。然而，在现有条件下，开发针对多个药靶的新药，无论从技术层面还是到研发成本上，均大大增加了新药研发的难度和风险。

因此，传统的新药研发模式已经不能满足时代的需求，甚至制约了现代医药学的发展。

现代新药的研发主要遵循从分子靶标到细胞水平，从动物模型到临床试验的研发链条模式。系统生物学研究结果表明，疾病是机体内环境稳态失衡的结果而不仅仅是单一分子靶标生理功能上的错位。以线性思维模式研发新药必将出现在临床上因过度激活或抑制某一分子药靶而导致机体不良反应层出不穷的恶果。

另外，动物疾病模型是生物医学研究过程中所建立起来的具有人类疾病模拟表现的动物实验对象及相关实验材料。目前，用于疾病发病机制研究的转基因动物模型（主要为小鼠）被大量应用于新药筛选和药效评价。此方法的最大缺陷在于用单基因缺陷或多基因遗传操作所获得的遗传性状动物模型，与人类多基因、多因素导致的疾病本质相差甚远。转基因动物模型的药效评价"失真"也是导致多数对模型动物具有良好效果的新药运用于人体却不能发挥作用的主要原因之一。传统的新药研发模式不仅浪费了大量的人力、物力，而且获得的适用于临床的新药少之又少。一个新药的研发，平均需要耗费 2.8 亿美元，但医学的根本性问题并未得到有效解决。

因此，全社会迫切需要在新的转化医学的模式下建立快速、高效和能够解决人类疾病危害的新药研发体系。

（二）临床病理样本分子标志物的鉴定及新型药物靶标的发现

传统的疾病诊治模式主要是基于疾病晚期或终末阶段的临床症状进行的，缺乏对疾病分子水平的诊疗。在大数据时代下，医学最大的进步就是个性化和精准时代的到来。

在精确医疗时代下，基础与临床工作者以转化医学的工作模式，通过对患者病理组织样本（包括：血液、尿液、唾液等流体样本和组织等固体样本）进行功能基因组学、蛋白质组学、代谢组学、信号组学、临床标志物分子群体信息的分析获取，获得疾病的分子分型，以此确定个性化的诊治方案，预测不同个体对同一药物治疗的反应性和同一个体对不同药物的敏感度及毒副作用，使治疗药物精准地发挥其临床疗效，避免药物的不良反应发生。

生物标志物是一类可供客观测定和评价的一个或几个生理/病理或治疗过程中某种特征性的生化指标，通常是特殊的小分子、蛋白质或核酸序列。通过对其测定可以获知机体当前所处的病理生理学状态，结合分子影像技术可动态、定量、可视化地观察疾病的发生、发展进程和转归并做出对药物疗效的评估。

在转化医学研究模式下，研究者通过整合病理样本的生物信息学海量数据，发现可用于诊断和监测疾病的生物标志物，反馈到临床诊疗中进行验证，从而获得较为明确、新的药物靶标。如此可有助于有针对性地发现新的药靶和创新药物研发策略，提高新药发现的成功率，缩短新药研发从实验到临床应用的时间。

另一方面，临床病理样本分子标志物的鉴定，还可以通过使用现有的临床药物进一步确定所发现的新型药靶在疾病不同发展阶段中所具有的地位和作用，使新药靶标的发现从单纯依赖现象追踪药靶的单一方式，进入到根据现象和机制不同层面和角度来发现、鉴定和确证新药靶标功能的阶段。

随着非编码 RNA 和外显子检测技术的飞速发展，使机体中 miRNA、长链非编码 RNA（LncRNA）和环状 RNA 等药物靶基因预测、功能分析、药物基因间相互作用及功能调控网络分析等前沿知识和技术进入到临床样本分子标志物的鉴定及新型药物靶标的研发领域。一方面，为人类探索疾病微观分子世界提供帮助；另一方面，也可以此方式探索老药新用的临床适应证，为从老药新用中寻找新药提供契机。

（三）老药新用被认为是新药开发中最快捷、最有效的策略之一

所谓老药新用是指已上市药物的新适应证或新用途开发。

以传统的技术路线研发新药，不仅周期很长（推出一个新药从立项到上市平均需要 15 年）、斥资巨大（研发成本约 8 亿美元），而且约有 90% 的候选化合物因不能通过早期药效和毒性评估而终止研发（成功率不足 10%）。新药即使能顺利通过严格评审后上市，仍要面临意想不到的临床风险。

许多老药用于临床时间较久，已为广大医药人员或社会人群所了解，而随着临床的广泛应用和人们对药物的不断探讨与实践，又被发现了新的用途。

由于已上市药物的分子结构、理化性质、作用机理和体内代谢动学以及临床安全性资料较为详尽，这就意味着与全新的药物相比，老药新用具有研究成本低、风险小、成功率高等明显优势，能够更快地被投入到临床试验中，其新用途的开发很快进入 II 期临床评估，使得研发周期缩短至 3~12 年，可节约研发费用 40% 以上。

据统计，美国 FDA 在过去几十年批准的新药大约有 70%~80% 是已批准药物的新剂型和新用途。例如，阿司匹林从常规抗炎解热镇痛药扩大为可抑制血栓形成和降低心脑血管事件发生的新药；原为治疗肺炎的甲氧苄啶，也可用于治疗艾滋病患者的耶氏肺孢菌肺炎；而原用于终止妊娠的米非司酮，则已获准用于治疗重症精神病性抑郁症。

因此，老药新用被认为是新药开发中最快捷、最有效的策略之一。老药新用新药研发模式将越来越受到关注。

就以往的老药新用研发模式而言，多数依靠医生在临床上的偶然发现。在转化医学的研究模式下，未来老药新用的研发模式可能更多地需要依赖新技术和新方法。

文献分析显示，转化医学药物研发主要着重于分子靶向药物和生物大分子药物两个方面。

（1）分子靶向药物：疾病发生分子机制的阐明为药物的研发提供了更多的可作用分子靶点，基于生物标志物的分子靶向药物成为未来药物的发展方向。例如，肿瘤单抗药物、血管内皮生长因子受体药物、酪氨酸激酶抑制剂小分子药物、组蛋白脱乙酰酶抑制剂等方面的研究。

（2）生物大分子药物：基础医学深入地揭示了生物大分子的结构和功能的奥秘，因而出现了大批的生物大分子药物。其能更自然地在体内发挥生理功能，比化学药物具有更好的靶向识别特性和更低的毒副作用。

二、Ⅰ期临床部分

创新药物的研究是转化医学研究的重要环节，涵盖了候选药物从体外实验向体内实验的转化、从动物实验向人体试验转化，以及从正常健康受试者向特定疾病患者的转化研究，此3个阶段构成了创新药物转化医学研究的全部过程。创新药物转化医学研究通常会涉及目前国际上最新、最前沿的生物科技知识和技术，需要全面综合多学科的信息、技术和设备，并且在此基础上进行变革、提取和创新。当然，无论进行何种创新，科学的管理系统以及完善的研究机制都是开展创新药物转化医学研究的基础，是实现创新药物顺利从实验室向临床转化的关键。

近年来，新药研发费用昂贵、时间延长、失败率高等严峻情况对新药研究的最后阶段即新药的临床研究提出了更高要求。可以说，创新药物的临床研究是药物研发的瓶颈，特别是早期临床研究，关系到整体药物研发。因此，如果药物早期临床研究阶段的工作不扎实，则会导致时间和资金方面的巨大浪费。为此，关注从临床前到临床的多层面、多病种、多学科的转化研究应该是创新药物转化医学研究的战略核心。而且，国外制药发达地区的经验显示，利用转化医学成果指导药物临床研究，可大大加速新药的开发进程。进行数据密集型研究，同时评估药代、药效学和安全性终点，从药物临床研究初期就将剂量、暴露、效应紧密连接，这些已经成为新药临床研究的发展趋势。因此，整合优势智力资源，配置高精尖设备，融合转化医学理念，建设符合国际标准、功能齐全、可进行从临床前药物研发到临床药物评价的"一站式"的国际一流的药物研发和评价平台,形成临床药理学研究平台、临床研究平台和药物研发平台三大亚平台已是势在必行,并以此为依托实现国内创新药物研发质的飞跃。

(一)发展规律和研究特点

1. 临床前与临床转化

随着科学技术的日新月异,基础生物学及病理生理学开始了空前的大发展。但目前基础研究与临床实际需要的严重不匹配造成了许多的基础研究成果未能有效地向实际应用转化。在这样的大背景下,为了提高药物研发从临床前到临床的转化率,促进基础研究成果快速为临床服务,实现科学研究的真正价值,"转化医学"应运而生。虽然目前"转化医学"处于研究初期,但大体上已经历了两个阶段。第一个阶段是由美国国立卫生研究院研究人员于21世纪初提出的。20世纪末,人们普遍认为随着人类基因组计划的完成,许多人类重大疾病健康问题将迎刃而解。然而,事与愿违,人类基因组计划的完成并不能解决所有重大疾病的病因。其他组学的研究尽管在技术上有很大进展,但在疾病发病机制等方面的研究结果却不尽理想。因而提出了最初的转化医学的概念,即将基础研究的理论、方法、成果转化为实际应用和临床实践的手段。随着研究的不断深入,人们对"转化医学"概念的认识不断更新。人们意识到"转化医学"不仅是一个单向过程,而且也是双向的。因而近两年转化医学又被一些学者形象地表示为3B模式,即 bed-bench-bed(病床—实验台—病床)。即要以临床上的需求来确定基础研究的方向和内容,再将研究的成果用于临床实践。因此,要以转化医学理念为指导,重视从临床中凝练课题,提高药物研发临床前到临床的转化率,促进基础研究成果快速为临床服务,实现科学研究的真正价值。

2. 转化医学与个体化治疗

自"精准医疗"的概念被提出以来,我们并不难发现,未来医学的发展趋势是:从大众化对症给药,向量体裁衣的个体化给药转变,个体化医疗新时代的黎明已经到来。就像摩尔定律改变了计算机一样,转化医学也将改变整个医学的研究模式。我们正在从今天低效率、实验性的医学走向明天由数据驱动的医学。在不久的将来,诊断、预后、治疗,以及更为重要的预防都将根据个体的遗传及表型信息而改变,转化医学为个体化治疗提供了解决之道。在 2013 年中国研究型医院高峰论坛上，詹启敏院士、陈志南院士、程京院士等著名专家指出，转化医学是一个不断发展、不断完善的医学创新模式，可为恶性肿瘤、心脑血管疾病等人类重大疾病的个体化治疗提供解决之道。其中药物基因组学构成了现代个体化医学转化应用中最直接、最重要以及效益最显著的一个方面。2007 年，美国 FDA 批准了第一个药物基因检测，要求患者在服用华法林前检测 CYP2C9 和 VKORC1 基因多态性来预测华法林的敏感性。随后，药物基因组学不断地驱动个体化治疗的前进。到目前为止，130 余种药物经美国 FDA 批准贴上了遗传学的标签，用于提示该药不同基因型的患者的疗效和毒性。

转化医学为个体化治疗提供解决之道，而个体化治疗则是实现转化医学的终极目标。目前，临床上许多疾病的药物治疗已经达到阈值，如抗抑郁治疗有效率只有 62%，哮喘只有 60%，糖尿病甚至只有 57%。其中，以肿瘤领域的治疗形势最为严峻。据 WHO 统计，2008 年全世界新增肿瘤（不包括非黑色素瘤皮肤癌）人数约为 1270 万，同年死于肿瘤的患者仅约 760 万。肿瘤学已成为当前医学研究中最受重视的领域。目前常用的抗肿瘤化疗药物对患者治疗的有效性较低，如果肿瘤治疗能够实现个体化治疗，将能够极大地减轻患者的医疗负担，从而节约医疗资源。当下，通过分析不同个体当中的基因表达差异，再对这些差异进行分析，制定合理的个性化治疗方案已经在医学界达成广泛共识。其中也不乏成功案例，如 2007 年上市的吉非替尼，是一种选择性 EGFR 酪氨酸激酶抑制剂，主要用于治疗晚期或转移性非小细胞肺癌。临床研究发现，只有 10% 的非小细胞肺癌患者对吉非替尼表现出快速而显著的疗效。经基因研究发现 EGFR 基因 18～21 号外显子编码酪氨酸激酶区，此段基因序列发生突变后会使 EGFR 被配体激活后磷酸化程度升高，而该突变常见于亚洲年轻女性，以不吸烟的腺癌型非小细胞肺癌患者为主。转化医学的发展为现代疑难疾病和慢性疾病的治疗开启了新的篇章，是现代医学穿越死亡之谷的新机遇、新挑战，需要广大医学工作者进一步研究。

（二）创新药物临床药理学的发展现状和趋势

新药研发是一个漫长而艰辛的过程。近年来，全球范围内新药研发投入的持续性增加和与之背道而驰的新药成功率的不断降低，验证了新药研发高投入、高风险的行业特点。生物医药产业是我国的战略性主导产业。目前，我国正处于向创新药大国转型的关键时期，2020 年以前我国制药工业产值将超过GDP总值的6%,成为支柱产业。为了适应产业发展和社会需求,如何能够大幅提高我国创新药物研发的效率,如何有效地利用创新性思维和先进的技术手段来突破以往仿制药研发思路的桎梏,迅速提高新药研发及临床评价的质量和水平成为我国目前创新药物研究亟须解决的关键问题。然而一个新化合物从发现到上市成为药物,一般要经历药物发现、临床前(体外和动物)研究以及临床试验研究等阶段。其中,临床试验研究是花费最大、周期最长的过程,同时其结果是对药物在人体内安全性和有效性的直接评价,是影响药物能否被批准上市的决定性因素。临床药理学研究是以人体为对象,研究药物与机体相互作用规律的学科,因此是药物评价和使用的基础。一个试验的进行,从受试者群体的明确、药物剂量的选择、样本量的确定到临床试验的设计、评价方法的建立以及相关影响因素的考虑都要以临床药理学为指导依据。此外,通过临床药理学还可以对备选化合物的理化性质、体外研究和动物研究结果进行合理的利用,为临床试验提供支持和帮助。而对临床试验结果的评价则是其成败与否的关键,是新药研发过程中决策制定的重要依据。因此,在药物研发过程中,临床药理学发挥着不可替代的作用。

早期临床药理学研究(通常为Ⅰ期和Ⅱa期临床研究的主要内容)是药物临床研究的起始和关键阶段。国外制药发达地区的经验显示,在新药临床研究早期开展数据密集型研究,通过综合评估药物代谢动力学(简称药动学)、药物效应动力学(简称药效学)和安全性指标,在新药临床评价的起始阶段就将剂量-暴露-效应紧密连接,将大大提高新药研发效率,降低新药研发风险。在这一阶段,以健康受试者或患者为对象,利用临床药理学的现代理论和先进技术研究药物与人体间相互作用的规律和机制,探讨创新药安全性、有效性的剂量范围,使Ⅰ期临床研究与Ⅱ期或概念验证(proof of concept,POC)试验逐渐融合,已经成为国外新药临床研究的发展趋势。

1. 本学科在国内外的发展

临床药理学是药理学科在临床研究中的延伸,是研究药物与人体相互作用规律的一门学科。它以药理学和临床医学为基础,阐述药动学、药效学、毒副反应的性质和机制及药物相互作用规律等。新药的临床研究与评价是临床药理学研究的重点内容。传统的药物研发过程分为四期,其中上市前的研究是Ⅰ期、Ⅱ期和Ⅲ期。1997年和1998年,美国FDA和欧洲药品评估局(EMEA)先后提出了临床研发的新的分期方法。这种分期方法将临床研发过程按照研发目标分为人体药理学研究、治疗性探索研究、治疗性确证研究和治疗性应用研究，总体上对应于原先的Ⅰ、Ⅱ、Ⅲ、Ⅳ期研究，但是在时间划分上又不像原来的研究分期那样强调不同期之间的时间前后衔接。以人体药理学研究为例，在新的分类方法中，美国 FDA 和 EMEA 都强调，在这个研究阶段，除进行传统的安全性、耐受性、药代动力学评价之外，还要进行药效学研究，为临床探索和确诊提供更多的依据和支持。在此基础上，国外以临床药理学为研究核心的研究中心大量涌现，多元化的数据密集型临床药理学研究成为这些中心的科研拓展重点和业务核心。

基于我国创新药物研发的现状，临床药理学非常有必要在广度和深度上得到进一步的发展。以下，我们将从北京协和医院创新药物转化医学中心现有的五大研究模块进行详细的阐述。

1) 创新药物的临床药理学评价和基于模型的药物研发

在传统的"经验描述"新药开发模式（或称试错法）下，创新药开发效率越来越低，这既会导致新药研发不能满足我国患者用药需求，又会抬高创新药售价，导致患者及全社会的医疗负担不断攀升。因此，探索并建立符合我国国情、行之有效的创新药物早期临床开发的新模式和新机制尤为必要。近 20 年来，定量药理学的出现和发展使得临床药理学的研究方法逐渐向定量化演变。并且，随着日益上涨的药物研发成本以及逐渐降低的上市成功率，制药企业面临着越来越严峻的挑战，在临床试验阶段失败的化合物会对企业造成巨大的损失。因此，针对药物研发中逐渐明显的问题和困难，美国 FDA 在 2004 年提出了药物开发中的《创新/停滞：新医疗产品的关键路径上的挑战与机遇》白皮书，强调新方法和新工具是改善药物研发现状的有效手段，并推荐应用基于模型的药物研发（model-based drug development，MBDD）方法。同时，该白皮书定义了基于模型的药物研发是从临床前数据到临床数据的药物有效性和安全性的药学-统计学模型的建立和应用，并以此帮助药物研发中背景知识的积累和决策的制定。模型化与仿真的方法在整个药物研发过程中（包括临床前研究和临床试验）对反映药物效应、安全性以及相关的影响因素都有着重要意义。

由于临床试验的周期长、花费高，其试验设计需要更充分的信息和证据支持，因此基于定量药理学的研究方法对临床药理学格外重要。其作用主要体现在几个方面：①整合临床前信息，为临床试验的开始提供支持，如首次人体试验的设计，以及试验药物在动物和人体中药代动力学和/或药效动力学性质相关关系的考察；②在临床Ⅰ期健康受试者研究中，建立药物的群体药代动力学模型，筛选出具有显著影响的相关因素，还可以建立药物剂量/暴露量与药物相关不良反应事件的定量关系（如果存在可用的生物标志物，可以建立药物与生物标志物的定量关系），为下一步研究提供背景信息；③在患者研究中，定量比较其药代动力学结果与健康受试者中结果的差异，系统的建立药物暴露量-生物标志物-临床终点-不良反应事件的定量关系，考察相关因素的影响，并通过模型仿真来优化药物剂量和给药方案；④利用模型化方法，还可以对相关指标的昼夜节律、疾病的自然进展以及安慰剂的效应进行定量考察。

目前，定量研究的方法正由经验化模型向机制化模型方向发展。经验模型的建立过程是利用数学公式对自变量（如剂量和采样时间）和因变量（如浓度和药效指标）的关系进行直接的描述，而模型的选择主要基于对数据的拟合程度来进行，其参数往往没有明确的生理意义。这种模型化方法的优点在于简单、直接，对数据的要求较低；但其缺点也十分明显，此模型具有较强的药物特异性，外推能力非常有限，而且预测能力较差。随着人们对机体本身认识的不断深入以及计算机技术和相关专业软件的发展，基于机制的模型化（主要包括基于生理的药代动力学模型和基于机制的药代动力学/药效动力学模型）思路逐渐被重视。这种模型包含了两部分内容。一部分是药物不相关的机体系统，主要包括生理或病理条件下的通路及相关影响因素。这一部分的模型参数称为系统参数，此类参数与治疗药物的性质无关。另一部分是药物对机体系统的影响。该部分参数称为药物效应参数，具有较强的药物特异性。虽然基于机制的模型相对复杂、对数据要求较高、计算耗时较长，但是其优点也格外突出。系统部分与药效部分的分离使得模型的外推能力和预测能力更强，并可以更有效地优化给药方案，尤其是多种不同机制药物的联用方案。目前，基于生理的药代动力学模型有了较大的发展，利用专业的软件和系统参数数据库，可以在未进行临床试验的情况下，对试验药物的药代动力学性质甚至药物-药物相互作用进行较为准确的预测，对临床试验设计有极大的帮助作用。而与药代动力学相比，药效动力学相关的系统参数更难直接获得（目前主要靠模型估计），基于机制的药代动力学/药效动力学模型尚有很大的发展空间。尽管如此，利用已有的模型仍可以对相同机制或适应证的新型药物的药动/药效关系进行预测，并可以实现动物与人药动/药效定量关系的桥接。

2）人体生物转化和物质平衡研究

在国际上，生物转化与物料平衡试验数据是药品上市注册要求中必不可少的一部分。一般来说，在国际先进的药物研发研究中，在生物转化方面，人体主要代谢产物的结构、代谢分数、代谢产物的人体暴露及该代谢途径中的主要代谢酶在药物上市前均已被明确鉴定。而在物质平衡研究方面，药物排泄回收结果均可达到给药量的80%以上。在该数据的支持下，对药物代谢产物的安全性及药物相互作用的可能性及机理均可以被明确地鉴定，为药物的安全使用提供了有力的支持。

相较于国际上生物转化及物质平衡研究，国内的药物研发在这方面上还有很大的差距。这是由多方面的原因造成的，我国药物研发方面的生物转化及物质平衡研究与国际上的差距主要在于技术上的落后，缺乏临床药物相互作用和转运体研究方面的数据。而放射性同位素示踪及显像等先进的研究技术在国内药物研发的生物转化和物质平衡研究中的应用尚鲜见报道，而利用更加先进技术的微剂量放射性同位素标记的药代动力学及物料平衡试验在国内创新药物研发领域更是空白。方法技术上的落后使得国内创新药物研发生物转化及物质平衡研究的水平较低。因此引入放射性同位素及微剂量等先进的研究设计及技术手段并根据我国药物创新产业的特点进行的创新性尝试，可以为国内创新药物的研发探索出一条更为先进的可行性道路，以大大增加我国创新药物的研发速度与研究质量。

放射性同位素示踪及基于加速器质谱的微剂量放射性同位素示踪技术是目前国际上在生物转化及物质平衡研究中最先进的技术方法。放射性同位素示踪技术具有专属性强、检测简单、方法可靠且灵敏度极高等区别于其他分析方法的独特性，使得低能量放射性同位素（^{3}H 和 ^{14}C）示踪的方法在过去的几十年中已经成了研究新药吸收、分布、代谢与排泄研究，尤其是物料平衡研究中必不可少的工具。绝大多数用于申请 FDA 和 EMEA 有关新药上市申请（NDA）中药物安全性评价研究时，都采用了放射性同位素标记化合物给药后在人体内的药代动力学和物料平衡数据。例如，Flarakos 等（2013）给予了6名健康男性受试者^{14}C 标记的新型抗生素 PTZ601，进行了该药物的药代动力学及人体的物料平衡研究，获得92%的回收率。此外，利用低能量放射性同位素标记技术进行创新药物的人体物料平衡研究在近几年中已多见文献报道（Acharya et al.，2013；Bathala et al.，2012；McKeage et al.，2012）。然而，根据美国 FDA 颁布的最大射线限制和综合安全条例（21 CFR361.1），这类放射性同位素标记的物料平衡试验一般在健康男性受试者中进行，通常的给药放射性强度在 3.710 6～5.551 06Bq/人（100～150μCi）。这样的放射性暴露有时不能为恶性肿瘤患者所耐受，使得一些细胞毒类的抗肿瘤药物的物料平衡试验开展面临困难。另外,由于受到检测灵敏度和总体放射量暴露的限制,传统的人体物料平衡试验只能在给予一个较高剂量的单剂试验中进行,而无法评估在药物达到稳态时排泄的情况。基于这些在伦理和科学上的问题,药物创新领域的科学家在不断寻找更加灵敏和专属的技术。

3) 药物研发的遗传药理学研究

人类基因组计划的实施与发展,促进了遗传药理学和药物基因组学的极大发展。这些研究的最新成就以及技术的不断成熟,一方面正在使药物的设计和治疗模式发生一场深刻的革命,另一方面对新药发展的战略转移会产生极大的影响。这主要表现在以下两点:①开发作用于相关的遗传物质和以特定基因型患者作为治疗对象的药物;②避免开发有多态性药物代谢参与的且治疗指数低的药物。其中,第二点具体表现为在新药研制时应注意识别药物代谢酶多态性在候选药物代谢中的作用。药物代谢酶多态性在药物代谢中的作用大小影响候选药物的治疗指数以及开发前途。在药物研发的早期阶段,越早越准确地获得遗传药理学的相关数据,将会极大影响候选药物的开发策略和前景。

4) 药物临床研究中生物标志物的开发和应用

生物标志物是一种能客观测量并评价正常生物过程、病理过程或对药物干预反应的指示物,也是生物体受到损害时所产生的重要预警指标。生物标志物涉及细胞分子结构和功能的变化、生化代谢过程的变化、生理活动的异常表现,以及个体、群体或整个生态系统的异常变化等。基于各种组学方法筛选出的生物标志物不仅能够用于疾病早期诊断、预测及评估患者预后,还可为药物疗效和安全性评价提供更加灵敏的指标。在创新药物的临床研究和评价中,生物标志物的开发和应用具有极其重要的价值和意义:能够有针对性地探索新的药物和治疗方法,更好地确定药物靶标和阐明药物作用机制,缩短药物研究从实验到临床应用阶段的时间从而提高研究效率。可以这样说,作为药物疗效和安全性评价指标,某些特异性的生物标志物能够贯穿新药研发的各个阶段,从临床前到临床,从Ⅰ期临床药理学研究延伸至Ⅱ期和Ⅲ期临床研究。

生物标志物是转化医学研究领域的重要研究内容。生物标志物在创新药物临床研究中的开发和应用主要集中在肿瘤、心脑血管疾病、自身免疫病、骨质疏松症、阿尔茨海默病、糖尿病等重大疾病领域。近年,已经有大量的相关科研论文发表以及出现较为成熟的诊断产品和临床药品。

5）大分子药物的早期临床评价

自1982年全球第一个重组蛋白药物——重组人胰岛素上市至今，短短的30年内仅美国FDA就已批准了近150个大分子药物（蛋白和多肽类药物）。如此高效的批准率不仅与其有效性和安全性显著高于小分子药物有关，而且也因其具有显著的经济效益。虽然目前这类药物仅占全球整个医药产业销售额的12%左右，但却是其中增长最快的一类，不到10年就增长了几倍，并且这一比重有逐年递增的趋势。从1998年开始，全球生物制药产业的年销售额增速连续15年保持在15%~30%，成为发展最快的高技术产业之一。美国销售额超过10亿美元的"重磅炸弹"级大分子药物约占该类上市药物的30%。在显著经济效益的驱动下，全球制药巨头们纷纷扩展其生物制药部门，加大了大分子药物研究的投入。与此同时，2014~2020年，全球最叫卖的多种大分子药物的专利保护即将到期，会有很多生物仿制药（biosimilar）出现。可以预计，在未来的10年内将有大量的蛋白和多肽类药物进入早期临床研究。目前，对于这类药物的研究，科学性和法规两个方面尚不十分成熟，需要在早期临床研究的实践过程中不断积累经验，为药政管理部门提供更多、更可靠的借鉴。

2. 我国在这一领域的优势学科、薄弱学科和交叉学科的发展

近年来，随着我国制药工业的快速发展，在"十一五"和"十二五"新药创制重大专项的资助下，各地新药临床试验平台的建设已经取得了有目共睹的长足进步。然而，国内创新药早期临床药理学综合评价系统的发展仍处于初级阶段，尤其在创新药物首次人体临床试验领域，与欧美发达国家和地区的总体研究水平相比差距仍然较大。在关键技术和专业人才方面还存在许多瓶颈。例如：基于模型的药物研发是综合理解剂量-暴露-疗效关系进行药物早期临床研发的最佳策略，而国内MBDD基础还非常薄弱，能够从事MBDD的专业人才奇缺；由于缺少中国人群系统生理学参数的研究与收集，基于生理学的药代动力学/药效动力学预测模型（physiologically-based pharmacokinetic phamcodynemic model，PBPK/PD）等创新技术在我国新药研发中应用也远远落后于国际先进水平；许多创新药物缺少机制明确的、可用于疗效评估的特异性生物标志物，因此在早期临床研究中无法准确评价其剂量-暴露-疗效（疗效和安全性）关系；尽管近20年来遗传药理学的研究证实了药物代谢酶、转运体和药物作用靶点的基因多态性在药物反应个体差异中起到了重要作用，但在药物研发的早期探索中可能影响药物代谢、药物疗

效的遗传多态性研究在我国仍处于初级阶段。因此，在我国创新药物对临床研究提出更高、更新要求的前提下，鉴于目前国内创新药物早期临床研究的发展现状，建立技术先进、方法科学的创新药物早期临床药理学评价研究技术平台意义重大。

(三) 总体经费投入与平台建设情况

北京协和医院创新药物转化医学中心是中国医学科学院北京协和医院临床药理中心下属的Ⅰ期临床研究室，迄今已有近20年的历史。实验室在软件方面拥有一支具有较高素质的研究团队。实验室现有研究人员23人，80%具有硕士以上学历。在2005年9月，Ⅰ期实验室正式获得了ISO/IEC 17025国际实验室质量认可证书，是目前国内同类实验室中唯一取得ISO质量认证的科研机构，可以出具国际认可的药物浓度检测数据。在2012年11月，实验室作为示范单位接受国家食品药品监督管理总局专门针对新药Ⅰ期基地的现场审核，成为国内首家顺利通过此项检查的研究单位。此外，近年来临床药理中心实验室还多次接受并顺利通过美国FDA、诺华、辉瑞等国外医药公司的项目检查。Ⅰ期实验室拥有国内领先、国际先进的分析仪器设备，现有2000余万元的仪器设备，其中包括高分辨飞行时间质谱仪（QSTAR XL）1台、液相色谱串联四级杆质谱仪6台、气相色谱-质谱仪1台。以上质谱仪配备了电喷雾（ESI）、大气压化学电离（APCI）、大气压光化学电离（APPI）、纳升喷雾（nanospray）等多种先进的离子源，配置齐全的多元高效液相色谱仪（HPLC）6台和超高效率色谱仪（UPLC）3台。此外，实验室还配置了多套液液萃取和固相萃取装置，以及全自动固相萃取系统（96-well SPE）2台，恒温孵育设备等其他配套的分析仪器和实验室设备若干。已经具备定量分析技术平台的基本规模。

为响应国家转化医学战略需求，需进一步建立创新药物平台支撑，使北京协和医院转化医学中心整体临床研究水平符合国际新药研究规范，获得国际认可；数据及数据管理实现与发达国家双边或多边互认；使新药临床评价研究技术平台成为国际或国家进行新药临床评价的基地。

平台建设的技术任务是：①建立符合国际GCP标准的创新药物临床评价研究技术平台的程序化管理制度；②建立达到国际先进水平、符合GLP标准的生物分析实验室；③建立基于计算机化数据管理的临床试验管理系统；④建立基于模型的新药研发定量药理学研究平台：建模与仿真研究；⑤发挥北京协和医院专业特长，建立具有北京协和医院专业特色的创新药物的临床研究技术平台，开展自身免疫病、糖尿病、骨质疏松症及神经退行性疾病等领域的创新药物临床评价。

1. 建立符合国际GCP标准的创新药物临床评价研究技术平台的程序化管理制度

在新药的临床研究工作中全面推行GCP标准，对整个平台实施科学化、规范化、标准化管理，力争该技术平台整体临床研究水平符合国际新药研究规范，获得国际认可。

1）伦理学规范建设

建立国际公认的人体生物医学伦理规范，完善伦理委员会工作。完善知情同意书撰写、审核和修订的制度，加强管理获得书面知情同意的程序，做到切实从受试者利益出发，保护受试者权益。

2）平台程序化管理制度的建立

对新药的临床研究进行全面的平台程序化管理，涵盖临床试验的所有技术环节，具体内容包括：医疗机构中药物临床试验的研究人员软件建设，研究的质量监管，研究计划、方案及总结报告，临床试验的实施，数据管理及统计分析。其中，研究人员软件建设包括研究团队各职责定义及工作流程、简历内容及要求、培训课程及考核记录、研究人员资格。研究的质量监管包括标准操作程序及记录，质控程序及记录，设备维修、校正、检查记录等的设置和监管。研究计划、方案及总结报告包括临床试验计划书，合同和预算及其审核和确认，临床试验方案准备、修订、审核和确认，研究者手册的准备、修订、审核和确认，病例报告表的准备、修订、审核和确认，试验总结报告的结构与内容，报告的审核、修改和确认记录，知情同意书的审核和修订。临床试验的实施包括研究前各项工作检查目录不良事件的评估、记录与医疗处理，严重不良事件报告的内容、格式要求和报告程序，研究药物的管理（包装、标签、盲码、记录、核查、运输、储存、清点、发放和销毁）等。数据管理及统计分析包括统计计划书，统计和数据管理人员职责，数据处理、统计分析工作流程、质控程序和记录，统计报告审核、修改和确认记录，研究记录、资料管理及归档（包括原始数据、原始报告及原始病例记录等）。

3）建设具有国际临床研究水平的高素质人员队伍

北京协和医院创新药物转化医学中心拥有一支具有较高素质的研究团队。实验室现有研究人员23人，80%具有硕士以上学历。探索临床研究技术平台的同时，探讨如何构建保持技术平台稳步发展的体制建设，为我国新药研发工程的发展壮大提供可以借鉴的技术经验和管理经验。举办和参加国际临床研究交流活动，通过向国内外同行学习，开拓我国临床研究人员的视野，学习国外先进研究技术和理论，提高我国新药临床研究的整体水平和增加我国Ⅰ～Ⅳ期临床研究的竞争力。另外，将在课题实施过程中完善临床研究团队的组织结构（包括临床研究医师、研究护士、协调员、统计师和质控人员等），培养这一领域的高级专业技术人员（博士生、硕士生等），尤其是熟悉建模/仿真研究方法的由统计师、临床药理学家及临床医生三方面人才构成的MBDD团队。

2. 建立达到国际先进水平、符合GLP标准的生物分析实验室

我国是小分子化药原料药和仿制药的生产大国，为了保障这些新药研究数据的科学性和可靠性，建立准确、灵敏、规范的小分子药物、代谢物、内源性药物、小分子多肽类药物以及药物PD指标的分析检测方法非常重要，是保证顺利进行临床研究、评价药物PK和PD特征的基础。生物制药产业是发展最快的高技术产业之一，由于蛋白多肽类药物药效好、患者需求大，自问世以来就已成为新药研发的热点，近年更是成为全球新药研发的重点，无论是国际的制药企业还是国内的制药企业均在这个领域加大了投入。因此，可以预计在未来的10年内将有大量的蛋白多肽类药物涌入临床开发阶段。此外，很多小分子药物的PD指标和生物标志物也是蛋白质或者多肽，如降糖类药物的PD指标DPP-Ⅳ（二肽基肽酶Ⅳ）和GLP-1（胰高血糖素样肽-1)、生长激素的PD指标IGF-1（胰岛素样生长因子-1）和IGFBP-3（胰岛素样生长因子结合蛋白-3）。因此，建立灵敏、准确、符合国际规范的大分子定量测定方法，提供可靠的PK和PD数据也是保障创新药理临床研究结果的基础。大分子药物的吸收、分布、代谢和排泄特征与小分子化药均有所不同，并且各类大分子药物又有各自的特点，在进行分析方法建立、考核和样品测定时不能和小分子化药一概而论，要考虑到大分子本身的特殊性。由于我国目前尚没有与大分子定量检测、腺苷脱氨酶（ADA）检测或ADA中和活性检测相关的新药研究指导原则，各研究机构关于如何进行这类化合物的方法学考核也没有统一的规范和接受标准，数据质量参差不齐。因此，应尽早建立大分子定量检测、ADA检测及ADA中和活性检测的规范化考核方法，积累这方面的经验。

符合国际规范的、先进的生物分析技术平台，是开展创新药物临床研究的平台基础和重要的技术保障。当前创新药物在药物类型、药物剂量等方面

已经有了很大不同，对生物分析平台在技术深度和技术广度方面的要求有了极大提高。北京协和医院临床药理中心生物样品实验室拥有国内领先、国际先进的分析仪器设备，已于2005年9月，正式获得了ISO/IEC 17025国际实验室质量认可证书，是目前国内同类实验室中唯一一家取得ISO质量认证的科研机构，可以出具国际认可的药物浓度检测数据。目前，我们针对来自新药临床试验的生物样本，已经广泛而深入地开展了药物浓度测定、代谢产物鉴定、体外酶学等研究。在前期工作的基础上，"中国转化医学学科发展战略"研究项目将进一步深入优化小分子药物生物分析技术平台，探索ADC药物的分析方法和要点，解决蛋白质多肽类药物的分析难题以及方法学考核的规范化问题，建立灵敏、准确、符合国际规范的药物或生物标志物的定量测定方法，提供可靠的PK和PD数据。

1) 引进高精尖实验室设备，保障实验室在科学技术方面处于可持续发展状态

"工欲善其事，必先利其器。"随着科学技术的高速发展，实验室研究水平愈来愈依赖于现代仪器设备的水平，因此引进高精尖实验室设备成为构建国际先进水平生物分析平台的基本保障。根据GLP生物分析实验室的实际需要，在平台建设过程中，"中国转化医学学科发展战略"研究项目计划购买高通量生物样本处理系统（实现临床生物样本制备过程的自动化）、UPLC等高效的色谱分离系统（提高分析速度）和各种生物质谱仪（定量和定性测定药物）等先进的实验室仪器设备。

2) 完善实验室的质量管理体系，对实验数据进行全面的电子化传输和管理，构建符合GLP标准的实验室质量管理和保障体系

在"十一五""十二五"期间，北京协和医院临床药理中心已经购置并安装了Watson LIMS（沃特森实验室信息化管理系统）。然而目前该系统标准配置用户较少，而且无法对仪器工作站实现电子管理（即不能监控数据的产生过程），因此在实际运行中无法真正实现对新药生物分析全过程进行电子信息化管理和监督，这与目前国际通行的新药研发和申报规范不符。因此，在本平台的构建过程中，计划继续加强Watson LIMS等符合美国21CFR11国际标准的实验室信息化管理系统在新药临床研究中的普及度，如增配实验室信息化管理系统（LIMS）用户数目。并购置UNIFIRE等最新的针对仪器工作站的电子数据管理系统，从而真正实现实验室数据全方位的电子化管理和监督。

3) 建立针对新药疗效和安全性的药物基因组学研究平台

基因型/表型关系研究是遗传药理学的重要内容之一。它是以药物效应及

安全性为目标，研究药物代谢酶（影响药物的代谢，如细胞色素 P450）、药物转运蛋白（影响药物的吸收、分布和排泄，如 P-糖蛋白）以及药物作用受体或靶位（影响药物反应的敏感性，如 β 肾上腺素受体）等药物反应相关蛋白基因突变与药物代谢之间的关系，而这些基因突变是不同个体产生不同药物代谢或效应的根本原因。因此，通过建立新药疗效和安全性的药物基因组学研究平台，经遗传标志物-基因多态性的检测，根据不同基因型给予不同的药物治疗，使患者获得最佳疗效，既能达到治疗目的，减少药物不良反应的发生率，又能节约资源。我国目前在新药创制过程中对基因型/表型关系的研究仍为薄弱环节，有待加强。

从大量药代分析的血样中分离血浆/血清时抛弃的血细胞中提取少量 DNA 信息，用于在北京协和医院临床药理中心进行的基因型/表型关系研究，完全不必增加受试者额外取血。通过表型和基因型关系的研究，可从更多的角度对药物疗效、代谢途径、药物相互作用、药物不良反应等进行深入评价，为个体化给药提供依据。"中国转化医学学科发展战略"研究项目将构建可用于表型和基因型关系的研究 DNA 标本库，建立不同基因分型的相应标准操作规程，并提供表型和基因型关系的研究数据支持新药申报。

4) 生物标志物研究

生物标志物的研究工作包括生物标志物的发现阶段和生物标志物的验证阶段。当一个生物标志物顺利通过证明后，便可在临床工作中应用。通常，生物标志物的发现工作在基于质谱的技术平台上进行，而验证及之后的临床应用工作会采用基于配体结合分析（LBA）的研究技术，如 ELISA 进行。这种研究模式在研究的不同阶段需要涉及两种或两种以上的且相互独立的分析技术。目前，有两种基本生物分析指导原则应用于生物标志物的方法学考核工作中，一个是美国 FDA 颁布的适用于药物生物分析的指导原则，另一个是美国临床实验室标准化委员会（NCCLS）和临床实验室改进法案（CLIA）颁布的适用于临床诊断分析的指导原则。因此，将加大在生物标志物研究方面的实验室投入和建设，参照最权威的国际标准，根据目标药物的适应证，开展生物标志物方面的研究工作。对生物标志物分析的方法学验证进行全面的总结，探索适合我国国情的验证标准。唯如此才能推进生物标志物在转化医学中的应用，支持新药的临床评价和申报工作。

3. 建立基于计算机化数据管理的临床试验管理系统

基于计算机化数据管理的 I 期临床试验管理系统在临床试验过程中能够

有效地提高研究质量，从而可以从根本上杜绝错误或虚假数据、提高工作效率、缩短临床试验周期［缩短了人工核对病例报告表（CRF）等环节的时间］，因此临床试验的电子化管理是国际新药研发的趋势。在建立协和创新药物转化医学中心的过程中，将在临床药理中心建立基于计算机化数据管理的临床试验管理系统，包括电子数据采集（electronic data capture system，EDC 系统）/电子 CRF 系统，并使之完善。为今后将在局部建立符合国际标准的系统网络化，将整个网络系统建立在中国医学科学院北京协和医院临床药理研究中心的平台上，对院校所属各个临床研究室进行质量管理打下基础。

在"十一五""十二五"期间，北京协和医院临床药理中心已在自身免疫病、糖尿病及神经退行性疾病新药临床评价研究技术平台中成功地建立了一套基于计算机化数据管理的临床试验管理系统，包括电子数据采集/电子 CRF 系统、临床研究统筹管理软件 Promasys 开展新药的临床评价。中国转化医学把"十一五"课题中获得的宝贵经验应用于其他创新药物临床评价研究技术平台的建设中去，努力使该系统更加完善。此数据管理系统是基于计算机化数据管理的临床试验管理系统，在临床试验过程中能够有效地提高研究质量，增强原始数据的可溯源性，从而可以从根本上杜绝错误或虚假数据，提高工作效率，缩短临床试验周期，必定会成为一种新的临床试验管理模式。"中国转化医学学科发展战略"研究项目还将积极促进该临床试验管理系统在全国新药研究大平台上的持续推广，为药政管理部门对临床研究室进行质量管理打下基础。

4. 建立基于模型的新药研发定量药理学研究平台：建模与仿真研究

购置并安装 PK/PD 链式研究和群体药代动力学研究建模和统计分析软件。目前，国内 MBDD 基础非常薄弱，特别缺乏相关领域人才和研究经验。"中国转化医学学科发展战略"研究项目计划构建基于 MBDD 定量药理学的新药临床试验评价技术体系。该体系的建立除了需要人才引进和培养以外，迫切需要解决的是 PK/PD 链式研究和群体药代动力学研究建模和统计分析软件的购置和安装。

WinNonlin 软件是进行 PK、PD 建模及非房室模型分析的工业标准软件，1998 年用于美国 FDA，目前已有超过 6000 个商业和学术客户进行使用。该软件支持标准 PK 和 PK/PD 研究的各种分析，可以进行房室模型分析（compartmental analysis）、非房室模型分析（noncompartmental analysis）、生物等效性（bioequiavailability）/生物利用度（bioavailability）评价，可进行交叉或者平行临床试验研究及非平衡设计的参数分析,可分析回归模型及协方差模型。更重要的是,它可与过程知识系统(PKS)完整整合,符合美国 FDA 21 CFR Part 11 电子记录与签名规范。Phoenix NLME (WinNonMix)是为群体药代/药效研究提供数据处理和建模的工具,可用于非线性 PK/PD 模型分析,计算群体参数的近似分布,估计模型的固定和随机效应;可以进行协变量估计,如群体和环境因素的影响;也可以估计随机效应或者不确定因素引起的干扰,比如血药浓度或者 PD 反馈。

S-PLUS 软件基于 S 语言编写,作为统计学家及一般研究人员的通用方法工具箱。S-PLUS 强调演示图形、探索性数据分析、统计方法、开发新统计工具的计算方法,以及可扩展性。它可以直接用来进行标准的统计分析得到所需结果,并且可以交互地从各个方面去发现数据中的信息,并可以很容易地实现一个新的统计方法,目前国际上已广泛用于临床药效显著性评价工作中。

5. 建立具有北京协和医院专业特色的创新药物的临床研究技术平台

依据北京协和医院转化医学中心确定的研究方向,充分利用北京协和医院在免疫、神经、代谢性疾病等方面的临床优势,建立具有北京协和医院特色的创新药物临床研究综合评价体系。

1) 建立计算机化的、以神经精神药理学技术为核心的、具有中枢神经系统药物专业特色的Ⅰ期临床评价技术体系

在神经精神药理学研究领域,纷繁驳杂的药效学检测工具数不胜数,但是其中真正被不同研究反复使用并获得药效灵敏度和特异度验证的检测工具并不多。"中国转化医学学科发展战略"研究项目的宗旨是建立以神经精神药理学技术为核心的临床药理学研究平台。项目预算将基于建立计算机化神经精神药理学技术平台的基本软硬件需求而设立。建成之后将有能力在药物临床研究中通过计算机系统(实时记录保留并处理数据)进行以下评价。

(1) 神经心理功能检测(高级神经系统):①记忆力测试(如词语记忆和延迟回忆/再认试验、数字广度试验、Sternberg 短时数字记忆试验);②逻辑推理能力分析(如图像逻辑推理试验);③选择反应时间试验;④Stroop 试验;⑤注意力分离试验。

(2) 神经生理功能检测:①跳跃眼动试验;②连续眼动试验;③躯体平衡试验;④敲键试验;⑤难度调整性追踪试验;⑥药理脑电波(pharm-EEG);⑦主观感觉测量[针对镇静作用、情绪、平静度等主观感觉的视觉

类比量表，视觉模拟评分（VAS）]。

2）建立评价骨量、骨微观结构和骨质量的防治骨质疏松症药物研究平台

评价防治骨质疏松症药物的最好的研究终点是降低骨折发生率，但是往往需要较大的样本量和较长的研究周期。即便研究结果证实某种药物具有降低骨折的效果，也还需要就该药物对骨转换状态、骨密度、骨组织学和骨微结构等方面进行综合评价。比如，临床上常用的骨密度测定是诊断骨质疏松症和药物疗效评价的主要标准之一，但是骨密度并不能反映骨强度的全部。利用骨转换生化指标的变化检测药物疗效和预测骨折是重要的补充手段之一。定量电子计算机断层扫描（quantitive computer tomograph，QCT）的优点在于可以分别测量皮质骨和松质骨从而确定药物作用的主要部位。采用骨组织形态计量学（Bone Histomorphimitry）往往能提供静态的骨量多少和基本的结构信息，以及动态的骨转换状态和骨骼矿化等方面的综合信息。利用显微CT（micro computer tomograph，micro-CT）技术可以准确地观察骨骼的微观结构，评价骨小梁的面积、数目和连接度，并能观察皮质骨的薄厚和其穿孔度。因此，建立评价骨量、骨微观结构和骨质量的综合研究分析平台将有助于对防治骨质疏松症的药物进行全方位的综合评价。

3）糖尿病药物药代动力学研究平台

对糖尿病的治疗有其特殊性，药物降糖作用需与患者的升糖因素在时间上精密匹配才能平稳降糖，否则将不可避免地出现血糖波动，不能达到治疗目的。因此，为更好地指导用药，必须了解药物的药理特点，尤其是药代、药效动力学特点。临床试验的Ⅰ～Ⅳ期，Ⅰ期中的人体药代动力学是以后各期疗效评价的基础。但由于人体中血糖与内生胰岛素及其他升糖激素间复杂而瞬息变化的影响，以及伦理要求，给客观而精准地研究降糖药物的药效动力学带来了极大的困难。葡萄糖钳夹技术（glucose clamp technique）的建立和完善很好地解决了上述问题。该项技术严密地控制了血糖水平，从而打破了体内葡萄糖与胰岛素的循环调控，并使内源胰岛素和内生葡萄糖（肝糖原分解及糖异生）均获得抑制。在此平台上，测定血胰岛素水平的变化和记录葡萄糖的输入量，即能正确反映胰岛素制剂的药代动力学和胰岛素制剂的药效动力学特征。因此，其在国际上公认为最佳方法，但该方法要求技术高、过程复杂、耗费极大，国际上也仅在近年来才广泛应用于新制剂胰岛素的开发研究，如礼来公司的Lispro、诺和诺德公司的Aspart、安万特公司的Glargine，以及新近上市的肺吸入型胰岛素等。

参考文献

陈发明,金岩,施松涛,等.2011.转化医学:十年回顾与展望.实用口腔医学杂志,27(1):5-11.

陈晓荣,姜勇,王丽敏,等.2012.2010年中国成年人业余锻炼和业余静态行为情况分析.中华预防医学杂志,46(5):399-403.

陈园生,李黎,崔富强,等.2011.中国丙型肝炎血清流行病学研究.中华流行病学杂志,(9):888-891.

成旭东,封亮,贾晓斌,等.2014.金复康口服液二次开发总体研究思路与技术体系框架.中国中药杂志,39(5):941-945.

戴志澄,肖东楼,万利亚.2013.中国防痨史.北京:人民卫生出版社.

董智慧,符伟国.2012.干细胞移植基础研究与移植在血管外科领域中的转化医学现状.中国实用外科杂志,32(1):44-46.

高明.2012.甲状腺结节和分化型甲状腺癌诊治指南.中国肿瘤临床,39(17):1249-1272.

国家卫生和计划生育委员会.2014.2014中国卫生和计划生育统计年鉴.北京:中国协和医科大学出版社.

何书励.2010.1.北京地区居民2002~2006年髋部骨折发生率的研究2.软骨发育不全2家系的基因突变研究.中国协和医科大学硕士学位伦文.

赫捷,陈万青.2012.2012中国肿瘤登记年报.北京:军事医学科学出版社.

国家心血管病中心.2020.中国心血管健康与疾病报告2019.北京:科学出版社.

江华,蒋朱明,罗斌,等.2002.免疫肠内营养临床有效性的证据:中英文文献的系统评价.中国医学科学院学报,24(6):552-558.

江华,杨浩,彭谨,等.2015.循证医学方法学在人工智能时代背景下面临的挑战.中华危重病急救医学,27(9):709-711.

姜勇,张梅,李镒冲,等.2013.2010年我国中心型肥胖流行状况及腰围分布特征分析.中国慢性病预防与控制,21(3):288-291.

蒋朱明,江华.2006.谷氨酰胺双肽对手术后患者结局影响的临床随机对照研究荟萃分析.中华医学杂志,86(23):1610-1614.

李春辉,吴安华.2014.MDR、XDR、PDR多重耐药菌暂行标准定义——国际专家建议.中国感染控制杂志,13(1):62-64.

李立明,饶克勤,孔灵芝,等.2005.中国居民2002年营养与健康状况调查.中华流行病学杂志,26(7):478-484.

李梅.2015.男性骨质疏松症的诊治进展.中国医学前沿杂志(电子版),7(10):4-7.

李思阳,季兴跃,李卓荣.2013.抗结核中药有效成分研究进展.中国抗生素杂志,38(10):

725-729.

李晓燕,姜勇,胡楠,等.2012.2010年我国成年人超重及肥胖流行特征.中华预防医学杂志,46(8):683-686.

李晏锋,郭莉萍.2011.医学人文教育与转化医学.中国高等医学教育,(1):11-13.

林同香,蔡焕焕,林益.2014.干细胞若干定义的相关探讨.中国组织工程研究,18(14):2290-2296.

刘爱东,张兵,王惠君,等.2012.1991—2009年中国九省区膳食营养素摄入状况及变化趋势(六)18~49岁成人膳食钙摄入量及变化趋势.营养学报,34(1):10-14.

刘建平.2011.转化医学与循证医学及其与中医药疗效评价.中国中西医结合杂志,31(4):444-445.

马玉霞,张兵,王惠君,等.2012.1989—2009年中国九省区居民膳食营养素摄入状况及变化趋势(九)18~49岁成年居民膳食维生素C摄入状况及变化趋势.营养学报,34(5):427-431,435.

毛开云.2010.国内外干细胞研究机构概况.http://www.hbzhcm.com/Technology/Detail/31380.html[2016-12-30].

宁光.2018.中国糖尿病防治的现状及展望.中国科学(生命科学),48(8):810-811.

任成山,徐剑铖.2010.转化医学的概念、研究热点及其前景.中华肺部疾病杂志(电子版),3(6):456-462.

苏畅,黄辉,王惠君,等.2013.1997—2009年我国9省区18~49岁成年居民身体活动状况及变化趋势研究.中国健康教育,29(11):966-968.

苏畅,张兵,王惠君,等.2011.1989—2009年中国九省区膳食营养素摄入状况及变化趋势(五)18~49岁成年居民膳食脂肪与胆固醇摄入状况及变化趋势.营养学报,33(6):546-550.

汤钊猷.2011.关于肝癌治疗的策略.临床肝胆病杂志,27(4):337-339.

王敏,刘妮波,张燕舞,等.2011.从文献分析角度聚焦国际转化医学研究发展及现状.基础医学与临床,31(10):1168-1175.

王巍,李洪敏,王安生,等.2003.BACTEC-MGIT960快速培养药敏对肺结核诊治的应用和评价.中国防痨杂志,25(6):379-381.

王燕萍,阎琳晶.2013.多重耐药菌医院内感染的研究现状及预防控制措施.国际检验医学杂志,34(2):189-191.

卫生部疾病预防控制局,卫生部医政司,中国疾病预防控制中心.2009.中国结核病防治规划实施工作指南(2008年版).北京:中国协和医科大学出版社.

魏来.2014.慢性丙型肝炎病毒感染:中国的现状和转折.中华内科杂志,(9):681-684.

文玉敏,李平,占永立,等.2012.转化医学在中西医结合防治慢性肾脏疾病中的应用.中国中西医结合肾病杂志,13(5):468-470.

武英.2011.应对耐药菌的新方法——噬菌体制剂.国外医药(抗生素分册),32(5):223-228.

肖东楼.2011.全国结核病防治规划(2001—2010年)终期评估报告.北京:军事医学科学出

版社.

肖媛媛. 2011. 专家谈中国航天人才梯队建设称年轻人具创新优势. http://www.chinanews.com/gn/2011/11-10/3452078.shtml[2011-11-10].

谢雁鸣,田峰. 2010. 中药上市后再评价关键问题商榷. 中国中药杂志,35(11):1494-1497.

杨春喜,殷宁,戴尅戎. 2011. 转化医学的概念. 口腔生物医学,2(2):66.

杨功焕. 2011. 2010 年全球成人烟草调查——中国报告. 北京:中国三峡出版社.

翟凤英,杨晓光. 2006. 中国居民营养与健康状况调查报告之二——2002 膳食与营养素摄入状况. 北京:人民卫生出版社.

张兵,王惠君,杜文雯,等. 2011. 1989—2009 年中国九省区居民膳食营养素摄入状况及变化趋势(二)18—49 岁成年居民膳食能量摄入状况及变化趋势. 营养学报,33(3):237-242.

张娟,蒋俊,张红,等. 2011. MGIT 960 与罗氏培养法在结核分枝杆菌培养及药敏试验中的比对分析. 中国防痨杂志,33(6):361-365.

张俊仙,吴雪琼. 2014. 抗结核药物所致肝损伤的分子机制. 中国防痨杂志,36(1):3-8.

赵春华. 2006. 干细胞原理、技术与临床. 生物技术产业,(5):93.

中国防痨协会临床专业委员会. 2012a. 结核病临床诊治进展年度报告(2011 年)(第一部分 结核病临床诊断). 中国防痨杂志,34(6):393-402.

中国防痨协会临床专业委员会. 2012b. 结核病临床诊治进展年度报告(2011 年)(第二部分 结核病临床治疗). 中国防痨杂志,34(7):463-471.

中国防痨协会临床专业委员会. 2013a. 结核病临床诊治进展年度报告(2012 年)(第一部分 结核病临床诊断). 中国防痨杂志,35(6):405-426.

中国防痨协会临床专业委员会. 2013b. 结核病临床诊治进展年度报告(2012 年)(第二部分 结核病临床治疗). 中国防痨杂志,35(7):488-510.

中国健康与营养调查项目组. 2011. 1989—2009 年中国九省区居民膳食营养素摄入状况及变化趋势(一)健康与营养调查项目总体方案. 营养学报,33(3):234-236.

中华医学会肝病学分会,中华医学会感染病分会. 2015. 丙型肝炎防治指南(2015 年更新版). 临床肝胆病杂志,(12):1961-1979.

中华医学会糖尿病学分会. 2015. 中国 2 型糖尿病防治指南(2013 年版). 中国医学前沿杂志(电子版),(3):26-89.

中华医学会糖尿病学分会糖尿病慢性并发症调查组. 2003. 全国住院糖尿病患者慢性并发症及其相关危险因素 10 年回顾性调查分析. 中国糖尿病杂志,11(4):232-237.

Abbott A. 2013. Stem-cell ruling riles researchers. Nature,495(7442):418-419.

Acharya M, Gonzalez M, Mannens G, et al. 2013. A phase I, open-label, single-dose, mass balance study of 14C-labeled abiraterone acetate in healthy male subjects. Xenobiotica, 43 (4):379-389.

Aichelburg M C, Rieger A, Breitenecker F, et al. 2009. Detection and prediction of active tuberculosis disease by a whole-blood interferon-gamma release assay in HIV-1-infected individuals. Clinical Infectious Diseases,48(7):954-962.

Alousi A A, Canter J M, Montenaro M J, et al. 1983. Cardiotonic activity of milrinone, a new potent cardiac bipyridine, on the normal andfailing heart of experimental animals. Journal of Cardiovascular Pharmacology, 5(5): 792-803.

American Thoracic Society. 2000. Targeted tuberculin testing and treatment of latent tuberculosis infection. Morbidity and Mortality Weekly Rexort Recommendations and Reports, 49(RR-6): 1-51.

Ancans J. 2012. Cell therapy medicinal product regulatory framework in Europe and its application for MSC-based therapy development. Frontiers in Immunology, 3: 253.

Anonymous. 1968. Phagocytes and the "bench-bedside interface". New England Journal of Medicine, 278(18): 1014-1016.

Anonymous. 2013a. Preventive therapy. Nature 494(7436): 147-148.

Anonymous. 2013b. Smoke and mirrors. Nature, 496(7445): 269-270.

Anonymous. 2013c. Unknown territory. Nature, 494(7435): 5.

Bai H, Mao L, Wang S H, et al. 2009. Epidermal growth factor receptor mutations in plasma DNA samples predict tumor response in Chinese patients with stages ⅢB to Ⅳ non-small-cell lung cancer. Journal of Clinical Oncology, 27: 2653-2659.

Bakir M, Millington K A, Soysal A, et al. 2008. Prognostic value of a T-cell-based, interferon-gamma biomarker in children with tuberculosis contact. Annals of Internal Medicine, 149 (11): 777-787.

Bang Y J, van Cutsem E, Feyereislova A, et al. 2010. Trastuzumab in combination with chemotherapy versus chemotherapy alone for treatment of HER2-positive advanced gastric or gastro-oesophageal junction cancer(ToGA): a phase 3, open-label, randomised controlled trial. Lancet, 376(9742): 687-697.

Bang Y J, Kim Y W, Yang H K, et al. 2012. Adjuvant capecitabine and oxaliplatin for gastric cancer after D2 gastrectomy(CLASSIC): a phase 3 open-label, randomised controlled trial. Lancet, 379(9813): 315-321.

Basso C, Corrado D, Valente M, et al. 1996. Arrhythmogenic right ventricular cardiomyopathy: dysplasia, dystrophy or myocarditis? Circulation, 94(5): 983-991.

Bathala M S, Masumoto H, Oguma T, et al., 2012. Pharmacokinetics, biotransformation, and mass balance of edoxaban, a selective, direct factor Xa inhibitor, in humans. Drug Metabolism and Disposition, 40(12): 2250-2255.

Bentley A M, Artavanis-tsakonas S, Stanford J S. 2008. Nanocourses: a Short Course Format as an Educational Tool in a Biological Sciences Graduate Curriculum. Cell Biology Education Life Sciences Education, 7(2): 175-183.

Bianco P, Barker R, Brüstle O, et al. 2013. Regulation of stem cell therapies under attack in Europe: for whom the bell tolls. EMBO Journal, 32(11): 1489-1495.

Boehme C C, Nabeta P, Hillemann D, et al. 2010. Rapid molecular detection of tuberculosis and rifampin resistance. New England Journal of Medicine,363(11):1005-1015.

Brahmer J, Reckamp K L, Baas P, et al. 2015. Nivolumab versus docetaxel in Advanced Squamous-Cell Non-Small-Cell Lung Cancer. New England Journal of Medicine,373(2): 123-135.

Bussmann W D, Löhner J, Kaltenbach M. 1975. Effect of nitroglycerin in acute myocardial infarction. Ⅲ. Isosorbide dinitrate in patients with or without left-heart failure(author's transl). Deutsche Medizinische Wochenschrift,100(40):2003-2009.

Cao W, Qiu Z, Zhu T, et al. 2014. $CD8^+$ T cell responses specific for hepatitis B virus core protein in patients with chronic hepatitis B virus infection. Journal of Clinical Virology,61 (1):40-46.

Chen W, Jiang H, Zhou Z Y, et al. 2014. Is omega-3 fatty acids enriched nutrition support safe for critical ill patients? A systematic review and meta-analysis. Nutrients,6(6):2148-2164.

Chen W, Zheng R, Baade P D, et al. 2016. Cancer statistics in China,2015. CA: A Cancer Journal for Clinicians,66(2):115-132.

Cheng Z W, Kang L, Tian Z, et al. 2011. Utility of combined indexes of electrocardiography and echocardiography in the diagnosis of biopsy proven primary cardiac amyloidosis. Annals of Noninvasive Electrocardiology,16(1):25-29.

Cheng Z W, Zhu K B, Tian Z, et al. 2013. The findings of electrocardiography in patients with cardiac amyloidosis. Annals of Noninvasive Electrocardiology,18(2):157-162.

Cheng Z, Cui Q, Tian Z, et al. 2012. Danon disease as a cause of concentric left ventricular hypertrophy in patients who underwent endomyocardial biopsy. European Heart Journal, 33(5):649-656.

Cheng Z, Cui Q, Tian Z, et al. 2013. Electron microscopy in patients with clinically suspected of cardiac amyloidosis who underwent endomyocardial biopsy and negative Congo red staining. International Journal of Cardiology,168(3):3013-3015.

Cohen M S, Chen Y Q, McCauley M, et al. 2011. Prevention of HIV-1 infection with early antiretroviral therapy. New England Journal of Medicine,365(6):493-505.

Corrado D, Basso C, Leoni L, et al. 2005. Three-dimensional electroanatomic voltage mapping increases accuracy of diagnosing arrhythmogenic right ventricular cardiomyopathy/dysplasia. Circulation,111(23):3042-3050.

Corrado D, Basso C, Leoni L, et al. 2008. Three-dimensional electroanatomical voltage mapping and histologic evaluation of myocardial substrate in right ventricular outflow tract tachycardia. Journal of the American College of Cardiology,51(7):731-739.

Corrado D, Calkins H, Link M S, et al. 2010. Prophylactic implantable defibrillator in patients with arrhythmogenic right ventricular cardiomyopathy/dysplasia and no prior ventricular fibrillation or sustained ventricular tachycardia. Circulation,122(12):1144-1152.

Corrado D, Leoni L, Link M S, et al. 2003. Implantable cardioverter-defibrillator therapy for prevention of sudden death in patients with arrhythmogenic right ventricular cardiomyopathy/dysplasia. Circulation,108(25):3084-3091.

Cortes J A, Leal A L, Montanez A M, et al. 2013. Frequency of microorganisms isolated in patients with bacteremia in intensive care units in Colombia and their resistance profiles. Brazilian Journal of Infectious Diseases,17(3):346-352.

Dalla Volta S, Battaglia G, Zerbini E. 1961. Auricularization of right ventricular pressure curve. American Heart Journal,61:25-33.

Dalla Volta S, Fameli O, Maschio G. 1965. Le sindrome clinique ethemodynamique de l'auricularisation du ventricule droit. Arch. Mal. Coeur Vaiss. ,58(8):1129-1143.

Desjardins S, Cauchy M J. 1995. Comparative cardiac effects of milrinone and sodium nitroprusside in Conscious rats. Drug and Chemical Toxicology,18(1):43-59.

Diel R, Loddenkemper R, Niemann S, et al. 2011. Negative and positive predictive value of a whole-blood interferon-γ release assay for developing active tuberculosis: an update. American Journal of Respiratory and Critical Care Medicine,183(1):88-95.

Feng B, Zhang J, Wei L. 2011. Inadequate awareness of hepatitis C among nonspecialist physicians in China. Advances in Medical Education and Practice,2(3):209-214.

Feng N, Han Q, Li J, et al. 2014. Generation of Highly Purified Neural Stem Cells from Human Adipose-Derived Mesenchymal Stem Cells by Sox1 Activation. Stem Cells and Developement,23(5):515-529.

Flarakos J, Ting L S L, Du Y, et al. 2013. Disposition and metabolism of [14C]PTZ601 in healthy volunteers. Xenobiotica,43(3):283-292.

Folkman J. 1989. Successful treatment of an angiogenic disease. The New England Journal of Medicine,320(18):1211-1212.

Fontaine G, Frank R, Gallais-Hamonno F, et al. 1978. Electrocardiography of delayed potentials in post-excitation syndrome. Arch. Mal. Coeur Vaiss. ,71(8):854-864.

Fontaine G, Guiraudon G, Frank R. 1977. Stimulation studies and epicardial mapping in ventricular tachycardia: study of mechanisms and selection for surgery. Reentrant Arrhythmias Mechanisms & Treatment,334-350.

Gao F, Zhou Y J, Hu D Y, et al. 2013. Contemporary management and attainment of cholesterol targets for patients with dyslipidemia in China. PLoS One,8(4):e47681.

Gao L, Lu W, Bai L Q, et al. 2015. Latent tuberculosis infection in rural China: baseline results of a population-based, multicentre, prospective cohort study. Lancet Infectious Diseases,15(3):310-319.

Ge D, Fellay J, Thompson A J, et al. 2009. Genetic variation in IL28B predicts hepatitis C treatment-induced viral clearance. Nature,461(7262):399-401.

George J, Lim J S, Jang S J, et al. 2015. Comprehensive genomic profiles of small cell lung cancer. Nature, 524(7563):47-53.

Hanafiah K M, Groeger J, Flaxman A D, et al. 2013. Global epidemiology of hepatitis C virus infection: new estimates of age-specific antibody to HCV seroprevalence. Hepatology, 57(4): 1333-1342.

Hare J M, Bolli R, Cooke J P, et al. 2013. Phase II clinical research design in cardiology: Learningthe right lessons too well: observations and recommendations from the Cardiovascular Cell Therapy Research Network(CCTRN). Circulation, 127(15):1630-1635.

Herbst R S, Soria J C, Kowanetz M, et al. 2014. Predictive correlates of response to the anti-PD-L1 antibody MPDL3280A in cancer patients. Nature, 515(7528):563-567.

Hu W, Jiang J, Chen W, et al. 2011. Malnutrition in hospitalized people living with HIV/AIDS: evidence from a cross-sectional study from Chengdu, China. Asia Pacific Journal of Clinical Nutrition, 20(4):544-550.

Huh K, Kim J, Cho S Y, et al. 2013. Continuous increase of the antimicrobial resistance among gram-negative pathogens causing bacteremia: a nationwide surveillance study by the Korean Network for Study on Infectious Diseases(KONSID). Diagnostic Microbiology & Infectious Disease, 76(4):477-482.

Hütter G, Nowak D, Mossner M, et al. 2009. Long-term control of HIV by CCR5 Delta32/Delta32 stem-cell transplantation. New England Journal of Medicine, 360(7):692-698.

IARC. 2014. World Cancer Report 2014. http://publications.iarc.fr/Non-Series-Publications/World-Cancer-Reports/World-Cancer-Report-2014.

Investigators TCAST. 1989. Preliminary report: effect of encainide and flecainide on mortality in a randomized trial of arrhythmia suppression after myocardial infarction. New England Journal of Medicine, 321(6):406-412.

Johnson D H, Fehrenbacher L, Novotny W F, et al. 2004. Randomized phase II trial comparing bevacizumab plus carboplatin and paclitaxel with carboplatin and paclitaxel alone in previously untreated locally advanced or metastatic non-small-cell lung cancer. Journal of Clinical Oncology, 22(11):2184-2191.

Jones K E, Patel N G, Levy M A, et al. 2008. Global trends in emerging infectious diseases. Nature, 451(7181):990-993.

Jung Y J, Lyu J, Yoo B, et al. 2012. Combined use of a TST and the T-SPOT(R). TB assay for latent tuberculosis infection diagnosis before anti-TNF-alpha treatment. International Journal of Tuberculosis and Lung Disease, 16(10):1300-1306.

Karesh W B, Dobson A, Lloyd-Smith J O, et al. 2012. Ecology of zoonoses: natural and unnatural histories. Lancet, 380(9857):1936-1945.

Kim S H, Lee S O, Park J B, et al. 2011. A prospective longitudinal study evaluating the usefulness of a T-cell-based assay for latent tuberculosis infection in kidney transplant recipients. American Journal of Transplantation. 11(9):1927-1935.

Kimura H, Suminoe M, Kasahara K, et al. 2007. Evaluation of epidermal growth factor receptor mutation status in serum DNA as a predictor of response to gefitinib(IRESSA). British Journal of Cancer, 97: 778-784.

Knoepfler P S. 2013a. Call for fellowship programs in stem cell-based regenerative and cellular medicine: New stem cell training is essential for physicians. Regenerative Medicine, 8(2): 223-225.

Knoepfler P S. 2013b. Key action items for the stem cell field: looking ahead to 2014. Stem Cells Development, 22: 10-12.

Kowdley K V, Gordon S C, Reddy K R, et al. 2014. Ledipasvir and sofosbuvir for 8 or 12 weeks for chronic HCV without cirrhosis. New England Journal of Medicine, 370(20): 1879-1888.

Lam W, Bussom S, Guan F, et al. 2010. The four-herb Chinese medicine PHY906 reduces chemotherapy-induced gastrointestinal toxicity. Science Translational Medicine, 2(45): 45-59.

Landry J, Menzies D. 2008. Preventive chemotherapy. Where has it got us? Where to go next? The International Journal of Tuberculosis and Lung Disease, 12(12): 1352-1364.

Lehmann C U, Altuwaijri M M, Li Y C, et al. 2008. Translational Research in Medical Informatics or from Theory to Practice. Methods of Information in Medicine, 47(1): 1-3.

Li J, Qin S, Xu J, et al. 2013. Apatinib for chemotherapy-refractory advanced metastatic gastric cancer: results from a randomized, placebo-controlled, parallel-arm, phase II trial. Journal of Clinical Oncology, 31(26): 3219-3225.

Li J, Zhu L, Qu X, et al. 2013. Stepwise Differentiation of Human Adipose-Derived Mesenchymal Stem Cells Toward Definitive Endoderm and Pancreatic Progenitor Cells by Mimicking Pancreatic Development In Vivo. Stem Cells & Developement, 22(10): 1576-1587.

Li S J, Jiang H, Yang H, et al. 2015. The dilemma of heterogeneity tests in Meta-analysis: a challenge from a simulation study. PLOS One, 10(5): e0127538.

Li Y, Han Y, Xie J, et al. 2014. CRF01_AE subtype is associated with X4 tropism and fast HIV progression in Chinese patients infected through sexual transmission. AIDS, 28(4): 521-530.

Liang T J, Block T M, McMahon B J, et al. 2015. Present and future therapies of hepatitis B: from discovery to cure. Hepatology, 62(6): 1893-1908.

Liang X F, Bi S L, Yang W Z, et al. 2009. Epidemiological serosurvey of hepatitis B in China—declining HBV prevalence due to hepatitis B vaccination. Vaccine, 27(47): 6550-6557.

Littman B H, DiMario L, Plebani M, et al. 2007. What's next in translational medicine? Clinical Science, 112(4): 217-227.

Luo L, Li T S. 2011. Overview of antiretroviral treatment in China: advancement and challenges. Chinese Medical Journal, 124(3): 440-444.

Lynch J J, Uprichard A C G, Frye J W, et al. 1989. Effects of the positive inotropic agents milrinone and pimobendan on the development of lethal ischemic arrhythmias in conscious dogs with recent myocardial infarction. Journal of Cardiovascular Pharmacology, 14(4): 585-597.

Lynch T J, Bell D W, Sordella R, et al. 2004. Activating mutations in the epidermal growth factor receptor underlying responsiveness of non-small-cell lung cancer to gefitinib. New England Journal of Medicine, 350(21): 2129-2139.

Lynch T J, Bondarenko I, Luft A, et al. 2012. Ipilimumab in combination with paclitaxel and carboplatin as first-line treatment in stage IIIB/IV non-small-cell lung cancer: Results from a randomized, double-blind, multicenter phase II study. Journal of Clinical Oncology, 30(17): 2046-2054.

Ma Z, Lienhardt C, Mcilleron H, et al. 2010. Global tuberculosis drug development pipeline: the need and the reality. Lancet, 375(9731): 2100-2109.

Mackey T K, Liang B A. 2012. Lessons from SARS and H1N1/A: employing a WHO-WTO forum to promote optimal economic-public health pandemic response. Journal of Public Health Policy. 33(1): 119-130.

Maemondo M, Inoue A, Kobayashi K, et al. 2010. Gefitinib or chemotherapy for non-small-cell lung cancer with mutated EGFR. New England Journal of Medicine, 362: 2380-2388.

Mankoff S P, Brander C, Ferrone S, et al. 2004. Lost in translation: obstacles to translational Medicine. Journal of Translational Medicine, 2(1): 14.

Marcus F I, Nava A, Thiene G. 2007. Arrhythmogenic Right Ventricular Cardiomyopathy/dysplasia-Recent Advances. Australian & New Zealand Journal of Medicine, 21(4): 451-453.

Maron B J. 1988. Right ventricular cardiomyopathy: another cause of sudden death in the young. New England Journal of Medicine, 318(3): 178-180.

Maron B J. 2012. A phenocopy of sarcomeric hypertrophic cardiomyopathy: LAMP2 cardiomyopathy (Danon disease) from China. Europear Heart Journal, 33(5): 570-572.

Marra M P, Leoni L, Bauce B, et al. 2012. Imaging study of ventricular scar in arrhythmogenic right ventricular cardiomyopathy: comparison of 3D standard electroanatomical voltage mapping and contrast-enhanced cardiac magnetic resonance. Circulation Arrhythma & Electrophysiology, 5(1): 91-100.

Martin P G, Martinez A R, LaraV G, et al. 2014. Regulatory considerations in production of a cell therapy medicinal product in Europe to clinical research. Clinical and Experimental Medicine, 14(1): 25-33.

Mazurek G H, Jereb J, Vernon A, et al. 2010. Updated guidelines for using Interferon Gamma

ReleaseAssays to detect Mycobacterium tuberculosis infection-United States. Morbidity and Mortality Weekly Report:Recommendations and Reports,59(RR-5):1-24.

mcCall F C, Telukuntla K S, Karantalis V, et al. 2012. Myocardial infarction and intramyocardialinjection models in swine. Nature Protocds,7(8):1479-1496.

mcKeage M J, Fong P C, Hong X, et al. 2012. Mass balance, excretion and metabolism of [^{14}C] ASA404 in cancer patients in a phase I trial. Cancer Chemotherapy and Pharmacology,69(5):1145-1154.

Mitsudomi T, Morita S, Yatabe Y, et al. 2010. Gefitinib versus cisplatin plus docetaxel in patients with non-small-cell lung cancer harbouring mutations of the epidermal growth factor receptor(WJTOG3405):an open label, randomised phase 3 trial. Lancet Oncology, 11(2):121-128.

Mok T S, Wu Y L, Thongprasert S, et al. 2009. Gefitinib or carboplatin-paclitaxel in pulmonary adenocarcinoma. New England Journal of Medicine,361(10):947-957.

Mok T,Wu Y L,Lee J S,et al. 2013. Detection of EGFR-activating mutations from plasma DNA as a potent predictor of survival outcomes in FASTACT 2:a randomized phase III study on intercalated combination of erlotinib(E)and chemotherapy(C). Journal of Clinical Oncology,31,(15_suppl 8021).

Morrow G R, Albert Bellg J M A. 1994. Behavioral science in translational research and cancer control. Cancer,74(4):1409-1417.

Nassal M. 2015. HBV cccDNA:viral persistence reservoir and key obstacle for a cure of chronic hepatitis B. Gut is,64(12):1972-1984.

National Health and Family Planning Commission of the People's Republic of China. 2014 China AIDS Response Progress Report. http://www.unaids.org/sites/default/files/documents/CHN_narrative_report_2014.pdf.

Nava A,Thiene G,Canciani B,et al. 1988. Familial occurrence of right ventricular dysplasia:a study involvingnine families. Journal of the American College of Cardiology,12(5):1222-1228.

Nicholson C D, Jackman S A, Wilke R. 1989. The ability of denbufylline to inhibit cyclic nucleotide phosphodiesterase and its affinity for adenosine receptor and the adenosine reuptake site. British Journal of Pharmacology,97(3):889-897.

Nuermberger E L, Spigelman M K, Yew W W. 2010. Current development and future prospects in chemotherapy of tuberculosis. Respirology,15(5):764-778.

Omland L H,Krarup H,Jepsen P,et al. 2010. Mortality in patients with chronic and cleared hepatitis C viral infection:a nationwide cohort study. Journal of Hepatology,53(1):36-42.

Osler W. 1905. The Principles and Practice of Medicine, 6th Edn. New York: D. Appleton &Co.

Paez J G,Jänne P A,Lee J C,et al. 2004. EGFR mutations in lung cancer:correlation with clinical response to gefitinib therapy. Science,304(5676):1497-1500.

Pai M,Zwerling A,Menzies D. 2008. Systematic review: T-cell-based assays for the diagnosis of latent tuberculosis infection: an update. Annals of Internal Medicine,149(3):177-184.

Park K E,Moyé L A,Henry T D,et al. 2013. Implementation of Cardiovascular cell therapy network trials: challenges, innovation and lessons learned from experience in the CCTRN. Expert Review of Cardiovascular Therapy,11(11):1495-1502.

Paz-Ares L,Horn L,Borghaei H,et al. 2015. Phase III, randomized trial(CheckMate 057)of nivolumab(NIVO) versus. docetaxel(DOC)in advanced non-squamous cell(non-SQ) non-small cell lung cancer(NSCLC). Journal of Clinical Oncology,33(18 suppl):LBA 109.

Peng J,Zeng J,Cai B,et al. 2014. Establishment of quantitative severity evaluation model for spinal cord injury by metabolomic fingerprinting. PLoS One,9(4):e93736.

Philips B,Madhavan S,James C,et al. 2012. Outcomes of catheter ablation of ventricular tachycardia in arrhythmogenic right ventricular dysplasia/cardiomyopathy. Circulation Arrhythmia and Electrophysiology,5(3):499-505.

Podsypanina K,Du Y N,Jechlinger M,et al. 2008. Seeding and propagation of untransformed mouse mammary cells in the lung. Science,321(5897):1841-1844.

Qiu M,Wang J,XuY,et al. 2015. Circulating tumor DNA is effective for the detection of EGFR mutation in non-small cell lung cancer: a meta-analysis. Cancer Epidemiology Biomarkers Prevention,24:206-212.

Rao H Y,Sun D G,Yang R F,et al. 2012. Outcome of hepatitis C virus infection in Chinese paid plasma donors: a 12-19-year cohort study. Journal of Gastroenterology and Hepatology,27(3):526-532.

Rao H,Wei L,Lopez-Talavera J C,et al. 2014. Distribution and clinical correlates of viral and host genotypes in Chinese patients with chronic hepatitis C virus infection. Journal of Gastroenterology and Hepatology,29(3):545-553.

Rapezzi C,Arbustini E,Caforio A L,et al. 2013. Diagnostic work-up in cardiomyopathies: bridging the gap between clinical phenotypes and final diagnosis. a position statement from the ESC Working Group on Myocardial and Pericardial Diseases. European Heart Journal, 34(19):1448-1458.

Relman D A. 2011. Microbial genomics and infectious diseases. New England Journal of Medicine,365(4):347-357.

Rizvi N A,Hellmann M D,Snyder A,et al. 2015. Cancer immunology. Mutational landscape determines sensitivity to PD-1 blockade in non-small cell lung cancer. Science,348(6230): 124-128.

Rosell R,Carcereny E,Gervais R,et al. 2012. Erlotinib versus standard chemotherapy as first-line treatment for European patients with advanced EGFR mutation-positive non-small-cell lung cancer(EURTAC): a multicentre, open-label, randomised phase 3 trial. Lancet

Oncology,13(3):239-246.

Rosenthal I M, Zhang M, Williams K, et al. 2007. Daily dosing of rifapentine cures tuberculosis in three months or less in the murine model. PLoS Medicine,4(12):1931-1939.

Schuleri K H, Amado L C, Boyle A J, et al. 2008b. Early improvement in cardiac tissue perfusion due to mesenchymal stem cells. American Journal of Physiology-Heart and Circulatory Physiology,294(5):H2002-H2011.

Schuleri K H, Boyle A J, Centola M, et al. 2008a. The adult Göttingen minipig as a model for chroni cheart failure after myocardial infarction: focus on cardiovascular imaging and regenerative therapies. Comp Med,58(6):568-579.

Schuleri K H, Centola M, George R T, et al. 2009. Characterization of peri-infarct zone heterogeneity by contrast-enhanced multidetector computed tomography. Journal of the American College of Cardiology,53(18):1699-1707.

Serrano-Villar S, Sainz T, Lee S A, et al. 2014. HIV-infected individuals with low CD4/CD8 ratio despite effective antiretroviral therapy exhibit altered T cell subsets, heightened CD8+T cell activation, and increased risk of non-AIDS morbidity and mortality. PLoS Pathogens, 10(5):e1004078.

Shaw A T, Kim D, Nakagawa K, et al. 2013. Crizotinib versus chemotherapy in advanced ALK-positive lung cancer. New England Journal of Medicine,368:2385-2394.

Shitara K, Muro K, Shimada Y, et al. 2016. Subgroup analyses of the safety and efficacy of ramucirumab in Japanese and Western patients in RAINBOW: a randomized clinical trial in second-line treatment of gastric cancer. Gastric Cancer,19(3):927-938.

Simari R D, Moyé L A, Skarlatos S I, et al. 2010. Development of a network to test strategies in cardiovascular cell delivery: the NHLBI-sponsored cardiovascular cell therapy research network(CCTRN). Journal of Cardiovascular Translational Research,3(1):30-36.

Smith C J, Ryom L, Weber R, et al. 2014. Trends in underlying causes of death in people with HIV from 1999 to 2011(D:A:D): a multicohort collaboration. Lancet. 384(9939):241-218.

Soda M, Choi Y L, Enomoto M, et al. 2007. Identification of the transforming EML4-ALK fusion gene in non-small-cell lung cancer. Nature,448(7153):561-566.

Solomon B J, Mok T, Kim D W, et al. 2014. First-line crizotinib versus chemotherapy in ALK-positive lung cancer. New England Journal of Medicine,371(23):2167-2177.

Takahashi K, Yamanaka S. 2006. Induction of pluripotent stem cells from mouse embryonic and adult fibroblast cultures by defined factors. Cell,126(4):663-676.

The Cancer Genome Atlas Research Network. 2012. Comprehensive genomic characterization of squamous cell lung cancers. Nature,489(7417):519-525.

The Cancer Genome Atlas Research Network. 2014. Comprehensive molecular profiling of lung adenocarcinoma. Nature,511(7511):543-550.

Thiene G,Nava A,Corrado D,et al. 1988. Right ventricular cardiomyopathyand sudden death in young people. New England Journal of Medicine,318(3):129-133.

Thiene G. 2015. The research venture in arrhythmogenic right ventricular cardiomyopathy: a paradigm of translational medicine. European Heart Journal,36(14):837-848.

U. S. Department of Health and Human Services,Food and Drug Administration,Center for Biologics Evaluation and Research. 2001. Guidance for human somatic cell therapy and gene therapy. Human Gene Therapy,12(3):303-314.

Wang F,Fan J,Zhang Z,et al. 2014b. The global burden of liver disease: the major impact of China. Hepatology,60(6):2099-2108.

Wang J, Zhang L, Wang F, et al. 2014a. Prevalence, awareness, treatment, and control of hypertension in China: results from a national survey. American Journal of Hypertension, 27(11):1355-1361.

Woolf S H. 2008. The meaning of translational research and why it matters. JAMA,299(2):211-213.

World Health Organization. 2011. Rapid implementation of the Xpert Mtb/RIF diagnostic test. Geneva: World Health Organization.

World Health Organization. 2013. Joint meeting of the global GLC Committee and the MDR-TB Core Group. Geneva: World Health Organization.

World Health Organization. 2013. The use of molecular line probe assay for the detection of resistant to second-line anti-tuberculosis drugs. Geneva: World Health Organization.

World Health Organization. 2014. Global tuberculosis control: WHO report 2014. Geneva: World Health Organization.

Xu Y,Wang L,He J,et al. 2013. 2010 China Noncommunicable Disease Surveillance Group. Prevalence and control of diabetes in chinese aclult. JAMA,310:948-959.

Xu Y,Wang L,He J,et al. 2013. Prevalence and control of diabetes in Chinese adults. JAMA, 310(9):948.

Yim J J,Selvaraj P. 2010. Genetic susceptibility in tuberculosis. Respirology,15(2):241-256.

Yong D,Toleman M A,Giske C G,et al. 2009. Characterization of a new metallo-β-lactamase gene, bla NDM-1, and a novel erythromycin esterase gene carried on a unique genetic structure in Klebsiella pneumoniae sequence type 14 from India. Antimicrob Agents and Chemotherapy,53(12):5046-5054.

Yuan B Z,Wang J Z. 2014. The regulatory sciences for stem cell-based medicinal products. Frontiers of Medicine,8(2):190-200.

Yukl S A,Boritz E,Busch M,et al. 2013. Challenges in detecting HIV persistence during potentially curative interventions: a study of the Berlin patient. PLoS Pathogens, 9(5): e1003347.

Yung T, Chan K, Mok T, et al. 2009. Single-molecule detection of epidermal growth factor receptor mutations in plasma by microfluidics digital PCR in non-small cell lung cancer patients. Clinical Cancer Research, 15(6): 2076-2084.

Zeuzem S, Dusheiko G M, Salupere R, et al. 2014a. Sofosbuvir and ribavirin in HCV genotypes 2 and 3. New England Journal of Medicine, 370(21): 1993-2001.

Zeuzem S, Jacobson I M, Baykal T, et al. 2014b. Retreatment of HCV with ABT-450/r-ombitasvir and dasabuvir with ribavirin. New England Journal of Medicine, 370(17): 1604-1614.

Zhang B, Zhai F Y, Du S F, et al. 2014. The China health and nutrition survey, 1989-2011. Obesity Reviews, 15: 2-7.

Zhang F, Haberer J E, Wang Y, et al. 2007. The Chinese free antiretroviral treatment program: challenges and responses. AIDS, 21 (Suppl 8): S143-S148.

Zhang X W, Yan X J, Zhou Z R, et al. 2010. Arsenic trioxide controls the fate of the PML-RAR α oncoprotein by directly binding PML. Science, 328(5975): 240-243.

Zhang Y, Cai B, Jiang H, et al. 2014. Use of 1H-nuclear magnetic resonance to screen a set of biomarkers for monitoring metabolic disturbances in severe burn patients. Critical Care, 18(4): 1-10.

Zhao R C. 2013. Essentials of mesenchymal stem cell biology and its clinical translation. Germany: Springer Netherlands.

Zhao R C. 2015. Stem Cells: basics and clinical translation. Germany: Springer Netherlands.

Zheng Y Y, Fan X H, Wang L F, et al. 2012. Efficacy of pegylated interferon-alpha-2a plus ribavirin for patientsaged at least 60 years with chronic hepatitis C. Chin Med J(Engl), 125(11): 1852-1856.

Zhou C C, Wu Y L, Chen G Y, et al. 2011. Erlotinib versus chemotherapy as first-line treatment for patients with advanced *EGFR* mutation-positive non-small-cell lung cancer (OPTIMAL, CTONG-0802): a multicentre, open-label, randomised, phase 3 study. Lancet Oncology, 12(8): 735-742.

Zhou C, Wu Y L, Chen G Y, et al. 2015. BEYOND: a randomized, double-blind, placebo-controlled, multicenter, phase III study of first-line carboplatin/paclitaxel plus bevacizumab or placebo in Chinese patients with advanced or recurrent nonsquamous non-small-cell lung cancer. Journal of Clinical Oncology, 33(19): 2197-2204.

Zumla A I, Gillespie S H, Hoelscher M, et al. 2014. New antituberculosis drugs, regimens, and adjunct therapies: needs, advances, and future prospects. Lancet Infectious Diseases, 14(4): 327-340.

Zumla A, George A J T, Sharma V, et al. 2013. WHO's 2013 global report on tuberculosis: successes, threats, and opportunities. Lancet, 382(9907): 1765-1767.

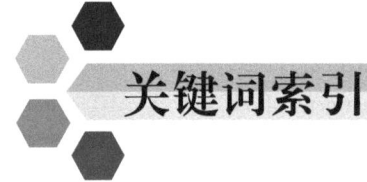

关键词索引

A

艾滋病 24,37,95,128,129,144,151,194,254,258,259,263,264,267,268,272,273,279,280,317

B

靶向治疗 23,25,32,34,133,135-137,142,166,169-171,174-177,179,180,182,183,194,205-209,237,250

保障制度 40,43,59,291

比较医学 142-147,152-154

标准操作程序 329

标准化 80,81,91,93,115,116,120,121,127,129,130,137,139,146,147,149,152-154,183,217,218,240,287,288,290,293,305,308,311,313,327,330

表观遗传 133,203,207,238,307,310,312,313

丙型肝炎 164,265,269,274,275,281,282,334,336

C

测序技术 37,89,138-141,152,166-168,170,175,202,207,208,232,235,238

成体干细胞 62,63,284,285,292,294,296,307,308,310-313

筹资 43,44,49

D

大数据 90,102,104,105,116-120,136,138,142,153,155,166,168,171,178,187,208,235,238,240,243-245,249-253,256,258-261,284,315

代谢性疾病 13,34,55,128,145,154,242-244,248,253-257,333

代谢组学 109,110,178,205,231,242,255,259-261,316

蛋白质组学 4,23,25,36,37,48,74,103,109,110,112,116,178,202,205,231,238,250,251,316

电子病历系统 101,102

定量药理学 322,327,332,333

动物疾病模型 5,150-152,315

多发性硬化 232-234

F

发病机制 12,35,87,95,125,126,141,143,147,150,184-186,228,230,233,235,236,238,240,245,247,249-252,279,281,294,315,318

发展方向 15,35,104,105,115,129,133,134,140,142,150,152,166,171,179,186,188,193,195,199,200,205,208,210,226,233,239,243,255,260,261,276,279,281-283,289,290,297,302,305,317

发展思路 129,140,152,166,171,179,186,199,210,226,233,239,243,248,251,252,255,260,276,279,281-283,305

法律 43,58,59,61,62,64,66,77,83,95,111,127,134,288,310

泛耐药性 265

肥胖症 116,246,253-257

肺癌 25,28,29,32,92,133,136,137,174-185,189,190,194,195,199,202,207,250,320

分子检测 26,119,120,132-140,187

分子诊断 23,37,104,134,137-140,142,187

风湿性疾病 235-237

G

肝癌 25,29,31,89,164-168,184,190,202,265,269,274,281,335

干细胞产品 298,299,305,312

干细胞伦理规范 305

干细胞移植 25,238,280,284,293-295,298,303,309,334

干细胞再生医学 286,290,296,305

干细胞治疗 62,95,154,192,223,225,226,228,234,284,286-290,296-300,305-315

干燥综合征 235,238

个体化治疗 42,135,136,138,141,169,170,172,174,187,207-209,235,240,259,269,270,282,319

骨代谢 248,249

骨质疏松症 242,249-253,272,301,325,327,333-335

国际合作 69,89,95,129,173,233,239,267

H

宏基因组学 155,164,238

J

基础研究 3-13,15,24-26,32,34,36-39,41,42,48,57,68-70,72,73,77,80,86-90,92,93,99-102,107,115,125,132,135,141,149,152,154,165,168,169,174-177,179,184-187,190,192,199,200,204,210,212,214,217,220,227,228,230-233,235,237-239,242-246,248-253,255,271,273,283,285,287,

288,292-296,302,303,305,307-309,318,319,335

基础再生医学 222,223

基因靶向治疗 57,228,229

基因治疗 25,32,35,115,166,192,194,195,197-200,202-205,232,233

基因组学 5,23,25,34,36,37,48,74,75,104-111,116,117,140,141,174,178,180,199,207,208,210,214,216,217,231,237,238,242,316,319,324,330

疾病模型 143,145,147,149-152,182,294

疾病生物样本库 126,127

疾病预防 14,49,100,133,135,136,142,155,249,252,272,293,335,336

甲状腺疾病 261-263

监管 10,53,57,59-64,66,82,83,93-95,105,133,142,184,204,205,220,223,226,312,328,329

交叉学科 58,100,128,139,140,202,205,232,234,259,284,288,296,297,326

结核病 263,266,267,271,272,276-279,336

精神心理疾病 56,230

精准医学 34,42,43,82,86,89,105,133,141,142,168,171,186,193,204,206,207,210,237,239,240,242-244,246,249,252,257,297

决策支持系统 101,116

K

跨学科合作 50,232

L

老龄化 34,125,133,136,145,210,230,233,234,242,249,250,262,263

老药新用 95,282,316,317

类风湿关节炎 234,236,238

疗效评价 94,99,129,172,334,335

临床前研究 9,10,13,175,176,217-221,224-226,305,313,315,322

临床试验管理系统 327,331,332

临床药理学 82,202,318,320-322,324,326,329,333

临床资源 39,40,81,92,125,128,129,174,232

临床资源样本库 125,128,130

伦理委员会 60,62-66,76,82,328

M

慢性疾病 86,145,226,251,254,257,320

免疫耐受 236,238,239,241,311

免疫治疗 11,23,25,177,178,180-183,191,192,194,195,199,200,202,203,206,208,209

模式动物 142-155

N

耐药菌 265,266,269-271,275,276,

282,335,336
脑血管病 135,242

P

评估体系 56,77,81,239

Q

全球信息化 130

R

人才培养 44,48,66-69,71,86,95,
125,128,133,134,138,147,187,
222,226,251,253,305
人工智能 116,232,234,335
人群生物样本库 125,127

S

神经病学 230-234
神经免疫炎症性疾病 232
神经退行性疾病 230,327,331
生物标志物 23,26,32,39,74,81,
103,109,114,118,137,166,234,
237,240,256,284,316,317,322-
326,330,331
生物样本库 23,81,87,91,92,95,
125,126,128-132,164,174,235,
238-240,284
生物医学信息学 95,99-101,103,105,
106,108,112,115,116,121-124,155,
164
生物治疗 32,37,135,169,191-194,
199-204,242

生物转化 323,324
实验动物 4,142-147,149,151-154,
220,221,226
食管癌 25,29,89,184-188,190,202
数据库 18,23,29,67,74,81,91,100,
102,104,107-111,114-116,118,120-
122,127,129,130,138,153,210,239,
282,302,310,313,323

T

糖尿病 4,24,25,29,32,34,46,113,
114,129,145,151,194,211,214,
235,242-248,253-255,257,258,
263,278,285,290,302,308,315,
319,326,327,331,334-336,348

W

危险因素 13,34,38,125,135,210,
211,213,214,232,237,243,254,
277,348
胃癌 25,28,29,31,91,168-174,
184,190,202,207
物质平衡 323,324

X

系统性红斑狼疮 199,234-236,238,
241
腺相关病毒 200
心衰动物模型 217-219
心血管疾病 8,13,18,21-25,28,32,
34,36,46,55,75,114,128,145,151,
194,202,210-214,217,221-229,234,

240,242,243,246,247,253,254,272,279,285,286,290,307
心血管细胞治疗网络 223
新发传染病 144,263,266,276,282
学科布局 21,22
循证医学 27,31,42,43,92-94,99,136,190,206,226,239,242,259,292,335

Y

研究现状 206,255,335
医疗模式 135,142,252
医学信息标准化 101
医学信息检索 101,102
医学营养治疗 258
遗传机制 89,150,241
遗传性神经系统疾病 232
遗传学研究 104,143,147,241,277
遗传药理学 324,326,330
乙型肝炎 139,164,264,265,268,273,281
诱导多能干细胞 25,220,292,294,307
云计算 115,117-119,166

Z

早期诊断 32,81,129,134,135,139,146,155,165,171,209,210,217,234,240,253,267,275,282,324
整合数据库 109,120
致心律失常性右室心肌病 216
中医肿瘤 188-191
肿瘤干细胞 27,298

肿瘤化疗 205,319
肿瘤坏死因子 167,236
种子干细胞 305-307,313
专利保护 77,93,305,310,326
转化生物信息学 100,102-105,111,112,155
转化生物医学信息平台 105,111,115
转化医学 3,5-7,9-15,18-29,31,32,34-44,48-57,61,62,66-83,86-93,95,99-103,105-107,111,112,115,116,119-125,128,130,132,133,136-138,141-143,155,164-169,171,174-177,179,180,183-191,193,205,206,210,212,214-230,237,249-253,268,269,283-287,289-293,295-297,302-305,307,308,311,315-321,325,327,329-336
转化医学信息学 100-102,105,106,111,155,164
转录组学 178,238
资金资助 59,89,134
资源共享化 132
自然语言处理 101,107,111,120
自身免疫病 24,35,191,234-241,262,263,285,307,325,327,331
综合化 128,129,132
组学研究 119,153,178,179,207,208,237,238
组织结构 50,54,63,79,151,187,284,307,310,312,329

其他

Ⅰ期临床研究 224,321,327